梅全喜论中药全集

中药科普分册

主　编　梅全喜

全国百佳图书出版单位
中国中医药出版社
·北 京·

图书在版编目（CIP）数据

梅全喜论中药全集 . 中药科普分册 / 梅全喜主编 . —北京：中国
中医药出版社，2022.12
ISBN 978－7－5132－5654－4

Ⅰ . ①梅… Ⅱ . ①梅… Ⅲ . ①中草药—普及读物 Ⅳ . ① R28

中国版本图书馆 CIP 数据核字（2022）第 186991 号

中国中医药出版社出版

北京经济技术开发区科创十三街 31 号院二区 8 号楼
邮政编码 100176
传真 010-64405721
河北省武强县画业有限责任公司印刷
各地新华书店经销

开本 710×1000 1/16 印张 24.75 字数 452 千字
2022 年 12 月第 1 版 2022 年 12 月第 1 次印刷
书号 ISBN 978－7－5132－5654 －4

定价 95.00 元
网址 www.cptcm.com

服 务 热 线 010-64405510
购 书 热 线 010-89535836
维 权 打 假 010-64405753

微信服务号 zgzyycbs
微商城网址 https://kdt.im/LIdUGr
官 方 微 博 http://e.weibo.com/cptcm
天猫旗舰店网址 https://zgzyycbs.tmall.com

本书为"深圳市宝安纯中医治疗医院医药系列丛书"之一，由深圳市医疗卫生三名工程项目"深圳市宝安纯中医治疗医院－中国科学院上海药物研究所果德安教授中药质量研究与安全合理用药研究团队项目（编号：SZZYSM202106004）"经费支持出版。

祝贺《梅全喜花中药全集》出版

宝剑锋从磨砺出
梅花香自苦寒来

辛丑年夏　金垂元

序

　　《梅全喜论中药全集》即将由中国中医药出版社正式出版，这套丛书系统全面地总结了梅全喜教授在中药学习和研究道路上的艰辛与努力，以及他在中药科普、中药艾叶、地产药材、制剂炮制、临床药学和药史本草研究上取得的成果、经验与体会，可喜可贺！

　　梅全喜教授已走过60年的人生历程和40年的中药专业生涯，他刻苦钻研、学识渊博、为人谦逊，为业界熟知他的人们所称道。他在中药学领域辛勤耕耘，不断超越自我，取得了丰硕的研究成果。先后从事中药炮制、中药制剂工作及中药临床药学、地产药材研究开发、本草与药学史研究工作，在中药传统技术的挖掘与传承上积累了丰富的经验。近年来在中药临床药学、道地药材研究及药学史与本草研究上均取得显著成绩。其中他对艾叶研究倾注了多年的心血，先后发表相关论文40多篇，主编艾叶相关专著9部（其中3部为英文版），担任10多家艾叶企业的科技顾问，研发艾叶产品10多种，为推动艾叶研发与推广应用，以及推广艾叶文化发挥了积极作用，成为国内艾叶研究最知名的专家。同时，作为中药临床药学学科的发起人和推动者，他牵头主编了国内第一本中药临床药学专著和第一本中药临床药学教材，并在境外出版第一本中药临床药学书籍，为推动中药临床药学学科建设与发展、促进中药临床药学人才的培养及推动中药临床药学走向国际发挥了重要作用。近年来，先后获得国家发明专利及省市科技奖20余项，主编中药专著70多部，公开发表医药学术论文500多篇，在国内外论坛上做学术报告及讲座达300多次，应邀担任国家级和省级学会、专业委员会主任委员、副主任委员20多项，担任10多本医药杂志编委会主任、副主任、副主编、编委等。梅全喜教授还是一位有爱心和奉献精神的学者，他把多年来获得的科技成果奖励、稿费及讲课费共计100万元和他担任10多家艾叶研发生产企业科技顾问的费用共200

多万元全部捐献出来成立了李时珍中医药教育基金会，用于资助和奖励中医药专业本科生、研究生80余人。

梅全喜教授带领的学术团队骨干、研究生、学术传承人及师带徒弟子有50多人。他积极培养中药后继人才，对弟子更是言传身教，悉心指点。在他的带教下弟子们不断成长，有的30多岁就晋升主任中药师，有的30多岁就被聘为硕士研究生导师，有的成为全国中药特色技术传承人，可谓是桃李芬芳。

在梅全喜教授从事中药专业40年之际，由他带领的学术团队骨干、带教学生组织整理编撰了这套《梅全喜论中药全集》系列丛书，丛书共分为8个分册，分别是《制剂炮制分册》（整理梅全喜教授及其团队40多年来在医院中药制剂、中药炮制及中药药性理论等方面的重要研究成果）、《药史本草分册》（汇集了梅全喜教授对李时珍《本草纲目》、葛洪《肘后备急方》及药学史本草考证方面的研究成果）、《临床药学分册》（把梅全喜教授及其团队近20年来在中药临床药学工作开展、中药安全合理使用及中药注射剂不良反应防治上进行的探索和研究成果汇集成册）、《地产药材分册》（汇总梅全喜教授及其团队研究地产药材所发表的论文、取得的成果和获得的经验以及他研究地产药材的独特思路和想法）、《艾叶研究分册》（整理和搜集梅全喜教授数十年来关于艾叶研究的成果、经验和体会）、《中药科普分册》（把他多年来发表的一些重要的中药科普文章汇集在一起单独编辑出版）、《中药人生分册》（专门介绍梅全喜教授从一个普通的大学生成长为国内知名中药专家的个人奋斗、成长经历及取得的成就）和《图说人生分册》（汇集了梅全喜教授历年来学习、生活、工作、带教的精选照片）等。这套丛书是在收集梅全喜教授40年来在国内外医药学术杂志上公开发表的500多篇中药学术论文及在科普杂志报纸上发表的200多篇中医药科普文章的基础上，通过整理分类，把他从药40年的经验、体会和取得的成绩及成果汇总成不同分册出版，以学习师术、传承师道、弘扬师德、嘉惠后人、以飨同道，既是报答师恩，也是为振兴中医事业尽绵薄之力。

相信这套丛书的出版，对于推动中药学的传承与发展、弘扬中医药学文化、总结中医药人才的成长经验、促进中医药人才的培养与提高，都将起到积极作用。

欣闻丛书即将出版之际，乐为之序！

岐黄工程首席科学家
中国科学院上海药物研究所研究员
中药标准化技术国家工程实验室主任

2021 年 12 月 10 日

前　言

中医药是中华民族文化之瑰宝，几千年来为中华民族的生息繁衍和人类的健康事业做出了不可磨灭的贡献，在我国古代人民长期防治疾病的实践中独具特色，蕴藏着极其丰富的文化内涵，并深深地扎根于中华民族的民众心中。中医药科普是指利用各种传媒，以浅显的、通俗易懂的方式，让公众接受中医药相关的健康知识和科学知识，推广中医药的应用，倡导和传播中医药防病治病的思想，弘扬中医药科学精神的活动。

近年来，随着健康观念和医学模式的转变，中医药在防治常见病、多发病、慢性病及重大疾病中的疗效和作用日益得到国际社会的认可和接受。为了让普通民众更深入、更广泛地了解中医药，有必要通过科普的方式把中医药的起源、基本理论、健康养生知识、诊治方法、历代中医药名家学术思想及故事、中医药适宜技术等传播给社会，传递给读者。所以，现代一些著名的中医药大家都十分重视中医药的科普宣传工作，梅全喜教授就是其中之一。

梅全喜教授在刚参加工作的头几年内就开始撰写发表中医药科普文章，其中在《中国医药报》上发表了《药后食粥》《爷爷的枕头》《酒的自白》等，文字流畅，生动有趣，以故事和自述的形式解释了为什么服用治疗感冒的中药后还要服热粥以助药力，介绍了药枕的作用、酒的作用及对人体的利弊等，深受读者欢迎。近40年来，梅全喜教授发表科普文章共计200余篇，其主要内容除了中医药应用及保健养生外，也涵盖了其专业上的几个主要研究方向。如在中药临床药学方面，他写了不少中药及中成药安全合理应用方面的科普文章，在药学史本草学方面写了众多的《本草纲目》药物故事，介绍了古代著名的医药学家葛洪、李时珍等，还有一些介绍地产药材和道地药材如艾叶、沉香、布渣叶、三角草、广东土牛膝等的科普文章，涉及面十分广泛。梅全喜教授不仅撰写发表科普文章，还在各种学会、社区、学校、厂矿等单位组织的专场讲座、科普论坛上宣讲中医药科普知识，尤其是关于中药安全合理使用的科普讲座达数十场，还被中华中医药学会、原广东省食品药品监督管理局等聘请为科普宣讲专家。为了表彰梅全喜教授在中医药科普讲座方面做出的贡献，中华中医药学会授予他"全国中医药科学普及金话筒奖"。

2003年的"非典"（即严重急性呼吸综合征，别名"非典"、SARS）和2020年的新型冠状病毒肺炎（简称"新冠肺炎"）可以说是21世纪最大的两次瘟疫，中医药在这两次抗疫斗争中取得了显著成效。梅全喜教授带领他的团队积极投身抗疫斗争，参与研制"防瘟九味饮"，同时还把自己应用多年的以艾叶为主的"防瘟九味香囊"组方贡献出来，并组织生产制作出两种防瘟产品共20多万份，分发给一线抗疫人员使用，取得了很好的效果，为疫情防控添加了一把利器。同时他还带领团队积极撰写中医药抗疫的科普文章10多篇，为提高民众自我防护认知水平、安抚民众焦虑情绪、指导民众自我制作防瘟汤药及药膳食疗品发挥了积极作用。特别是在新冠肺炎疫情早期，没有有效药物可用，人们对于中医药防治有很大的疑虑，还有人质疑艾叶预防新冠肺炎没有抗新冠病毒实验和临床数据支持。梅全喜教授坚持认为中医药特别是艾叶对于防治新冠肺炎是有效的。新冠病毒属于中医学"疫病"，中医药预防瘟疫从来就不是从某一个点出发的，而是通过整体作用来发挥疗效的。他在广东省药师协会微信公众号上发表《我对这次瘟疫防治的一些认识》一文，提出了自己的看法，得到了同行的肯定，并连夜加班撰写出艾叶预防新冠肺炎的科普长文《彼采艾兮，防瘟兮——瘟疫之际话艾叶》，全面系统地介绍了艾叶自古就用于预防瘟疫（辟邪）及艾叶防瘟的机理，阐述了艾叶预防新冠肺炎有效的几点认识以及艾叶预防新冠肺炎的具体方法。该文由PSM药盾公益微信公众号刊登后被今日头条转载，当天阅读量超过30万人次，推荐量高达480余万次，在读者中反响热烈。此后，各地民众都大量采用艾叶预防新冠肺炎，不久就有一些省市的中医药防治新冠肺炎方案中出现了引用艾叶预防的方法。可以说梅全喜教授所做的科普工作为推动艾叶较早地应用于新冠肺炎疫情的防控发挥了积极作用。

2021年梅全喜教授带领团队在PSM药盾公益微信公众号开辟了"《本草纲目》药物故事"专栏，连续撰写发表了《本草纲目》药物故事50篇。这些科普文章受到读者的广泛欢迎，被国内多家媒体转载，既有纸质媒体如《中国中医药报》《药物与人》《保健与生活》等，也有互联网媒体如"今日头条""一点资讯""搜狐""腾讯""网易""新浪""趣头条"等，点击量超过110万人次。梅全喜教授也因此被PSM药品安全公益联盟授予2020年度和2021年度"全国科普创作之星"称号。

为了系统总结梅全喜教授在中药科普方面做出的成果，我们将他40年来发表在各种媒体上的200余篇科普文章（包括有一定学术探讨性的科普文章）汇总，编辑成为《梅全喜论中药全集——中药科普分册》。本书共分八章，第一章中药漫话与中药应用，第二章中药传说和故事，第三章中药安全合理应用，第四章中医药养生保健，第五章中医药防瘟抗疫，第六章中药传统鉴别、炮制与制剂，第七章中医药名家介绍，第八章杂议。这些科普文章形式多样，体裁新颖，融学术性、知识性、艺术性、资料性、实用性、趣味性于一体，内容通俗易懂，形象生动，深入浅出，雅俗共赏。这些文章以加强中医药科普宣传为宗旨，倡导优质健康的生活方式。读者不但能从中获得实用的中医药知识，而且能获得阅读的乐趣和高雅的艺术享受，既能掌握健康知识与技能，能够轻松区别中药，掌握中药的安全合理应用方法，又能提高卫生观念和卫生意识，改变不良生活习惯和生活方式，从而减少疾病的发生。相信本书的出版对于普及广大民众的中医药知识、推动中医药的科普宣传具有重要的现实意义。

本书主要整理了梅全喜教授撰写并公开发表的科普文章，所有与梅全喜教授合作的第一作者均被邀请担任本书的编委。本书的编写得到了梅全喜教授及其团队骨干、博士后、博士与硕士研究生、学术继承人、师带徒弟子及众多同道们的大力支持和帮助，同时也参考引用了其他相关文献资料，国医大师金世元教授为本书题字，岐黄工程首席科学家果德安教授为本书写序，深圳市宝安纯中医治疗医院国医大师金世元教授中药炮制传承工作室和深圳市医疗卫生三名工程项目"深圳市宝安纯中医治疗医院－中国科学院上海药物研究所果德安教授中药质量研究与安全合理用药研究团队项目（编号：SZZYSM202106004）"为本书提供出版经费支持，在此一并表示衷心感谢。

　　由于编者的学识和专业水平有限，加之时间仓促，书中遗漏、错误在所难免，恳请广大读者和同仁提出宝贵意见，以便再版时进一步修订提高。

《梅全喜论中药全集——中药科普分册》编委会

2022 年 3 月 26 日

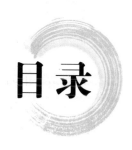

目录

316 第八章　杂议

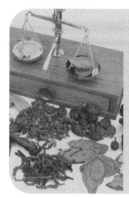

第一章
中药漫话与中药应用

中药是在中医理论指导下，用于预防、诊断、治疗疾病并具有康复和保健作用的物质。中药的应用历史十分悠久，应用方式多种多样，颇受中国老百姓的喜爱和重视。为了更好地宣传和普及中医药知识，梅全喜教授撰写发表了大量的中药科普文章。本章主要介绍他撰写发表在医药报纸杂志上的中药漫话与中药应用方面的科普文章。通过这些深入浅出的科普文章对中药进行深入而全面的介绍和论述，使广大读者能更充分地认识到中药的作用，更重视中药的应用，从而使中医药更好地为人民健康服务。

第一节　中药漫话

以漫话的形式讲述中药的特点、功效、药理作用与临床应用，是中医药科普的一个重要方式。本节介绍的主要有艾叶、金钱草、鸡内金、夏枯草、稻秆、红花、麦饭石、竹黄、沉香等中药。

一、排石要药金钱草

金钱草为报春花科多年生草本植物过路黄的全草，主产于四川、浙江等地。其功能清热退黄，利胆排石，利尿解毒，主治湿热黄疸、胆道及尿道结石，以及跌打损伤、疔疮肿毒等，尤其对胆道结石疗效颇著，被誉为治结石之要药。

关于金钱草治疗胆结石作用的发现，在民间还流传着这样一个传说呢！

相传，从前在峨眉山下住着一对年轻的恩爱夫妻，男耕女织，日子过得很美满。谁知有一天，丈夫突然肋下疼痛，像刀扎针刺一般，不久便活生生地疼死。妻子非常伤心，请医生一定要查明死因。医生根据死者的病情及疼痛部位，剖腹查看，发现死者胆囊里有一块石头。妻子拿着这块石头，悲痛地说："就是这块无情的石头拆散了我们夫妻，害得我好苦啊！"妻子本想把它打碎扔掉，但转念一想，不如留着做个纪念，便用红绿丝线织成一个小网兜，把石头放在里面，整天挂在脖子上，干活、睡觉都不拿下来。说来也巧，有一年秋天，她上山割草，割了一大捆抱回家去，到家后忽然发现挂在胸前的那块石头已经化去一半。后来这事被一位医生听说了，医生找上门来对她说："那天你割的草里准有一种是能化石头的药草，你带我上山去找那种草吧。"没想到那片草已被人割光，医生就在这块地上做了记号。第二年秋天，医生再次跟这位妻子上山，把那片地上的草全都割下来，然后按类分开，再把那块石头先后放到每一种草上试验，终于找到了那种能化石头的草。医生高兴地说："这下胆结石病人有救啦。"由于这种草的叶子是圆形的，很像金钱，而且它能化胆囊里的结石，价值比金钱还贵重，故叫它"金钱草"。

从此之后，用金钱草治结石病的方法便在民间广泛流传开来。近年来的临床应用表明，每日用金钱草 60～250g，水煎服，对治疗肝胆结石有较好效果。某些病例治疗后不仅临床症状消除，肝功能恢复正常，且 X 线亦见结石阴影消失。用以金钱草为主，配以木香、枳壳、栀子等药组成的排石汤煎服，以及用金钱草、狗宝研粉蒸猪肝服等方法治疗胆结石，效果亦佳。用金钱草60g 水煎代茶治疗泌尿系结石，用金钱草配海金沙煎服治疗膀胱及尿路结石，用金钱草配石韦水煎服治疗肾结石，用金钱草配茵陈、栀子水煎服治湿热黄疸，用金钱草干品 60g，水煎分两次服，每日 1 剂，治疗肾炎等，以上均有较好疗效。此外，亦有用鲜金钱草全草捣烂，取汁内服，取药渣外敷，治疗跌打损伤、乳腺炎、恶疮肿毒、毒蛇虫咬等亦有较好疗效。

现代研究表明，金钱草含有酚性成分、甾醇、黄酮类、氨基酸、鞣质、挥发油及胆碱等，有利尿、排石、促进胆汁分泌和抗菌等作用。其利尿作用可能与所含钾盐有关，能使尿液变为酸性，促使在碱性条件下的泌尿系结石溶解。由此可见，金钱草确有排石作用。

值得注意的是，全国各地以金钱草命名的同名异物药材甚多，目前已知者就有 8 科 11 种之多。常见的有两广一带的广金钱草（豆科）、江苏的活血丹（唇形科）、江西的天胡荽和其变种破铜钱（伞形科）及浙江的点腺过路黄（报春花科）等，应注意区别。正品金钱草与这些地方习用品的主要区别：正品药材茎呈暗红棕色。叶片圆扇形或心形，对生，叶片对光透视可见黑色或褐色条纹。花黄色，单生叶腋，具长梗。掌握这些特征便可区分其他混淆品了。

［家庭中医药，1997，5（5）：54］

二、古今食用夏枯草

夏枯草为唇形科植物。中医学认为夏枯草有清肝明目、散结解毒功效，主治目赤羞明、头痛眩晕、耳鸣、瘰疬、瘿瘤、乳痈、疖腮、痈疖肿毒、急慢性肝炎、高血压病等。现代研究表明，夏枯草含具有抗人免疫缺陷病毒（HIV）的酸性多糖——夏枯草多糖，还含有齐墩果酸、熊果酸、皂苷、芸香苷、金丝桃苷、咖啡酸、维生素C、维生素K、胡萝卜素、鞣质、生物碱及挥发油等成分。

夏枯草作为药用的记载最早见于汉代的《神农本草经》。其后，历代本草医籍及现代药典均对其有详细记载，虽然所载功效各不相同，但均载明夏枯草是"无毒"的。

夏枯草作为食用的记载最早见于宋代寇宗奭《本草衍义》，载："夏枯草……初生嫩叶时，作菜食之，须浸洗，淘去苦水。"唐慎微《经史证类备急本草》转引了上述内容。明·刘文泰《本草品汇精要》中亦有"夏枯草，无毒……初生嫩时，须浸洗，淘去苦水，作菜食之"的记载。李时珍在《本草纲目》中对夏枯草的药用价值进行了详细记载，同时也介绍了夏枯草的食用方法："嫩苗沦过，浸去苦味，油盐拌之可食。"

值得提出的是，明代姚可成汇辑的《食物本草》，这部收集我国明代及明代以前的专门论述饮食调理事宜及治病食物方的专著，除收辑了调理、补养、食饵诸方面的文献资料外，更辑录了大量可供食用、救荒、治病却疾的野菜、野草。夏枯草亦被收入其中："夏枯草，味辛苦，寒，无毒……嫩苗沦过，浸去苦味，油盐拌之，以作菹茹，极佳美。"尤其是"极佳美"三个字，表明夏枯草作为菜蔬食用在当时是十分受欢迎的。同时代的另一部专门记载用于灾荒年救荒充饥食物的《救荒本草》也记载了夏枯草："采嫩叶煠熟，换水浸，淘去苦味，油盐调食。"由此可见，夏枯草早在千余年前就已作为食物和果蔬被人们广泛食用了。

直到现在，在我国许多地方民间依然有用夏枯草作为菜蔬食用的习惯。据老人介绍，在20世纪50年代末期的自然灾害时期，就吃了不少夏枯草。今天，在广东地区用夏枯草作为主料煲制靓汤饮用是司空见惯的事情了。这些靓汤不仅在广东的每个家庭里煲食，而且在广东各地的饭店食肆中都有煲制，是广东人每天必饮的。除了夏枯草外，还有鸡骨草、田七、天麻、土茯苓等中药也常常被用来煲汤，饮用几十年甚至几百年，颇受人们的欢迎。

夏枯草在民间的食用习惯除了作为菜蔬直接食用或煲汤食用外，在广东食用夏枯草的另一种形式是喝凉茶。广东气候炎热潮湿，喝凉茶是广东人（包括港澳及东南亚地区的居民）饮食习惯的重要组成部分。夏枯草作为许多凉茶的主料之一，已被广东人食用了数百年。含有夏枯草配料的王老吉凉茶始创于清朝道光年间，拥有170多年历史。事实上，含夏枯草的凉茶不仅是王老吉，在广州街头众多的凉茶店里，许多自制凉茶里都有夏枯草，而市面上售卖的罐装凉茶中也大都含有夏枯草，可见夏枯草作为凉茶的配料被食用不仅历史久，而且范围广。

由此可见，夏枯草早在1000多年前就作为菜蔬直接食用了，并为我国古代人民的救荒充饥发挥了积极作用。发展到今天，虽然像古代那样直接食用夏枯草的方式不多见了，但夏枯草却是以煲汤和凉茶的形式被越来越多的人所食用，并且愈来愈受到人们的欢迎。夏枯草的确是一味药食皆宜的佳品。

[家庭中医药，2005，13（7）：53]

三、救命稻草，作用不小

稻草为禾本科植物稻及糯稻的茎叶，又称稻穰、稻秆、禾秆。很多人都认为稻草是最没有价值的东西，最多只可以用于喂养牛、马等牲畜，还有可以用来作为柴薪烧火煮饭而已。"救命稻草"这一成语让很多人想象：在茫茫的洪水中，当一个落水的人无力漂浮而正要沉入水底时，看到漂来的一捆，甚至是一根稻草，他也会不顾一切地抓住这根（捆）稻草，希望能借助稻草的浮力救自己一命，而结果往往事与愿违。希望借助稻草的浮力来救命的可能性是不大的，但是，借助稻草的药力来治病救人则是很有可能的。

稻草用来治病是鲜为人知的，但稻草的确被用来治过病，而且药用历史较久，最早的记载见于唐代《本草拾遗》，载其"主黄病，身作金色，煮汁浸之"。黄病类似于今天的黄疸型肝炎。宋代《本草图经》载其能"治坠仆伤损"。最早把稻草作为药物单立条目记载的是明代的《滇南本草》，载其"味甘，性温，无毒。宽中，下气，温中，止泻，消牛马积肉、宿食，治小儿乳食结滞、肚腹疼痛。草节，走周身经络，治筋骨痰火疼痛"。筋骨痰火疼痛当属今天的痛风。明代伟大的医药学家李时珍在《本草纲目》中对稻草做了详细的记载，指出稻草"烧灰，浸水饮，止消渴。淋汁，浸肠痔"，并附有9个稻草治病的验方。值得一提的是，在《本草纲目》中还收载了稻草治病的两个案例。一是出自刘禹锡的《传信方》：湖南人李从事，因骑马时从马上摔下来，跌伤严重。用稻秆烧灰，以新熟酒连糟入盐和，淋取汁，淋痛处，立即痊愈。另一个是出自《江湖纪闻》：有个人因壁虱钻入耳道内，头痛得难以忍受，各种药物和方法都试过，效果都不好。用稻秆灰煎汁灌入耳内，壁虱马上爬出而死，头痛即刻消失。案例栩栩如生，真实可信，使人过目难忘。其后的《药性考》以稻草"治喉痹",《本草再新》认为稻草能"走经络,利肠分,宽中益气"。据现代的《中药大辞典》记载,稻草含有还原糖和蔗糖及具有抗肿瘤作用的多糖。《中华本草》对历代医家应用稻草的经验进行了全面总结,指出稻草能"宽中,下气,消食,解毒。主治噎膈、反胃、食滞、腹痛、泄泻、消渴、黄疸、喉痹、痔疮、烫火伤"。由此可见,稻草在古今的应用还是很广泛的,总结起来主要有以下几个方面:消化不良,恶心呕吐,腹痛泄泻;黄疸型肝炎;糖尿病;痛风;咽喉疾病;食道癌;跌打损伤;烫火伤;痔疮。

至今在民间应用稻草治病的情况也屡见不鲜,如治小儿饮食伤脾、久泻不止,用糯稻草 9g,怀山药 6g,水煎服;治痛风关节疼痛肿胀,用稻草 9g,水煎服;治血痔,用稻草烧灰,冲入热水溶解,熏洗患部 3 ~ 5 次;治烫火伤,用稻草烧灰,芝麻油调敷;治稻田皮炎,用稻草、明矾各等量,先将稻草煮沸 30 分钟,加入明矾煮 10 分钟,取液外洗。据《湖北中医杂志》介绍:用糯稻秆干品切碎,60g/d,水煎分两次服,治疗急性黄疸型肝炎 98 例,平均服药 22 天,结果痊愈 62 例,显效 28 例,好转 5 例,无效 3 例,总有效率 96.94%。最近有人根据民间应用稻草治疗痛风的经验,以稻秆提取物为主要成分研制出一种专治痛风的产品,治疗高尿酸血症引起的痛风有显著疗效,药理实验结果也表明该产品有显著的降尿酸、降血脂、改善血液流变性、改善微循环作用。可见,这小小稻草,其治病作用还真不少呢!

[家庭中医药,2006,14(8):67]

四、节日莫忘鸡内金

每当逢年过节,家家户户杀鸡宰鸭之时,有不少人将鸡内金当作鸡杂丢掉,实在可惜。

鸡内金,又叫鸡肫皮,是鸡胃的内膜,色黄或黄绿,上有皱纹,是中医方剂中常用的一味中药。西医学研究认为,鸡内金含有大量的胃消化酶,是一种优良的消化剂,对于脾胃虚弱引起的食欲不振、消化不良、宿食停滞、腹胀泄泻、反胃呕吐等都有良好的治疗效果。民间治疗小儿食积时,常把鸡内金晒干、研末,掺入面粉中烙成焦饼,给小儿食用,效果很好。除此之外,鸡内金还可用于治疗遗精、遗尿。如鸡内金与调经药同用,还可增强调经药的效果。鸡内金用于治疗胆结石、尿结石也获得较好疗效。如此有效之良药,若白白丢掉,岂不是可惜吗?收集起来,定有用处,下面介绍几个鸡内金治病的单方。

1. 治食欲不振,消化不良

鸡内金 30g,焙黄研末,每服 2g,日服 3 次。

2. 治小儿消化不良

鸡内金炒焦研粉，取 1g 加奶粉、红糖少许，温水冲服，每日两次。

3. 治慢性肠炎、腹泻

炒鸡内金、炒白术各 90g，研末，每次 6g，每日两次。

4. 治反胃呕吐

鸡内金炒焦研末，酒冲服，每次 3g。

5. 治遗精、遗尿

鸡内金 18g，炒干后研末，每次 3g，每日早晚各服 1 次，睡前可冲热黄酒半杯，加入药，温开水送服。

6. 治骨结核、肠结核

鸡内金炒焦研末，每次 9g，日服 3 次，空腹用温酒送下。

您家里杀鸡吗？那么请一定别忘了收集鸡内金。

[中药科技报，1987 年 2 月 6 日，第 3 版（总 43 期）]

五、血瘀良药数红花

红花，又称红蓝花、草红花，为菊科一年生草本植物红花的筒状花冠，主产于新疆、河南、河北、浙江、四川、云南、山东等地，近年来尤以新疆所产质量最佳、产量最大，夏季花瓣由黄转红时采摘。晋代张华《博物志》称中原的红花是"张骞得种于西域"，可知其为来自丝绸之路的物产之一。早期红花是用作染料的，后来才用于医药。

东汉著名的医药学家张仲景在他的《伤寒杂病论》"妇人杂病篇"中载有红蓝花酒，主治"妇人六十二种风，乃腹中气血刺痛"，是红花用于治病的最早记载。其后，历代本草医籍对红花均有记载，且多用于妇科血证，如唐代《新修本草》载治"产后诸疾"；宋代《开宝重定本草》载"主产后血运口噤，腹内恶血不尽"；明代李时珍《本草纲目》对红花的主治功能有详细的记载。

中医学认为，红花的功能为活血通经、祛瘀止痛，主治经闭、痛经、产后瘀阻腹痛、胸痹心痛、癥瘕积聚、跌打损伤、关节疼痛、中风偏瘫、斑疹等，为行血、和血之要药。历代医家对此多有论述，陈嘉谟《本草蒙筌》载："多用则破血通经，酒煮方妙；少用则入心养血，水煎却宜。"故临床上凡因瘀滞所致血气不和、经络不利诸症，皆可应用。用于妇女血瘀经闭、痛经，红花可配桃仁、当归、川芎等，共奏活血通经之效，如《医宗金鉴》桃红四物汤。治妇女滞产或产后胞衣不下，急用红花酒煮浓汁饮，并可与牛膝、川芎、当归配伍，方如《景岳全书》脱花煎。治产后瘀滞腹痛，或血晕、血崩，可与干荷叶、蒲黄、当归等同用。用于血瘀气滞所致胸痹心痛，多与赤芍、丹参、瓜蒌等同用，以宣痹活血止痛。若肝失条达，血瘀气滞所致胁肋疼痛，可配柴胡、白芍等疏肝止痛。寒凝血瘀之胃脘疼痛，痛有定处，遇寒痛甚者，可与丁香、木香、五灵脂等合用，以温中理气、活血止痛。

治癥瘕积聚，可配当归、穿山甲、牡蛎，以活血祛瘀、软坚消癥。治中风偏瘫、肢体不遂属气虚血瘀者，可配黄芪、当归等益气活血通络，如《医林改错》补阳还五汤。治跌打损伤、瘀肿作痛，配川芎、乳香等，可增强活血化瘀、消肿止痛的作用，如《外科大成》活血止痛汤。治热郁血瘀而斑疹色暗者，常配伍清热凉血透疹之当归、紫草、大青叶等，方如《麻科活人全书》当归红花饮。

此外，红花还可治疗虫类药中毒。据缪希雍《神农本草经疏》红花项下载："凡虫药之毒，必伤血分，此药能行血，血活则毒可解。"可见，红花不只是应用于妇科的血瘀证，对于心、肝、胃等部位的血瘀证及跌打损伤、中风偏瘫、癥瘕积聚、斑疹等都可治疗，红花的确是治疗血瘀证的首选药物之一。可见，中医学对红花功能的认识是活血通经，化瘀止痛，为行血、和血之要药，临床主要用于妇女血瘀所致经闭、痛经等症。

其实，红花的药用价值远不止这些。现代药理研究表明，红花有兴奋心脏、降低冠脉阻力、增加冠脉流量、扩张血管、降低血压和改善微循环的作用，还有显著的抗凝血、降血脂、抗实验性心肌缺血、提高小白鼠耐缺氧能力等作用，这从药理学角度进一步验证了红花的活血化瘀作用。

红花除了传统的汤剂应用外，近年来又有了许多新的剂型问世，如《中华人民共和国药典》（以下简称《中国药典》）1985 年版收载的跌打活血散、《中华人民共和国卫生部药品标准·中药成方制剂（第二册）》收载的当归跌打丸、北京市卫生局《制剂手册》（1978 年版）收载的红花注射液等，都是以红花为主药的。这些制剂被广泛应用于预防和治疗冠心病、脑血栓、脑动脉硬化症、高血压脑出血恢复期之偏瘫、跌打损伤、慢性肌肉劳损、突发性耳聋等疾病，有显著疗效。

现代研究显示，红花在保护心脑血管系统，防治心脑血管疾病方面有显著的作用。

（一）药理作用

研究表明，红花有以下几个方面的保护心脑血管系统的药理作用。

1. 对心血管系统的作用

①红花有轻度兴奋心脏、降低冠脉阻力，增加冠脉流量和心肌营养性血流量的作用。②红花对实验性心肌缺血、心肌梗死或心律失常等动物模型均有不同程度的保护和对抗作用。③红花有扩张血管的作用，红花注射液可使紧张性增高的血管呈现血管扩张作用。④降血压作用，红花煎剂、水提液及红花黄色素对麻醉犬、猫或兔均有不同程度的降压作用。⑤改善微循环作用，

红花黄色素及粗提物有改善外周微循环障碍的作用，使血流加速、毛细血管开放数目增加和血细胞聚集程度减轻。⑥红花有抑制血小板聚集和增强纤维蛋白溶解作用，能延长血栓形成时间，缩短血栓长度和减轻重量，有抗凝血作用。

2. 降血脂作用

国内外众多的研究报道认为，红花油有显著的降血脂作用。口服红花油可降低高胆固醇血症家兔的血清总胆固醇、甘油三酯及非酯化脂肪酸水平，并可降低大白鼠血清胆固醇。实验证明红花油对某些动物不但能使其血清胆固醇及甘油三酯明显下降，还能使动脉粥样硬化斑块发生明显消退。

红花油是已知植物油中含亚油酸最高的油脂。亚油酸是人体必需的不饱和脂肪酸，人体自身不能合成，必须要从食物中摄取。它的主要作用：在降低对人有害的低密度脂蛋白胆固醇的同时，可使对人体有益的高密度脂蛋白胆固醇升高，对降低血脂、防治冠心病有利。因为低密度脂蛋白胆固醇容易析出胆固醇，而沉积在血管壁上，造成血管壁的增厚、弹性下降，引起结缔组织增生，即血管硬化，引起冠心病、中风、偏瘫等疾病。而高密度脂蛋白胆固醇不仅不易析出胆固醇，还能清除血管壁上沉积的胆固醇，送回肝脏分解。

亚油酸又是人体合成前列腺素的主要原料，具有扩张血管、防止血栓形成的作用，还具有软化血管、增加血液循环、预防衰老和调节内分泌等作用。

3. 增强耐疲劳、耐缺血缺氧能力

红花黄色素腹腔注射，可明显延长小白鼠的游泳时间。红花煎剂、乙醇提取液或红花黄色素腹腔注射能明显延长小白鼠常压及减压时缺氧时间，延长异丙肾上腺素增加耗氧量小白鼠的减压时缺氧时间，还能延长亚硝酸钠中毒致组织缺氧小白鼠的存活时间。

此外，红花还有增强免疫力、镇痛、抗炎、镇静、抗惊厥的作用。

（二）临床应用

大量的临床应用也表明，红花对以下几个方面的心脑血管疾病有较好的防治作用。

1. 冠心病

单用红花或用红花为主药制成汤药治疗冠心病有显著疗效。有人用红花配伍三七、丹参、川芎等水煎服，治疗245例，症状缓解率达91.2%；亦有人用此观察治疗冠心病600例，总有效率达83%。用红花注射液肌注、静注或静滴观察治疗冠心病100例，症状改善总有效率84.72%，心绞痛改善有效率80.7%。

另有用红花、郁金、丹参、瓜蒌，经煎熬成流浸膏再烘干研碎后压成片剂，每次 10 片，日服 3 次，以 4 周为 1 个疗程治疗。90% 以上的心绞痛患者的症状获得不同程度的缓解，初步证明其对轻度、中度慢性冠心病、心绞痛效果良好，并具有如下特点：①疗效出现较快。②服药期间疗效较稳定。③对合并有第一期和第二期高血压的患者同样有效。服药期间几乎无副作用。

2. 脑血栓

用 50% 红花注射液 15mL 加入 10% 的葡萄糖注射液中静滴，每天 1 次，15 次为 1 个疗程，观察治疗 137 例，总有效率 94.2%，与西药对照组（总有效率 72%）的疗效比较，有显著性差异。尤其是对轻、中度的脑血栓患者效果更好。

3. 脑动脉硬化症

用 10% 红花注射液加 10% 葡萄糖注射液混合进行穴位（风府、哑门、风池）注射，每穴注射 1mL，3 天注射 1 次，10 次为 1 个疗程，间隔 10 天再进行第 2 疗程。共观察治疗 110 例，其中随访 60 例，总有效率达 96.6%。

4. 高血压脑出血恢复期之偏瘫

用 50% 红花注射液 15mL 加入 10% 的葡萄糖注射液中静滴，每天 1 次，14 天为 1 个疗程，疗程间隔 7 ～ 10 天，观察治疗 25 例，其中重度偏瘫 14 例，中度 6 例，轻度 5 例。结果显效 6 例，进步 17 例，无效 2 例，总有效率 92%，疗效明显优于西药对照组。

此外，红花还被用于预防和治疗心律失常、心肌梗死、高脂血症、高血压及冠状动脉粥样硬化等多种心脑血管疾病，均有显著疗效。可见，红花的确不愧有"心脑血管保护神"的美称！

红花用于防治心脑血管疾病的剂型品种很多，除了常用的红花注射液、红花（及与其他中药配伍）制成的汤剂、口服液外，最近还有提取红花中的有效成分"红花素"酿制而成的红花酒，从红花种子中榨取的红花籽油和红花油软胶囊等，其实最简单有效的方法就是直接用开水冲泡红花当茶饮用。

［中国中医药报，2006 年 9 月 29 日，第 7 版；中国中医药报，2006 年 12 月 27 日，第 7 版；家庭中医药，2007，15（1）：62-63］

六、天然着色剂——竹黄

竹黄，别名竹花、竹三七、竹茧、真菌竹黄，为肉座菌科真菌的干燥子座。竹黄生于竹竿上，外形呈不规则瘤状，肉红色或粉白色。本地民间用竹黄泡酒服，治疗风湿性关节炎、坐骨神经痛、跌打损伤、筋骨酸痛、腰肌劳损等，效果较好。

据分析，本品含水分 8% ～ 13%，灰分 2.8% ～ 3.1%，粗油脂 8.8% ～ 13.5%，蛋白质 10% ～ 12%，以及脂溶性红色色素、甘露醇、蛋白酶、淀粉酶、多种氨基酸和竹黄多糖。其着色成分为脂溶性红色色素。该成分极易溶于乙醇、丙酮、氯仿等亲脂性有机溶剂，在低浓度乙醇中也能较好地着色，难溶于水、酸等。用于药酒着色的方法是将竹黄同其他药物一起置酒中浸泡，或先将药浸泡完毕，过滤后再加竹黄浸泡 2～3 天，过滤即成，酒呈棕红色（单独用竹黄泡酒呈玫瑰红色），一般情况下竹黄的用量约占药酒量的 4‰。

我国竹黄资源丰富，浙江、福建、四川、安徽、贵州、江西和湖北等地均有出产。此品我国历代本草均未收载，各地医药公司亦不经销，但近年来民间应用日益广泛。竹黄作为药酒着色剂，具有货源充足、价格便宜、调色准确、操作方便、色泽鲜艳、无任何不良反应及毒副作用等特点，是一种理想的天然色素。由于竹黄具有活血化瘀止痛作用，故用于治疗跌打损伤、风湿痹痛之类药酒的着色尤为适宜。此外，竹黄还可用于酊剂着色。

（中医科技报，1987 年 4 月 26 日，第 3 版）

七、健康药石——麦饭石

在地处偏僻的内蒙古通辽市奈曼旗有个石场洼屯，当地人长期饮用附近平顶山上流出的山泉水，没有人患过肝炎、癌症、结核、气管炎，也没有人生过疮、长过疖，且都长寿，平均寿命达 83 岁，比 1985 年全国人均寿命 68.92 岁高出 14 岁多。经调查发现，其主要原因是这个屯的地下、附近的山上蕴藏着大量被日本、美国称为"药石""神石""长寿石""健康药石"的麦饭石。人们长期饮用的山泉水就是浸泡过麦饭石的活性水。

麦饭石用于医疗保健在我国已有 2000 多年的历史。我国伟大的医药学家李时珍在《本草纲目》中对麦饭石做了形象的描述，"状如握聚一团麦饭，有粒点，如豆如米，其色黄白"，并指出麦饭石"甘温无毒"，主治"一切痈疽发背""皮肤生疮"等症，还指出"麦饭石膏，治发背疮甚效，无不验"。

据现代科学研究分析表明，麦饭石含有铁、镁、钾、钠、钙、锰、钛、磷、硫、硅、硒等二十多种有益于人体健康的矿物质和微量元素，是一种次生火山岩矿石。经麦饭石浸泡过的水能成为活性水，长期饮用活性水能补充机体矿物质和微量元素。麦饭石还可以吸附饮用水中的有害物质如汞、镉、铅、氰化物、各种病菌，能调节人体新陈代谢，促进血液循环，促进生长发育，抗缺氧，抗疲劳，增强免疫力，排出体内有害物，还有利尿、健胃、保肝、明目、提神之功效。中国食品工业协会顾问于若木同志用麦饭石煮开水喝，喝过之后，感到眼睛明亮、精力充沛。经常用麦饭石水洗浴，能增加皮肤弹性，使皮肤光滑润泽。麦饭石中的微量元素能治疗皮癣、湿疹等多种皮肤病，对于风湿性关节炎、神经痛、腰腿疼痛等也有一定疗效。有的医药部门开展了将麦饭石试用于治疗癌症的临床研究。

近年来，国外很注意麦饭石的研究与开发。特别是日本、美国，麦饭石已被广泛应用于家庭洗浴、保健饮料、水质净化、老人及儿童的食品添加剂、冰箱除臭等方面，形成了"麦饭石热"。但国外的麦饭石资源贫乏，日本原有两个县产麦饭石，现在资源已枯竭。在我国，自《本草纲目》之后，麦石饭的应用曾中断数百年，本草著作不见收载，临床应用极为罕见，近代本草学巨著《中药大辞典》也未见收载，一些老中医、老药工也未曾用过或见过，原因还有待于考证。近年来，我国地质工作者在内蒙古通辽市的一座平顶山上首次发现了麦饭石矿，并且资源十分丰富。麦饭石矿从内蒙古一直延伸到黑龙江，蕴藏量甚为可观，目前别的地方也有发现。我国已正式将其命名为"中华麦饭石"。有关部门正在积极研究麦饭石在医药、食品及其他领域方面的应用。1985年食品工业协会召开了开发利用麦饭石的座谈会，会上代表们一致认为中华麦饭石的开发前景甚为可观。前不久，由通辽糖果厂生产的"中华麦饭石可乐"在通过技术鉴定时，受到了专家们的高度评价。他们认为："中华麦饭石可乐"从色、香、味和口感上看，完全可与美国"可口可乐"相媲美，其营养、保健价值则胜过"可口可乐"。

现在，内蒙古通辽中药厂、哈尔滨商学院等单位研制出了麦饭石酒、麦饭石营养冲剂、麦饭石营养素、麦饭石糖果、麦饭石冰箱除臭剂等十三种系列产品，不久即可投入市场。相信在不久的将来，麦饭石将为人类的健康长寿做出重要贡献。

〔武汉医药情报通讯，1988，3（1）：36-37〕

八、爷爷的枕头

今天是星期天，吃完早饭，妈妈就把爷爷的被褥拆洗了，我便把爷爷的枕头拿出来晒晒，望着这个枕头，我想起了两年前的一件事。

一天，爷爷抱回个"新式枕头"，高兴地对妈妈说："以后我不用天天吃药了。"

从这天起，妈妈为爷爷买的鸭绒枕便被冷落了。说实话，"新式枕头"样子难看，又没有鸭绒枕柔软，我打心底里瞧不上，但爷爷的话引起了我的好奇心。爷爷患有高血压病，几乎天天吃药，什么罗布麻片、丹参片、复方降压片呀，在我家里是不能少的。只要两三天忘了吃药，爷爷就说头痛、头晕，看东西不清楚，晚上睡不着觉。家里人为爷爷的病操了不少心，可现在爷爷却抱着个枕头说不用吃药了，真有这么好的枕头吗？我问过姐姐，姐姐对此好像没兴趣，她正忙于高考复习。我问妈妈，妈妈笑着说："去问爷爷。"而爷爷却抱着他的枕头神秘地说："以后你会知道的。"

爷爷对这个枕头特别偏爱，连外出都要带上。说来也怪，自从爷爷有了这个枕头就很少吃药，也没有听到他说哪儿不舒服，精神也比以前好多了。渐渐地我对爷爷的枕头产生了好感，虽然它对我来说仍然是个谜。

我终于按捺不住好奇心，有一天悄悄地拆开了枕头，一看，枕芯里竟装满了药。我赶忙喊来了读中医学院的姐姐，在她的帮助下我认识了这些药：菊花、薄荷、淡竹叶、决明子、川芎、桑叶、磁石七种中药。姐姐还告诉我说："这叫药枕，古代就有人用药枕来防治疾病了。它是依靠中药特有的芳香气味及磁石的磁场作用来达到治疗作用的。病人睡觉时，头温使药枕内药物的有效成分缓缓地散发出来。头颈部有丰富的神经和血管，又是心跳、呼吸、循环中枢——延脑的所在地。药物以微粒子（磁石则以磁力线）的形式持续作用于上述部位，便痉挛的肌肉松弛，使血脉流畅，使麻痹的神经得以正常传导，有利于机体正常功能的恢复，而起到降压治病的作用。"

"啊！原来是这样，怪不得爷爷的病……那么药枕能不能治其他的病呢？"我问。"能！"姐姐肯定地说，"改变药枕内的药物配方，可以治疗颈椎病、偏头痛、神经衰弱、三叉神经痛、慢性鼻炎及青少年假性近视等，还可用于预防流脑、乙脑、流感等传染病，有的还能促进睡眠，解除疲劳。"最后，姐姐告诉了我几个药枕的处方，我把它们抄下来，或许有一天能用得着呢。

菊花枕：菊花、谷精草各1斤，混合装枕，有清热祛风、明目退翳之功，可治头痛头晕、两目晕花、视物模糊、迎风流泪及翳膜遮睛。

艾叶枕：蕲艾二斤，焙干制绒装枕，能祛风散寒止痛，并有安胎作用，可用于妊娠及产后外感风寒，头痛、腹痛及胎动不安。

桑橘枕：桑白皮、橘皮、紫菀各半斤，橘络三两，竹茹一斤，将前三药切碎，与橘络、竹茹混合装枕，有行气平喘、化痰止咳的作用，适用于各种咳喘。

感谢爷爷的枕头，使我学到了这么多的知识。

［中国医药报，1986年1月6日，第4版］

九、家有三年艾，郎中不用来

从中医药宝库中的许多详细记载到现代医药研究中诸多的关于艾叶的报道，特别是《艾叶》专著正式出版后，使广大读者对艾叶从种植、采收、制备、药性、药理、作用等方面都有了非常清楚的认识。从民间流传"家有三年艾，郎中不用来"的谚语中就可以了解到艾叶的防病治病作用了。

1. 艾叶的历史记载

早在16世纪，李时珍之父李言闻就专门为艾叶立传，《蕲艾传》云："产于山阳，采于端午。治病灸疾，功非小补。"李言闻对艾叶的生长环境、采收期和灸疗功用做了科学的总结。艾叶最早的用途是灸，故有"医家用灸百病"之说。艾叶是《黄帝内经》中提到的为数不多的几种药物之一。医圣张仲景的《伤寒杂病论略》为后世的中医必读著作，其中有两个用艾的名方，即胶艾汤和柏叶汤，此二方至今仍是中医临床常用之方。

艾叶在古代的应用不仅是通过口服和针灸来治疗疾病，也有不少文献记载应用艾叶烟熏治疗和预防疾病的，如春秋战国时期的《五十二病方》、东晋时期葛洪的《肘后备急方》等早期的医药著作中就有艾叶烟熏治病的记载。现代研究证明艾烟确有防病、预防瘟疫的作用，因为艾烟对引起不同的传染性、流行性疾病的多种细菌、真菌和病毒都有抑制作用。在传染性非典型肺炎流行之际，有医学专家提出运用艾条燃烧的烟进行空气消毒预防，也是有一定科学道理的。

艾叶不仅在医药上有多种用途，在民间也有广泛的应用。在端午节，民间有挂戴艾叶、食用艾饼以及燃烧艾叶熏房屋的习惯。一些史书还记载了端午节"悬艾草、饮艾酒、食艾糕、熏艾烟"的民俗，可见艾叶已成为人们生活中的必需品。

2. 艾叶的近现代研究与应用

近代对艾叶的研究更趋深入，在化学成分研究方面发现艾叶除含有主要成分挥发油外，还含有鞣质、黄酮类、甾醇类、多糖类、微量元素及其他成分。在药理研究方面发现艾叶有抗菌、抗病毒、平喘镇咳、祛痰、抗过敏、止血、抗凝血、增强免疫力、护肝利胆、解热镇静、抑制心脏收缩及降压等作用。大量研究表明：艾灸确有增强免疫力、抗肿瘤、抗休克、护肝、防治脑血管病、抗溃疡、促消化、镇痛、解热等作用。

艾叶的现代临床应用已日趋广泛，除了用于治疗妇产科疾病，如崩漏、痛经、宫外孕、胎动不安等外，还广泛应用于治疗呼吸道疾病如支气管炎、支气管哮喘、肺结核、感冒、鼻炎等，消化道疾病如肝炎、泄泻、胃痛、消化道出血等，风湿痹痛类疾病如腹痛、三叉神经痛、关节炎等，皮肤科疾病如皮肤溃疡、皮炎、湿疹、新生儿硬肿症等，均取得了较好的疗效。

3. 艾叶的应用具有广阔的发展前景。

随着国际针灸热的兴起，艾叶的粗加工品艾绒、艾条出口量大增。近年来艾叶资源的综合开发利用方面也有较快的进展，在国内市场上已开发出艾叶牙膏、艾叶浴剂、艾叶油香精、艾蒿枕、保健腰带、蕲艾蚊香等多种产品，其前景十分广阔。特别是由艾叶发出的烟气具有清洁空气，有效控制多种细菌和病毒在空气中的传播，预防流行性感冒的作用更加引人注目。目前一种口腔清洁剂（艾叶香烟）就是在此基础上，以艾叶为主要原料，科学配伍多种名贵中草药，运用高科技手段和现代工艺研制而成的一种不含尼古丁的保健型绿色特殊吸食品。利用艾叶发出的烟气可有效控制多种细菌、病毒在空气中的传播。利用它具有抑制细菌生长、杀菌和抗病毒的功能，起到避免细菌、病毒入侵呼吸道，预防流行性感冒，起到清洁口腔、清新空气的作用。

〔家庭中医药，2003（9）：54〕

十、我的艾叶情怀

我出生不久就与艾叶有了接触，能记起的最早的事就是搓艾叶、泡艾脚（指用艾叶泡脚）。我大学毕业后最早进行研究和开发的也是艾叶，出版的第一本单味药专著是《艾叶》，在艾叶的研究过程中也结识了许多"艾朋友"。所以在我主编的《艾叶的研究与应用》出版之时，我特地写了一篇《我的艾叶情怀》（本刊刊登时有删节——编者）。

我出生在我国明代伟大的医药学家李时珍的故乡——湖北省蕲春县桐梓乡大屋村的一个世医家庭。听父亲讲，我出生3天时就洗过艾水澡，这是家乡的习俗，那里"户户种植，家家收藏"艾叶。

我家的菜地里一直有一小块地种艾叶，每年端午节收割回来扎成一把把，悬挂在门窗和墙壁上，经过十天半个月晾干后再收藏到家里的阁楼上，以备急用之需。家乡有谚语"家有三年艾，郎中不用来"。

我6岁时，一位表嫂生小孩，我被叫去帮忙搓艾叶（民俗中，只有家族里的健康小男孩才有资格做此事）。就是将艾叶抽去筋（叶脉），搓成团，再用此艾叶团冲开水，待温后为新生儿洗浴，说是可以防病驱邪保平安。我小时候每遇风寒感冒时，父亲便用艾叶煮水泡脚治疗，效果颇佳，从不用吃药打针。我小时候最怕的就是吃药打针，这使得我对艾叶特别有感情，这也是后来我选中艾叶作为长期研究目标的原因。

我大学毕业后被分配在湖北蕲春李时珍医院从事中药制剂工作，利用在制剂室工作的有利条件积极开展艾叶产品研发工作，最早开发的产品是蕲艾油和艾地合剂。蕲艾油主要是从当地产的蕲艾叶中提取挥发油，配以消炎止痒的药物制成蕲艾油搽剂，主要用于蚊虫叮咬及皮肤过敏引起的瘙痒。艾地合剂主要由蕲艾叶和地榆两味中药组成，主治细菌性痢疾。后来，艾地合剂改为口服液，在临床推广使用，效果显著。

1990年，李时珍中医药研究所正式成立，我任所长，主持研制了以蕲艾叶为主药的保健腰带。这种腰带配以多种散寒、祛风、除湿、补肾、活血、止痛等中药材，另外还有起促进透皮吸收作用的药材。经蕲春县人民医院、李时珍医院、湖南中医学院（现湖南中医药大学）附属医院等单位的临床疗效观察，表明保健腰带对各种腰疼均有效果。但是不久，各种各样的仿制保健腰带都出来了，没有品牌，没有生产厂家，市场十分混乱，致使中药保健腰带的质量和信誉度严重下降，其产值也逐年下降，真是可惜啊！

我的专著《艾叶》出版后，受到不少专家的肯定，也由此结识了不少"艾朋友"，亲历了艾叶保健产品兴起的热潮。随着我对艾叶研究的深入，全国各地的"艾朋友"纷纷前来切磋、探讨，让我了解到还有那么多对艾情有独钟的人。

2002年，我见识了代替烟草的艾草香烟，以吸食艾灸法预防口腔、鼻腔的炎症。2005年，我见到了艾香抗菌条、温灸艾。特别是艾香抗菌条，有抗病毒和抑菌作用，很适合家庭熏香使用。随着艾叶茵陈精油电蚊香滴液、艾叶苍术熏蒸液等研究工作的成功，艾叶蚊香、艾油电热蚊香、艾叶抑菌香皂、艾叶抑菌沐浴露、艾叶洗发露、艾叶保健枕、艾叶花露水、艾叶洗手液等产品纷纷问世。以艾叶为"先锋"的中医防疫理念逐渐深入人心。

这些年，我经常接受新闻媒体关于端午节民俗的采访，介绍艾叶的健康习俗及医疗保健价值，还现场示范煮制艾叶汤。近年来，市场上也涌现出了更多的艾叶相关健康产品，如婴儿用的沐浴膏、女性洁阴用的抗菌洗剂等。种种现象表明，艾叶越来越受到重视和欢迎，艾叶从"我的情怀"变成了"大众的情怀"！

2013年，香港健康卫视计划拍摄50集纪录片"《本草纲目》药物故事"，第一集选的就是艾叶——《从艾出发》。节目组采访我时，要求我用一个形容词或短句来形容艾。我不假思索地答道：艾为保护中华民族的生存与繁衍发挥了重要作用。它不仅是一味重要的药物，也是一味"伟大"的药物！

几千年的临床应用表明，艾叶在预防流感等传染病方面有显著疗效。我希望艾叶未来的研究方向是重点研究其在预防流感、禽流感等瘟疫的作用机理，寻找出药效物质基础，并在此基础上研发出有效的艾叶新产品，为保障人民的身体健康发挥更重要、更积极的作用。

附：艾叶汤的做法、用法

取干净艾叶适量，加冷水泡20分钟后置火上煎煮。先用大火煮至沸腾，然后改用小火保持沸腾5～10分钟，停火，将艾叶汤倒入木盆中，患部置于盆上，先熏后洗。本方法适用于产后感寒、脘腹冷痛、痔疮肛裂、阴囊湿疹、皮肤瘙痒，用艾叶汤泡脚还可防治感冒、失眠、脚气，消除疲劳。

[大众医学，2014（6）：66-67]

十一、中国人的艾叶情怀

中国人的艾叶文化历史非常悠久。东汉张仲景的《伤寒杂病论》中有两个用艾的处方，分别治疗妇科病和吐血。东晋著名炼丹术家葛洪的《肘后备急方》中有艾酒。我国最著名的明代医药学家李时珍的《本草纲目》中，所记录的用艾叶治病的单验方多达52个。

艾叶既是医家的宠儿，也是文人笔下的常客。苏轼的《浣溪沙》云："软草平莎过雨新，轻沙走马路无尘，何时收拾耦耕身？日暖桑麻光似泼，风来蒿艾气如薰，使君元是此中人。"还有著名的诗句："端午时节草萋萋，野艾茸茸淡着衣，无意争颜呈媚态，芳香自有庶民知。"这些都是古人对于艾叶的真情描写。随着社会的进步、文化的发展和传播，越来越多的人对艾叶和艾灸产生兴趣，国内外学者也纷纷投入对艾叶的研究中。

1. 艾叶的药用价值

艾叶的药用价值不容小觑。古人认为艾叶无论内服还是外用，都有理气血、逐寒湿、温经络的作用，为医家常用之药。宋代《尔雅翼》云："庶草治病，各有所宜，惟艾可用灸百疾，故名医草。"李时珍也对艾叶有过高度评价："服之则走三阴，而逐一切寒湿，转肃杀之气为融合；灸之则透诸经，而治百种病邪，起沉疴之人为康寿，其功亦大矣。"根据古书记载，艾叶最常用于治疗妇科疾病，因为艾叶具有温经止血、安胎、止痛等作用。如《伤寒杂病论》中的名方"胶艾汤"以及《寿世保元》中的"艾附暖宫丸"均以艾叶为主药，至今还被广泛应用于临床。另外，艾叶还可治疗腹痛、皮肤瘙痒、痢疾及面瘫等。现代药理研究已证明，艾叶具有抗菌、抗病毒、平喘、镇咳、止血、抗过敏及提高免疫力的作用，这使艾叶的应用范围在传统基础上有更大的扩展，并提供了艾叶应用药理学依据。

艾叶常被用来做艾灸。所谓艾灸，就是将艾叶捣搓成细绒（艾绒）后，做成艾绒柱或者艾条，在人体皮肤表面上（如穴位或患处等）点燃或熏灸，借助艾火的热力透入肌肤，从而达到治病和保健作用的一种疗法。据史料记载，用艾灸治病的第一人为晋代葛洪的妻子鲍姑。《鲍姑祠记》中记述："鲍姑用越岗天产之艾，以灸人身赘瘤，一灼即消除无有，历年久而所惠多。"由于鲍姑医德高尚，深受群众的爱戴，至今广州越秀山麓三元宫里还设有鲍姑殿和塑像，并留有楹联两幅：妙手回春虬隐山房传医术，就地取材红艾古井出奇方；仙迹在罗浮遗履燕翱传史话，医名播南海越岗井艾永留芳。

艾灸操作简单且效果显著，所以在民间广为流传，寻常百姓都可以在家里自行操作。在我国长江及以南地区，艾灸特别流行。湖北蕲春的艾叶是最好的，正如李时珍的父亲李言闻在其撰写的《蕲艾传》中所云："产于山阳，采以端午。治病灸疾，功非小补。"在蕲春，家家户户都有艾条、温灸棒、艾灸盒等艾灸工具，几乎人人都会艾灸，大街小巷里到处弥漫着艾条燃烧的独特烟气。艾叶还带动了当地的经济发展，国内外崇尚中医药文化的人们都来这里购买艾灸产品，参观艾叶种植生产基地，了解艾灸的文化历史。当然，艾叶还有其他的治疗形式，如传统的方法将艾叶制成汤剂、膏剂、散剂等来治病。随着现代药剂学的发展，艾叶已经可以被制成片剂、颗粒剂、注射剂等被广泛应用。

2. 艾叶的食用价值

艾叶除了作为药材被广泛应用外，还是餐桌上不可缺少的一道美味。江南一带的人们有吃"青团"的习俗。当地人把艾草的汁拌进糯米粉里，再包裹进豆沙馅儿或者莲蓉做成青团，不甜不腻，有清淡却悠长的青草香气。在广东、福建等地，人们还喜欢将艾叶做成艾糍粑、艾饼、艾叶煎蛋、艾叶粥等民间美食。此外，艾叶汁还是酿酒的一种重要香料，法国著名的"味美思"酒就是用艾叶汁作为香料。

在我国古代，食用艾叶也是比较常见的，如唐代孟诜撰写的《食疗本草》是最早介绍艾叶食疗方法和价值的。其实，艾叶的香气透着一种草药独特的气味，吃起来味道略微发苦，但中国人却偏偏喜爱这种味道，百吃不厌。

3. 艾叶的祛邪作用

在发现艾叶的药用和食疗价值之前，我国古代劳动人民主要用它来辟邪。在科学技术飞速发展的今天，我国很多地区仍然有在端午节悬挂艾叶以辟邪的习俗。据《荆楚岁时记》记载："五月五日，采艾以为人，悬门户上，以禳毒气。"对于艾叶可以辟邪的传说有很多种，其中有一首古代民谣："五月五日午，天师骑艾虎；蒲剑斩百邪，鬼魅入虎口。"说的是农历五月初五这一天，魔鬼横生，伤害百姓。钟馗善擒妖魔，为民除害，以菖蒲之叶为剑，以艾编织为虎，斩妖驱魔，天下得以太平。人们为了纪念他，每逢五月初五，家家门户遍插艾香。有人采艾扎成人形，俗称艾人；或以艾编剪成虎形，贴以艾叶，美称为艾虎。当然，所谓艾叶的辟邪作用，也是源于其治疗作用。西医学研究表明：艾叶中的挥发油（香味成分）对多种致病菌和病毒都有抑制和杀灭的作用。所以悬挂艾叶或燃烧艾叶，都可以起到一定程度的杀菌消毒作用，从而降低传染类疾病的发病率。

如今，在我国大部分地区都还流行着这样一句谚语："家有三年艾，郎中不用来。"由此可见，中国人对艾叶的钟情是千年如一日。对于很多中国人来说，艾叶是儿时的记忆，是母亲的味道，是家乡的思念，更是追远的情怀！

［中国中医药报，2018 年 6 月 21 日，第 8 版］

十二、端午话艾

"端午时节草萋萋，野艾茸茸淡着衣，无意争颜呈媚态，芳名自有庶民知。"的确，艾在我国民间早已是家喻户晓。每逢端午节，家家有采集艾叶的风俗，并将鲜艾数株悬挂在门、窗两侧或床头，男人胸前、女人头上都要佩戴几片鲜艾叶，说是"艾旗除邪招福"。这种说法虽带有唯心色彩，但艾叶治病却是千真万确。

艾用于治病已有三千多年的历史。《诗经》说：彼采艾兮，一日不见，如三岁兮。《孟子》中也记载：犹七年之病，求三年之艾也。可见当时人们已知道用艾治病。中医学认为艾味苦性温，有理气血、逐寒湿、温经止血、安胎之效，用其煎汤服或制绒外灸以治心腹冷痛、泄泻、转筋、久痢、吐衄下血、月经不调、崩漏带下、胎动不安、痈疽疮疡等多种疾病。现代将艾叶制成注射剂、气雾剂、胶囊剂、合剂、搽剂等剂型，治疗慢性肝炎、肺结核喘息症、肺气肿、支气管炎、疟疾、菌痢、钩蚴皮炎、寻常疣及疥癣等，取得了良好效果。据西医学研究证实，艾具有平喘、镇咳、祛痰作用，所含挥发油（香味成分）具有较强的抑菌作用。端午时节空气潮湿，采、戴艾叶，可借助艾的香味杀灭病菌，清除污浊空气，保持居室卫生，以预防各种疾病。艾在民间应用甚广，婴儿离母体三天要洗艾水澡，并将少许艾绒敷在卤门和肚脐上，以预防受寒感冒或感染其他疾病。产妇产后三天和满月也要进行一次艾汤沐浴，以消毒辟秽，温运气血，可预防产后体弱受病。用艾叶三斤烘干制成艾绒装枕，对防治妊娠及产后外感风寒头痛有较好的效果。成人感受风寒咳嗽，用艾一把煎汤洗脚，或用艾叶九片、葱五根煎汤温服取汗，即可痊愈。老人丹田气弱、脐腹畏冷者，以熟艾装布袋制成围兜，兜其脐腹，妙不可言。故在民间有"家有三年艾，郎中不用来"的传说。艾已成为民间家庭必备之良药。

艾为菊科植物艾的干燥叶，全国各地皆产，唯蕲州所产之艾最佳，质冠诸艾。伟大的医药学家李时珍说："以蕲州者为胜……用充方物，天下重之，谓之蕲艾。"蕲艾之名由此风靡全国，被列为蕲春四宝（蕲艾、蕲蛇、蕲龟、蕲竹）之一。明以后历代医家在用艾方剂中皆强调用蕲艾。蕲艾质地厚实，润而不碎，香气浓郁，华南植物研究所的研究结果表明：蕲艾所含挥发油比普通艾叶约高两倍。用蕲艾揉绒制成艾条，易燃、持久、灸透力强。传闻他地所产之艾，灸酒坛不透，以蕲艾一灸即透彻，实为灸家珍品，堪称道地药材。李时珍的父亲李言闻曾著有《蕲艾传》一书，介绍闻名九州的蕲艾，他称蕲艾："产于山阳，采以端午。治病灸疾，功非小补。"

[中药事业报，1987年5月30日，第7版]

十三、端午话艾浴

端午时节，天气炎热，蚊蝇滋生，病菌繁殖，所以古人称五月为"恶月"或"百毒月"。到了端午节，古人常把艾叶等插在门上，或用其烟熏，或用其煎水洗浴，以祛除各种毒害。从端午节的许多种传说中可以看出，人们都是拿艾叶来防病、治病、保健康的，故端午节被视为卫生节。

1. 艾叶虽小作用大

古代的一些经史书籍常有端午节"悬艾人、戴艾虎、饮艾酒、食艾糕、熏艾烟、洗艾浴"等民间习俗的记载。

根据古代医药书籍所述，艾叶属常用的草药。历代中医药文献记载艾的用法主要有四：一是煮汤剂或做药丸内服；二是广泛用于艾灸，与针刺、砭石并列，为中医重要外科治疗方法之一；三是烧艾烟熏毒虫和驱除瘟邪之气；四是用于煎汤洗浴，驱寒祛毒。

艾草气味芳香，形色可玩，成为端午节必备之物是再自然不过的事情，而洗艾水澡也成为古代端午节的一项重要活动。我国民间自古就有五月初五挂艾叶、悬菖蒲、撒雄黄、洗艾浴的习俗，特别是在许多地区，新生儿及产妇也要用艾叶水洗澡，这些习俗一直流传至今。

艾叶杀菌消毒、洁净空气，对预防疾病的传播起到了很好的作用。在欧洲导致超过百万甚至千万人死亡的流感大流行，为什么在中国没有出现过呢？这里面的因素很多，但可以肯定，我国民间广泛流行的端午节挂艾叶、熏艾烟、洗艾澡的习俗发挥了重要作用。

艾浴是药浴疗法的一种。药浴疗法的应用最早可追溯至三千多年前的殷商时期。战国时期，士大夫们已盛行用兰草、艾叶等香料香药煎煮沐浴，以达到芳香爽身保健的作用。

艾叶浴在民间应用也十分普遍，大部分地区流行着"家有三年艾，郎中不用来"的谚语。在伟大的医药学家李时珍的故乡湖北蕲春县就有很多用艾叶浴的习惯，如在婴儿出生后第三天要洗一次艾水澡，并将少许艾绒敷囟门和肚脐上，可以预防感冒鼻塞或感染其他疾病。产妇在产后三天和满月都要进行一次艾汤沐浴，用以消毒辟秽，温运气血，可以预防产后体弱受病。成年人一旦感受风寒而咳嗽，用艾一把煎汤洗脚，同时用艾叶七至九片、葱三至五根煎汤温服取汗，即可告愈。皮肤瘙痒、湿疹、疥癣之类皮肤病，用干艾叶煎水洗患处，每天早晚各洗一次，洗后用艾叶药渣敷于患处20～30分钟，效果很好。

2. 妇女艾浴治宫寒

艾叶的渗透性和滋润性极好，具有神奇的滋养、修复效果，能快速促进血液循环，激活表皮细胞再生，可促进衰老细胞代谢，是敏感性及受损肌肤的修护佳品。女性的肌体随着年龄的变化和防御功能的改变需要不断地保养，故女性可常做艾浴。

艾叶的调经、暖宫、安神等功效不仅能够缓解种种不适，还对机体内环境有很好的调节作用，并能形成持久的天然保护屏障。对于寒气重、月经过多、腹冷痛、宫冷的人，洗艾叶浴尤其有效。艾叶的精油能杀菌，浴后令皮肤光滑润泽并散发出淡雅清香，让人感受到大自然的气息，同时带来健康时尚的沐浴享受。

此外，孕妇用艾叶浴不仅可以预防妊娠期感染，还可起到安胎作用。

3. 儿童艾浴爽肌肤

医学研究证实，初生婴儿皮肤缺乏天然保护功能，呼吸道也很容易受环境污染及病菌侵害。天然艾草植物精华具有抑菌成分，能深层清洁肌肤污垢，杀灭细菌。

在沐浴中，艾叶的精油成分可随蒸汽挥发出来，分布于儿童呼吸道中，既能杀灭其中的细菌、病毒，又可形成一道微膜屏障阻止细菌、病毒的侵害。

艾草精油成分还蕴含大量宝宝肌肤所需要素，沐浴后在皮肤上也能形成天然保护膜，有效呵护宝宝肌肤。独特天然清香高贵典雅，自然消去体味，使浴后儿童领略全新沐浴感受，清新淡雅，祛痱爽肤，蚊虫不易接近，更觉神清气爽。

此外，艾叶浴还特别适合于脚部。艾叶泡脚不仅可以防治感冒、失眠，消除疲劳，还可消除脚底真菌，去除脚臭、脚气。

如今，已很少见到端午节洗艾澡的习俗了。究其原因，主要是现代人多生活在都市，无法采摘到艾叶，即使购买到艾叶也无法像古代那样煎煮艾水洗浴。近年来，艾叶资源的综合开发利用逐渐被人们重视，已开发出艾叶牙膏、艾叶浴剂、艾叶油香精、艾蒿枕、保健腰带、蕲艾蚊香、艾叶杀虫剂、艾叶空气清新剂等多种产品，特别是中药浴剂，深受广大群众欢迎，颇具发展前途。艾叶将以另外一种形式为人类的健康做出贡献。

[中国中医药报，2011 年 6 月 2 日，第 8 版]

十四、端午：艾香氤氲驱病邪

今天，虽然许多人都知道端午节悬挂艾叶是为了"辟邪"，但很少有人知道这种认识是怎样形成的。

1. "艾叶辟邪"习俗的由来

火在人类生活中发挥着极其重要的作用。古人发现艾绒不仅是一种易燃物，还是一种很好的保存火种的材料。因此，古人不仅在取火时，而且在保管火种以及火种迁移的过程中大量使用艾绒。

当古人受到瘟疫（烈性传染病）侵袭时，往往几乎整个村子或整个部落的人都死亡了。但灾祸后，总是有一些人安然无恙。渐渐地，人们发现幸存的往往是负责掌管火种的这家人，甚至是在这家附近住的人。人们发现，保管火种的这家人在每年春夏之交（端午节前后）、艾叶生长最茂盛时上山采摘大量艾叶，挂到自家墙壁上晾干，以备取火及保存火种之用。难道是这些艾叶驱除了妖魔鬼怪邪气吗？反复的实践告诉人们，悬挂艾叶确实可以免受疾病的侵害，于是就有了"艾叶辟邪"的认识。

此后，各地也有了在春夏之交采摘艾叶的做法，逐渐形成了端午节悬挂艾叶的习俗。之后经过长期的演变，甚至有了在端午节"悬艾叶、戴艾虎、食艾糕、饮艾酒、熏艾烟、洗艾澡"的多种用艾习俗。

2."艾叶辟邪"的科学道理

"艾叶辟邪"曾被视作迷信，现在看来其实是有科学道理的。当一种瘟疫大流行时，几乎整个村子或部落的人都会染病死亡，病因其实就是感染了病毒和细菌。但古人无法认识到这些，只认为是妖魔鬼怪邪气侵害造成的，而艾叶能辟邪。现代研究则发现艾叶存在明确的抑菌抗病毒作用。

艾叶中的挥发油（香味成分）对肺炎链球菌、流感杆菌等具有杀灭作用，对结核杆菌、流感病毒及疱疹病毒等均有抑制作用。用艾叶为原料的消毒香对空气消毒，可显著降低流行性感冒的发病率；对烧烫伤感染、皮癣、带状疱疹、感冒等多种疾病有促进痊愈的作用。

研究还表明，艾叶的挥发油不仅能抑制或杀灭周围环境中的细菌和病毒，还能杀灭进入呼吸道的细菌、病毒，并在呼吸道中形成一道微膜屏障，阻止细菌、病毒的侵害。若通过燃烧艾叶或煎煮艾叶来烟熏或洗浴，高温能使有效成分挥发得更彻底，因此效果更好。

艾叶还有一定的增强免疫力作用。艾香能显著提高鼻腔分泌液中特异性免疫球蛋白A的含量，长期用艾叶洗浴能增强人体的免疫功能和抗病能力，显著降低流感的发病率。

3.艾叶的"丰功伟绩"

由此可见，民间认为艾叶有防病、避邪（防瘟疫）的作用是有科学根据的。艾叶能杀菌消毒、洁净空气、阻断疾病的传播，因此在"非典"和禽流感流行之时，医学专家提出运用艾叶（包括艾叶烟熏和艾叶洗浴）进行消毒预防。历史上，致使欧洲逾百万甚至千万人死亡的各种瘟疫（包括流感等），为何在中国没有大行其道？这可能与我国民间广泛流行端午节挂艾叶、熏艾烟、洗艾澡等习俗有密切的关系。

今天我们不仅要发扬端午节挂艾叶、熏艾烟、洗艾澡的优良习俗，更应该深入研究艾叶抗菌、抗病毒的机理，以及在防治"非典"、禽流感及小儿手足口病等重大传染性疾病上的疗效。将来，或许会有更高效、无毒、便捷的艾叶药物制剂问世，在我们的生活中发挥更有效的预防保健作用。

4.妙用艾叶

（1）挂艾叶：农历五月初五（端午节），采新鲜连茎艾叶，悬挂在门窗上或墙壁上。

（2）熏艾烟：用陈艾叶扎成把（用艾灸条亦可），点燃后熏房屋前后及室内。注意熏房间时应关闭门窗，人应离开房间，避免吸入烟尘，结束后应及时通风。端午节前后属于梅雨季节，熏艾烟每天一次，连用 3～5 天效果最好。

（3）食艾糕：取新鲜艾叶，洗净，切细，若为干艾叶则抽去筋（即叶脉），入锅里煮沸，加少许苏打粉同煮，煮烂后捞出艾叶，并用清水洗净。之后艾叶放入搅拌机，加少许清水打碎成汁，加入糯米粉中，做成糕，或搓揉成小团，蒸熟后食用，亦可包芝麻、花生、白糖馅料。

（4）洗艾澡：用陈艾叶适量，加水煎煮至沸腾 5～10 分钟后，滤出艾水泡脚或泡澡。每天一次，每次 30 分钟，睡觉前泡洗效果最好。

[大众医学，2012（6）：62-63]

十五、端午用艾妙处多，防病祛寒治感冒

五月五，是端阳。在刚刚过去的端午节，除了馨香的粽子、争渡的龙舟，最能代表节日的还有艾。门插艾，香满堂，在这一天，许多人家里都会挂上艾蒿，焚烧艾条。中山市养生学会新任理事长梅全喜说，端午用艾，除了祈福，还有抵御毒气入侵、辟邪驱虫、杀菌抗病毒等作用。

1. 艾可消除病邪，增强体质

"家有三年艾，郎中不用来。"说到艾草的作用，近日，在中山市健康养生学会成立大会上，新任理事长梅全喜用了这一民谚。对艾做了多年研究与运用的他，可谓"用艾专家"，并出版了专业著作。艾即艾草，又叫艾蒿、灸草等，是多年生草本植物。梅全喜说，早在《诗经》年代，艾叶就是很重要的民生植物。灸和熏是有记载的最早的两种治病方法。如今，艾叶在国内外都有很高的知名度，以抗菌、抗病毒、抗过敏和增强免疫力等功能为大众所接受。三月三食艾，五月五挂艾，都是千百年来人们驱邪治病的良方。艾叶味辛、苦，性温，归脾、肝、肾经，芳香温散，可升可降，具有温经止血、散寒止痛、除湿杀虫的功效。艾叶泡脚、洗澡还可以很好地祛寒湿、通经络。梅全喜称艾为一味"伟大的中药"，从怀孕的妇女到出生刚三日的婴儿，再到产妇，消化系统、呼吸系统、血液系统等均适用，都能消除病邪，增强体质，对流感病毒更是有较强的抑制作用。

2. 无烟艾灸条疗效减弱

艾灸是最大众化的治病方式，人们在家即可进行。不过梅全喜说，因为怕烟怕异味，人们目前都倾向于选择无烟艾灸条，实际上无烟艾灸条是一种被碳化的艾，燃烧时的药理作用大大减弱。艾烟中含有挥发性成分及多种人

体所需的微量元素，能调节交感神经，镇静减压，还能抗菌、抗病毒，从而净化空气，预防传染病。因此梅全喜提醒，用艾时还是选择传统艾灸条最适宜。相关研究显示，正确使用艾叶能有效缓解和治愈身体的病证，而过量使用艾叶会使身体出现亏虚，出现头痛、头晕、耳鸣、眼睛干涩、乏力、情绪低落，重者会出现咳喘等。梅全喜说，艾有小毒，食疗也应注意。采集回来的新鲜艾叶必须用开水灼 1 分钟，去掉艾叶中的有毒成分，然后食用。食疗选新鲜，艾灸则如酒，艾叶越陈越好，以不超六年为最佳。这是因为新鲜艾叶不但气味刺激，灸疗时还容易灼伤皮肤。除了艾灸，泡澡、泡脚、熏蒸等用艾方式也都有很好的治病防病效果。

3. 相关提醒：艾叶足浴泡半小时最适宜

艾叶足浴，针对不同的病证可选用不同的中药配方。足浴是"静坐着的运动"，人们根据自己身体状况，在艾叶水里适当加点中药，对预防、治疗疾病能起到很好的辅助作用。患有高血压的人可加点具有降压作用的夏枯草、钩藤；患有风湿病、怕冷、怕凉、脾胃虚寒的人适合用具有温通作用的中药，如干姜、桑枝；痛经的女性或者脚干、皮肤干燥的人宜用具有活血化瘀作用的白芍、益母草、当归等。如果有条件还可以多加些苏木、泽兰、伸筋草、黄芩、当归等，都具有消除疲劳和活血的功效。在足浴时可以把中药粉碎成末，药物有效成分更容易溶解出来而有利皮肤吸收。此外，中药足浴最好用木盆，金属盆和塑料盆容易损失药液的有效成分。足浴时间以 30 分钟为宜，过长时间易增加心脏负担。饭后半小时内不宜足浴，水温不能过高，以 40℃左右为宜。

（中山商报，2014 年 6 月 5 日，A13 版）

十六、艾叶的前生今世

艾叶对很多中国人来说并不陌生，是劳动人民认识和使用较早的一种中药。在日常生活中，人们常用艾叶治病、烹饪、辟邪等。

1. 艾叶自古被应用

艾是我国劳动人民认识和使用较早的植物，《诗经》中就有记载，《国风·王风·采葛》曰："彼采艾兮，一日不见，如三岁兮。"其后，由战国时期著名诗人屈原撰写的长诗《离骚》中也提到艾，"户服艾以盈要兮，谓幽兰其不可佩"。由此可见，艾叶在当时的知名度是很高的，已被普遍应用。这种应用当然是以医药用途为主的，这一点可从与《离骚》同时期的儒家经典著作《孟子》一书的记载中得到证实。《孟子》载："犹七年之病，求三年之艾也。"可见艾在当时已成为重要而常用的治病药物。

成书不晚于战国时期的《五十二病方》中载有两个用艾治病的处方。艾叶也是我国第一部中医理论著作《黄帝内经》中提到的为数不多的几种药物之一。东汉著名医家张仲景所撰《伤寒杂病论》中有两个用艾的处方，即胶艾汤和柏叶汤，前方取艾叶之暖宫止血作用，后方用其治吐血不止，此二方至今仍是中医临床常用之方。

艾叶作为药物被正式记载，始见于梁·陶弘景《名医别录》，比该书更早的《神农本草经》记载了"白蒿"，据考证，这个白蒿就是艾叶。唐·孟诜《食疗本草》最早介绍了艾叶的食疗方法及作用："若患冷气，取熟艾面裹作馄饨，可大如丸子许。""春月采嫩艾作菜食，或和面作馄饨如弹子，吞三五枚，以饭压之，治一切鬼恶气，长服止冷痢。"

宋·苏颂《图经本草》是最早对艾叶生药学内容有较全面记载的专著。"艾叶，旧不著所出州土，但云生田野。今处处有之，以复道者为佳，云此种灸病尤胜。"复道即今河南安阳市汤阴县，说明宋代时河南安阳汤阴县产的艾叶质量最好，艾叶已普遍用于灸疗。明·李言闻、李时珍父子对艾叶研究颇为深入，李言闻曾著有《蕲艾传》一卷，称赞艾叶"产于山阳，采以端午。治病灸疾，功非小补"。李时珍在《本草纲目》中对艾叶的植物形态有详细描述，对前人论述艾叶性寒和有毒的观点进行了论证，并附用艾叶治病的单验方52个。《本草纲目》是收载艾叶附方最多的本草专著之一，为推动和指导艾叶的应用做出了积极贡献。此外，李时珍对于产自家乡的道地药材蕲艾更是十分推崇，他在《本草纲目》中指出："（艾叶）自成化以来，则以蕲州者为胜，用充方物，天下重之，谓之蕲艾。相传他处艾灸酒坛不能透，蕲艾一灸则直透彻，为异也。"此被后世视为有关蕲艾的经典论述而被历代医籍所转载，蕲艾也因此而闻名天下。

在古代，艾叶不仅是在医药上广泛应用，而且在民俗应用上也十分普及，历代一些经史、农学书籍也多有记载。被誉为集16世纪以前农学之大成的《二如亭群芳谱》对艾叶就有详细记载："五月五日采艾，为人悬门户上，可禳毒气。其茎干之，染麻油引火点灸，滋润灸疮不痛，又可代芪草作烛心。"在端午节，民间有挂戴艾叶及食用艾叶以"避邪""禳毒气"的习俗，一些经史书籍有端午节"悬艾人、戴艾虎、饮艾酒、食艾糕"民间习俗的记载。艾人即以艾草扎成人形，悬挂在门窗上以禳毒气。南朝梁宗懔《荆楚岁时记》载："五月五日，四民并踏百草……采艾以为人，悬门户上，以禳毒气。"艾虎，即用艾作虎或剪彩为虎，粘艾叶，戴以辟邪。宋·周紫芝《永遇乐（五日）》云："艾虎钗头，菖蒲酒裹，旧约浑无据。"艾酒，即浸艾的酒。元·陈元靓《岁时广记》二一艾叶酒云："金门岁节，洛阳人家端午作术羹艾酒。"艾糕，即加艾制成的糕饼。《辽史·礼志》六嘉仪下云："五月重五日，午时，采艾叶和绵着衣……君臣宴乐，渤海膳夫进艾糕。"直至今天，这些习俗在我国的农村地区仍较流行。

2. 艾叶现今利用价值高

正是由于我国民间早已普遍接受艾叶"避邪"的观念，所以，艾叶在民间的应用是十分普遍的。至今在我国大部分地区还流行着这样一句谚语："家有三年艾，郎中不用来。"由此可见民间对艾叶治病作用的肯定。在现代临床应用方面，艾叶已被广泛应用于治疗妇产科疾病如崩漏、痛经、宫外孕、胎动不安、流产、不孕症、白带等，呼吸道疾病如支气管炎、支气管哮喘、肺结核、感冒、鼻炎等，消化道疾病如肝炎、痢疾、泄泻、胃痛、消化道出血等，风湿痹痛类疾病如腰痛、三叉神经痛、关节炎、肩痹等，皮外科疾病如皮肤溃疡、皮炎、湿疹、烧烫伤、痔疮、阴囊瘙痒、阴茎肿大、跖疣、麻风病反应、新生儿硬肿以及疟疾、阴缩症等，均取得了较好效果。

在艾叶资源综合开发利用方面也有较快的进展，目前已有艾叶产品 18 大类 800 多种。艾叶的综合开发利用研究已取得显著的经济效益和社会效益，其前景是十分广阔的。相信随着艾叶研究工作的深入开展，艾叶这个重要而"伟大"的传统药物将会为防病治病、保障人民健康发挥更重要、更积极的作用。

[中国中医药报，2018 年 6 月 21 日，第 8 版]

十七、艾叶的现代研究

艾，又名冰台、艾蒿、医草等。有研究认为，古代的艾是菊科植物艾及邻种的复合名称，药用其叶，故药材名为艾叶，医家用其灸治疾病，故又名"灸草"。

到了近代，人们对艾叶的研究和应用不断深入，在艾叶的品种、成分、药理、制剂、临床应用、艾灸的机理以及艾叶综合开发利用等方面均取得了新进展。

在品种方面，全国各地除了以正品艾叶、野艾蒿、魁蒿作为艾叶使用外，还有少数地区将菊科蒿属多种植物混作艾叶使用，据统计达 20 多种。前三种因历史的原因，可视为艾叶的代用品，其余 20 多种则应视为艾叶的混伪品而予以区别。大量的研究证明，蕲艾（产于湖北蕲春）在挥发油、微量元素含量、燃烧放热量等方面明显优于其他地区所产艾叶，是当之无愧的道地药材。亦有研究表明，祁艾（产于河北安国）的抑制血小板聚集和抑菌作用强于蕲艾。在艾叶采收期研究中，以艾叶的挥发油、醇浸出物含量以及艾叶中所含化学成分的多少为指标的研究结果表明，艾叶的采收期以端午节前后（5 ～ 6月）最为适宜，在每天的采收中又以在中午采收挥发油含量为高。

在化学成分研究方面，艾叶主要成分为挥发油，其次为鞣质、黄酮、甾醇、多糖、微量元素及其他有机成分等。艾叶油中的主要活性成分有平喘、祛痰、镇咳、抗菌、抗过敏、镇痛等作用。其挥发油成分复杂，所含成分达数十种，尤以蒿醇、萜品烯醇-4、β-石竹烯、α-萜品烯醇和反式-香苇醇等成分的平喘作用最强。萜品烯醇-4和β-石竹烯两种成分单体分别被制成胶丸应用于临床，对治疗哮喘有显著疗效。在药理研究方面，众多的实验已证明艾叶可抗菌、抗病毒、平喘、镇咳、祛痰、抗过敏、止血、抗凝血、增强免疫力、护肝利胆、解热镇静、降压等，从而使艾叶的应用范围在传统基础上有较大的扩展，并为艾叶的扩展应用提供了理论根据。

在艾叶制剂方面，传统剂型有汤、丸、散、酒、锭、灸及熨剂等，现代已发展到注射剂、胶囊剂、气雾剂、片剂、口服液、油剂等剂型，可提高艾叶疗效，降低副作用，方便使用。

在临床应用方面，艾叶已被广泛应用于妇产科疾病如崩漏、痛经、宫外孕、胎动不安等，呼吸道疾病如支气管哮喘、肺结核、感冒、鼻炎等，消化道疾病如肝炎、痢疾、泄泻、胃炎、消化道出血等，风湿痹痛类疾病如腰痛、三叉神经痛、关节炎、肩痹等，皮外科疾病如皮肤溃疡、皮炎、湿疹、烧烫伤、痔疮、跖疣、新生儿硬肿以及疟疾、阴缩症等，均取得了较好效果。

灸法是艾叶应用的一个主要方面，近年来人们对艾灸的药理作用和临床研究十分重视。药理实验证明艾灸具有增强免疫力、抗肿瘤、抗休克、护肝、防治脑血管疾病等作用，还可抗溃疡、促消化、镇痛、解热等。药理实验还揭示了艾灸治疗流行性出血热、糖尿病、精神分裂症、肾上腺皮质萎缩等病的机理。艾灸广泛用于治疗呼吸系统疾病、消化系统疾病、泌尿生殖系统疾病、妇产科疾病、心脑血管疾病、骨伤及风湿类疾病、皮外科疾病等，真可谓"灸治百病"。

近年来，在艾叶资源综合开发利用方面也有较大进展，已开发出蕲艾精、李时珍保健腰带、蕲艾蚊香、艾叶牙膏等，艾叶保健食品也在开发之中。艾叶的综合开发利用研究已取得了显著的经济利益和社会效益，其前景十分广阔。随着艾叶研究工作的深入开展，艾叶这个重要的传统药物将会为防病治病、保障人民健康发挥更重要、更积极的作用。

（中国中医药报，2001年9月17日，第3版）

十八、艾叶名称何其多

艾叶在普通百姓家里应用越来越普及了，但艾叶的名称较多，一般人无法辨别清楚。艾叶的不同名称代表着不同历史时期或同一历史时期不同处理方式的艾叶产品，表现在干鲜不同、产地不同、采收不同、入药部位不同、炮制方法不同等方面。为了帮助使用者能正确认识艾叶，现将不同名称介绍如下。

艾叶（生艾叶、干艾叶） 系拣去杂质，去梗，筛去灰屑，晒干入药的艾叶药材。一般汤剂多用之。

鲜艾叶 系新鲜采摘并去枝梗的艾叶。一般认为鲜者性较平和，少温燥，可配合凉血止血药同用，收宁血和络之功，用于血热出血之证。

端午艾（五月艾） 系五月五日端午节时采收的艾叶。一般认为端午节采收的艾叶质量较佳。

陈艾叶 系放置陈久的艾叶。一般要求放置时间在两年以上，古代有"艾叶陈久者良"之说。

全艾（艾草、艾蒿） 系将艾叶连茎割取并切成小段者。一般熏洗剂用之，亦有部分地区如广东等习惯用其代艾叶使用，认为与艾叶功能相同。

艾尖（艾叶尖） 系摘取的艾枝顶端细小的嫩艾叶。一般用于制作艾茶。

艾实 系艾的果实，有明目、壮腰膝、暖子宫的作用。

艾根 系艾的根及根茎部分，有祛风除湿的作用。

蕲艾 系湖北蕲州（今湖北省蕲春县）所产艾叶。古今有认为此地所产艾叶质量较优，誉为道地药材，故常有名老中医在处方时为强调艾叶的质量注明"蕲艾叶"。

祁艾 产于河北安国（古称祁州）的艾叶。

北艾（伏道艾） 系河南汤阴伏道所产艾叶。宋代时以此地所产艾叶为佳，明代《证治准绳》中即有处方注明"伏道艾"，现代较少用此名称。

海艾 系浙江宁波所产艾叶，宋代时以此地所产艾叶为佳。

宛艾 系指产于河南南阳一带的艾叶。

湘艾 系指产于湖南湘西一带的艾叶。

艾绒（熟艾） 系取晒干之净艾叶碾碎，拣去硬茎及叶柄，筛去灰屑，捣碎至如棉成绒入药者。功用与艾叶相仿，药力较优。因柔软如绵，性温气香走窜，故可装入布袋中，以袋兜腹，治老人丹田气弱，脐腹畏寒，或小儿受寒，腹痛作泻，故多用于"衣冠疗法"的保健用品中。此外，本品也是针灸常用的原料，用以制作艾条、艾炷。

炒艾叶 系艾叶或艾绒放入锅内清炒至微焦入药者。炒制后性由温转热，温经散寒之力增强。

醋艾叶 系艾叶或艾绒用米醋喷炒或拌炒者，可抑制燥性，增强收敛、入肝、止痛的作用。

酒艾叶 系艾叶用黄酒喷炒者，仅河南地区使用。

蜜艾叶 系艾叶用炼蜜拌炒致微黄者，仅河南等少数地区使用。

制艾叶（四制艾叶） 系艾叶用盐、醋、姜、酒混合液拌蒸者，仅广东等少数地区使用。

硫黄艾　系艾叶干捣，筛去灰屑青滓，取白，加入硫黄粉搅拌而成者。

艾灰　系艾绒或艾条烧成的灰，古今均有应用。

艾节灰　系艾茎烧成的灰，古今均有应用。

艾汁　系新鲜艾叶绞榨出的液汁，或用干艾叶加少许水捣成的汁。

（中国中医药报，2018年6月21日，第8版）

十九、搜寻香山之香　恢复传统南药——关于建设沉香种植基地的构想

（一）沉香产地的考证

有关沉香的产地，最早的记载见于西晋嵇含的《南方草木状》，书中载："交趾有蜜香树，干似柜柳，其花白而繁，其叶如橘。欲取香，伐之。经年，其根、干、枝、节各有别色也。木心与节坚黑沉水者，为沉香。"交趾即今天之广西、越南交界地。

宋·苏颂的《本草图经》对当时药用沉香的产地做了准确描述："旧不著所出州土，今惟海南诸国及交、广、崖州有之。"书中又转载《天香传》云："窦、化、高、雷，中国出香之地也，比海南者优劣不侔甚矣。既所禀不同，复售者多，而取者速，是以黄熟不待其稍成，栈沉不待似是，盖趋利戕贼之深也。"书中还收载了"崖州沉香"和"广州沉香"植物图。宋代《本草衍义》载："沉香木，岭南诸郡悉有之，旁海诸州尤多。交干连枝，冈岭相接，千里不绝。"可见古代沉香的产地是以我国岭南地区及越南为主。

谈到沉香的产地，不得不提到香山县（今中山市）。据考证，香山县于南宋绍兴二十二年（1152年）建置。立县前的香山原是东莞县属下的香山岛。据《香山县志》载："香山县，汉番禺县地，晋以后为东官郡地，唐为东莞县地，宋绍兴二十二年分置香山县，属广州，元属广州路，明属广州府。"

香山自古产沉香，且质量上乘，因香山属东莞所辖，故所产之香被称为莞香，是瑞香科植物白木香的树脂凝聚在树木部分，能沉于水底为上品，故称"沉水香"，简称沉香。其原植物瑞香科沉香属乔木白木香亦被称为莞香树，别名牙香树、女儿香，是《中国药典（2005年版）》收载沉香药材唯一的植物来源，属国家二级保护植物。据《中国树木分类学》记载：牙香树，另名女儿香、莞香（广东东莞），是中国树木中唯一以地方命名的树木，历史悠久。

古代东莞地域广大，范围包括今之香港、深圳、宝安、中山及东莞市本土，东莞县属下的区域（以香山为主）盛产莞香，因此，这些地区在唐宋以前已出现与香有关的一系列地名，如香山、香山场、香洲、香港、香港仔、

香埠头、香港围等。有资料介绍,隋唐以前,东莞属下的香山岛(即今日之中山市)是莞香的主产地。当时,有专门的人从事沉香种植、养护和采收,称"香农"。每年香农把采收的沉香交到政府专门设立的收购地点"香山场"。收集好的沉香都运到"香洲"等候装船,运送到伶仃洋对岸的港口,此地称"香港"至今。具体运香上船的地方称香埠头,船户避风居住的地方称香港围。这些冠以"香"名的地域都印证了当年沉香种植采收、装船运送以及进贡朝廷、出口国外的说法。

从历代的本草医籍记载来看,中山也是古代沉香的重要产地之一。宋代《本草图经》载有"广州沉香"植物图。"广州沉香"就是当时产于香山地区的白木香。宋代《本草衍义》载:"沉香木,岭南诸郡悉有之,旁海诸州尤多。交干连枝,冈岭相接,千里不绝。"中山正属于"岭南诸郡,旁海诸州"的中心位置,古香山区域下的五桂山、凤凰山、黄杨山,以至澳门的自然生态林,至今还有香树——白木香的踪迹。可见,古时沉香(白木香)的主产地就在广东、广西和海南的沿海地区,位于这一区域的中山地区自古就是沉香(白木香)的主产地。

明代嘉靖年间的《香山县志》对香山的取名说法做了注释:"旧《志》云:以地宜香木得名,今按县地产香木绝少,岂以香炉山之故欤。"可见香山是因产沉香而得名的。沉香由于名贵而被列入贡品后,遭受了官府无节制的采挖和盗贼猖狂的盗采,到明代已近绝产。虽然中山的沉香资源受到了近乎毁灭性的使用,但至今在五桂山区域仍残存有一些野生沉香树。2007年3月笔者随同中山电视台的采风组考察了五桂山镇的梅坪、桂南、逍遥谷和三乡镇的乌石、三合等村,尚有一部分野生白木香树,粗的需两人合抱,细的只有拇指粗细(幼苗),这些便是中山自古产沉香的佐证。

(二)沉香的药用历史及品种沿革

沉香作为药物的记载,最早见于梁代陶弘景的《名医别录》,"沉香、熏陆香、鸡舌香、藿香、詹糖香、枫香并微温,悉治风水毒肿,去恶气。"

西晋嵇含的《南方草木状》对沉香有详细描述:"蜜香、沉香、鸡骨香、黄熟香、栈香、青桂香、马蹄香、鸡舌香,按此八物,同出一树也。交趾有蜜香树,干似柜柳,其花白而繁,其叶如橘。欲取香,伐之。经年,其根、干、枝、节各有别色也。木心与节坚黑沉水者,为沉香。"《新修本草》注云:"沉香、青桂、鸡骨、马蹄、笺香等同是一树,叶似橘叶,花白,子似槟榔,大如桑根,树皮青色,木似榉柳。"

唐代陈藏器《本草拾遗》载:"蜜香,味辛,温,无毒,主臭,除鬼气。"书中第八卷收载有"沉香",云:"其枝节不朽,最紧实者为沉香,浮者为煎香,以次形如鸡骨者为鸡骨香,如马蹄者为马蹄香,细枝未烂紧实者为青桂香。"《本草拾遗》针对《新修本草》的记载做了补充："（沉香）枝叶并似椿，苏云如橘，恐未是也。"其实二人所说均无错误，因为沉香的来源有沉香树和白木香两种，叶子有所不同。苏敬说的是沉香树，主产于交州（今越南）；陈藏器说的是白木香，主产于广州（包括中山、东莞在内，今珠三角地区）。可见唐代的药用沉香应当包括今天的进口沉香和国产白木香。

李珣的《海药本草》载："沉香，味苦，温，无毒，主心腹痛、霍乱、中恶邪、鬼疰，清人神，并宜酒煮服之，诸疮肿宜入膏用。"对沉香功能主治记载最详细的要数五代时期的《日华子诸家本草》，书中载："沉香，味辛，热，无毒，调中，补五脏，益精，壮阳，暖腰膝，去邪气，止转筋、吐泻、冷气，破癥癖，冷风麻痹，骨节不任，湿风皮肤痒，心腹痛，气痢。"宋代《本草衍义》载："然《经》中止言疗风水毒肿，去恶气，余更无治疗，今医家用以保和卫气，为上品药，须极细为佳。"

李时珍在《本草纲目》中对沉香的品种、主治和附方做了系统总结，他指出："香之等凡三，曰沉、曰栈、曰黄熟是也。沉香入水即沉，其品凡四：曰熟结，乃膏脉凝结自朽出者；曰生结，乃刀斧伐仆，膏脉结聚者；曰脱落，乃因水朽而结者；曰虫漏，乃因蠹隙而结者。生者为上，熟脱次之。坚黑为上，黄色次之。角沉黑润，黄沉黄润，蜡沉柔韧，革沉纹横，皆上品也。"他认为沉香"辛，微温，无毒。……咀嚼香甜者性平，辛辣者性热。"其功用方面，除了前人所述，还有"治上热下寒，气逆喘急，大肠虚闭，小便气淋，男子精冷"。书中还载有治疗"诸虚寒热""胃冷久呃""心神不足""肾虚目黑""胞转不通""大肠虚闭""痘疮黑陷"等病证的附方。

明代陈嘉谟《本草蒙筌》认为沉香以黄蜡沉最好："品极精美，得者罕稀。应病如神，入药甚捷。堪为丸作散，忌日曝火烘。补相火抑阴助阳，养诸气通天彻地。转筋吐泻能止，噤口痢痛可驱。"陈氏加按语："（沉香）今人多与乌药摩服，走散滞气。独行则势弱，与他药相佐，当缓取效，有益无损。"

清代医家在沉香的功效及应用上多有见解，《本经逢原》载："沉香专于化气，诸气郁结不伸者宜之。温而不燥，行而不泄，扶脾达肾，摄火归元。主大肠虚秘，小便气淋，及痰涎血出于脾者，为之要药。"《本草从新》载："诸木皆浮，而沉香独沉，故能下气而坠痰涎，能降亦能升，故能理诸气调中。"在品种及产地上，清代赵学敏的《本草纲目拾遗》"伽楠香"条引《宦游笔记》云："伽楠一作琪楠，出粤东海上诸山，即沉香木之佳者，黄蜡沉也。""现在粤中所产者，与东莞县产之女儿香相似，色淡黄，嫩而无滋腻，质粗松者气味薄。"

由此可见，自古沉香均出自广东、海南等地，以及越南等东南亚国家，其原植物包括瑞香科的沉香和白木香。

（三）沉香在香山民间的使用

香山民间对沉香的认识已近模糊，只能从民间传说中体现出来。

中山沙田区民间流传一句嘲讽语，将人靠不住或中看不中用称为"白木香"。白木香是生成沉香的母树，未能凝结树脂的白木香木质软，色白，纤维松散，不能成材或造家具。"白木香"这一形容词还在中山民间流传，可推知古代香山白木香的种植是很广泛的。

古籍中记载的"女儿香"，在中山民间老一辈中也有流传。女儿出嫁，娘家会将一片沉香放在嫁妆的箱底，以备女儿为人母生产时疼痛之用。当妇女生产时，将小片沉香磨粉泡水冲服，可活血止痛；再将小片沉香点燃，有催产作用，所以称为"女儿香"。

中国人用香是很早的，汉代之前用香以汤沐香和礼仪香为主，到盛唐时期，不仅各种宗教仪式要焚香，并将调香、熏香、评香、斗香发展成为高雅的艺术，后来传入日本衍变成"香道"，流传至今。"香道"是我国古代文化的精粹，帝皇享用，贵族附庸，富人追仿，文人雅兴，世俗追随。但到后来，随着国势的衰退及西方文化的侵入，"香道"日渐退出贵族和文人的清闲生活，而沉香就是"香道"中所使用的最重要的香料之一。

沉香树自古以来就是制造熏香的原料。叶可制茶，茬可浸膏做香料，种子可榨油，树皮可造纸，木可粉碎做燃香的原料，沉香碎料可压制成香熏片，等等。

（四）沉香的药用价值

近日，媒体上纷纷报道中山正在兴起种植沉香（白木香）的热潮。虽然不少人知道沉香是一味常用的名贵中药，但并不知道它有哪些药用价值，能治疗哪些疾病。

沉香为瑞香科植物白木香含有树脂的木材，味辛、苦，性微温。功能行气止痛，温中止呕，纳气平喘，用于治疗胸腹胀闷疼痛、胃寒呕吐呃逆、肾虚气逆喘急。以沉香为主药的传统中成药有沉香化滞丸、沉香化气丸、沉香舒气丸、八味沉香散等。

沉香的主要药理作用：一是解痉；二是止喘；三是镇静、镇痛；四是降压；五是抗菌。此外，沉香也有抗心律失常和抗心肌缺血的作用。最新研究发现沉香还有明显的抗癌作用。

在中医现代的临床实践中，沉香的用途很广：一是行气止痛，对饮食不节、外感寒邪所致腹痛，以及跌打损伤、经脉阻塞、血液瘀滞所致疼痛疗效显著；二是降逆调中，对胃寒呕吐、阳虚便秘和霍乱有良效；三是交通心肾，对心肾水火不能相济所致失眠、头晕耳鸣、潮热盗汗、五心烦热、健忘多梦、腰膝酸软、遗精滑精有良效；四是温肾纳气，是治疗肾虚喘咳、久病虚喘的良药；五是温肾暖精，对男子精冷，或先天不足，久病伤肾，或手淫恶习伤及本元以及阳痿都有良效；六是壮阳除痹，对肾阳虚之风湿痹痛亦有疗效。

近年来，沉香在临床上常用于治疗下列疾病。

1. 术后呃逆

沉香粉 3g，用纸卷成香烟状，点燃后吸入治疗术后呃逆 65 例，显效 38 例，有效 25 例，无效 2 例，总有效 96.92%。

2. 胃痛

用沉香止痛散（沉香、金银花、鸡内金、当归、浙贝母、茯苓、大腹皮、香附等）治疗胃痛 103 例，结果症状全部消失 80 例，有效 23 例，总有效率为 100%。

3. 尿道综合征

沉香 4g，石韦 15g，滑石 15g（包煎），当归 10g，白芍 10g，陈皮 10g，冬葵子 10g，浙贝母 10g，苦参 10g，柴胡 10g，百合 30g，王不留行 10g，金钱草 30g，甘草 5g。每日 1 剂，水煎服，15 天为一个疗程，治疗尿道综合征 56 例，显效（排尿困难、尿频症状基本消失）16 例，好转（排尿困难、尿频症状明显改善）35 例，总有效率为 91%。

4. 风湿性心脏病

用藏药三十五味沉香散（沉香、香樟、白沉香、白檀香、紫檀香、红花等）治疗风湿性心脏病 100 例，显效 56 例，占 56%，好转 41 例，占 41%，总有效率为 97%。

5. 功能性消化不良

沉香化气胶囊，每次 3 粒，每日两次，3 天为一个疗程，治疗功能性消化不良 40 例，痊愈 27.5%，显效 42.5%，有效 22.5%，总有效率 92.5%。

6. 肛瘘术后癃闭

用沉香四磨汤（乌药、槟榔各 12g，沉香、川楝子、甘草各 6g，木香 9g，车前子、泽泻各 10g，灯心草 3 扎。水煎服，每日 1 剂）治疗 20 例肛瘘术后癃闭，结果治愈（用药 1 剂后能自主排尿，无须导尿）18 例，其余 2 例服药 3 剂后即可自主排尿。

历代医家在沉香与其他药物的配伍方面积累了丰富的经验，治疗范围扩展到多种疾病。现代研究也表明，沉香在治疗消化系统疾病、呼吸系统疾病、心脑血管疾病、神经系统疾病，以及外科、妇科、儿科、五官科和皮肤科等疾病方面都有显著疗效，在抗肿瘤、抗风湿病以及美容等方面也有较好的作用。

（五）沉香综合开发利用前景广阔

1. 沉香叶的开发利用

沉香叶的资源十分丰富，每年可采两季。有研究表明，沉香叶乙醇回流提取物有显著的抗炎、镇痛、促进小肠运动、泻下、止血、抗脑缺氧缺血、降糖、抗肿瘤的作用。沉香叶制成茶叶或颗粒剂等保健品，可应用于炎症、疼痛、便秘、肥胖、出血、脑缺血、高血糖及肿瘤等疾病的辅助治疗，具有广阔的市场前景。据报道，沉香叶已被制作成具有助睡眠、养颜美容、消胀气、排宿便、去油脂作用的沉香茶，出口日本，颇受欢迎。

2. 沉香香料用品的开发利用

沉香自古就是寺庙、宫廷和贵族家庭用香的主要材料。沉香有抗菌、镇静、解痉、镇痛、平喘、降压等药理作用，用其制成的熏香有抑菌、清新空气、提神等作用，可防止传染病的传播，甚至对呼吸道疾病、心脏疾病等有很好的缓解、治疗作用。沉香的香味可使人感觉全身舒畅，经脉柔顺，气机调和。沉香香料的开发可采用以下方式：一是以沉香为原料制作成卧香、线香、环香、小盘香等燃香类产品；二是提取沉香的精油制作成香水、空气清新剂、按摩用香油、洗浴用香波、香皂等；三是选用沉香为主药，配伍其他香料药物，制作成沉香香囊，用于佩戴或悬挂；四是用沉香为原料制作成电热沉香熏香片、沉香蜡烛等，沉香蜡烛点燃后既香溢满屋，又可消毒、清新空气，该产品畅销海内外。

3. 沉香油的开发利用

沉香含油树脂，浸出物高达48%，皂化后过水蒸馏得挥发油约为13%。据《人民日报》网络版报道："蒸馏收集的沉香油每千克高达5000～10000美元。"沉香种子的含油率高达71.7%，出油率达56.6%，亦可用于榨油，应用于制造肥皂、润发油和鞣皮革油。我们经过预试发现，种子油脂亦有显著的药理活性，目前正在研究中，未来可开发成药用品或保健品。

此外，可开发沉香酒、沉香蜂蜜、沉香香烟、沉香药枕以及沉香工艺品等，也是近年来颇受欢迎的商品，其经济价值也是十分可观的。

（六）建议

1. 保护好五桂山及附近原生态白木香植物群落，禁止乱挖乱采，制订可行措施，建立和保护白木香种源基地。

2. 政府设立专门发展机构，制订规划和政策，划拨专项基金，聘请专门技术人员指导种植、开香、割香等技术，帮助山区人民发展沉香种植业，提高山区种植林木的经济效益。

3. 划出专项山林用地，鼓励民营企业投资立项建立沉香种植基地，引导企业采取"公司＋农户"或有利于发展的白木香种植方式，发动民间种植。

4. 规范白木香种苗、大树交易及沉香原料交易管理，建议在中山市火炬区国家健康科技产业基地设立"香市"，创立中国第一个"香"原料交易市场。

5. 鼓励引进、开发以沉香为原料的工业项目，扩大沉香的药用、食用、家用及旅游观光等用途。

6. 鼓励开展中山沉香资源普查、种植方法、药用质量及药用价值开发研究工作，为进一步确证中山是沉香主产地，甚至是"道地产地"提供科学依据。

我们相信，通过对香山文化的深度挖掘，借华南中医药城项目建设的契机，在政府的引导和鼓励下，"香山沉香"会成为地域性的产品标志，会成为中国南药的"道地药材"基地，也会为中山经济的发展做出重要贡献。

（中山日报，2006 年 12 月 14 日，第 7 版；2011 年 4 月 25 日，第 4 版；2011 年 5 月 25 日，第 3 版；2011 年 6 月 25 日，第 3 版；2011 年 7 月 20 日，第 3 版）

二十、中草药界新星——中山地道中草药三角草自述

"没有花香，没有树高，我是一棵无人知道的小草。"我是三角草，就住在五桂山，在芸芸众草中，我用处多多，能消炎镇痛。虽然全身是宝，却怀才不遇，历尽坎坷，在大自然中摸爬滚打了好些年，才遇到恩人点草成金，使我晋身为中草药界的新星。下面就说说我的故事吧。

（一）命运多舛：药效独特却不被赏识

我除了叫三角草外，又名小花吊兰、山韭菜、土麦冬，名字够多的吧。由于我的果实呈三角状，民间还是比较喜欢叫我三角草。作为百合科吊兰属多年生、簇生的草本植物，我喜欢住在湿润肥沃的草地和庭园，五桂山的水土和气候就正合我意。

民间多用我治疗毒蛇咬伤。大名鼎鼎的李时珍也没有把我记载在他的名著《本草纲目》里，害得我有力无处使，英雄无用武之地，只能为附近的居民治病，不能使全国人民受益。

虽然我是一棵小草，但志存高远。有一首歌词正反映了我当时的心情："小小的草，志气不小，风雨之中，任我招摇，小小的草，心在燃烧，梦想比海更远比天还高……"我内心深处期待着有一天为全国人民服务，减轻他们的病痛。

可是天不遂人愿，一直以来我都是默默无闻。通常我会被人们采摘回去，做一些草编的工艺。最糟糕的时候，我还被重庆某公司当作废品，掺和其他材料制成墙纸出售。本在苍茫大地飘摇丛生的我居然被粘到了墙上，你说可

气不可气？

（二）命运转折：遇恩人点草成金

我想中山的人们对我并不熟悉，可事实上，我在中山土生土长，也是在这里遇到了我的恩人——市中医院的梅全喜教授。在我国中医药界，梅全喜的名字并不陌生，他发表的学术论著和取得的科研成果不胜枚举。2001年，因多年被人遗弃山中，我心灰意冷，想着怀才不遇，就只好寄情山水。可梅教授"处处怜芳草"，知道我身怀绝技，不甘被埋没，决定与他的同事一起好好研究我，把我真正的用途发挥出来，创造更大的社会效益和经济效益，救民济世。

梅教授他们除了研究我的药效外，还对我的形态、组织等进行了鉴别，为我拍了照片，制作了标本，为以后的科研人员提供了判别真伪的标准。往后我就不用害怕有人冒充我，出来江湖行骗了。

科研人员首次从我的身体里提纯分离鉴定了7种化合物，其中的三角草苷A是首次发现、报道，且由梅教授他们命名的一种新化合物。由于设备原因，科研人员分离出的化合物需要送到广州的中山大学、广州中医药大学去鉴定。几年来，科研人员带着从我身上分离出的化合物往返两地，忙忙碌碌。我从来不知道自己身上还有这么多成分，多亏了科研人员，让别人认识我之余，也让我重新认识了自己。

历经了五个春秋的耕耘，2005年底，梅教授"三角草的基础研究"项目通过了由中山市科技局组织的成果鉴定会。研究表明我有显著的抗炎、镇痛、改善微循环及抗蛇毒作用，是一种用途广泛、疗效显著的中药。梅全喜教授的这一研究成果还获得中山市科技进步一等奖和广东省科技进步二等奖。多年沉寂于江湖的我终于得到了认可，这真叫人兴奋。随后以我为主要材料研制而成的"跌打镇痛液"还获得了国家发明专利。我成功跻身中草药界，成为炙手可热的新星。

小小的草，终于站稳了脚，千秋万世，任我风骚。

（中山日报，2008年4月2日，B6版）

第二节　中药应用

中药用于治疗各种疾病均有较好疗效，无论是在医疗机构的临床应用，还是在民间的秘方验方应用，均受到欢迎。本节主要介绍蕲艾、砂糖、明矾、地龙、季德胜蛇药的临床应用，布渣叶、广东土牛膝、昆藻调脂胶囊的现代研究情况，以及常见病如脂溢性脱发和脂溢性皮炎、小儿遗尿症、带状疱疹等的中药治疗方法的应用。

一、蕲艾民间药用十八方

蕲艾是我国明代伟大的医药学家李时珍故乡蕲州（今湖北省蕲春县）著名的地道药材，和蕲蛇、蕲龟、蕲竹一起被誉为"蕲春四宝"。蕲艾资源极为丰富，虽与普通艾性味功用相同，但其作用更强，效果更佳，应用范围更为广泛。在蕲春民间流传有很多应用蕲艾治疗效果良好的复方、验方和秘方，现将收集整理的蕲艾十八方介绍如下。

1. 小儿咳嗽、哮喘

蕲艾叶 2 片，紫苏叶 2 片，生鸡蛋 1 个，将两药切碎，与鸡蛋拌匀，用棉油烤熟后食用，每日 1 次，连服 3 周。

2. 小儿伤风咳嗽

蕲艾一小把，用酒稍炒，趁热敷肚脐（神阙穴）和脚底心（涌泉穴）。

3. 小儿消化不良，吵闹不安，伴低热

米饭、蕲艾各适量捏成一团，外用荷花叶包两层，置火中烧干焦后研细末，每日服 2 次，每次 2 汤匙，加糖少许，温开水冲服。

4. 慢性化脓性中耳炎

蕲艾叶研粉末，取少量吹入或蘸探入耳内，每天 2 ～ 3 次。

5. 支气管炎

蕲艾叶 18g，蒲公英 30g，鲜鱼腥草 30g，共炒干研末，炼蜜为丸，似梧桐子大小，每日服 2 次，每次 9g。

6. 胃脘痛，痛时喜按，得热则痛减

蕲艾叶 10g，盐炒，水煎服，每日两次。

7. 腹泻，大便清稀，或四肢不温，舌苔薄白

炒陈蕲艾叶 10g，陈皮 6g，大米 10g（炒黄），茯苓 15g，水煎服，每日两次。

8. 经行腹痛

蕲艾叶 10g，红糖 15g，水煎服，宜在经行前先服 1 ～ 2 次，痛时续服。

9. 习惯性滑胎

陈蕲艾叶 1 把，鸡蛋 3 个，两物用水煮，将鸡蛋煮熟去壳吃之，每日 1 次。

10. 月经不调，胎动不安

用蕲艾叶 6 ～ 8g，醋炒，水煎服。

11. 崩漏、便血

蕲艾叶炭 10g，水煎服。

12. 消化不良、食积

取陈蕲艾叶 7 片，捣绒搓成 7 小团，吞下，每天早晚各 1 次。

13. 痢疾

蕲艾叶炭 10g，地榆炭 6g，水煎服。

14. 腰腿病，遇寒痛甚者

蕲艾叶 150g，水煎煮，先熏后浸洗。

15. 腰肌劳损

蕲艾叶 100g，醋炒，布包敷患处，每日换 1 次。

16. 风疹、湿疹、妇女阴痒

用鲜蕲艾叶一把，煎水熏洗。风疹（荨麻疹）亦可用蕲艾叶、樟木各适量，煎水趁热外洗。

17. 冻疮

蕲艾叶 10g，带须葱白 7 根，花椒 7 粒，水煎洗患处，每晚 1 次。

18. 虫蛇咬伤

蕲艾 200g，煎汤去渣，先下红花 200g，次下象皮 200g，再下乳香、没药各 200g，煎去渣，再下牛胶 100g，煎至汁成胶状，阴干，临用时以唾沫润软贴患处。

（民族医药报，1992 年 6 月 26 日，第 3 版）

二、砂糖疗法

糖是人体所必需的营养物质之一，而在美国却时兴用糖来外敷治疗外科疾病。

美国戴塔医学中心密西西比州整形外科医生查·柯努生 1976 年采纳一位退休老学士的建议，把砂糖倒在皮肤溃疡处，结果大出柯努生医生意料，溃疡皮肤马上被清扫一空，出现粉红色粒状组织，最后又生出一层新皮肤。同年，外科医生里昂·赫兹基便使用这种偏方治疗患者腹部的伤口，效果极佳。

起初，这两位医生都有些犹豫，后来就大胆启用这种看似荒谬的治疗方法。柯努生在患处先放适量砂糖，再把浸过优质碘溶液的海绵盖在上面。柯努生说唯一棘手的问题是砂糖会散成一片，无法黏附在伤口上。所以，他把优质碘制成膏状，在伤口处涂上厚厚一层。糖疗法和民间偏方一样，目前尚无法用科学解释，柯努生公开这项疗法时，被其他医生攻击得体无完肤，但如今在美国已有许多医生相继采用这种砂糖疗法了。

其实，我国民间早就采用了砂糖疗法。据《食物疗法》介绍，民间采用砂糖疗法治疗外伤、淋巴结炎、下肢静脉曲张性溃疡、烫火伤、疔疮等，均取得了较好效果。可见，砂糖疗法并不荒谬，而是一种有实际疗效的新疗法。

（中药科技报，1988 年 10 月 16 日，第 2 版）

三、明矾治疗衄血

明矾气味酸寒，无毒。《圣济总录》记载明矾"治衄血不止"，李时珍《本草纲目》记载明矾疗鼻衄，治牙缝中血出如衄……止血定痛。西医学研究认为明矾有沉淀血清、凝固蛋白的作用。用 10% 明矾溶液和明矾散治疗鼻衄、齿衄，尤其是对冷敷、中指扎线、麻黄素、肾上腺素滴鼻不效的鼻衄、齿衄效果很好，屡试屡验，若结合全身情况配合内治，效果更佳，但对大血管的损伤性出血效果不佳。

取 10g 明矾研细，加开水 100mL 搅拌溶解，过滤，即得 10% 明矾溶液。取明矾适量，置明矾乳钵中研成细粉，过 80 目筛，即得明矾散。用明矾溶液和明矾散治疗鼻、齿出血，常有下列诸法。

滴鼻：取明矾溶液滴鼻，1 日 3 次，适用于轻微鼻衄。

外塞：取脱脂棉置明矾溶液中充分浸泡，取出塞入鼻孔，适用于鼻衄不止。

湿敷：取脱脂纱布置明矾溶液中充分浸泡，取出覆盖在牙齿上，适用于下齿齿衄。

含漱：取明矾溶液含在口中，每次 10 分钟，适用于全口齿衄。

吹点：取明矾散，用牙签挑少许点于齿缝间或牙龈上出血的地方，适用于出血点少、显而易见的齿衄。

［生活百事通，1986，13（2）：29］

四、地龙糖膏的临床应用

地龙，又称蚯蚓，是临床常用中药之一。我国第一部药学专著《神农本草经》中亦有记载，可见地龙早在东汉时期就作为药物用于治病了。

中医学认为，地龙具有清热、息风、平肝、平喘、通络、降压、利尿等作用。临床多配合其他药内服治疗热狂癫痫、惊风抽搐，关节红肿热痛、屈伸不利，热结膀胱、小便不利或尿闭不通，以及肺热型支气管哮喘，肝阳上亢型高血压等多种疾病，均有良好的效果。地龙不仅能内服用于治疗多种疾病，而且在外用方面也有广泛的用途。下面介绍一个简便有效的地龙外用制剂——地龙糖膏的制备方法及临床应用。

（一）地龙糖膏的制备方法

取新鲜地龙若干条，浸于清水中吐净泥土，再用清水冲洗干净后置于清洁容器内，加适量白糖（一般白糖与地龙重量之比为 2:1）腌渍 1～2 个小时。由于白糖的作用，地龙逐渐分泌出白色黏液，然后用玻璃棒用力搅拌，即成灰棕色、糊状的地龙糖膏，置阴凉处或冰箱中保存备用。

（二）地龙糖膏的临床应用

1. 流行性腮腺炎

用地龙糖膏直接涂于肿胀处，再用纱布覆盖固定，4～5小时换药1次，以保持患处湿润为度。每次换药前用冷盐水清洗患处，治疗1～3天即可退热、消肿。

2. 急性乳腺炎

在乳房红肿处敷地龙糖膏，早晚各换药1次，敷药后即觉凉快、舒服，疼痛有减，翌日体温能降至正常，红肿消退，疼痛消失，2～3天即可痊愈。

3. 慢性下肢溃疡

取与溃疡面大小相同的纱布2～3层，放入地龙糖膏中充分湿润，取出敷于患处，外加油纸包扎。每日揭开油纸，将地龙糖膏直接滴于纱布上数次，以保持其湿润，隔日换纱布1次，一般换药2～3次可见效。

4. 跌打损伤、骨折肿痛

用地龙糖膏涂于数层纱布上，敷于患处，有骨折者先整复再上药，每日换药1次。一般敷药后患处感到发凉、舒服，可在1小时内获得止痛效果，24小时肿胀消退，还有利于整复后骨折部位的恢复。

5. 丹毒

丹毒为溶血性链球菌侵犯皮肤和黏膜引起的一种急性感染性疾病。用地龙糖膏涂搽或外敷患处，每日2～3次，一般治疗2～3天即可痊愈。

6. 带状疱疹

带状疱疹为病毒感染性疾病，常见绿豆大小的水疱，基底潮红，呈带状分布于胸背部，灼热、刺痛。用地龙糖膏每日外搽患处1～2次，用药后疼痛即能减轻，疱疹逐渐干燥，一般5～8天痊愈。

7. 水火烫伤

轻度（Ⅰ度和浅Ⅱ度）的水火烫伤，出现水疱，灼热、疼痛者，用消毒棉签蘸地龙糖膏外搽患处，待干再涂，涂药后即有凉感，疼痛大减，涂药1～3天即可结痂痊愈。

8. 蜈蚣、蜂、蝎等虫类咬伤

用地龙糖膏敷患处，每天换药两次，敷药15分钟后可止痛，2～3小时即可消肿，换药2～3次即可痊愈。

（中药科技报，1987年8月16日，第3版）

五、脂溢性脱发和脂溢性皮炎及其防治

脂溢性脱发和脂溢性皮炎的直接原因是皮脂溢出。皮脂溢出分干燥型和油腻型。干燥型为成层的小片糠秕样灰白色鳞屑（俗称风屑），多见于头皮，并伴有痒感。油腻型皮脂分泌旺盛，在头发、额面和鼻翼等处有非常多的油。皮脂溢出时间久了，可引起头发脱落稀疏，称为脂溢性脱发。

脂溢性皮炎是在皮脂溢出过多的基础上继发的一种慢性炎症。它可能与遗传、神经性障碍、内分泌失调和代谢障碍等有关。卫生习惯不良，汗液脂垢的腐败分解，摩擦以及各种理化刺激因素等均可使皮肤发生炎症。脂溢性皮炎一般多发于头、眉、眼睑、鼻唇沟、胸骨前、耳后、背部、会阴、腋窝等皮脂腺较多的部位。典型损害为暗红色丘疹或斑疹，边缘清楚，表面覆盖油腻性鳞屑。严重者可波及全身，称为脂溢性红皮病。若搔抓或治疗不当，可继发湿疹样病变、毛囊炎、疖等。

（一）预防方法

少吃动物性脂肪和甜食，多吃新鲜蔬菜、水果。寻找致病因素，注意清洁卫生，避免搔抓，内服维生素 B_6、维生素 B_2 或复合维生素 B，以及镇静、止痒药，如复方五味子糖浆、胱氨酸、小剂量四环素，注射胎盘浸出液、盐酸吡哆辛或黄芪当归针等。

（二）治疗方法

1. 局部治疗

油腻型患者可用硼砂 10g，苏打 30g，加温水 300mL，溶解后洗头，外搽含硫黄的美容水。干燥型患者可用樟脑 1g，水杨酸（或间苯二酚）2g，煤焦油液 10mL，甘油 5mL，氯霉素（或合霉素）1g，60% 酒精加至 100mL 外搽患处。此外，皮脂溢搽剂、皮脂溢药水、5% 硫黄霜及 5% 硫黄雷锁辛乳剂均可选用。

2. 中药治疗

油脂过多型可用清脾除湿饮加减煎服，具体方药：茯苓、白术、黄芩、茵陈、山栀、泽泻、竹叶各 10g，苍术、陈皮各 6g，灯心草、甘草各 3g。干燥型以祛风换肌丸加减煎服，具体方药：当归、生地黄、胡麻仁、石菖蒲、苦参、花粉各 10g，首乌 12g，川芎 6g，威灵仙 15g，甘草 3g。上述方药皆是每天 1 剂，煎服两次，一般服 5 剂即可见效。如伴有脱发，可加滋肾生发药服用，中成药有神应养真丹、首乌片、首乌地黄丸、乌须黑发丸等。

（中药科技报，1987 年 6 月 6 日，第 3 版）

六、小儿遗尿症及其防治

遗尿，俗称尿床，指小儿在睡眠中小便自遗的一种病证。3岁以内的婴幼儿由于大脑发育不全，排尿习惯尚未形成，发生夜间遗尿，不属此列。但3岁以上的小儿若仍有尿床，并且经常如此，就是病态了。遗尿症轻者遗尿数夜一次，严重者每夜都有，其特点是患儿睡眠较深，不易叫醒。

根据临床观察，小儿遗尿的主要原因是先天肾气不足，或后天饮食失调，使正常发育受到影响，故常表现为面色苍白、精神不振、四肢无力等。肾气不足则膀胱功能减弱，排尿控制不强，后天饮食失调则气血亏虚，故多发生夜间遗尿。如果发现小儿患有遗尿症，家长应及时给予治疗，下列防治方法可参考选用。

（一）预防措施

1. 建立合理的生活制度，避免过度疲劳，可在白天安排睡眠 1～2 小时，以免夜间不易叫醒。

2. 对患儿进行细致的教育、解释，消除精神负担，树立信心，让患儿了解这是暂时性的功能失调，是可以治愈的。

3. 每天下午 4 时后不进流质饮食，饭菜中适当减少盐量，少喝水，以减少尿量。

4. 在经常遗尿的时间点之前，用闹钟叫醒患儿去上厕所。

（二）食物疗法

1. 鸡蛋 1 个，在蛋大头敲破一个小孔，放入白胡椒 5 粒，然后用破蛋壳片堵住小孔，将蛋熟煮，每晚食用，连服 7 天。

2. 鸡内金 20g，研粉，与面粉 300g 混匀，加水适量，和成面团，稍加油盐佐料，烙成小薄饼，分 3 次食用。

3. 公鸡肠一具，洗净加水文火慢炖 5 小时，去渣取汁，加大米 150g 煮粥，分顿食用。

4. 猪膀胱 1 个，加益智仁 10g，炖服，隔日 1 次，连服 3～5 次。

5. 乌龟肉 250g，加水适量，炖煮至烂熟，加食盐少许调味食之，隔日 1 次，连服 7 次。

6. 每晚睡前 1 小时生吃大枣 7～8 个，食后口渴也不饮水，连服一个月，即可达到治疗目的。

7. 韭菜籽 10g 研粉，加面粉 30g，加水和成面团，做成两块饼，蒸熟，一日内食完，连食 7 天。

8. 连根韭菜 30g，用干净的纱布包好，绞取汁液，以汁液炖熟温服，每日两次，连服 7～10 天。

（三）中药治疗

1. 桑螵蛸60g，益智仁30g，共研细粉，每服10g，日服两次，温开水送服。

2. 黄芪15g，桑螵蛸25g，肉桂3g，龙骨75g，水煎服，每日1剂，分两次服，连服5剂即可见效。

3. 蜂房焙干研末，每服3～5g，每日两次，加少许白糖，开水冲服。

4. 补骨脂研粉，每服3～6g，日服两次，温开水送服。

5. 紫河车1个，在瓦片上用慢火焙干，研粉，每次服3g，温开水送下，每日早晚各1次。

6. 柿蒂20g，加水适量煎煮，用以代茶频饮，连饮7～10天。

7. 麝香1g，蟾酥1g，桂枝、麻黄、雄黄、没药、乳香各5g，共研末，加适量酒精调成膏状，贴内关、气海、中极、肾俞、膀胱俞等穴位，每3～4天换药1次。

（四）针灸治疗

1. 针法

一般取穴中极、关元、三阴交、肾俞、气海、膀胱俞、足三里、命门等，每次1～2穴，每12天治疗1次。

2. 灸法

用艾条或艾炷灸大敦、行间等穴，每日7壮，隔日1次。

（中药科技报，1988年3月1日，第3版）

七、带状疱疹的老药新疗法

带状疱疹为索带状红色疱疹，形似蛇行，俗称"蛇丹"，多发于身体一侧，常见于腰肋部，故又名"缠腰火丹"，其次见于胸部、面部。患部先有刺痛，或伴轻度发热、乏力等，继而出现水疱，大小如绿豆或黄豆，累累如串珠。疱液初透明，后转为浑浊。如不及时治疗，本病可致化脓感染，甚至遗留神经痛。以下老药新用治疗带状疱疹有较好疗效。

1. 六神丸

曾有一患者咽喉红肿与带状疱疹同时发生，服用六神丸后，喉疾痊愈，带状疱疹亦随之而除，后将六神丸试用治疗带状疱疹果收良效。一般服药当晚疼痛减轻，次日患处疱疹颜色变暗，3～5日内可愈。具体用法是每服5～10粒，每日3次，温开水送服。

2. 导赤散

用本品治疗带状疱疹效果显著，不仅止痛效果甚佳，而且无后遗神经痛之弊。具体方法是用导赤散散剂或丸剂内服，每次3g，日服两次。若无散剂和丸剂，可用导赤散原方水煎服。曾有人用本品观察治疗 12 例带状疱疹，结果均获痊愈，治愈率达 100%。

3. 七厘散

有人用本品观察治疗带状疱疹 11 例，方法是每天服 3 次，每次 1.2g，用温开水或黄酒送服。患者一般服药后 1 ～ 2 天疼痛即可减轻或消除，2 ～ 3 天丘疹开始消退，4 ～ 6 天水疱变干结痂，所有病例全部治愈，平均治愈时间仅为 4.6 天，且无神经痛等后遗症。还有人介绍带状疱疹疼痛较剧者，可给服七厘散 0.64g 冲服，每天 2 ～ 3 次，效果较好。

4. 季德胜蛇药片

具体方法是将蛇药片 5 ～ 10 片放入 50° ～ 60° 适量白酒中溶散，搅拌调成糊状后搽疱疹，每天 4 ～ 8 次，同时内服蛇药片，每次 5 片，每日 3 次。曾有人观察治疗 50 例，结果痊愈 46 例，好转 2 例，有效率 96%，平均见效时间 1.2 天，平均痊愈时间 4.5 天，未见任何副作用，亦无后遗神经痛。

5. 冰硼散

冰硼散有消炎止痛的作用，用其治疗带状疱疹能取得满意疗效。方法是用本品适量，以凡士林调成糊状后敷于患处，每日 1 次，一般 2 ～ 3 天即可痊愈。

6. 五苓散

日本有人用五苓散治疗本病取得了较好疗效，认为五苓散应作为治疗带状疱疹的首选药物。用法是取五苓散内服，每次 2g，每日两次。

7. 附子理中丸

用本品加少量开水调糊，涂敷于疱疹上，用纱布覆盖，每日换药 1 ～ 3 次。曾有人观察治疗带状疱疹 157 例，痊愈 154 例。

8. 田七药物牙膏

用本品调食醋外涂疱疹处，每日 2 ～ 3 次，对局部止痛、收敛、缩短病程均有较好效果。

（中国医药报，1995 年 9 月 19 日，第 3 版）

八、布渣叶——广东凉茶中的瑰宝

布渣叶又名破布叶、烂布渣、火布麻、山茶叶等，具有清热、消滞、利湿、退黄的作用，主要用于感冒，湿热食滞之脘腹痛，食少泄泻，湿热黄疸。目前，全世界约有 60 种布渣叶，主要分布于非洲、印度、马来西亚。我国产两种，为破布叶和海南破布叶，主要分布于广东、海南、广西、云南。

布渣叶药用最早见于清·何谏的《生草药性备要》。书中载："破布叶""味酸，性平，无毒，解一切蛊胀，清黄气，消热毒。作茶饮，去食积。

又名布渣。"道光二十八年（1848 年），岭南本草专著《本草求原》记载："破布叶，酸甘，平。解一切蛊胀药毒，清热，消食积、黄疸。作茶饮佳。"《广东通志》载："破布叶出阳江、阳春、恩平，状如掌而绿，岭南舟人多用，香烟毒水迷客，煎汤服之立解。"《岭南草药志》《陆川本草》《中国药典》（1977年版一部）及《广东中药材标准（第一册）》亦有收载。虽然各文献以不同名称记载，但均为同一植物。

现代中医临床对于布渣叶的应用较为少见，多认为其主要功能为清热、消滞、利湿、退黄，主治感冒，湿热食滞之脘腹痛、食少泄泻，湿热黄疸，以及疮疡，蜈蚣咬伤等。岭南民间布渣叶多用作保健凉茶。

布渣叶的主要功效及用法如下。

（1）治感冒、消化不良、腹胀：布渣叶 15 ～ 30g，水煎服；或布渣叶、番石榴叶、辣蓼各 18g，水煎服，每日两剂。

（2）治蜈蚣咬伤：布渣叶 15 ～ 30g，水煎服。

（3）治黄疸：布渣叶 60g，猪血 60g，水煎服，每日 1 次，连服 6 天；或布渣叶、田基黄、茵陈蒿各 15 ～ 30g，水煎服。

（4）治瓜藤疮：布渣叶、鸭脚木叶、茅瓜蒳花、牵牛蒳花、食盐各适量，捣烂和牛尿炒热，稍凉后敷患处，再用高粱粟梗煮凫鸭食之。

（5）治热滞腹痛：布渣叶、鸭脚木皮、黄牛木叶、露兜簕根、岗梅根各等量，每用 120 ～ 320g，水煎代茶饮。

广东地处岭南，人们很容易患所谓的"热气"病，出现喉咙干痛、咽喉发炎、面部长痤疮、牙龈肿痛等"热气"表现。布渣叶作为保健凉茶的原料，民间应用极为广泛，主要有以下几方面。

（1）消滞除积、和胃降逆：小儿发生呃逆，常饮此茶可见效。

（2）布渣叶夏枯草雪梨汤：布渣叶 25g，夏枯草 25g，雪梨 4 个，木瓜750g，瘦肉 400g，蜜枣 4 个，盐适量，清水 8 杯。洗净布渣叶、夏枯草和蜜枣，雪梨洗净后切件，木瓜去皮、去核，洗净切件，瘦肉洗净，焯水后再冲洗干净。将清水放入瓦煲内，放入全部材料煲约 2 小时后，放盐调味即成。此汤有清肝去热之作用。

（3）木棉花布渣叶桑叶水：木棉花 40g，布渣叶 20g，桑叶 15g，冰糖适量。前三味加清水四碗煲至将好，加入冰糖，片刻汤成，去渣饮汤。凡暑热引起的病证，如疖、疮、湿疹、尿道炎、肠胃炎、小便不畅等，饮此汤可以明显改善。

（4）火炭母布渣叶汤：火炭母 15g，布渣叶 9g，山楂 9g，谷芽 9g，麦芽9g，上药加清水四碗，以中火煎 40 分钟，浓缩成一碗，温服。此汤有去腻助消化的作用，急性肠胃炎、痢疾、湿热泄泻者均可服用。

（5）蜜刺布渣茶：布渣叶 50g，山楂 25g，蜜枣 4 粒，上药加四碗半水，煲 30 分钟即成。此茶男女老幼均可服用，尤其适合肥胖的小朋友减肥使用。

（6）布渣脚金鸭肾汤：布渣叶 15g，独脚金 15g，蜜枣 15g，白萝卜 1 个（小），洗净、去皮、切厚件，备用。将鲜鸭肾洗净，但不要剥去黏附在鸭肾内壁上的一片金黄色厚膜（即鸭内金，俗称鸭肾衣），加水用猛火煲至水滚，然后放入所有材料，中火煲 1.5 小时，放盐调味即可饮用。小儿饮用此汤能健脾开胃、去积消滞。如果患儿吐奶，腹部胀满，不思乳食，大便酸臭，可用此汤作为食疗。

（7）王老吉凉茶：王老吉凉茶的配方包括布渣叶、仙人草、鸡蛋花、菊花、金银花、夏枯草和甘草等。

目前，对于布渣叶的有关研究还处于初步探索阶段。笔者建议进行深入的化学成分及毒理、药理、机理研究，以便使布渣叶这一广东凉茶中的瑰宝得到更好、更广泛的应用。

（中山卫生，2008 年 2 月 25 日，第 2 版）

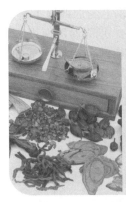

第二章
中药传说和故事

中药防治疾病的传说和故事在中华民族中代代相传，是承载各族人民战胜疾病记忆的重要文化载体。人们为了表达对中药的热爱，将中药的作用编制成一个个美丽的传说和故事，给中药增添了一些神秘的色彩，也为热爱学习中药知识的人们带来乐趣。我们将《本草纲目》中记载的多种药物、《红楼梦》中记载的部分药物以及蜂王浆与罗马教皇、麻沸散与华佗、艾叶辟邪的传说和故事等以科普文章的形式进行系统整理和发表。这些传说和故事语言朴实、风趣，想象力丰富，具有浓郁的地方特色和独特的文化特色，提高了人们学习中药知识的兴趣。现收载于此，供大家学习交流。

第一节 《本草纲目》药物故事

《本草纲目》是集我国 16 世纪前中药学之大成、被国外学者誉为中国之百科全书的一本医药学巨著。全书 52 卷，约 200 万字，载药 1892 种，附图 1100 多幅，附方 11000 余首，为后世留下了丰富的中医药资料。李时珍在《本草纲目》中收载了许多明代以前的中药传说和故事。这些多姿多彩的传说和故事大多是勤劳勇敢的劳动人民在刀耕火种、渔猎采摘、伐木放排、挖掘冶炼以及繁衍生育、防疫治病的过程中演绎出的，讲述了中药的来源、命名、功效、应用，其内容曲折跌宕，环环相扣，引人入胜，令人回味。本节主要介绍黄精、白及、胡麻、大蒜、香芋、山楂、橄榄、侧柏叶、乌梢蛇、荸荠、贝母、藜芦、羌活、豨莶草、胡椒、黄芩、刘寄奴、苍术、赤小豆、木瓜、白芷、威灵仙、五味子、骨碎补、荞麦、王不留行、天名精、自然铜、蛇含草、何首乌共30味药的传说和故事。这些科普文章还对药物的来源、产地、古籍记载、本草考证、化学成分、药理作用、临床应用、注意事项、毒副作用等方面进行了介绍，让读者在欣赏美妙的传说和故事的同时学到丰富的中药学知识。

一、黄精的故事

在《本草纲目》草部，李时珍给我们介绍了这样一个故事。

临川一富户人家的婢女，因不堪忍受主人虐待，逃入深山之中。她又饿又累，久久坐在山溪边。她发现身边有一株野草，枝叶嫩绿可爱，遂拔起放在水里洗净泥土，然后连根带叶吃了下去。她觉得这种草味道很美，于是又拔了许多，饱餐了一顿。后来，她在山中就以此充饥，过了一段时间，渐渐觉得自己的身体变得轻捷健壮了。

她每晚在一棵大树下歇息。有一晚，她在睡梦中忽然听到有野兽在林中走动，以为是老虎所以很害怕，便想上树躲避，正想着，身体已靠在大树梢上。等到拂晓，她想着应该从树上爬下来，忽然身体轻飘飘地落地了。就这样，她想到哪里，身体便飘然而去，往来自如，像飞鸟一样从这一山顶飘到另一山顶。几年以后，这富户人家的一个仆人进山砍柴时发现了婢女，便回去禀报了主人，主人立即派手下去捉，可是无法捉到。有一天手下发现婢女在一处绝壁下，便张网从三面围捕，婢女一跃而腾空登上崖顶。主人更加害怕，决心非要捉到她不可。主人心里想，这个婢女难道长着一副仙骨？后来，主人觉得婢女可能吃了什么灵药，便让人备好美味的饭菜，放在婢女经常路过的地方作为引诱。婢女经过闻到饭菜的香味，于是吃了个精光。如此数日以后，她便不能像以前那样轻捷地腾飞了，遂被主人捉到。经过审问，她说出了事情的原委，将自己每天吃的野草指给主人看，这草就是黄精。

其实这个故事有些夸张，即夸大了黄精的作用——"久服轻身，延年不饥"。但是，黄精确实是一味补益药，这已被长期临床所验证。

黄精系百合科植物，可分为黄精、囊丝黄精、热河黄精、滇黄精、卷叶黄精等多个品种。李时珍在《本草纲目》中说："黄精为服食要药，故《别录》列于菜部之首，仙家以为灵芝之类，以其得坤土之精粹，故谓之黄精。"

黄精味甘性平，无毒，补中益气，润心肺，强筋骨，能治虚损寒热、肺病咳血、病后体虚食少、风湿疼痛等。据现代药理研究，黄精有抗菌和降压等作用。

临床中治疗阴虚肺燥，干咳无痰，黄精常与沙参、麦冬、知母、贝母同用；治肺结核咳血、胸痛，黄精可与白及、百部、黄芩、丹参等同用；治脾气不足、不思饮食、体倦便溏等，黄精常与白术、茯苓、甘草、陈皮配伍；治胃阴受伤、舌红口干，黄精常配以当归、熟地黄、何首乌等；治消渴（糖尿病），黄精常配以黄芪、山药、生地黄、玄参等。

关于黄精，民间流传有很多单方、验方，临床应用均有效果。如滋肾补阴的黄精枸杞丸，将黄精、枸杞各等份碾为细末，调和后捣成块，捏作饼，晒干后复碾为末，炼蜜为丸如梧桐子大，每服 5 丸，空腹温水送下。治脾胃虚弱，体倦无力，用黄精、怀山药各 30g，蒸鸡食用。治肺结核病后体虚，用黄精 15～30g 炖猪肉服食。治小儿下肢痿软，用黄精 30g，冬蜜 30g，开水炖服。治眼疾的补肝明目散，用蔓荆子 500g（洗净），黄精 100g，两味用水蒸 9 次，晒干，捣碎为末，过细箩筛后为散，每日早晚各服一次，每次 6～7g。

应该注意的是，黄精易助湿邪，凡脾虚湿盛、咳嗽痰多者不宜服用。

［中药市场与信息，1994（2）：30］

二、血家圣药白及

李时珍在《本草纲目》中介绍白及时，讲了宋人洪迈《夷坚志》中的一个故事。

台州监狱关押了一名死刑犯，监狱官出于怜恤，对他照顾得很好。这个死刑犯非常感激，他知道自己将被处死，为报答监狱官的照顾之恩，便将一个药方传给了他。这个死刑犯说，我七次被捕入狱，狱中屡遭严刑拷打，胸肺多处受伤，以致呕血。别人传给了我这个药方，以白及为末，米汤饮服，止血效果如神。不久，这个死刑犯被杀，刽子手解剖其胸部，见肺部数十处伤洞都被白及粉填补。洪迈听人讲了这个故事，便记下了这一药方。后来，洪迈赴任扬州，一士卒患咳血病，十分危急，他就以此方救治。药用一天，士卒的咳血病便治好了。

故事中讲刽子手处决死刑犯后解剖其胸，见肺部受伤洞孔皆填满白及粉，这未免有些荒诞，但中医长期临床证明，白及治肺、胃出血确实效果如神。

白及为兰科多年生草本植物，药用其地下茎。《本草纲目》"释名"载"其根白色，连及而生，故曰白及"，又名甘根、白根、白给等。

白及原为野生，多生长于山野河谷较潮湿处，我国中部、南部地区均有生长。由于药用需求不断增大，白及现也大量栽培。白及喜温暖气候，以排水较好的沙壤土栽种为宜。8～11 月采挖，除去残茎，洗净泥土，经蒸煮至内面无白心后，撞去粗皮，切片晒干备用。

白及味苦甘，性凉，有补肺、止血、消肿、敛疮等功效。治肺胃损伤引起的咯血、衄血，常单用本品研末，糯米汤调服即可。若与三七同用（用量为2:1）作散剂服，效果更好。治劳伤咯血，白及可与枇杷叶、藕节、蛤粉、阿胶等同用。治胃痛泛酸呕血，白及可与乌贼骨同用。

目前临床常用本品治疗肺结核空洞咯血、支气管扩张咯血以及胃、十二指肠溃疡出血，均有效。中医治肺痿，用白及、阿胶、款冬花、紫菀各等份，水煎服。治咯血，白及50g，枇杷叶（去毛蜜炙）、藕节各25g，锉如豆大，蛤粉炒成珠，生地黄自然汁调之，火上炖化，入前药为丸，如龙眼大，每服一丸，嚼化。治肺热吐血不止，白及研细末，每服10g，白开水送下。治疗疮肿毒，白及末3g，以水澄之，去水后将稠汁摊于厚纸上贴之。治发背搭手，白及25g（炙末），黄明胶50g（烊化），和匀敷患处，空一头出气，以白蔹皮贴之。治一切疮疖痈疽，白及、芙蓉叶、大黄、黄柏、五倍子共为末，用水调涂四周。治瘰疬脓汁不干，白及、贝母、净黄连各25g，锉焙为末，以轻粉9g乳钵内同杵匀，取5～10g，清油调涂患处，用时先以槲皮散煮水候温，洗净拭干，方用药。治跌打损伤，酒调白及末，每服10g。治刀斧伤肌肉，出血不止，白及研细末掺之。治汤火伤灼，白及末油调敷。治手足皲裂，白及末水调塞之，勿犯水。治妇人子宫脱垂，乌头（炮）、白及各1.3g，捣散，取方寸匕（约1g），以绵裹纳阴中，令入三寸，腹内即热，当日用药1次，明晨仍需再用药，以止为度。治鼻渊，白及末酒糊为丸，每服15g，黄酒送下，半月愈。治心气痛，白及、石榴皮各5g，为末，炼蜜为丸，黄豆大，每服3丸，艾醋汤下。

应该注意的是白及反乌头，忌同用。

［中药市场与信息，1996（5）：27］

三、常食胡麻可益寿

胡麻（学名 Sesamum indicum），亦称脂麻、巨胜，俗称芝麻，为胡麻科植物脂麻的种子，有黑白之分，白者多食用，黑者常药用。黑芝麻性味甘平，入脾、肺、肝、肾经，有补肝肾、益精血、通血脉、润肌肤、补肺益气、助脾长肌、健美乌发、润肠通便、延年益寿等功能。凡身体虚弱、头晕目眩、肢体麻木、肝肾阴亏、血燥生风、头发早白、肠燥便秘等症均可用之。

关于胡麻延年益寿的作用，在《本草纲目》中还有这样一个传说：相传在鲁国，有一女子十分喜欢服食胡麻，并坚持了80多年。这80多年来，该女子基本上是以胡麻充饥，几乎没有吃过稻米。其虽已过百岁，身体却甚是健壮，犹如青壮年，健步如飞，走路的速度赶得上獐、鹿的奔跑速度，日行百里路而毫不费劲。在民间也有一个关于胡麻延年益寿作用的传说：相传在汉明帝时，剡县（今浙江嵊州市）人刘晨、阮肇两人去天台采药，遇见两位仙女玩耍，仙女出于好奇，便邀请他们两人到居住的山洞里。刘、阮两人在山洞中待了半年，每天用胡麻拌饭吃，回家后其子孙已历十代。两人十分吃惊，回忆洞中并无特殊之处，唯有每天食胡麻与凡人不同，便悟到胡麻有延年益寿的作用。后人试服，果然个个长寿。这两个传说虽显夸张，但反映出胡麻补肝肾、益精血、长肌肉、增气力、延年益寿之功颇为显著，同时也说明古代人已认识到服食胡麻可助人长寿。

对于胡麻的营养价值古人多有称赞，将其作为药物使用最早见于《神农本草经》，胡麻可"补五内、益气力、长肌肉、填髓脑、久服轻身不老。"东晋著名的医药学家和炼丹术家葛洪说胡麻"服至百日，能除一切痼疾，一年身面光泽不饥，二年白发返黑，三年齿落更生……久服长生。"梁代名医陶弘景指出胡麻"八谷之中惟此为良。"北宋大文豪苏东坡亦说："九蒸胡麻，同去皮茯苓，入少许白蜜为面食之，日久气力不衰，而百病自去……此乃长生要诀。"

胡麻治病的范围也颇为广泛，如治肝肾不足、时发目疾、皮肤燥涩、大便闭坚的桑麻丸（桑叶、黑芝麻等份为末，炼蜜为丸），治老人风虚痹弱、四肢无力、腰膝疼痛的巨胜酒（以芝麻、薏苡仁、干地黄浸制的药酒）。还有用胡麻水煎液含漱，治牙齿肿痛；将胡麻炒熟，加适量蜂蜜调服，治病后体虚；胡麻15g，研末，开水调服，治中暑；胡麻60g，研末，冷开水调服，治便秘；炒胡麻捣烂，敷于患处，治小儿软疖、阴痒生疮、诸虫咬伤等，均有较好疗效。

现代研究表明，芝麻含脂肪油达60%，油中主要成分有油酸、亚油酸、棕榈酸、花生酸等。芝麻中还含有大量的蛋白质、碳水化合物、钙、铁以及叶酸、烟酸、甾醇，是高蛋白、高铁、高钙的三高食品。在这一点上其他食品是很难与芝麻相媲美的，对于促进儿童生长发育大有益处。芝麻中所含的脂肪对人体有益，其中不饱和脂肪酸含量为85%～90%，易为人体消化吸收，长期食用可降低血液中的胆固醇含量，对血管硬化、高血压患者有良好的疗效。芝麻榨出的油气味清香，不仅是一种优质的食用油，还是一味促凝血药，可治疗血小板减小性紫癜。芝麻中所含的维生素E能增强细胞的抗氧化作用和抗"自由基"作用，可延缓人体衰老。因此，胡麻确实具有防病治病、延年益寿作用，可以说是一味药食俱佳的健康食品。

（中国中医药报，2006年4月13日，第7版）

四、神奇的大蒜

大蒜不仅是一种常见的蔬菜，也是一味常用的药物，食用、药用的历史颇早。有关大蒜的发现及食用在《本草纲目》中有如下记载。

上古时期，黄帝登上嵩山，因食莸芋充饥而中毒，头晕，腹痛、腹泻，口渴，四肢无力，服多种解药而无效，只好等死了。他发现路边的草丛中有几棵未曾见过的形状特殊的草，便爬过去拔了一棵，用力搓揉后有浓烈的臭气，尝一口味道辛辣，但质嫩多汁，感觉不错。黄帝便将几棵草全部吃下去，不想一两个时辰后中毒症状缓解。黄帝知道今天发现了一种新的解毒药，于是他又找到几棵，连根挖起带回家种植。他经多次试验发现，这种植物不仅味道好，可以作为蔬菜食用，而且确有解毒作用。黄帝便让臣民们广泛种植这种植物，它就是今天的大蒜。

《本草纲目》还记载了两个有关大蒜杀虫治病的故事，后世的临床应用也证明大蒜确有解毒杀虫的作用。现代药理研究表明，大蒜有防治铅中毒、抗菌、杀阿米巴原虫及阴道滴虫、驱蛲虫等作用。

大蒜的临床应用范围颇广，生食大蒜 1～3 个，同时用 5%～10% 的大蒜液 40～80mL 灌肠，每日一次，治疗细菌性痢疾、阿米巴痢疾、急性肠炎等有显著效果；生食大蒜，或用大蒜注射液肌注、静脉点滴可预防和治疗流行性脑脊髓膜炎（简称流脑）、流行性乙型脑炎（简称乙脑）；用 40% 的大蒜溶液涂布鼻腔，每日 3～4 次，或用大蒜甘油明胶栓填塞入阴道，治疗滴虫性和阿米巴原虫性阴道炎，有效率达 95% 以上。此外，大蒜还可以治疗大叶性肺炎、白喉、流感、肺结核、慢性化脓性中耳炎等。

最新的药理研究表明，大蒜能抗肿瘤，抗炎，增强免疫力，降低血清胆固醇，预防动脉粥样硬化，降血糖，增强心肌收缩力，扩张神经末梢及冠脉血管，降低血液黏稠度，治疗鼻咽癌、肺癌、胃腺癌等，用大蒜精油胶丸治疗高脂血症、动脉硬化症、高血压等，均有一定疗效。

大蒜还有较好的美容作用。用大蒜汁搽秃头或脱发处，随之用热毛巾包裹头部 1～2 个小时，再用肥皂水洗净，数次之后即可长出丝样软发。用等量的大蒜汁、蜂蜜、百合花汁和白蜡，在慢火上制备成软膏，这种软膏可防止面部皱纹过早出现，也可消除雀斑与色素沉着，长时间敷于疣子、鸡眼上可使其自动脱落。此外，大蒜有强精壮阳的作用。

如此众多的作用，说明大蒜的确是一种神奇的药物。我们应当重视并充分利用它，以便为人类的健康发挥更大的作用。

（中国中医药报，2006 年 3 月 30 日，第 7 版）

五、药食皆宜话香芋

香芋，又称芋头，为天南星科植物芋的块茎。香芋主产于南方各省，在北方各省亦多栽培，是一种颇受欢迎的食品。以香芋为主食的方法是蒸熟或烤熟后直接食用，或切块煮粥食用，或将其研磨取汁，和面粉烙饼食用，还有用其制作芋头扣肉、芋梗煲鸡、芋丸汤、芋头鱼头汤等菜肴，味道鲜美。香芋不仅是一种美味食品，还是一味中药，其块茎、叶、叶柄、花等均可入药。芋头作为药用的最早记载见于《名医别录》，有"主宽肠胃，充肌肤，滑中"之功效。中医学认为芋性味甘辛平，功能为消瘰散结、消肿解毒、止血敛汗，临床用于瘰疬、肿毒、腹中癖块、泻痢、虫蛇咬伤、蜂螫肿痛等，有较好疗效。

关于芋的药用，在《本草纲目》芋条下记载着这样一个传说：宋代有一个叫刘易的人，德才兼备，但他厌恶官场争斗，隐居于王屋山，做一个悠闲自得的处士。刘易在山中读书种地，空闲时也观察动植物的生长发育情况，尤其对细小动物的观察最为细致。一日。刘易发现一只蜘蛛织了一张大网，正等着小虫来触网，于是站在旁边观看。一会儿一只大黄蜂撞到网上，蜘蛛立即上前捕捉，但大黄蜂并没有束手就擒，两者就在网上厮杀开来。搏斗中蜘蛛不仅未捉住大黄蜂，反而被大黄蜂螫了肚子，坠落地上，大黄蜂挣脱蛛网飞走了。只见落地的蜘蛛翻来覆去，很是痛苦，其腹胀如鼓。刘易以为蜘蛛必死无疑，不想稍过片刻，蜘蛛自己缓慢而艰难地向草丛爬去，爬到一株芋的旁边，用嘴咬破芋梗，将腹部被蜂螫的肿胀处紧贴在芋梗咬破处摩擦。慢慢地肿胀的腹部消肿了，又过了一会儿，蜘蛛恢复如常，又爬回到自己的网上。刘易由此悟到芋有消肿解毒、治疗蜂螫的作用，后经验证，果真有效，便将此记载并广泛传授于人。从此以后，人们便知道了用芋头（芋梗、芋叶）治疗蜂螫、蛇虫咬伤等。

在民间，用香芋治病的验方颇为多见。如用芋头、生大蒜共捣烂敷患处，治牛皮癣；用香芋煮粥食用，治小儿连珠病（瘰疬）；用芋根 12g 水煎服，治便血日久；用芋头捣敷，治头上软疖；用芋头磨麻油搽（或用芋根捣烂敷）患处，治无名肿痛、蜂螫肿痛、蛇虫咬伤、水火烫伤等；用生芋头切片不断摩擦患部，治疗疣；用芋根、陈萝卜根、大蒜水煎服，治腹泻痢疾；用芋叶晒干烧灰存性搽患处，治蜂螫、蜘蛛咬伤等，均有显著疗效。

香芋还是一种营养滋补品，关于其滋补作用，古代本草多有记载。唐代《日华子诸家本草》载："（芋）和鱼煮，甚下气，调中补虚。"明代《滇南本草》载："治中气不足，久服补肝肾，添精益髓。"清代《随息居饮食谱》载："芋，煮熟甘滑利胎，补虚涤垢，可荤可素，亦可充粮。"现代研究表明，芋含有丰富的营养成分，其中含淀粉 69.6% ～ 73.7%，蛋白质 1.75% ～ 2.3%，脂类 0.47% ～ 0.68%，还有丰富的钙、磷、铁、维生素 B_1、维生素 B_2、维生素 C 和维生素 A 等，故长期食用确能起到强壮滋补的作用。

由此可见，香芋既是一种人们喜食、具有重要营养价值的食品，又是一味民间常用、疗效显著的中药，真可谓药食皆宜。

（中药事业报，1997 年 8 月 6 日，第 3 版）

六、山楂消食的故事

山楂为蔷薇科植物山楂、山里红或野山楂的果实，我国大部分地区均有分布。前两种主产于北方地区，习称"北山楂"，后一种主产于南方地区，习称"南山楂"。山楂历来被视为消食之要药，据《本草纲目》载，山楂有"化饮食，消肉积、癥瘕、痰饮痞满吞酸、滞血痛胀"的功效。

关于山楂消食，在《本草纲目》山楂条下李时珍讲述了一个自己亲身经历的故事：在李时珍家的隔壁住着一户人家，因为晚年得子，故十分宠爱，经常让孩子食鱼吃肉，饭后又零食不断，终至饮食过度，食积中焦，伤及脾胃，运化失常，胃肠壅滞，腹胀如鼓，疼痛，遍身黄肿，不思饮食。虽多次请李时珍诊治，但都不见明显效果。一日，孩子随母走亲戚返回时，在山边的树丛中休息，发现一片野果林，果实红黄色而圆，颇为好看，一尝甜而带酸，极合口味，便大吃至饱，回到家里便大吐痰水，并吐出大量秽物，食积不化自此而愈。李时珍颇感奇怪，和孩子一起找到那片野果林一看，原来这种野果就是山楂，难怪孩子的食积治愈了。

山楂消食的验方颇多，如用山楂、白术各120g，神曲60g，共研细粉，水泛为丸，每服9g，治一切食积；用山楂肉120g，水煎食楂饮汁，治疗食肉不消；用炒山楂、炒麦芽、车前子各12g，水煎服，治疗消化不良、腹泻等，均有较好疗效。著名的消食中成药如大山楂丸、山楂化滞丸、保和丸等都是以山楂为主药制成的。

现代药理研究表明，山楂确有助消化的作用，尤其值得注意的是，山楂对心血管系统有多方面的作用，如强心、抗心律失常、增加冠脉流量、抗心肌缺血、扩张血管、降低血压及降低血脂。

现代临床应用表明，用山楂醇提取物或山楂煎剂内服对冠心病心绞痛、冠状动脉功能不全等均有一定的疗效；用山楂糖浆治疗高血压病，除能使血压下降外，还能增进食欲，促进睡眠；用冠心宁片（每片含山楂3.1g）每次5片，或脉安冲剂（每袋20g相当于山楂、麦芽各15g）每次1袋，或山楂精降脂片（每片含山楂提取物0.06g）每次1～2片，均每日3次，治疗高脂血症、单纯性肥胖症、冠心病、高血压等，均有显著疗效；用山楂30g，毛冬青60g，每日分两次煎服，治疗20例高胆固醇血症，结果血清胆固醇平均下降46.2%，效果显著。福建三明制药厂以山楂为原料，采用现代科学技术提取其有效成分制成的山楂精降脂片，用于治疗和预防各种心血管疾病，尤其是对伴有高血压、冠心病的高脂血症有显著疗效。该产品不仅在国内极受欢迎，而且已通过美国食品药品监督管理局（FDA）认证，进入美国市场，可见山楂用于治疗心血管系统疾病确有疗效。

山楂还是一种水果，含丰富的维生素及有机酸，每公斤果实含维生素 C 890mg，含胡萝卜素 8.2mg，钙及维生素 B 的含量也较高。此外，山楂还含有糖、蛋白质及脂肪。山楂除了鲜果食用外，还可用蜜、糖制成果脯，也可制成糖葫芦，还有制成山楂糖、山楂片，有丰富的营养价值，又可起到健胃消食的作用，真可谓药食两用之佳品。

（中药事业报，1998 年 5 月 13 日，第 3 版）

七、佳果橄榄入药良

橄榄为橄榄科植物橄榄的果实，又名青果、白榄，主产于我国广东、福建等地。它既是一种食用的水果，又是一种治病的良药。

橄榄入药的最早记载见于唐代孟诜的《食疗本草》，书中载其可解河豚中毒，但据说橄榄入药最早是用于治疗鱼骨鲠喉之症的，在《本草纲目》中记载了这样一个传说：相传在古代，吴江有一户富裕人家，家里常年鱼肉不断。一天，老爷吃鱼时一不小心被鱼骨鲠住，鱼骨横在食道中，不上不下，痛得老爷大声嚎叫，惊动了周围的邻居。家里人请了不少医术高明的医生诊治，皆无效果，拖了半月之久。老爷不能进食，只好在家里等死。一日，家里人遇到常来卖鱼的张九，便把老爷被鱼骨鲠住的事告诉他。张九来到家里，看完病情后说可用橄榄治疗。家里人到处找不到橄榄，有人找到一些橄榄核，张九便将橄榄核研成细粉，用溪中流水为老爷调服，鱼骨逐渐变软而下，疼痛顿失。老爷便问张九从哪儿得到这个秘方的，张九说："父亲传给我的。我家几代人都以打渔为生，父辈用橄榄木做成叉鱼用的木叉，鱼一触到木叉便会自动浮出水面，由此知道鱼畏橄榄。试用橄榄治疗鱼骨鲠喉，果真有效。"后来有人根据鱼畏橄榄之说而用橄榄治疗食鱼中毒，亦有疗效。橄榄及橄榄核用于诸鱼骨鲠及解食鱼中毒的功效在《本草衍义》《随息居饮食谱》《本草纲目》等本草医籍中都有记载。

橄榄治病的范围是较为广泛的，如用鲜橄榄、鲜莱菔子水煎服，治疗咽喉红肿疼痛；用橄榄 10 枚煎汤饮，治疗醉酒；用橄榄（或其核）烧灰存性研粉，米汤调服，每服 6g，治疗肠风下血；用橄榄炒干，研为细粉，用麻油调糊敷患处，治疗唇裂生疮、下部痔疮等均有较好疗效。有报道用鲜橄榄连核 100g，加水 200mL，放入砂锅内用文火煎 2 ～ 3 小时，得药液 100mL，滤过，每次服 25mL，每日 3 次，连服 5 天，如症状未改善，则取水煎液 50mL 加水 50mL 行保留灌肠，每日 1 次，连续 3 天，治疗细菌性痢疾 49 例，均治愈。患者服药后热退平均时间为 12 小时，大便次数恢复正常平均时间为 2.8 天，性状改善平均时间为 3.8 天，大便培养转阴平均时间为 4.1 天。有人用生橄榄水煎液（1mL 含生药 1g）浸纱布湿敷治疗急性炎症性皮肤病，有收敛、消炎及减少渗出的作用。据观察，阴囊溃疡、女阴溃疡及重症多形性红斑患者用此法后，创面迅速停止渗液，黄色分泌物减少，伤口疼痛减轻，肉芽生长，伤口很快愈合，对湿疹、皮炎亦有较好的治疗效果。

橄榄作为一种食用果品，在我国广东、福建、香港、澳门等地及其他东南亚地区颇受欢迎。其味甜中带酸，酸里有涩，能清肺利咽，生津开胃，解酒止渴，在古代被誉为"肺胃家果"。日常生活中常见的咽喉肿痛，吃几颗橄榄则肿消痛失；吃饭不香，食几棵橄榄则食欲大增；醉酒烦渴，吃几颗橄榄则酒醒渴止，故橄榄已成为颇受人们欢迎的餐前饭后小食品。橄榄可以生吃，但更多的是用蜜或盐水浸制，这样既可以除去其酸涩味，又可以长时间保存。橄榄的营养价值很高。据现代研究表明，橄榄含蛋白质 1.2%，脂肪 1.09%，碳水化合物 12%，还含有钙、磷、铁等多种微量元素和维生素 C 等多种维生素及有机酸，时常适量食用一点橄榄对人体是有益无害的。

（中药事业报，1998 年 2 月 27 日，第 2 版）

八、止血良药侧柏叶

在《本草纲目》柏叶项下记载着这样一个传说：汉成帝时，有个猎人在终南山看见一个野人，全身皆生黑毛，一丝不挂。猎人立即追捕，不想这野人行动迅捷，跳坑越涧如飞，猎人费尽全力也无法追上野人。次日，猎人邀了几个同伴，再次来到发现野人的山中，当他们悄悄地搜寻时，果然又发现了野人。几位猎人便从四面团团围住野人，终于将其捉住，发现野人原来是位妇女，问她为什么变成野人似的，她回答：我是秦朝时的宫女，关东反贼攻打王宫，秦王出宫投降，宫中大乱，我趁乱逃入深山，饥无所食，几乎饿死。一日，我遇见一老翁，他见我饿得半死，山中又无可食之物，便教我吃松柏叶。我初吃时十分苦涩难咽，时间一长，逐渐习惯了这种味道，从此我就用柏叶充饥。长期吃柏叶不仅可以充饥，还可以抵御寒热，增强气力。我现在冬天不怕冷，夏天不怕热，身体变轻，力气变大，爬山越涧毫不费力。猎人一算，此时距秦时已有两百余年，方知侧柏叶有此神效，从此侧柏叶被广泛用于中医临床。

侧柏叶，别名柏叶、松柏叶，为柏科植物侧柏的嫩枝及叶，全国大部分地区均有栽培，一年四季均可采用。关于柏叶的功效，《本草纲目》载："主治吐血衄血、痢血崩中赤白，轻身益气，令人耐寒暑，去湿痹，止饥。"李时珍还认为："柏性后凋而耐久，禀坚凝之质，乃多寿之木，所以可入服食，道家以之点汤常饮，元旦以之浸酒辟邪，皆取于此。"对于柏叶之轻身益气、止饥避邪的功能，近代未见有深入研究，但其凉血止血的作用却是历经千百年临床验证的，其疗效是确凿无疑的。《本草纲目》载：柏叶、黄连焙干研末，酒服三钱，治小便尿血等。现代临床中侧柏叶被广泛用于治疗各种内出血、功能性子宫出血、胃十二指肠溃疡等。

侧柏叶除了有显著的止血作用外，在其他方面也有良效。如用侧柏叶乙醇浸膏片内服，治疗慢性支气管炎；用100%侧柏叶注射液20～30mL加入10%葡萄糖注射液150mL中静滴，治疗肺结核；用侧柏叶加18%酒精浸泡制成溶液内服，治疗细菌性痢疾；用侧柏叶30g，加水煎成100mL，加蜂蜜20mL内服，1～4岁儿童每次10～15mL，1日3次，治疗百日咳；用侧柏叶浸泡于60%酒精中，7天后取药液涂搽，治疗脱发；用侧柏叶15g，水煎代茶饮，治疗高血压；用侧柏叶捣乱如泥，外敷患处，治疗流行性腮腺炎、水火烫伤等，均有较好疗效。

现代研究证明，侧柏叶含有挥发油，油中有侧柏烯、侧柏酮、小茴香酮，其他成分主要有香橙素、槲皮素等，还有鞣质、维生素C等，有止血、镇咳、祛痰、扩张支气管、抑菌等作用。其止血作用较为明显，且生用比炒炭效力强。实验还表明侧柏叶对金黄色葡萄球菌、白色葡萄球菌、奈瑟卡他球菌、志贺菌属、伤寒杆菌、大肠杆菌等均有抑制作用，对流感病毒、疱疹病毒、结核分枝杆菌等也有抑制作用。侧柏叶的确是一味作用显著、临床应用范围广泛的止血良药。

[大众中医药，1997（4）：47]

九、治风要药乌梢蛇

乌梢蛇系游蛇科动物乌梢蛇的干燥全体，为中医临床常用药，有祛风湿、通经络的作用，临床用于治疗风湿顽痹、肌肤不仁、骨关节结核、风疹疥癣、麻风、破伤风、脊髓灰质炎等，均有较好效果。中医将其视为治疗风病之要药。宋代《开宝重定本草》载："主诸风瘙瘾疹、疥癣、皮肤不仁、顽痹诸风。"唐代《药性论》载："治热毒风、皮肌生疮、眉发脱落、疮癣疥等。"由此可见，乌梢蛇主要是用于风证，包括风痹、癫癣之类。

关于乌梢蛇治风证，在《本草纲目》中还有这样一个传说呢！

商州有一个人患有大风病（相当于现代的麻风病），满身红斑、浮肿，手足麻痹，眉发脱落，鼻梁肿大，相貌丑陋，经多方医治亦未见效。家人怕传染，只好在深山之中为他盖起一间茅屋，将他送至茅屋中居住，定期送去食物等。由于此人喜好饮酒，家人遂送去一坛酒，一条乌梢蛇不慎掉入酒坛，被酒浸泡而死。此人并不知情，每天饮酒一大碗，半个月后感觉病情似有好转，红斑逐渐消退，但不知其故。一个月后病情渐愈，眉发生新，此人颇为惊奇。几天后酒喝完了，此人才发现酒坛底有一条蛇的骨架，于是怀疑自己的痊愈与这条蛇有关，便拿此蛇骨请教捉蛇人，才知是乌梢蛇，从此人们知道了乌梢蛇能治风痹、癫痫。

乌梢蛇治风证的传统验方颇多,宋代《太平圣惠方》载有两种乌蛇丸:治风痹乌蛇丸由乌梢蛇肉90g、天南星、全蝎、白附子、羌活、白僵蚕、肉桂各30g,麻黄60g,防风1g,共研粉,炼蜜为丸,每服6g;治麻风乌蛇丸由乌梢蛇、白花蛇各60g,防风、细辛、天麻、独活、肉桂、枳壳、苦参各30g,共研粉,炼蜜为丸,每服9g。此外,用乌梢蛇肉30g,干荷叶15g,枳壳1g,共研粉,每服5g,每日两次,治疗一切干湿癣;用乌梢蛇、白花蛇各15g,蜈蚣1条,焙干研粉,以酒煎沸调服,每服6g,治疗破伤风;用乌梢蛇60g,烧灰研如细粉,以腊月猪油调涂,治疗面上痤疮、面皯等均有一定效果。

现代研究表明,乌梢蛇水煎剂或醇提取液经腹腔注射能抑制大白鼠琼脂性关节肿胀和二甲苯的致炎作用,对小白鼠因热刺激和化学刺激引起的疼痛有镇痛作用,并有一定的抗惊厥作用。临床应用大剂量乌梢蛇煎剂治疗疖病、播散性神经性皮炎、顽固性湿疹、银屑病、慢性荨麻疹等有效,治疗四肢痛痒、结节性痒疹等有良效。有报道用乌梢蛇炒黄,研粉服,每日3次,第1周每次1g,第2周每次2g,第3周每次3g,治疗骨关节结核100例,结果治愈87例,好转8例,总有效率达95%以上。

乌梢蛇的皮(乌蛇皮)、胆(乌蛇胆)、脂肪(乌蛇膏)、卵(乌蛇卵)及蜕下的皮膜(蛇蜕)等亦供药用。乌蛇皮烧灰,麻油调敷可治疗唇疮。乌蛇卵炖猪大肠服食可治脱肛。乌蛇胆有祛风清热、化痰明目的作用,用其兑酒吞服可治眼晕不明、皮肤热毒及痔子;用蛇胆配麻油调搽可治内外烂疮。乌蛇膏外搽可治疗冻疮、皮肤皲裂、水火烫伤等;蛇蜕有杀虫、祛风、解毒的作用,临床应用于皮肤疥疮、风疹、小儿惊风、喉痹、腮腺炎等,均有较好疗效。由此可见,乌梢蛇的用途是较为广泛的,在临床上确有独到的功效,值得进一步深入研究。

(中药事业报,1997年9月24日,第3版)

十、荜茇止痢显奇功

荜茇(bibá)为胡椒科多年生草质藤本植物荜茇的未成熟果穗,主产于印尼、菲律宾、越南等国,在我国主产于广东、云南等省。荜茇作为药用的记载最早见于唐代《新修本草》,《海药本草》载:"主老冷心痛、水泻、虚痢、呕逆醋心、产后泄利。"中医学认为荜茇性味辛热,入脾、胃、大肠经,有温中散寒、下气止痛的作用,主治心腹冷痛、呕吐吞酸、肠鸣腹泻、冷痢等,有显著疗效,为治疗脾胃虚寒之冷痢的重要药物。

关于荜茇善治冷痢,在《本草纲目》中有这样一个真实的故事。

唐贞观年间,唐太宗李世民因患痢疾而腹痛腹泻,苦不堪言,以至食欲大减，身体消瘦，卧床不起。宫廷御医们绞尽脑汁，凡能用于治疗痢疾的药物都用上了，但唐太宗的病情丝毫未见改观，又赶紧招来四方名医会诊，也无能为力。这可急坏了宫中的大臣和太监，连连发布诏令，悬重赏征集能医治唐太宗所患痢疾的方药。

当时，长安城中有位名叫张宝藏的民间医生，曾用民间验方治好过自己的顽固性痢疾，即用牛奶慢火缓煎荜茇后内服。当他见到诏令后，便把这个验方献了出来。御医按此方法先煎一剂自己服食后，见无明显副作用，便给唐太宗服用。唐太宗服药后腹痛腹泻症状很快就好转了，真是药到病除。唐太宗很高兴，便赐予张宝藏五品官衔。唐代诗人刘禹锡获此验方后，曾多次用于治疗痢疾，效果显著，便将此方收入他的《传信方》中。荜茇止痢这一验方至今仍在民间应用，具体方法：荜茇9g，牛奶500mL，同煎至250mL，去荜茇饮牛奶，空腹顿服。

荜茇除了治痢效果显著，其治头痛、鼻炎、牙痛的效果也是颇佳的。《本草纲目》载："荜茇，为头痛、鼻渊、牙痛要药，取其辛热能入阳明经散浮热也。"临床上用荜茇研粉，令患者口中含温水，左边痛左鼻吸荜茇粉，右边痛右鼻吸荜茇粉，治疗偏头痛；用荜茇、香附、大蒜同研做饼，锅内炙热或用熨斗烫热，隔纱布贴囟门上，治鼻塞流清涕；用荜茇、胡椒等份研粉，化蜡为丸，如芝麻大，填入蛀孔内，治虫牙疼痛等。这些验方在民间颇为流行。

现代研究证明荜茇含有挥发油、胡椒碱、棕榈酸、四氢胡椒酸等成分。其挥发油对白色和金黄色葡萄球菌、枯草杆菌、大肠杆菌、痢疾杆菌等均有较强的抑制或杀灭作用。动物实验表明，挥发油还能增强小白鼠耐缺氧能力，延长夹闭颈总动脉所致死亡时间，拮抗垂体后叶素所致心肌缺血。胡椒碱有抗癫痫作用，曾有人用荜茇、胡椒等份提取制成的抗痫片内服，每次2～4片，每日两次，观察治疗150例癫痫病例，总有效率达93.3%，并证明单用荜茇亦同样有效，且副作用少。

（中药事业报，1998年1月14日，第3版）

十一、贝母善治恶疮

贝母为百合科多年生草本植物青贝母、卷叶贝母、棱砂贝母和浙贝母的地下鳞茎。前三者统称为川贝母，主产于四川、云南等地，后者称为浙贝母，主产于浙江。本品作为药用的最早记载见于《神农本草经》，被列为中品。《名医录录》载其能"疗……咳嗽上气，止烦热渴……安五脏"。贝母作为药用，古代未分品种，直至清代赵学敏撰《本草纲目拾遗》时始将川贝母与浙贝母明确分开。

贝母能清热化痰止咳，用于治疗肺虚久咳、痰少咽燥、外感风热咳嗽或痰火郁结、咳痰黄稠等，有显著疗效，为化痰止咳之要药，是川贝止咳露、蛇胆川贝末（液）、复方川贝片等中成药的主药。贝母不但有显著的化痰止咳作用，而且有较好的清热散结作用，临床用于治疗瘰疬、疮疡、肿毒及乳痈、肺痈等也有较好疗效，故贝母亦是治疮之要药。

关于贝母治疮，在《本草纲目》中还有这样一个传说呢。

唐代，在江左有位商人，因长年累月在外跑生意，受热毒侵袭而致胳膊上生出一块小疮。初时不在意，后疮愈长愈大，竟如茶杯口大小，疮面凹凸不平，形状犹如人面，口、脸、鼻、眼之形状皆可看出。此疮虽形态怪异，但商人并未感到有什么痛苦，加之生意繁忙，无暇顾及。一日，商人在旅店饮酒，忽觉疮面发痒，商人戏以所饮之酒滴入疮"口"中，疮面颜色立即变赤，似人醉酒。商人又以下酒菜饲入疮"口"中，此疮亦能食之，多饲则多食，多食则胳膊内肉胀起，一两天后才能慢慢瘪下来，再饲食又胀起，十分怪异。商人不知何疮，颇感恐惧，便四处求医，诸医皆束手无策。一日，商人偶遇一名医，告知其详情，以求医治。名医教商人一个方法，就是用所有的药物一味味来试疮，看看疮究竟怕哪种药，再用该药治之必愈。商人遂将药店中的药物全部买回家，研成粉末后，逐一饲入疮"口"中。商人历试药物数十种，皆未见效，当他将贝母饲入疮"口"中时，此疮竟皱眉闭口。商人大喜，遂用小苇管插入疮"口"中，以贝母粉末灌之，数日后此疮成痂而愈。从此，人们便知道了贝母善治恶疮。

现代研究表明，川贝母含有川贝母碱、去氢川贝母碱等，浙贝母含有浙贝母碱、去氢浙贝母碱等。二者均有镇咳、祛痰、镇静、镇痛、降压等药理作用。在临床上，川贝母、浙贝母虽均具清肺化痰止咳的作用，但川贝母性凉而甘，兼有润肺之功，而浙贝母苦寒较重，清火散结力强。故前者多用于肺虚久咳，痰少咽燥，后者多用于外感风热或痰火郁结之咳嗽。而在治疮痈方面，因浙贝母清热散结力优，故多用之。二者在中医临床和民间的应用范围均十分广泛，除了治疗急慢性支气管炎、上呼吸道感染、肺结核等引起的咳嗽外，还可用于其他多种病证的治疗，如治疗痈毒肿痛，用浙贝母、连翘、栀子等水煎服；治疗瘰疬，用贝母、皂角等份研末，黄酒冲服；治疗乳痈初起，用川贝母为末，每服 6g，温酒调下；治疗吐血衄血，用贝母（炮黄）为末，不计时候以米汤调服，每次 6g；治疗小儿鹅口疮，用贝母加水蜜煎煮取汁，涂擦患处，日 4～5 次，均有较好疗效。

近有以 2.5g 浙贝母粉末掺入鸡蛋，煮熟，日服 1 枚，连服数天，治疗 58 例痉咳期百日咳，有效率达 86% 的报道；还有用川贝母治疗子宫颈瘤和十二指肠溃疡，以及用浙贝母为主治疗甲状腺腺瘤的治验报道。

[家庭中医药，1996（5）:51]

十二、以吐治病话藜芦

在《本草纲目》藜芦条下记录着这样两个故事。

在金代，有一位妇人患风痫（癫痫）数十年未愈。此妇人是在六七岁时因外感风寒而患惊风，迁延未愈，此后每一两年发作一次，五至七年后每年发作 5～7 次，从妇人 30 岁开始，此病已是每日发作，严重时一日发作十余次。病发时妇人往往突然昏倒，不省人事，颈项强直，牙关紧闭，口吐白沫，甚是痛苦。妇人曾四方求医诊治，均无功而返，于是逐渐失去了治疗的信心，只求早死。有一年闹饥荒，人们采摘了多种野菜煮食充饥。妇人也到山间采摘野菜，见一野菜形似家葱，便采回家中蒸熟以充饥。妇人食后起初未见异常，待睡至五更时，忽觉胃中不安，转而开始呕吐，呕吐物如胶汁。妇人连续几天呕吐不断，吐出胶汁状物一二升，随后大汗淋漓，昏困而睡。数日后妇人苏醒过来，顿觉神清气爽，身轻体健，数十年之疾苦已消失。妇人知是所食之野菜发挥了作用，便携此物求教于一医生，方知此乃憨葱苗也，即藜芦。

明代，荆和王王妃刘氏 70 岁时突发中风，不省人事，牙关紧闭，诸太医均束手无策，遂请李时珍的父亲李月池诊治。当时李月池任太医院吏目，见诸医用过多法而始终效果不显，便想到藜芦吐风痰的作用。于是将王妃的牙齿打丢一个，用藜芦浓煎灌之，稍过片刻，王妃噫气一声，吐出半碗痰涎而慢慢苏醒过来，后经调理而愈。

从《本草纲目》记录的这两个故事可以看出藜芦以吐治病的神奇功效。

藜芦，又名山藜、旱葱、憨葱，为百合科植物黑藜芦和其他同属植物的根茎。藜芦作为药物的最早记载见于《神农本草经》，"主蛊毒、咳逆……杀诸虫毒"。《本草图经》载："大吐上膈风涎，暗风痫病。"《本草纲目》指出藜芦"哕逆用吐药，亦反胃用吐法去痰积之义。吐药不一，常山吐疟痰，瓜蒂吐热痰……藜芦则吐风痰者也。"藜芦有催吐、祛痰、杀虫的作用，内服用于风痰壅盛、癫痫、疟疾、泻痢、头痛、喉痹等，外用治疥癣、灭蝇蛆等，均有较好疗效。如用藜芦 3g，郁金 0.3g，研粉，每服 1.5g，温水和服探吐，治诸风痰饮；用藜芦 0.3g，天南星 1 个（约 0.7g），同捣粉，生而和面如赤豆大，每服 3 丸，温酒服，治中风不语；用藜芦研细末，开水冲服，治中风痰壅癫痫；取藜芦 3 根（约 1 寸长）插入鸡蛋（1 个）内烧热，去药吃蛋，于病发前 1～2 小时服，治疟疾；用藜芦研粉，配等量黄连素制成片剂，每服 3 片，日服 3 次，治疗骨折；用藜芦适量，水煎取汤，趁热熏洗 30 分钟，每日早晚各 1 次，治头虱等，疗效均较为显著。

现代研究表明，藜芦含有介芬碱，伪介芬碱、红介芬碱、秋水仙碱等生物碱，有催吐、降压、抗真菌的作用，尤其是其降压作用较为明显。麻醉狗静脉注射藜芦 0.05～0.5g/kg，能使血压降低，并伴有心跳减慢，呼吸抑制甚至暂停；慢性肾性高血压狗灌服藜芦 1～2.5g/kg，连服 14 天，有降压作用；藜芦对正常家兔或肾性高血压家兔也有明显的降压作用。故现代临床有人用藜芦治疗高血压和高血压脑病，有较好效果，尤其是配合其他降压药使用，降压效果更为显著。

值得注意是，藜芦有一定毒性，其半数致死量为 1.78±0.38g/kg，临床应用有一些不良反应，最常见的是恶心呕吐、低血压。据观察，食羊肉类食物可增加其毒性。因此，临床应用时应注意控制剂量。

[家庭中医药，1997（1）:49]

十三、仙人托梦治风湿——羌活

1. 羌活治疗风湿顽症的故事

李时珍在《本草纲目》中记载了一个羌活治疗风湿顽症的故事。

唐代有一个名叫刘师贞的人，其兄患风湿顽症，长期卧床不起，家人遍请各地名医，试用多种验方，皆无良效。一天晚上，刘师贞梦见一位老翁，遂上前求教：我兄患有风湿顽症，虽经多方治疗，但无良效，请问有何办法？老翁说：你兄所患风湿顽症，用一般的药物治不好，只有用胡王使者浸酒服方可痊愈，说完老翁就不见了。刘师贞醒来后连忙记下胡王使者这一药名，可是他查遍了所有的医书也找不到这种药，遍访名医药农，竟无一人知道此物。刘师贞十分着急，寝食不安。不久，刘师贞在睡梦中见到了去世多年的母亲，于是向她诉说了此事。母亲连忙说：胡王使者就是羌活。刘师贞醒后就用羌活浸酒给兄长服用，其兄的风湿顽症果真慢慢痊愈了。从此，人们便知道了羌活有祛风湿的作用。

2. 羌活祛风除湿，解表散寒

羌活，又名护羌使者、胡王使者、羌滑、退风使者，为伞形科植物羌活和宽叶羌活的根茎或根。羌活为圆柱状略弯曲的根茎，顶端具茎痕。表面棕褐色至黑褐色，外皮脱落处呈黄色。有的节间缩短，呈紧密隆起的环状，形似蚕，习称"蚕羌"；有的节间延长，形如竹节状，习称"竹节羌"。节上有点状或瘤状突起的根痕及棕色破碎鳞片，气香，味微苦而辛。宽叶羌活为根茎及根，根茎类圆柱形，顶端具茎及叶鞘残基，根类圆锥形，有纵皱纹及皮孔。有的表面棕褐色，近根茎处有较密的环纹，习称"条羌"；有的根茎粗大，呈不规则结节状，顶部具数个茎基，根较细，习称"大头羌"，气味较淡。羌活以条粗壮、有隆起曲折环纹、断面质紧密、朱砂点多、香气浓郁者为佳。一般认为蚕羌的品质最优，竹节羌次之，条羌更次，大头羌最次。

早期羌活与独活是不分的，故有关羌活药用的最早记载见于《神农本草经》独活项下。直至唐代始将独活与羌活分开，《新修本草》载："疗风宜用独活，兼水宜用羌活。"清代《本草正义》载："羌、独二活，古皆不分，《本经》且谓独活一名羌活……然二者形色既异，气味亦有浓淡之殊……羌活之气尤胜，则能直上顶巅，横行支臂，以尽其搜风通痹之职，而独活止能通行胸腹腰膝耳。寿颐师门，恒以羌活专主上部之风寒湿邪，显与独活之专主身半以下者，截然分用，其功尤捷。而外疡之一切风湿寒邪，著于肌肉筋骨者，亦分别身半以上、身半以下，而以羌、独各为主治。"关于羌活的功用，古代多以祛风湿为主，如《药性论》载："治贼风、失音不语……手足不遂，口面㖞斜，遍身顽痹。"《本草品汇精要》载："主遍身百节疼痛、肌表八风贼邪，除新旧风湿。"近代则以其解表散寒作用为主，并将其归入解表药，临床多用于治疗外感风寒引起的发热、恶寒、头疼、身痛等。

3. 羌活的临床应用

羌活味辛、苦，性温，归膀胱、肾经，能散寒、祛风、除湿、止痛，用于治疗风寒感冒头痛、风湿痹痛、肩背酸痛。羌活的临床应用多是以复方形式，如用羌活配伍防风、白芷、苍术等组成的九味羌活汤，治疗感冒、流感、上呼吸道感染属表寒证者效果较好，对头疼、身痛明显者疗效尤为显著。上海中医药大学附属龙华医院用羌活 15g，板蓝根、蒲公英各 30g，水煎服，每日 1 剂，治疗感冒发热、扁桃体炎取得了较好效果；用九味羌活汤治疗急性荨麻疹也有较好疗效。此外，羌活祛风湿的作用甚为显著，为常用祛风胜湿之品。一般认为羌活对风湿痹痛在身半以上者为宜，如周身痹痛，可配防风、独活等同用。对于头疼，羌活多配合川芎、细辛等同用。

现代研究证明羌活含有挥发油，挥发油中含有蒎烯、柠檬烯、萜品烯醇 –4 等 14 种成分，又含有异前胡内酯、佛手内酯、异欧芹素乙、佛手酚、羌活酚、香豆素等，还含有机酸（棕榈酸、硬脂酸、油酸、亚麻酸）、氨基酸、甾醇及生物碱等。药理实验表明羌活有抗血栓、抗纤维蛋白血栓形成的作用，对于血栓增长速度有显著的抑制作用，提示羌活对改善血液高凝倾向、抑制血栓形成有一定意义。羌活还有抗心肌缺血和抗心律失常的作用，也有解热、镇痛、抗炎和抗过敏作用，羌活挥发油对皮肤真菌有抑制作用。从药理研究结果可以看出，羌活除了传统用于治疗风寒感冒及风湿病外，在防治脑血栓及心脏病等方面也有广阔的前景。

4. 羌活的治病验方

羌活治病的民间验方很多，临床应用多有疗效。

（1）感冒发热、扁桃体炎：羌活 15g，板蓝根、蒲公英各 30g，水煎，每日 1 剂，分两次服。

（2）风寒感冒：九味羌活汤，水煎服，每日 1 剂，分两次服。研究显示该方治疗风寒型感冒的总有效率达 93.33%。

（3）肩背痛，不可回顾，脊痛项强，腰似折，项似拔：羌活、独活各 3g，藁本、防风、甘草（炙）、川芎各 1.5g，蔓荆子 1g，研末，水二盏，煎至一盏，去渣，放温饭前服。

（4）霉菌性阴道炎、外阴炎：羌活 50g，白鲜皮 30g，每日 1 剂，水煎分早晚熏洗患处，每次 30 分钟。研究显示连用 10 ～ 15 天后，患者会阴部瘙痒即停止，白带异常现象基本消失，镜检复查未发现霉菌。

（5）白癜风：羌活 150g，旱莲草 120g，当归、赤芍、熟地黄、生地黄各 90g，以上为 1 个疗程剂量，共研细末，炼蜜为丸，每次服 9g，日服 3 次，连服两个疗程。

（6）小儿伤风：羌活、人参、防风、川芎各 3g，上锉一剂，生姜 3 片，薄荷 7 叶，水一盏，煎至七分，不拘时服。

（7）产后伤寒：羌活、香附、紫苏叶各 5g，当归 3g，白芍、柴胡、陈皮各 4.5g，加葱白 3 茎，水煎，不拘时服。

（8）眉骨痛不可忍：羌活、防风、炙甘草各 9g，酒黄芩 3g（冬月不用此一味，如能食、热痛，倍加之），研粉，每服 15g，水二盏，煎至一盏，去渣，食后服之。

羌活属辛香温燥之品，故阴亏血虚者慎用，阴虚头痛者慎用，血虚痹痛者忌用。需要注意的是，本文所载药方应在专业医生指导下使用。

（中国中医药报，2021 年 3 月 1 日，第 7 版）

十四、两个地方官向朝廷进献的方药——豨莶草

1. 豨莶草的故事

关于豨莶草，李时珍在《本草纲目》草部第 15 卷中介绍了这样一个故事。

唐代，江陵府节度使成讷有一个弟弟名成诉，31 岁时中风卧床不起，请了不少名医诊治都没有治愈。有一天，成诉偶遇了一位叫钟针的道士，道士仔细观察了成诉的病情后对他说："您弟弟的病可服食豨莶丸治疗，只要能坚持服药，就一定会好。"道士还介绍了豨莶草的采集方法和豨莶丸的制作方法。成讷按照道士的嘱咐，让家人五月采药，离地五寸剪割，以温水洗去泥土，摘去叶及枝头，九蒸九曝，后熬捣为末，炼蜜为丸，如梧桐子大。成诉每日空腹以温酒或米汤送服二三十丸，服后再吃饭三五匙压之，坚持服药一个月后没有明显效果，服药两个多月，服用约两千丸时，病情突然加重，家人赶紧找道士来看。道士说不必惊慌，也不必担忧，这是药力的作用，继续

服用即可。果然在成讷服到约四千丸时（四个多月），身体恢复了健康，服到约五千丸时（近半年），身体变得比以前强壮。成讷非常高兴，觉得这么好的一个治疗中风的药物不应该埋没在民间，应该让所有人都用得上。于是他向朝廷上表献方，奉朝廷之旨令太医院详录此方并推广应用。

当时向朝廷上表进献豨莶丸方的还有益州知州张咏，他也介绍了自己应用豨莶丸的效果。张咏在上表书中说：我服用豨莶丸一百多剂后，眼目清明；接着服至一千剂，发须乌黑，筋强骨健。州里有一个都押衙名叫罗守一，曾患中风从马上坠落，之后不会说话。他服豨莶丸十余剂后就恢复如常。还有一个名叫智严的和尚，年过七十，忽患偏风，口眼㖞斜，时时吐涎，他也服豨莶丸十余剂后痊愈。

2. 豨莶草祛风湿、利关节、解毒

豨莶草别名肥猪菜、黏糊菜，为菊科植物豨莶、腺梗豨莶或毛梗豨莶的干燥地上部分。豨莶草遍布全国，随处可见，夏季开花前或花期均可采收。割取地上部分，晒至半干时，放置干燥通风处，晾干。临床除了生品外，还有酒豨莶草、蜜豨莶草和酒蜜豨莶草等炮制品应用。

中医学认为，豨莶草味辛、苦，性寒，能祛风湿、利关节、解毒，用于治疗风湿痹痛、筋骨无力、腰膝酸软、四肢麻痹、半身不遂、风疹湿疮等有较好的疗效。现代研究表明，豨莶草含生物碱、酚性成分、豨莶苷、豨莶苷元、内酯化合物、氨基酸、有机酸、糖类、苦味质，具有抗炎镇痛、免疫抑制、抗血栓形成、改善肠系膜微循环、降血压、扩张血管等作用。此外，豨莶草还有抗单纯疱疹病毒、抗早孕以及抑制血管紧张素转化酶活性等作用。这些研究结果为中医应用豨莶草治疗中风、风湿以及皮肤炎症、风疹湿疮等提供了科学依据。

3. 豨莶草用于中风和风湿

有关豨莶草的记载最早见于唐代《新修本草》。明代《本草品汇精要》载："治中风失音不语，口眼㖞斜，时吐涎沫。补虚，安五脏，生毛发。明眼目，乌髭发，壮筋力。"《本草纲目》载："治肝肾风气，四肢麻痹，骨痛膝弱，风湿诸疮。"从前面的故事及这两本明代本草著作来看，豨莶草主要是用于中风和风湿等病证的治疗。《中国药典》2020年版收载了6种以豨莶草为主药的中成药，其中豨红通络口服液、豨莶草通栓丸及豨莶草通栓胶囊是治疗中风疾病的，特别适合瘀血阻络、风痰痹阻脉络等引起的中风及其后遗症。豨莶丸、豨桐丸及豨桐胶囊是治疗风湿疾病的，特别适合风湿热阻经络及风湿热痹证。

（中国中医药报，2021年3月8日，第7版）

十五、胡椒——李时珍患眼疾后的新发现

1. 胡椒与李时珍眼疾的故事

李时珍在《本草纲目》中记录了自己因嗜食胡椒而患眼疾，之后全面认识胡椒的过程。

《本草纲目》载："胡椒，大辛热，纯阳之物，肠胃寒湿者宜之。热病人食之，动火伤气，阴受其害。时珍自少嗜之，岁岁病目，而不疑及也，后渐知其弊，遂痛绝之，目病亦止。才食一二粒，即便昏涩，此乃昔人所未试者。盖辛走气，热助火，此物气味俱厚故也。病咽喉口齿者亦宜忌之。近医每以绿豆同用治病有效，盖豆寒椒热，阴阳配合得宜，且以豆制椒毒也。"

胡椒自古就是药食两用的香料，但胡椒能致眼病这一点古人并未意识到。李时珍从小就喜欢吃胡椒，家里做菜都喜欢用胡椒。他自幼体弱多病，尤其好发眼病，每次发病短则十天半月，长则数月半年，年年如此。其父李言闻虽是名医，但也束手无策。据说李时珍三次乡试不中皆与眼病有关。李时珍从医后，经过潜心研究，终于发现自己的眼病与胡椒有关，遂将其记入《本草纲目》。

2. 胡椒深受东西方欢迎

胡椒具有温中散寒、消痰解毒的作用，临床上多用于治疗寒痰食积、脘腹冷痛、反胃呕吐、冷痢等。胡椒也是人们喜爱的香料，市售的各种调味品中均含有胡椒。胡椒在防病治病及饮食调味中均占有重要地位。

既然其名中有"胡"字，肯定是外来的物种。最早使用胡椒的证据，来自古埃及法老拉美西斯二世，后人在他木乃伊的鼻孔里发现了几颗胡椒种子。胡椒原产自东南亚、南亚等热带地区，我国华南及西南地区有引种栽培。

胡椒传入我国的时间不晚于晋代。西晋张华的《博物志》和北魏贾思勰的《齐民要术》在记录胡椒酒、胡炮肉等胡人饮食时均提到要使用胡椒。胡椒大规模传入我国的时间是在唐代，宰相元载因为贪污受贿被杀，抄家时便有赃物胡椒八百石。明代永乐年间，胡椒有时被当作薪水发给官员。李时珍在《本草纲目》中记载胡椒"以充土贡"，即以胡椒作为进献的土产。这说明当时胡椒跟金银财宝一样值钱，是硬通货。

胡椒的应用横跨东西方，至今仍是不同饮食文化圈所共用的不可或缺的香料。胡椒历来是香料贸易的主角。16～17世纪，胡椒占世界香料贸易的七成。胡椒价格昂贵，在古代是用于区分阶层的。洒满胡椒的菜肴是上层社会饮食的标志。胡椒不仅是香料，更是炫耀性消费的主角，是身份、地位及财富的象征。甚至有人认为胡椒直接引发了大航海，促进了东西方交流、殖民主义兴起、新旧世界物种大交换，彻底改变了东西方命运，改变了人类历史

和地球的面貌。近年，胡椒的国际贸易量仍占香料贸易总量的 20% ~ 40%。

3. 胡椒的临床作用

胡椒分为黑胡椒和白胡椒两种，其实原植物都是一种，只是加工方法不同。在果实半熟时采收、晒干，果实自然干缩变黑，这时得到的就是黑胡椒。果实完全成熟变成红色时采收，用水浸泡几天，再把外果皮去掉，晒干之后得到的就是白胡椒。白胡椒的味道比黑胡椒更辛辣，因此散寒、健胃的功效更强，药用价值也就更高一些。但在调味方面，白胡椒的知名度反而不如黑胡椒。中国人则更喜欢用白胡椒作为调料。

胡椒性味辛热，归胃、大肠经，能温中散寒、下气、消痰，可用于治疗胃寒呕吐、腹痛泄泻、食欲不振、癫痫痰多。

胡椒的主要药理作用：抗惊厥，镇静，加强其他中枢神经系统抑制药的中枢抑制，利胆，升压，解热，镇痛，收缩子宫，杀虫。

关于胡椒，《本草备要》载："多食发疮痔、脏毒，齿痛目昏。"《随息居饮食谱》载："多食动火燥液，耗气伤阴，破血堕胎，发疮损目。"胡椒药性辛热，多食会导致上火，以致眼疾，尤其是热性体质的人更是如此。西医学研究认为，少量服食胡椒有增进食欲的作用，大量服食胡椒会刺激胃黏膜，使之充血而引起胃痛，久而久之将导致胃溃疡的发生。

4. 常用胡椒经验方

胡椒在中医临床上较为常用，民间也常用于食疗，现介绍一些常用验方。

（1）阴囊湿疹：胡椒 10 粒，研成粉，加水 2000mL，煮沸后待温，外洗患处，每日两次。

（2）阴痒生疮：胡椒 15g，紫梢花 30g，共为粗末，水煎浴洗。

（3）泄泻：胡椒研成粉末，用姜汁调糊，敷肚脐上。

（4）胃痛：大枣 7 个（去核），每个内入白胡椒 7 粒，线扎好，饭锅上蒸熟，共捣为丸，如绿豆大，每服 7 丸，温水送下，服后痛止。

（5）反胃吐食，数日不定：胡椒 1g（研末），生姜 30g（微煨，切），以水两碗，煎取一碗，去滓，分 3 次服。

（6）霍乱吐泻：胡椒 49 粒，绿豆 149 粒，研粉混匀，用木瓜汤送服，每次 3g。

（7）风虫牙痛：胡椒、荜茇等份，研末，做成如麻子大蜡丸，每用 1 丸，塞蛀孔中。

（8）冻伤：胡椒 10g，白酒 90mL。把胡椒浸于白酒内，7 天后过滤，以白酒涂于冻伤处，每日 1 次。

（9）小儿消化不良性腹泻：内服用白胡椒 1g 研粉，加葡萄糖粉 9g 配成散剂，1 岁以下每次 0.3 ~ 0.5g，3 岁以下 0.5 ~ 1.5g，一般不超过 2g，每日

3 次，连服 1 ～ 3 天。外敷以胡椒粉填敷患儿肚脐，外贴暖脐膏，固定 24 小时，未愈可再贴 1 次。

（10）神经衰弱：取白胡椒 1 粒（剪成两半）置于耳穴部位，胶布固定，用拇指捏压耳穴部位至有发热感，每日 4 ～ 6 次，持续两周，如病情反复则继续第 2 个疗程。

胡椒不可多食，消化道溃疡、咳嗽咯血、痔疮、咽喉炎、眼疾患者及孕妇应慎服，阴虚有火者忌服。

（中国中医药报，2021 年 4 月 1 日，第 7 版）

十六、黄芩——治好李时珍的肺热咳嗽

1. 黄芩治李时珍咳嗽的故事

关于黄芩善治肺热咳嗽，在《本草纲目》中记载有李时珍亲身经历的故事。

李时珍 20 岁那年，因感冒引起咳嗽，开始他并不在意，在感冒未好的情况下居然和妻子同房，导致病情加重，越咳越厉害，还出现阴虚潮热、盗汗。每天吐痰一碗多，常烦躁口渴，既不能吃，又不能睡，六脉浮洪。父亲李言闻亲自给他诊治，先后用了柴胡、麦冬、荆芥、竹沥等药。一个多月过去了，病情仍不见好转，且不断加重。李言闻十分担心，他想起李东垣用一味黄芩汤治肺热如火燎，以泻肺经气分之火。李言闻就按照李东垣的药方，用上好的黄芩一两，水二碗，煎至一碗，给李时珍服下。第二天，李时珍发热全退，咳嗽吐痰也随之停止。李时珍对这件事深有感触，认为用药只要抓住了关键，就像鼓槌击鼓，一敲就响。对症下药，药到病除，医学之奥妙就是如此。

2. 黄芩乃清热良药

黄芩，又名子芩、宿芩、条芩、枯芩、片芩，为唇形科植物黄芩的干燥根。春秋两季采挖，除去须根及泥沙，晒后撞去粗皮，晒干入药。《本草纲目》载："芩，《说文解字》作菳，谓其色黄也……宿芩乃旧根，多中空，外黄内黑，即今所谓片芩（或枯芩）……子芩乃新根，多内实，即今所谓条芩。"黄芩是中医临床的常用药，有清热燥湿、泻火解毒、止血、安胎的功效，常用于治疗湿温、暑温胸闷呕恶，湿热痞满、泻痢、黄疸，肺热咳嗽、高热烦渴、血热吐衄、痈肿疮毒、胎动不安等，有较好疗效。

明代《药品化义》载："黄芩中枯者名枯芩，条细者名条芩，一品宜分两用。盖枯芩体轻主浮，专泻肺胃上焦之火，主治胸中逆气，膈上热痰，咳嗽喘急，目赤齿痛，吐衄失血，发斑发黄，痘疹疮毒，以其大能凉膈也。其条芩体重主降，专泻大肠下焦之火，主治大便闭结，小便淋浊，小腹急胀，肠红痢疾，血热崩中，胎漏下血，挟热腹痛，谵语狂言，以其能清大肠也。"临

床上治湿温发热，黄芩多与滑石、白蔻仁、茯苓等配合应用；治湿热泻痢、腹痛，黄芩常与白芍、葛根、甘草同用；治湿热蕴结所致的黄疸，黄芩与绵茵陈、栀子、淡竹叶等同用；治热病高热，黄芩常与黄连、山栀等配伍；治肺热咳嗽，黄芩与知母、桑白皮等同用；治血热妄行，黄芩与生地黄、牡丹皮、侧柏叶等同用；治热毒疮疡，黄芩与金银花、连翘等同用。

黄芩还有安胎的作用，常与白术、竹茹、紫苏等配合应用，治疗胎动不安。电视剧《女医·明妃传》中就介绍过明代著名女医家谈允贤接诊了一名习惯性流产的妇女，有众多医生先后给她治疗过，但她仍然流产了六次。谈允贤发现这名妇女性情抑郁，容易发怒，认为这是肝气郁结，郁火内动，从而导致流产。经用紫苏汤送服黄芩、白术粉，这名妇女终于保住了胎儿，并顺利足月产下了一名女婴。

现代研究表明黄芩有很好的抗菌及抗病毒作用，还有抗炎、抗过敏作用，降压、降脂作用，抗血小板聚集、抗凝及抗血栓形成作用，抗心律失常作用，解热、镇静、解痉、利尿、保肝、利胆、抗氧化等作用。特别是黄芩所含黄芩苷、黄芩素、汉黄芩素，抗菌谱较广，即使是对青霉素等产生耐药性的金黄色葡萄球菌仍能被杀灭。临床上用黄芩治疗小儿急性呼吸道感染、传染性肝炎、慢性支气管炎、急性菌痢等，均可获良效。

3. 黄芩治病验方

（1）小儿急性呼吸道感染：50% 黄芩煎液，1 岁以下每天 6mL，1 岁以上每天 8～10mL，5 岁以上酌加，皆分 3 次服。此方有较好疗效，患儿体温多在 3 天内恢复正常。

（2）妊娠恶阻：黄芩杞果汤，黄芩、枸杞子各 50g，置于杯中，沸水冲之，适温后频频饮用。

（3）急性细菌性痢疾：黄芩、诃子等量，用明矾沉淀法提取制成粉剂，每日 4 次，每次 2g。

（4）鼻衄：黄芩白茅根汤，黄芩 20～60g，白茅根 20～60g，蜂蜜 30g，每日 1 剂，水煎分两次服，3 剂为 1 个疗程。

（5）日光性皮炎：黄芩粗粉 100g，用 60% 乙醇渗滤、浓缩制得淡黄色针状结晶，再加适量甘油及乳膏基质混匀，制得黄芩防晒霜，每日两次，涂抹患处。

（6）复发性口疮：黄芩 20g，冰片 2g，研粉，浸于 100mL 高浓度白酒中，1 个月后即可使用。使用时用棉签蘸药酒涂于口疮处，每日 3～4 次。

（7）高血压：用 20% 黄芩酊剂，每日 3 次，每次 5～10mL 内服，连续服用 1～12 个月，降压作用持久，无明显毒副作用。

（8）小儿心热惊啼：黄芩、人参各等份，研为细粉，每服半汤匙，竹叶汤调下，不拘时服。

黄芩苦寒伤胃，脾胃虚寒者不宜使用，脾胃虚弱、食少便溏者慎用。

（中国中医药报，2021 年 4 月 14 日，第 7 版）

十七、刘寄奴——用皇帝小名命名的中药

1. 刘寄奴的传说

李时珍在《本草纲目》中记载了刘寄奴名字的来历。

刘裕（小名寄奴），字德舆，生于晋陵郡丹徒县京口里（今江苏省镇江市京口区），是我国东晋至南北朝时期杰出的政治家、改革家、军事家，南朝刘宋开国君主。刘裕自幼家贫，后投身北府军为将。在他早年贫困微贱的时候，有一次到新洲江边砍伐获（一种禾本科植物），遇见一条大蟒蛇。他立即用箭射，蟒蛇虽被射中，但一闪身就不见了。他很奇怪，想要寻找，但天色已晚，只得回家。第二天一早他便前去寻找，隐约听到附近的树林中有杵臼之声，循着声音找过去，看见有几个青衣童子正在捣药。刘裕上前问："你们在这里为谁捣药？治什么病呢？"其中一位童子答："我主被刘寄奴射伤，令我们捣药以疗伤。"刘裕又问："你主怎么知道是刘寄奴射伤？他既有此神通，何不将刘寄奴杀死？"童子答："我主说了，寄奴将为帝王，不可伤害。"刘裕听后大声呵斥："我就是刘寄奴，专来捉拿你们。"童子们吓得丢下杵臼和草药四散逃走。刘裕忙拾起草药返回，并试着将此草药敷于伤者伤口，疗效果然很好。自此之后凡遇有人受金疮之伤，刘裕就用此草药捣碎敷之，不久伤口即愈。

后来，刘裕驰骋疆场，率军先后灭了桓楚、西蜀、南燕和后秦，于公元420 年建立了刘宋国，当了皇帝。刘裕在南征北战中，用此草药治愈了无数受伤的将士，治外伤有神效。然而，人们却不知此草药叫什么，因为是刘裕发现的，于是就用刘裕的小名"刘寄奴"为此草命名，以作为纪念。

2. 刘寄奴的临床功效

值得注意的是，各地所用刘寄奴的品种不一。菊科植物奇蒿与《本草纲目》所载近似，但仅在江苏、上海、浙江、江西、福建等地使用，习称"南刘寄奴"。另一种"北刘寄奴"系玄参科植物阴行草的带果全草，主产于河北、山东、河南、吉林、黑龙江等地，虽与《本草纲目》所载者不同，但亦有较长的使用历史。此外，四川所用的刘寄奴为菊科植物狭叶艾的全草，又名红陈艾、芦蒿。广东刘寄奴为菊科植物白苞蒿的全草，别名鸭脚艾、四季菜、珍珠菊、甜艾。临床使用时应注意区分刘寄奴的品种。

南刘寄奴为菊科植物奇蒿的全草，秋季开花时采割，除去杂质、晒干，以叶绿、花穗黄、香气浓郁者为佳。功能活血通经、散瘀止痛、止血消肿、消食化积，用于瘀滞经闭、产后腹痛、跌打损伤、外伤出血、疮痈肿毒、食

积腹痛。南刘寄奴醒脾消食之功较北刘寄奴明显，故有一别名为"化食丹"。

宋代《开宝重定本草》载："（刘寄奴）疗金疮，止血为要药。产后余疾，下血、止痛极效。"清代《本草求真》载："刘寄奴，味苦微温，多能破瘀通经，除癥下胀，及止金疮血出，大小便血，烫火伤毒。缘血之在人身，本贵通活，滞而不行，则血益滞而不出，而癥瘕胀满愈甚；行而不止，则血亦滞而不收，而使血出益甚。寄奴总为破血之品，故能使滞者破而即通，而通者破而即收也。"由此可见，刘寄奴确是一味治疗金疮出血的良药。

3. 刘寄奴的药理作用

刘寄奴主要含挥发油类成分，如桂皮酸、桂皮酸酯、奇蒿内酯、西米杜鹃醇等，还含有黄酮类成分，如奇蒿黄酮、异泽兰黄素、苜蓿素等，以及香豆素类成分，如茛菪亭、7–甲氧基香豆素等。研究表明刘寄奴挥发油对多种细菌有抑制作用。刘寄奴总生物碱和总黄酮均能防治醋酸棉酚肝损害引起的大白鼠谷丙转氨酶升高，是刘寄奴煎剂防治棉酚肝损害的有效成分。动物实验还证明刘寄奴有解除平滑肌痉挛、加速血液循环和促进凝血等药理作用。

4. 刘寄奴的民间验方

（1）跌打损伤，腹中有瘀血：刘寄奴、延胡索、骨碎补各 30g，切细，水煎后用少量黄酒送服药汁。

（2）刀枪伤口，止疼痛：采新鲜刘寄奴，捣烂后外敷伤口，或用刘寄奴干品捣为细粉，敷在伤口上，用纱布包裹。

（3）产后诸病：治产后恶露不尽，败血上攻，心胸烦躁，大渴闷乱，眼黑眩晕，或脐腹疼痛，呕哕恶心，不进饮食等，刘寄奴 60g，当归 30g，甘草 6g，共研为粗末，每服 6g，加生姜 7 片，水煎去滓，温服。

（4）小儿夜啼：刘寄奴 15g，甘草 6g，地龙（炒）3g，上三味，研为粗末，水煎去滓，时时服之。

（5）大小便出血：刘寄奴研为细末，用茶水调服，每次 6g，空腹服。

（6）水火烫伤：刘寄奴研为细末，糯米磨成米浆，再放入药末，搅拌均匀，涂抹于患处。

（7）毒蛇咬伤：刘寄奴 15g，天胡荽 30g，木香 15g，每日 1 剂，水煎服。

（8）痔疮：刘寄奴、五味子等份，研为细末，每次 5g，少量温黄酒空腹送下。

本品孕妇禁服，气血虚弱、脾虚泄泻者慎服。

（中国中医药报，2021 年 4 月 26 日，第 7 版）

十八、苍术——治好许叔微的"湿阻脾胃"证

1. 苍术治好许叔微"湿阻脾胃"证的故事

李时珍在《本草纲目》中记载了苍术治好医家许叔微"湿阻脾胃"证的故事。

宋代医家许叔微在青年时代异常勤奋，每天攻读至深夜才上床休息。他有一个习惯：睡前饮酒。几年后，许叔微时时感到胃中辘辘作响，胁下疼痛，饮食减少，每十天半个月还会吐出一些又苦又酸的液体。每到夏天，他的左半身就不会出汗，只有右半身出汗。这到底是什么怪病呢？

许叔微四处求医，均无功而返，心中十分苦恼。于是许叔微开始自治，他对病情进行了分析研究，认为主要是由"湿阻脾胃"引起的。他依据"用药在精"的学术思想，选用燥湿健脾的苍术为主药，用苍术粉500g，大枣50枚，以适量生麻油调和，制成小丸，坚持每天服用50粒，以后逐渐增加剂量，每天服用100～200粒，服药期间忌桃、李、雀肉。3个月后，他的病就好了。

2. 苍术种类有别

苍术，又称山精、赤术、马蓟、青术、仙术，为菊科多年生草本茅苍术或北苍术的干燥茎。苍术主产于山东、江苏、安徽、浙江、江西、河南、湖北、四川等地，以产于江苏茅山一带者为道地药材，又名茅苍术，简称茅术。北苍术主产于东北、华北及陕西、宁夏、甘肃等北方地区，故名北苍术。

茅苍术和北苍术的主要区别在于性状和有效成分两方面。

性状方面，茅苍术呈不规则连珠状或结节状圆柱形，表面灰棕色，质坚实。切片后的茅苍术断面呈黄白色或灰白色，而且散有非常明显的橙黄色或棕红色的油室，习称"朱砂点"。茅苍术切片长期暴露在空气中，表面会析出白色的针状结晶，习称"起霜"。很多人以为是长期放置发霉了，其实这是一种正常现象。茅苍术的香味浓郁，断面"朱砂点"多，质量佳，气香特异，味微甘、辛、苦。与茅苍术相比，北苍术呈疙瘩块状，质地较疏松，断面也有黄棕色的油室即"朱砂点"，但是数量较少，并且无白色的针状结晶析出。北苍术的香气较淡，味辛、苦。

有效成分方面，两者成分含量不同。茅苍术根茎挥发油含量5%～9%，北苍术根茎挥发油含量1.5%。挥发油的主要成分为苍术醇、β-桉叶醇、茅术醇的混合物。此外，苍术酮和苍术素等含量也不同。

另有一种关苍术，产于黑龙江、吉林、辽宁、内蒙古、河北等地，在部分地区混作苍术入药，不属于药典收载品种，应注意区分。关苍术根茎多呈结节状圆柱形，表面深棕色，质地疏松，折断面不平坦，纤维性较强，而且

有网状的裂隙或者小空洞。区别于茅苍术和北苍术，关苍术的横切面是没有朱砂点的。因为气味主要来源于朱砂点，所以关苍术气味较淡。

苍术饮片以质坚实、断面朱砂点多、香气浓者为佳，一般认为茅苍术质量最佳。

3. 苍术的临床功效

中医学认为苍术味辛、苦，性温，归脾、胃、肝经，能燥湿健脾、祛风散寒、明目，用于治疗脘腹胀满、泄泻、水肿、脚气痿躄、风湿痹痛、风寒感冒、夜盲及眼目昏涩。苍术辛散，苦燥力强，内燥中焦湿浊，外祛风湿（内湿、外湿），性温散寒，对风湿痹痛湿胜者、外感风寒夹湿者尤宜。关于其功效，《本草纲目》载："治湿痰留饮，或挟瘀血成窠囊，及脾湿下流，浊沥带下，滑泻肠风。"《本草求原》载："止水泻飧泄，伤食暑泻，脾湿下血。"《玉楸药解》载："燥土利水，泻饮消痰，行瘀，开郁，去满，化癖除癥，理吞吐酸腐，辟山川瘴疠，起筋骨之痿软，清溲溺之混浊。"这些本草著作对苍术的功效及应用描述得十分清楚。

苍术是中医临床的常用药，治疗湿阻脾胃而见脘腹胀满、食欲不振、倦怠乏力、舌苔白腻厚浊等，常与厚朴、陈皮等配伍应用；治疗寒湿白带，多与白芷同用；治疗湿热下注、脚膝肿痛、痿软无力，与黄柏、牛膝、薏苡仁等同用；苍术对寒湿偏重的痹痛尤为适宜，可配合羌活、独活等同用；治疗感受风寒湿邪所致头痛、身痛、无汗等症，常与羌活、细辛、防风等同用；苍术还有明目之功，为治夜盲要药，可与猪肝或羊肝、石决明等配伍同用。此外，苍术气味芳香，又能辟秽，民间每于五月初五端午节用苍术与艾叶在室内同燃，用以辟疫。

4. 苍术的药理作用

现代研究表明，苍术根茎含挥发油，油中成分为苍术醇、β-桉叶醇和茅术醇的混合物，此外还有苍术酮和苍术素等。药理研究表明，苍术具有调节胃肠运动、抗溃疡、保肝、抗菌、抗病毒、促进胆汁分泌、抑制子宫平滑肌运动等作用，同时还有降血糖、抗缺氧、中枢抑制、抗肿瘤等作用。

因为苍术确能起到抑制和杀灭病毒和细菌的作用，所以在新冠肺炎防治中得到了广泛应用。国家卫生健康委和国家中医药管理局联合印发的《新型冠状病毒肺炎诊疗方案》中收载的用于治疗新冠肺炎初期的寒湿阻肺方、中期的疫毒闭肺方，以及湖北省卫生健康委员会发布的预防新型冠状病毒肺炎1号方、广州医科大学第一附属医院发布的预防新型冠状病毒肺炎方等都重用了苍术。此外，《新型冠状病毒肺炎中医诊疗手册》中收载的预防新型冠状病毒肺炎的中医药外用方（室内熏蒸或研末制成香囊佩戴）及用苍术、艾叶研末用于室内熏烧等也重用了苍术。

5. 苍术的民间验方

（1）夜盲症：鲜猪肝 200g（切片），苍术 30g，小米 1 碗，用 3 碗水浸泡小米 30 分钟，然后将泡过小米的水放进锅里煎煮猪肝和苍术，煎至 1 碗。患者晚上睡前食猪肝喝汤，轻者 2 剂见效，重者 15 剂见效。

（2）视神经萎缩：苍术 18g，人参 3g，珍珠母 50g，先将珍珠母打碎煮 30 分钟，再加苍术和人参一同熬煮。每日 1 剂，早晚各服 1 次，7 日为 1 个疗程，连用 2～3 个疗程，停 21 日再服。

（3）烧烫伤：苍术适量烘干，研为细末，以芝麻油调成稀糊状，涂敷在烫伤部位，每日 3 次，直至痊愈。

（4）腹泻：苍术粉、胡黄连粉各 9～10g，以糯米酒糟捣泥，与药粉共捏作圆饼状，外敷于患者脐部神阙穴，外用塑料薄膜覆盖，绷带固定，每日敷贴 1～2 次，每次 4～6 个小时，有较好疗效。

（5）伤食泄泻：苍术 100g，小花椒 50g（去目，炒），上为极细末，醋糊为丸如桐子大，每服 20 至 30 丸，饭前温水送下。

（6）佝偻病：用苍术挥发油胶囊（每粒含北苍术挥发油 0.33mL）治疗 2～3 岁儿童佝偻病，每次 2 粒，每日 3 次。初期连用一周，急性期连用两周，停药 1 个月后复查。或用苍术糖浆（每 10mL 含苍术 9g，鸡蛋壳粉 1g）治疗小儿佝偻病，每次 5mL，每日两次，连用 15 天，均有较好疗效。

（7）湿疹：黄柏、苍术各 10g，水煎 30 分钟，晾温后，用消毒棉球蘸药液外洗患处，然后撒滑石粉少许。每日两次，连续治疗 3～7 天。

（8）糖尿病烂腿：黄柏、苍术等量，两药烘干打成粉，敷在溃烂处。7 天可见效，两个月溃烂处基本会结痂收口。

（9）骨关节疼痛及骨质增生：苍术 2500g，黄酒 2500mL，水适量，共置一大锅内，文火煎煮 6 小时，过滤去渣，浓缩至 2500mL，取一半浓缩液加等量蜜成膏内服，每日早晚各服 15mL，另一半浓缩液加乳香粉成膏，每次取适量外敷患处，有较好疗效。

值得注意的是，阴虚内热、气虚多汗者忌用苍术。

（中国中医药报，2021 年 5 月 6 日，第 7 版）

十九、赤小豆——药食两用功效多

1. 赤小豆的故事

在《本草纲目》谷部二十四卷赤小豆【发明】项中李时珍记载了这样一个故事："陈自明妇人良方云：予妇食素，产后七日，乳脉不行，服药无效。偶得赤小豆一升，煮粥食之，当夜遂行。因阅本草载此，漫记之。又朱氏集验方云：宋仁宗在东宫时，患痄腮，命道士赞宁治之。取小豆七七粒为末，傅之而愈。中贵人任承亮后患恶疮近死，尚书郎傅永授以药立愈。叩其方，赤小豆也。……有僧发背如烂瓜，邻家乳婢用此治之如神。此药治一切痈疽疥疮及赤肿，不拘善恶，但水调涂之，无不愈者。但其性黏，干则难揭，入苎根末即不黏，此法尤佳。"

据《妇人大全良方》记载，宋代名医陈自明的妻子平时一直吃素，产后七天仍然没有奶水，服了许多催乳的药均无效果。偶然间陈自明得到赤小豆一升，用其煮粥给妻子服食，其妻当晚便有乳汁出来，真的很神奇。这是陈自明从前人本草书籍中看到的经验。

据《朱氏集验方》记载，宋仁宗在东宫时患疰腮病（即腮腺炎），便请道士赞宁前来治疗。赞宁看见宋仁宗腮腺肿大，伴有发热、疼痛，便取赤小豆四十九粒，研为细末，用水调敷，之后逐渐肿消痛止而愈。中贵人任承亮患恶疮，濒临死亡，尚书郎傅永给了一些药粉让其调水外敷，用药后很快痊愈，此药就是赤小豆。……有个和尚患发背疮，疮口溃如烂瓜，邻家的奶娘用赤小豆为他治疗，药到病除，灵验如神。看来，赤小豆治一切痈疽疥疮及红肿，不论问良性恶性，研粉用水调敷后均可治愈。但赤小豆性黏，风干后难以揭下，如果加入少量苎麻根粉就不黏了，这一办法很好，将赤小豆的功效发挥到最佳。

2. 赤小豆品种多且杂

赤小豆为豆科一年生半缠绕草本植物赤小豆的成熟种子，以颗粒饱满、色紫红发暗者为佳。

市面上易将赤小豆、赤豆、相思豆和木豆混淆，四者在性状、功效及应用上是有区别的。

（1）赤小豆：略呈圆柱形而稍扁，种皮赤褐色或紫褐色，平滑，微有光泽，种脐线形、白色，质坚硬，不易破碎，气微，嚼之有豆腥味。

（2）赤豆：全国各地都有分布，民间多称其为红豆。其外观呈短圆柱形，两端较平截或钝圆。表面暗棕红色，有光泽，种脐不突起。赤小豆与赤豆尽管长相不同，种属却相同，同属豆科植物，性质和营养成分接近。赤小豆性偏凉，功效强一些，所以中医入药多用赤小豆，而赤豆性偏补，多供食用。

（3）相思豆：为豆科植物相思子的成熟种子，广泛分布于热带地区，味辛、苦，性平，有小毒，入心、肺经。与赤小豆外观不同的是，相思豆的呈椭圆形或近圆形，在脐的一端为黑色，上端为朱红色，有光泽。相思豆有清热解毒、祛痰杀虫之功，适用于疮痈肿痛、腮腺炎等。相思豆临床多外用，研末调敷，或煎水洗，或熬膏涂；不宜内服，以防中毒。

（4）木豆：又名观音豆，为豆科植物木豆的种子，外观呈扁球形，表面暗红色，种脐长圆形、白色，显著突起；质坚硬，内有两片肥厚子叶。木豆味甘微酸，性温，无毒，气微、味淡，嚼之有豆腥气，具有利湿、消肿散瘀、止血之功效，主治风湿痹痛、跌打肿痛、衄血、便血、疮疖肿痛、产后恶露不尽等。木豆与赤小豆均属豆科植物，功效上木豆侧重于止血散瘀，赤小豆侧重于解毒排脓。

在日常应用中，很多人认为赤小豆、赤豆、相思豆及木豆都是可以食用的，其实不然。称为红豆的赤豆是可以食用的，而相思豆有一定毒性，不可以食用，应注意鉴别。

3. 赤小豆的功效

关于赤小豆的功效，《食疗本草》载："甚治脚气及大腹水肿，散气，去关节烦热，令人心孔开，止小便数。"《本草纲目》做了更为详细的描述：消热毒，散恶血，除烦满，通气，健脾胃，令人美食。捣末同鸡子白，涂一切热毒痈肿。煮汁，洗小儿黄烂疮，不过三度。缩气行风，坚筋骨，抽肌肉。久食瘦人。散气，去关节烦热，令人心孔开。暴痢后，气满不能食者，煮食一顿即愈。辟瘟疫，治产难，下胞衣，通乳汁。和鲤鱼、鳢鱼、鲫鱼、黄雌鸡煮食，并能利水消肿。

赤小豆的应用历史悠久，成方较多，如《圣济总录》中赤小豆汤、《伤寒论》中麻黄连翘赤小豆汤、《太平圣惠方》中赤小豆散等，充分发挥了赤小豆利尿通淋、除湿退黄、解毒排脓之功效。

现代研究表明，赤小豆中含有糖类、三萜皂苷等成分，其主要作用包括抑制胰蛋白酶，抑菌，20% 赤小豆煎剂对金黄色葡萄球菌、福氏痢疾杆菌等有抑制作用，并能抗氧化，降血糖，降血脂，此外还能增强细胞免疫、避孕等。

4. 赤小豆的验方

（1）乳汁不通：煮赤小豆，取汁饮用，或者赤小豆酒研，温服，以滓敷。

（2）水肿，小便不利：方出《外台秘要》。取赤小豆 500g，500g 左右的活鲤鱼 1 条，同放锅内，加水 2000～3000mL 清炖，至赤小豆烂透为止。将赤小豆、鲤鱼和汤分数次服下，每日或隔日服 1 次。

（3）颞下颌关节紊乱：赤小豆研成细末，湿润后调成糊剂敷于患处，包扎固定，每隔 2～3 小时湿润糊剂一次，反复 4～5 次后，更换赤小豆糊剂，再次敷于患处，连用一周。

（4）结节性脉管炎：茵陈赤小豆汤（茵陈、赤小豆、苦参、生薏苡仁等），每日 1 剂，水煎服，14 天为一个疗程。

（5）痔疮下血：方出《金匮要略》。取赤小豆 60g，当归 15g，加水煎成汤，饭后饮服。

（6）黄褐斑：麻黄连翘赤小豆汤，方出《伤寒论》，每日 1 剂，15 天为一个疗程。

（7）腮腺炎：赤小豆五六十粒，研成粉，与蛋清和冷水调至黏稠，摊在纱布上，敷在伤处，对腮腺炎具有快速消肿的作用。

（8）青春痘：赤小豆30g，鸡内金10g，先将鸡内金研末，然后煮赤小豆，将熟时放入鸡内金末调匀，外敷患处，对青春痘有消肿修复的作用。

（9）瘾疹：赤小豆、荆芥穗等份，研为粉末，用鸡蛋清调涂患处。

赤小豆的营养价值非常高，但不是人人都适合吃。如果小儿吃东西较少，食欲不佳，大便稀溏，就不宜食用赤小豆。成人体质虚弱，正在服用有补益作用的中药，也不宜食用赤小豆，否则会影响药效。赤小豆能通利水道，故尿多、身体消瘦者忌用，阴虚津伤者慎用。

（中国中医药报，2021年5月13日，第7版）

二十、木瓜治湿痹、经脉拘挛有奇效

1. 木瓜治脚气的故事

《本草纲目》果部第三十卷木瓜【附方】载：脚气肿急用木瓜切片，囊盛踏之。广德顾安中，患脚气筋急腿肿，因附舟以足阁一袋上，渐觉不痛。乃问舟子：袋中何物？曰：宣州木瓜也。及归，制木瓜袋用之，顿愈。

在安徽广德有个叫顾安中的人，患脚气，筋急腿肿。有一次他乘船的时候，脚痛得很不舒服，无意中看到旁边有一袋东西，就把脚搁在上面，慢慢觉得两脚不怎么痛了。他感到非常惊奇，于是问船夫袋子里装的是什么东西，船夫回答说是宣州的木瓜。等顾安中回到家后，立刻去市集买了木瓜，切成片后装在布袋里，每天将脚放在上面。没过多久，他的脚气病就痊愈了。由此可见，木瓜治疗筋脉拘挛的效果是非常显著的。

2. 皱皮光皮，药用食用各不同

木瓜，又名皱皮木瓜、铁脚梨，为蔷薇科植物贴梗海棠的干燥近成熟果实。夏秋二季果实绿黄时采收，置沸水中烫至外皮灰白色，对半纵剖，晒干。木瓜在我国有悠久的历史，最早载于《尔雅》，谓之"楙"，《名医别录》谓之"木瓜实"，《清异录》谓之"铁脚梨"。对其名称的含义，两晋时期著名文学家、训诂学家郭璞的《尔雅注疏》云："木实如小瓜，酸而可食，则木瓜之名取此义也。"清代蒋介繁的《本草择要纲目》载："寇氏云，木瓜得木之正气，酸以入肝，故益筋与血。"

《本草图经》载："木瓜处处有之，而宣城者为佳。"自古以来便以安徽宣城的木瓜为道地药材，故有宣木瓜之称，已被列入国家地理标志保护产品。宣木瓜既是药品，又是食品，被列入第一批"药食同源"名单。木瓜全身是宝，营养成分较高，皮、花、枝、核和根都可开发利用。

市面上有一种光皮木瓜，是蔷薇科植物榠樝的干燥成熟果实。根据《本草经集注》记载，光皮木瓜果实味酸、涩，性平，具有和胃舒筋、祛风除湿、消痰止咳之功效，用于吐泻转筋、风湿痹痛、咳嗽痰多、泄泻、痢疾、脚气水肿等。虽然光皮木瓜有与皱皮木瓜相似的作用，但其不属于木瓜正品。根据光皮木瓜与皱皮木瓜品质多性状指标综合评价的数据，在木瓜总糖、抗坏血酸、齐墩果酸、熊果酸、总黄酮、总皂苷等的含量上，光皮木瓜均低于皱皮木瓜；高效液相色谱测定数据中，皱皮木瓜的齐墩果酸含量高达 0.72%，而光皮木瓜中齐墩果酸含量微弱。光皮木瓜与皱皮木瓜不仅基原不同、性状不同，而且活性成分和药理作用也有差异。因此，光皮木瓜与皱皮木瓜不能混用。《中国药典》收载的木瓜之药用植物来源是皱皮木瓜（蔷薇科植物贴梗海棠）。

现在我国南方地区经常食用的木瓜是番木瓜，为食用木瓜，系番木瓜科植物番木瓜的果实。其原产于南美洲，17 世纪传入我国，主要作为食用，亦有药用，也是以果实入药。明代姚可成《食物本草》载番木瓜"主利气，散滞血，疗心痛，解热郁"，现代多用于治疗胃痛、痢疾、二便不畅、风痹、烂脚等，有一定疗效。其药用价值与适用病证均与药用木瓜不同，应注意区分。

3. 木瓜的临床功效

中医学认为木瓜味酸、性温，具舒经活络、和胃化湿的功效。《本草新编》认为木瓜"乃入肝益筋之品，养血卫脉之味"。《名医别录》记载木瓜的功效："主湿痹邪气，霍乱大吐下，转筋不止"。木瓜临床疗效显著，常用于湿痹拘挛、腰膝关节酸重疼痛、暑湿吐泻、转筋挛痛、脚气水肿等。

据现代研究表明，木瓜含有三萜类、有机酸类、糖类、黄酮类、鞣质类、氨基酸类、皂苷类、维生素等多种化学成分，具有镇痛、抗菌消炎、抗肿瘤、增强免疫力、保肝、抗氧化、降血脂、降血糖、抗突变、清除自由基、抗疲劳、松弛胃肠道平滑肌等作用。

在中医临床上，木瓜被誉为治疗风湿痹痛、筋脉拘挛之要药。临床中治疗风湿痹痛，日久不愈，木瓜常与威灵仙、川芎、蕲蛇等祛风除湿止痹药配伍；治筋急项强，不可转侧，木瓜常与乳香、没药等活血伸筋药配伍，如木瓜煎；治脚气肿痛，冲心烦闷，木瓜常与吴茱萸、槟榔等散寒祛湿药配伍，如鸡鸣散；治吐泻转筋，木瓜常与吴茱萸、半夏、黄连等同用。

4. 木瓜的常用验方

（1）脚膝筋急痛：木瓜 50g，水 500mL，白酒 10mL，用水、白酒将木瓜煮烂后外敷于痛处。

（2）脚气湿热：木瓜、薏苡仁各 15g，白术、茯苓各 9g，黄柏 6g，每日1 剂，水煎两次共得药液 400mL，分早晚两次服用。

（3）细菌性痢疾：木瓜片，每次口服5片（含生药1.25g），每日3次，5～7天为1个疗程。

（4）粘连性肠梗阻：木瓜、牛膝各50g，浸于500mL白酒中，7日后便可饮用。每晚睡前饮1次，每次饮量根据个人而定，以能耐受为度。上述药量可连续浸泡3次。

（5）足跟痛：木瓜、当归、皂角、血余炭各15g，放入锅中，加清水适量，浸泡5～10分钟后水煎取汁，放入浴盆中，待温度适宜时浴足20～30分钟，擦干双脚后搓双足心两三百下，以热为度。每日1次，早晚操作。

（6）破伤风：以木瓜、吴茱萸为主的木黄散，出自《仁斋直指方论》，配合西医方法，治疗破伤风有一定效果。

（7）骨质增生：木瓜四虫汤，基本组成：木瓜、白芍、乌梢蛇各15g，独活、川芎、制乳香、制没药、菟丝子、补骨脂、续断10g，威灵仙16g，生地黄18g，当归12g，蜈蚣1条，全蝎5g，土鳖虫9g，甘草8g。用药加减：气虚者，加黄芪20g；阴虚者，加枸杞子20g；阳虚者，加杜仲10g，且适当调整全蝎、地鳖虫的用量；脉弦者，加天麻15g；下肢乏力者，加川牛膝18g。服用方法：每日1剂，水煎两次共得药液400mL，分早晚两次服用。治疗时间短则3～10天，长则1～2个月。

内有郁热，小便短赤者忌用木瓜。唐代《食疗本草》载：（木瓜）"不可多食，损齿及骨。"明代《神农本草经疏》载："下部腰膝无力，由于精血虚，真阴不足者不宜用。伤食脾胃未虚，积滞多者，不宜用。"

（中国中医药报，2021年5月24日，第7版）

二十一、白芷——善治各种头痛的香草

1. 白芷治疗顽固性头痛和蛇伤的故事

李时珍在《本草纲目》中记载了用白芷治疗顽固性头痛和蛇伤的故事。

第一个故事讲的是有一个人叫王定国，长期患头痛，多方治疗效果均不理想。他慕名来到都梁求名医杨介治疗，杨介诊断之后，给他服了3颗药丸，服完头痛就消失了。王定国很想知道这个药丸到底是什么，于是请求杨介把药方开出来。杨介说，这个药丸就是用白芷一味药，将其洗净晒干之后，研为粉末，用炼蜜制成药丸，每次服一丸，用茶水或荆芥煎汤送服。于是，王定国把这个药方带回去，传给他人用于治疗顽固性头痛，并取名"都梁丸"。

第二个故事讲的是临川有一个人被蝮蛇咬伤，当即昏死过去，手臂肿得有大腿那么粗。不久，伤者浑身的皮肤也肿胀起来，呈现黄黑色，家人以为他必死无疑。一位道人路过，立即出手救治，用新打上来的井水调白芷末一斤给伤者喂下，没过多久，伤者腹中呼啦呼啦地响，呕出大量黄色的液体，

又腥又臭，过了一段时间，肿胀消失。后为巩固疗效，道人接着以麦冬煎汤调白芷末涂敷伤口，伤者逐渐痊愈。后来又有径山寺的一位和尚被毒蛇咬伤，一只脚都溃烂了，用了许多药都没有治好。一位云游的和尚帮他治疗，用新打上来的井水洗净腐烂的伤口，擦干脓水，将白芷末和少许胆矾、麝香掺杂在一起，搅拌后涂敷伤口，不一会便有脓水不断涌出，每日换药一次，一个月后伤口就愈合了。

从这两个故事可以看出，白芷不仅治头痛有效，治疗毒蛇咬伤亦颇有效果。

2. 白芷是香草，也是药材

白芷的应用历史悠久，最初是作为香草使用的。白芷之名最早出现在屈原的《招魂》："菉苹齐叶兮，白芷生……"唐代文字训诂学家徐锴云："初生根干为芷，则白芷之义取乎此也。"东汉经学家、文字学家许慎《说文解字》云："生于下泽，芬芳与兰同德，故骚人以兰为咏，而本草有芬香、泽芬之名，古人谓之香白芷云。"白芷自古别名众多，有香白芷、芳芷、白茝、芳香、苻蓠等多种称呼。白芷产自我国，深受古代诗人的喜爱，尤其是屈原，在他的很多首诗篇中都有对白芷的描述。白芷的外形十分吸引人，加上它诱人的香味，让人爱不释手。

据《本草图经》载：白芷"生河东川谷下泽，今所在有之，吴地尤多。根长尺余，白色，粗细不等；枝秆去地五寸以上；春生，叶相对婆娑，紫色，阔三指许；花白，微黄；入伏后结子，立秋后苗枯。二月、八月采根，曝干。以黄泽者为佳。楚人谓之药。"白芷在我国有悠久的栽培历史，据史料记载，四川、河南、河北等地从 13 ～ 16 世纪就开始栽培，但最早进行白芷家种的地区是浙江。白芷有很多不一样的品种，大多是按照生长的地域而区分的，如兴安白芷、川白芷、杭白芷、祁白芷、亳白芷等，每一类型都有一些细微的差别。作为药材使用的主要是北方所产的白芷。

白芷不仅是一种香草，而且是一味古今常用的中药，历代医籍都有记载。《中国药典》2020 年版收载的白芷为伞形科植物白芷或杭白芷的干燥根。白芷以独支、皮细、外表土黄色、条粗壮、质坚硬、体重、光滑、粉性足、香气浓者为佳。白芷的根为圆锥形，根头部多为圆形，顶端有凹陷的茎痕，具同心环状纹理，表面灰黄色至黄棕色，有多数纵皱纹，可见皮孔样的横向突起散生，习称"疙瘩丁"，形成层环棕色，近圆形，木质部约占断面1/3。而杭白芷上部近方形或类方形，具多数较大的皮孔样横向突起，排列成近四纵行，使根体具有 4 条棱脊，根上部的形成层环近方形，木质部约占1/2。

3. 白芷临床用处多

白芷根白而芳香，性味辛温，归胃、大肠、肺经，能解表散寒，祛风止痛，宣通鼻窍，燥湿止带，消肿排脓，用于治疗感冒头痛、眉棱骨痛、鼻塞流涕、鼻渊、牙痛、女子带下、疮疡肿痛等。

《五十二病方》最早提出用白芷治痛。《神农本草经》将白芷列为中品，描述其"主女人漏下赤白，血闭，阴肿，寒热，风头，侵目泪出，长肌，肤润泽，可作面脂"，正式记载了白芷的功效。《日华子诸家本草》载："治目赤胬肉，及补胎漏滑落，破宿血，补新血，乳痈、发背、瘰疬、肠风、痔瘘，排脓、疮痍、疥癣，止痛生肌，去面野疵瘢。"《本草汇言》载："白芷，上行头目，下抵肠胃，中达肢体，遍通肌肤以至毛窍，而利泄邪气。如头风头痛，目眩目昏；如四肢麻痛，脚弱痿痹；如疮溃糜烂，排脓长肉；如两目作障，痛痒赤涩；如女人血闭，阴肿漏带；如小儿痘疮，行浆作痒，白芷皆能治之。"可见历代对白芷的应用范围在不断扩大。

白芷不仅可单独使用，还可与其他药物配伍使用，应用范围广。白芷与细辛、石膏、乳香、没药同用，可治疗偏头痛（《种福堂公选良方》白芷细辛吹鼻散）；白芷与黄芩同用，可治疗眉眶痛（《丹溪心法》）；白芷与辛夷、防风、苍耳子、川芎、细辛、甘草同用，可治疗鼻渊（《疡医大全》）。

白芷的主要成分为挥发油和香豆素类、生物碱类、多糖类、黄酮类等。现代药理研究表明白芷具有多种药理作用，如解热、镇痛、抗炎、抗病原微生物、抗肿瘤、抗氧化、美白、护肤等。

值得注意的是，白芷含有欧芹属素乙等多种呋喃香豆素类物质，具有光敏性，会吸收一定量的紫外线。如在服用白芷的过程中经常晒太阳就会造成皮肤发黑，因此用白芷美白的过程中要避免光照，但同时也可利用白芷的光敏性特点进行银屑病的治疗。

（中国中医药报，2021 年 6 月 2 日，第 7 版）

二十二、威灵仙——治风湿痹痛威猛灵验

1. 威灵仙治风湿痹痛的故事

关于威灵仙，李时珍在《本草纲目》中介绍了这样一个故事。

在唐代，商州有个人患了手足不遂的病，四肢瘫痪数十年，各地名医施展了各种医术，都无法把他治好。家人只能把患者放在路旁，以寻求能够救治他的人。后来患者偶遇一位来自朝鲜的僧人，僧人说："我知道有一味草药可以治好你的病，但不知这里的山上有没有生长这种草药。"为了救治这个患者，僧人不辞辛苦进山寻药，终于在大山深处采到了这味药——威灵仙。如此重病久病的患者，服用威灵仙不出几天就能如常人一样下地走路了。后来，一位叫邓恩齐的隐士知道了这件事，便记了下来。

2. 威灵仙药力威猛，效果灵验

威灵仙又名铁脚威灵仙，俗名铁扫帚。关于威灵仙的命名，在《本草纲

目》中李时珍解释：威，言其性猛也。灵仙，言其功神也。性猛、功神概括了威灵仙的性能和效果。

药材威灵仙为毛茛科植物威灵仙、棉团铁线莲或东北铁线莲的干燥根及根茎，生于山野、田埂及路旁，主产于江苏、安徽、浙江等地。威灵仙全年均可采挖，以秋季为佳，挖取根部后除去地上部分及泥土，晒干即可。医家处方中用到的有威灵仙、铁灵仙、酒灵仙、炒灵仙。威灵仙、铁灵仙均指生威灵仙，为原药去杂质，切片生用入药。酒灵仙、炒灵仙即酒炒威灵仙，为净威灵仙片用黄酒喷淋，待吸尽，再用文火炒至微黄入药者。威灵仙生用时功效以利湿祛痰、消诸骨鲠为主，酒炙后功效以祛风除痹、通经止痛为主。

在中医方剂中常见威灵仙用于治疗风湿痹痛等，如《本草纲目》载："诸风，宣通五脏，去腹内冷滞，心膈痰水，久积癥瘕，痃癖气块，膀胱宿脓恶水，腰膝冷疼，疗折伤。"《本草纲目》引苏恭语："腰肾脚膝积聚，肠内诸冷病，积年不瘥者，服之无不立效。"威灵仙治疗风湿病的疗效为临床所验证，已成为现代中医临床治疗风湿病的重要药物之一，如木瓜丸、尪痹片、狗皮膏、祛风舒筋丸、追风活络丸等均含有威灵仙。

3. 威灵仙的临床应用

威灵仙辛散温通，性猛善走，能祛风湿、通经络、止痛、止痒，为治疗风湿痹痛的要药，可用于风湿痹痛、肢体麻木、筋脉拘挛、关节屈伸不利、疥疮皮癣等。威灵仙可单用，也可与蕲蛇、附子、当归等配伍。

威灵仙味咸，有软坚、消骨鲠的作用，对小的鸡骨、鱼骨鲠喉，可用威灵仙煎汤，加入醋、砂糖等，分数次缓缓咽下。"铁脚威灵仙，砂糖和醋煎，一口咽下去，铁剑软如绵。"这句谚语说的就是威灵仙治疗诸骨鲠灵验。在《本草纲目》中就有这样的验方："诸骨哽咽。威灵仙一两二钱，砂仁一两，砂糖一盏，水二钟，煎一钟，温服。"

威灵仙的根部含白头翁素、白头翁内酯、甾醇、糖类、皂苷、内酯、酚类、氨基酸。叶子含内酯、酚类、三萜、氨基酸、有机酸。东北铁线莲的根含三萜皂苷：铁线莲苷 A、铁线莲苷 B、铁线莲苷 C 等。

威灵仙的药理作用与其功能主治相吻合。威灵仙有镇痛、抗炎、抗利尿、抗疟、降血糖、降血压、利胆、松弛平滑肌等作用。威灵仙水煎液对小白鼠佐剂性关节炎有一定的防治作用。白头翁素对革兰阳性菌、阴性菌和真菌都有较强的抑制作用。威灵仙消骨鲠的作用机理可能是：①直接作用于平滑肌，使其兴奋性增强，由节律收缩变成蠕动，使鲠骨松脱。②骨鲠后局部挛缩，应用威灵仙后，通过其抗组织胺作用，使局部松弛，蠕动改变，从而使骨易于松脱。食道上段为横纹肌，中下段为平滑肌，骨鲠位于中下段者收效较好，可能与此有关。③威灵仙虽对骨无直接软化作用，但咽喉、食道的分泌液有酸性，有助于其发挥疗效。

4. 威灵仙常用验方

临床中使用威灵仙单方、复方均可，既可内服，又可外用，功多效广。

（1）腮腺炎：取鲜威灵仙根 500g，洗净、切细、捣烂，加米醋 250mL，浸于玻璃瓶内，盖紧勿漏气。3 日后取出醋浸液，用棉签蘸涂患处，每 2～3 个小时涂抹 1 次。

（2）急性黄疸型传染性肝炎：将威灵仙根烘干、研成细粉，每次取 10g 与生鸡蛋 1 个搅匀，用菜油或麻油煎后服用。每天 3 次，连服 3 天，忌牛肉、猪肉及酸辣食物。

（3）丝虫病：鲜威灵仙根 500g，切碎，加水煎煮半小时后取汁，再加入红糖 500g、白酒 100mL，煎熬片刻。总药量在 5 天内分 10 次服完，每日早晚各 1 次，小儿用量酌减。

（4）关节炎：取威灵仙 500g，切碎，加入白酒 1500mL，隔水炖半小时取出，过滤后备用。每次服用 10～20mL，日服 3～4 次。

（5）睑腺炎、结膜炎：取威灵仙鲜叶捣烂，搓成小团，敷于患处，用医用胶布将药物固定，以拇指在敷药穴位上轻按半分钟。敷后约 40 分钟局部有轻度辣感，即可将胶布和药物都去掉。

（6）扁桃体炎：取鲜威灵仙全草 100g，洗净煎汤服或代茶饮，每日 1 剂；或用鲜威灵仙叶捣烂绞汁，以棉条浸透塞鼻，对扁桃体炎、咽喉炎、急性会厌炎均有效果。

（7）骨鲠：取威灵仙 50g，加水两碗，煎成一碗，慢慢咽下，在 1 小时内服完，一日内可服 1～2 剂。如服药无效，应及时到医院就诊，考虑采用手术取出，以免贻误病情。

（8）淋巴结结核：取鲜威灵仙根，除去根中硬芯，捣烂成泥，敷于内关穴（男左女右），或敷于患处，每敷 24 小时将药物洗掉。

（9）胆石症：威灵仙 30g，水煎服，每日 1 剂。本方对直径小于 15mm 的结石及肝胆管内泥沙样结石疗效十分显著。

（10）呃逆：灵仙饮，威灵仙 30g，黑芝麻 20g，蜂蜜 30g，加水 750mL，水煎 30 分钟，每日 1 剂，对呃逆疗效良好。

（11）牙痛：威灵仙、毛茛鲜品各等量，洗净、捣烂取汁，1000mL 药汁加 75% 酒精 10mL 以防腐。用时以棉签蘸适量药液涂搽痛牙处，不可多用，以免起泡。

（12）尿路结石：威灵仙 30g，金钱草 30g，每日 1 剂，水煎分两次服。

关于威灵仙的使用禁忌，李时珍认为：“威灵仙，其性大抵疏利，久服恐损真气，气弱者亦不可服之。”“其性甚善，不触诸药，但恶茶及面汤。”威灵仙辛散走窜，久服易伤正气，无风寒湿邪者慎服，气血本亏的患者不宜久服，孕妇慎服。服威灵仙时忌喝茶与面汤。威灵仙所包含的白头翁素与白头翁内酯为有毒成分，服用过量会引起中毒。威灵仙植株的黏液对皮肤、黏膜有刺激性，接触过久可使皮肤发泡、黏膜充血，使内脏血管收缩、四肢末端血管扩张，外用时要注意。威灵仙内服过量可致口腔黏膜灼热、肿胀、吐泻，甚者便血，严重者血压下降，发生休克。

（中国中医药报，2021 年 6 月 9 日，第 7 版）

二十三、五味俱全，药食两用的五味子

1. 五味子治痰嗽气喘的故事

李时珍在《本草纲目》里记载了一个五味子治痰嗽气喘的故事。

从前有一个人叫黄六，是守备汉阳国库的士兵，在一次值夜的时候染了风寒，伴有咳嗽。一开始他没当作一回事，既不去看大夫也不忌口，慢慢地痰嗽气喘越来越严重，并且经常感到疲倦无力，他看遍了汉阳的医生，吃了很多中药都没效果。岳阳的亲戚知道这件事后写信给黄六，邀请他去岳阳散心。到了岳阳后，亲戚带着他去城里有名的景点，途中黄六咳嗽不止，又没力气，于是找了一棵大树坐下休息。这时候有一个道士路过，看黄六不停地咳嗽，并且脸色很差，就过去询问。黄六把这几年患病的情况都告诉了道士，于是道士从包袱里拿出自己写的医书翻看，最后写了一个药方给黄六。黄六回家之后，按药方买来生猪肺、五味子和白矾，先取等量的五味子和白矾研成细末，然后把生猪肺加水煮熟之后，捞取猪肺蘸药末慢慢细嚼，再用煮猪肺的汤送下，每一次服用三钱药粉。黄六服用了两次之后，多年的痰嗽气喘痊愈了，并且没有复发。

2. 五味子药食皆宜，品分南北

五味子为木兰科植物五味子的干燥成熟果实，习称"北五味子"。秋季果实成熟时采摘，晒干或蒸后晒干，除去果梗和杂质。五味子作为我国传统中药材，始载于东汉《神农本草经》，位列上品。五味子的应用历史悠久，因其果实具有辛、甘、酸、苦、咸五种味道而得名。据唐代《新修本草》载："其果实五味，皮肉甘、酸，核中辛、苦，都有咸味，此则五味俱也。"明代《本草纲目》记载："五味，今有南北之分，南产者色红，北产者色黑，入滋补药，必用北产者乃良。"故主产于辽宁、黑龙江、吉林、内蒙古、河北等地的五味子习称"北五味子"。北五味子呈不规则的球形或扁球形，直径 5～8mm。表面紫红色或暗红色，皱缩，显油润；有的表面呈黑红色或出现"白霜"。果肉柔软，气微、味酸；种子破碎后有香气，味辛、微苦。北五味子为传统使用的正品，质量较佳。

五味子商品中尚有一种"南五味子",为木兰科植物华中五味子的干燥成熟果实。虽然南五味子在《中国药典》2020年版一部中与北五味子的性味归经、功能主治表述完全相同,但从它们的性状、地理分布、化学成分上看是有所差别的。南五味子果粒较小,红色,皮发泡,肉较薄,品质较差,主产于四川、贵州、陕西、山西、河南、云南等地。

有大量的实验研究发现南、北五味子中化学成分的种类和含量差异显著,如南五味子中五味子酯甲的含量要高于北五味子,五味子酮存在于南五味子中,而未在北五味子中发现;葡萄糖和半乳糖主要存在于北五味子中,糖醛酸主要存在于南五味子中;北五味子中的依兰烯含量高于南五味子。因此,南、北五味子虽然功能主治相同,但是所含的化学成分有所不同,临床疗效就不一样,一般认为北五味子质量较好。

五味子因极高的药用价值,倍受历代医家推崇。作为药食同源之品,五味子不仅作为中药饮片使用,还应用于多种成方制剂和保健品,如定喘固金丸、护肝片、五味子胶囊、五味子片、五味子茶、五味子口服液、五味子饮料等。其果实、根、藤茎、叶、果柄等均可利用,是一种开发前景非常广阔的药食兼用的中药材。

3. 五味子的临床应用

中医学认为五味子"五味补五脏"。《神农本草经》描述其功效为"主益气,咳逆上气,劳伤,羸瘦。补不足,强阴,益男子精。"唐代孙思邈指出:"五月常服五味子以补五脏气……六月常服五味子以益肺金之气,在上则滋源,在下则补肾。"东晋时期葛洪所著《抱朴子内篇·仙药》载:"五味者五行之精,其子有五味,移门子服五味子十六年,色如玉女,入水不沾,入火不灼也。"《神农本草经疏》载:"五味子主益气者,肺主诸气,酸能收,正入肺补肺,故益气也。其主咳逆上气者,气虚则上壅而不归元,酸以收之,摄气归元,则咳逆上气自除矣。"可见五味子不仅有补肺敛肺、止咳平喘的功能,而且有补虚、益精、滋阴的作用。张锡纯在《医学衷中参西录》中写道:"五味子:性温,五味俱备,酸、咸居多。"中医学认为五味子味酸、甘,性温,归肺、心、肾经,具收敛固涩、益气生津、补肾宁心的功效,临床常用于治疗久嗽咳喘、梦遗滑精、遗尿尿频、久泻不止、自汗盗汗、津伤口渴、内热消渴、心悸失眠等。

据现代研究表明,五味子含有木脂素、挥发油、三萜、黄酮、有机酸、多糖类等多种化学成分。其中木脂素类成分含量最高,可达8%。五味子的主要功效:改善人的脑力活动,提高工作效率,抗疲劳;五味子的某些成分对肝脏毒物四氯化碳与微粒体脂质的共价键结合有明显抑制作用,有明显的保肝作用;五味子及其挥发油具有一定的镇咳和祛痰作用;此外,五味子还有对血压的双向调节作用，以及抗肿瘤、抗氧化、抗衰老、提高免疫力、降血脂、降血糖、兴奋子宫、抑菌抗炎、调节胃肠平滑肌、镇静、镇痛作用，并有抗艾滋病病毒作用。

4. 五味子常用验方

五味子可单用，也可与其他药配伍使用。

（1）烂弦风眼：五味子30g，蔓荆子30g，煎汤频洗。

（2）疮疡溃烂，皮肉欲脱：五味子炒焦，研末敷于患处，可使溃烂的皮肤恢复如常。

（3）神经官能症：40%～100%五味子酊剂，每次2.5mL，每日2～3次，内服，1个月为1个疗程。

（4）梦遗虚脱：五味子500g，洗净，水浸一宿，以手按去核，再用温水洗净，用布滤过，置砂锅内，入冬蜜1000g，慢火熬之，除砂锅重量外，煮至1200g成膏为度。待数日后，略去火性，每服一二匙，空腹白开水调服。

（5）肾虚泄泻：五味子60g（拣），吴茱萸15g（细粒绿色者），上二味同炒香熟为度，研为细末，每服6g，陈米汤饮下。

（6）白浊及肾虚，两腰及背脊痛：五味子30g，炒赤为末，用醋糊为丸，淡盐汤送下，每服3g。

（7）耳源性眩晕：五味子30g，怀山药30g，桂圆肉30g，酸枣仁30g，当归15g。加减：①耳鸣重，听力下降，腰膝酸软，手足心热者，加熟地黄30g，枸杞子15g，石决明12g。②伴面色苍白，食少便溏，懒动，加黄芪30g，人参10g，白术12g。③情志不畅，心烦，口苦多梦，头痛者，加钩藤10g（后下），炒栀子12g，黄芩10g。④头闷重，胸闷泛恶，纳呆者，加泽泻15g，茯苓15g，竹茹12g，半夏10g，砂仁6g。水煎服，每日1剂，一般治疗1个月左右。

（8）病毒性肝炎：将五味子核仁用水醇法提取，浓缩干燥制成片剂或胶囊，每次1g，每日3次，14天为1个疗程。

（9）眩晕（高血压）：五味子、枸杞子、菊花各15g，洗净泡水代茶饮。每日1剂，1个月后症状可基本消除。

（10）喘咳、慢性支气管炎：五味子、麦冬、党参各15g，开水冲泡频饮，每日1剂。用药1周后症状可减轻，用药2周后症状可基本控制。

（11）血栓性外痔：五味子60g，桑白皮30g，黄柏、大黄、芒硝各15g，苦参、地榆各20g，炒荆芥12g，上药煎水，熏洗患处，一日1～2次，对血栓性外痔、内痔脱出、肛缘红肿者有效。

需要注意的是，外有表邪，内有实热，或咳嗽初起，痧疹初发者忌服五味子。《本草正》记载五味子"感寒初嗽当忌，恐其敛束不散。肝旺吞酸当忌，恐其助木伤土。"张锡纯认为五味子"凡入煎剂宜捣碎，以其仁之味辛与皮之酸味相济，自不至酸敛过甚，服之作胀满也。"

（中国中医药报，2021 年 6 月 28 日，第 7 版）

二十四、皇帝赐名的中药——骨碎补

1. 骨碎补的故事

李时珍在《本草纲目》中记录了关于骨碎补的两个故事。

《本草拾遗》的作者陈藏器述：骨碎补原名猴姜，到了唐代才称为骨碎补，据说此名还是唐朝开元皇帝所赐。相传唐朝开元年间，皇帝唐玄宗李隆基常年带兵打仗，将士跌打损伤的很多。皇帝搜集到此药可以治疗跌打损伤，特别是对于粉碎性骨折效果尤其显著，故下诏赐其"骨碎补"之名。在历代文献记载中，骨碎补可谓是绝无仅有的由皇帝亲自命名的药品。这也是对其补肾强骨作用的充分肯定。

李时珍记录：魏刺史的儿子患久泻，请了很多医生诊治都不见效，生命垂危，后请李时珍治疗。李时珍用骨碎补研成末，放入猪肾中煨热给患者吃。患者食后泄泻立即止住了。李时珍分析：肾主大小便，久泻必然导致肾虚，因此不能只从脾胃入手来治疗，还应从补肾入手。事实证明李时珍的分析判断是十分正确的。

2. 补肾强骨效果显

骨碎补别名猴姜、毛姜、崖姜、岩连姜等，是水龙骨科植物槲蕨的根茎，生于海拔 500～700m 山地林中树干上或岩石上，广泛分布于辽宁、山东、江苏、四川、贵州及台湾等地。骨碎补全年均可采挖，除去泥沙，干燥，或再燎去茸毛（鳞片）。临床上除了生品外，还有烫骨碎补等炮制品应用。

《药性论》载："主骨中毒气，风血疼痛，五劳六极，口手不收，上热下冷。"《开宝重定本草》载："主破血，止血，补伤折。"《本经续疏》载："骨碎补，主破血，止血，补伤折，言能不使瘀结者留滞，不使流动者妄行，而补直伤折，如未尝伤折也。"从前面所讲的故事以及历代本草著作的记载来看，骨碎补主要是用于肾虚、骨折等相关疾病的治疗，特别是其强骨、续伤止痛的功效在唐代被皇帝所肯定，历经 1400 余年，仍具有鲜活的临床生命力。

骨碎补不只是用于续伤接骨，清代《本草述》载："治腰痛行痹，中风鹤膝风挛气证，泄泻，淋，遗精，脱肛。"可见骨碎补亦可用于肾虚导致的病证。《本草新编》亦载："（骨碎补）用之以补接伤碎最神。疗风血积疼，破血有功，止血亦效。同补血药用之尤良，其功用真有不可思议之妙；同补肾药用之，可以固齿；同失血药用之，可以填窍，不止祛风接骨独有奇功也。"

3. 补骨作用得到验证

中医学认为，骨碎补性味苦温，归肝、肾经，内服能疗伤止痛，补肾强骨，用于治疗跌扑闪挫，筋骨折伤，肾虚腰痛，筋骨酸软，耳鸣耳聋，牙齿松动；外用能消风祛斑，用于治疗斑秃、白癜风。

骨碎补临床主要用于两个方面：一是骨折碎裂，古今都将其作为治疗筋伤骨折的要药，尤其适用于粉碎性骨折。二是肾阳不足证，即多种因肾阳虚引起的病证，如腰痛、耳鸣、久泻久痢、筋骨痿软等。

《中国药典》2020 年版收载了 20 种含骨碎补的中成药，有骨疏康胶囊、尪痹片、七厘散等，在骨伤科应用十分广泛。现代药理研究表明骨碎补具有促进骨折愈合和治疗骨质疏松的功效。骨碎补的提取物可通过调节多种代谢途径治疗骨质疏松症，能促进骨对钙的吸收，提高血钙和血磷水平，有利于骨钙化和骨盐形成。骨碎补提取液对鸡胚骨原基的钙磷沉积有明显促进作用，提高组织中酸性磷酸酶的活性，促进蛋白多糖的合成，抑制胶原合成。实验性骨性炎症大白鼠用骨碎补水煎剂灌胃，连续 3 个月，可改善软骨红细胞的功能，推迟细胞退行性病变，降低骨关节病病变率，对骨关节病有良好的治疗作用。骨碎补具有护牙健齿的功效。骨碎补提取物能够促进牙周膜成纤维细胞增殖，同时能够增加牙槽密度，有利于牙齿保健。

骨碎补还具有抗炎功效。实验表明，骨碎补提取物能通过抑制细胞凋亡及调节炎性因子水平来治疗骨关节炎等相关疾病。骨碎补具有减药毒的功效，其水煎剂对卡那霉素和链霉素所致的毒副反应有明显的解毒功效，可减轻卡那霉素对耳蜗的毒性作用，对药物的耳毒性有一定的预防作用，还可保护肾脏，减少卡那霉素对肾脏的损害。所含双氢黄酮苷可明显消除或减弱异巴比妥对小白鼠的催眠作用。因此，骨碎补亦被应用为保肝解毒药。

此外，骨碎补具有降血脂、抗血栓和强心的功效。骨碎补双氢黄酮苷有强心作用，能直接作用于心肌使兔心肌收缩力增加，心律规整。

4. 骨碎补民间验方

（1）斑秃、脱发：鲜骨碎补 50 ～ 100g，切成薄片，蘸盐水涂搽患处。

（2）跌打损伤：骨碎补、栀子、韭菜根、朱砂根、红花酢浆草各适量（均取鲜品），共捣烂，酒炒敷患处。

（3）挫伤、扭伤：鲜骨碎补、鲜酢浆草、鲜鹅不食草各适量，加米酒、白糖少量，共捣烂敷患处。

（4）神经衰弱：骨碎补、制何首乌、钩藤根各 15g，水煎服。

（5）小儿软骨病：骨碎补 6g，土党参 6g，九龙藤 6g，煲猪骨或蒸瘦肉适量服。

（6）顽固性皮炎：鲜骨碎补 1 芽，刮去绒毛，用碗盛少许菜油，将骨碎补在碗内磨汁。用温水洗净患部，再用棉签蘸药汁搽患部，每天 3 ~ 5 次，直至痊愈。

（7）肾虚牙痛：骨碎补 15g，生地黄 10g，水煎服。

（8）鸡眼、疣子：骨碎补 9g，研为粗末，浸泡于 95% 酒精 100mL 中，3 天即成。用时先以温水将足部鸡眼或疣子泡软，用小刀削去其外层厚皮，再涂搽骨碎补酒精浸液，每 2 小时搽 1 次，连续 4 ~ 6 次，每天最多 10 次。

（9）耳鸣，亦能止诸杂痛：骨碎补去毛细切后，用生蜜拌，蒸后暴干，捣末，与炮猪肾同吃。

（10）肾虚耳鸣耳聋，并齿牙浮动，疼痛难忍：骨碎补 120g，熟地黄、山茱萸、茯苓各 100g，牡丹皮 65g（俱酒炒），泽泻 24g（盐水炒）。以上共为末，炼蜜为丸，每次服 15g，食前用白汤送下。

（11）接骨续筋：骨碎补 200g，浸酒 500g，分 10 次内服，每日两次；另晒干研末外敷。

（12）关节脱位、骨折：在关节复位或正骨手术后，取骨碎补（去毛）和榔榆皮捣烂，加面粉适量，捣成糊状，敷伤处，2 ~ 3 日换药一次。

（13）腰背、关节酸痛：骨碎补（去毛）15 ~ 50g，水煎服。

（14）阑尾炎：鲜骨碎补（去毛）400g，切碎，加大血藤 15g，红枣 200g，水煎服。

值得注意的是，阴虚及无瘀血者慎服骨碎补。《本草汇言》云："如血虚风燥，血虚有火，血虚挛痹者，俱禁用之。"此外，骨碎补不宜大剂量服用，会产生口干、多语、心悸、胸闷等不良反应。另据《本草易读》记载，骨碎补忌铁器，熬制时最好用砂锅。

（中国中医药报，2021 年 7 月 9 日，第 7 版）

二十五、善治肠胃积滞的荞麦

1. 荞麦治疗肠胃积滞和慢性泻痢的故事

李时珍在《本草纲目》中介绍了一个关于荞麦治疗肠胃积滞和慢性泻痢的故事。

有一个叫杨起的医生，在壮年时期患了肠胃病，肚腹经常微微作痛，并且一大便就泻，泻也不多，白天夜里反复好几次。于是杨起为自己治疗，用了很多消食行气的药都没有效果，这种情况持续了两个多月，身体日渐消瘦。一次杨起偶遇一个和尚，和尚见他面色不好并且身体很消瘦，问清楚情况后便向他传授了一个方子，就是用荞麦面当作饭食。杨起于是照做，连续吃了三四餐，果真见效，又吃了几天后，就真的把几个月的肠胃病治好了。后来杨起在给其他患者诊治此类肠胃病时也用这个方，竟然个个都很灵验。于是，杨起在晚年编写讲述自己用药经验的方书——《简便方》时，就把荞麦面能治肠胃病的功效收录了进来。

2. 荞麦的种植历史悠久

荞麦，又称荍麦、乌麦、甜荞、花荞，为蓼科荞麦属植物荞麦的种子。霜降前后种子成熟时收割，打下种子，除去杂质，晒干。《本草纲目》记载，荞麦之茎弱而翘然，易长易收，磨面如麦，故曰荞曰荍，而与麦同名也，俗亦呼为甜荞，以别苦荞。

荞麦的原产地在亚洲东北部、贝加尔湖附近到我国的东北地区，唐朝时期由北向南传入我国内地，宋朝时期在华南地区普遍种植。我国具有悠久的荞麦栽种历史，是世界荞麦生产大国，其产量居世界第二，出口量居世界第一。甜荞在我国分布极其广泛，主要分布在内蒙古、陕西、山西、甘肃、宁夏、云南等地。当今我国有三大甜荞主产区：一是以库伦旗、奈曼旗、敖汉旗和翁牛特旗为主的内蒙古东部白花甜荞产区（荞麦花被多为白色）；二是以固阳县、武川县和四子王旗为主的内蒙古后山白花甜荞地区；三是以陕西省的定边县、靖边县、吴起县、志丹县和安塞县（今安塞区），宁夏回族自治区的盐池县和彭阳县，以及甘肃省的环县和华池县等地组成的陕甘宁红花甜荞产区（荞麦花被多为红色）。

甜荞具有生育期短、适应性强、耐旱耐瘠、药食同源、营养丰富等特点，不仅能用作人粮、畜草、禽料、蜜源，还能强身健体，防病治病。荞麦作为药食兼用之品，早在《本草纲目》就有记载："实肠胃、益气力、续精神，能炼五脏滓秽……降气宽肠、磨积滞，消热肿风痛，除白浊白带，脾积泄泻"。

另还有一种荞麦——苦荞，是荞麦属的另一栽培品种，也收入《本草纲目》中。苦荞的主产区分布在西南、西北和南方地区，李时珍曰："苦荞出南方，春社前后种之。茎青多枝，叶似荞麦而尖，开花带绿色，结实亦似荞麦，稍尖而棱角不峭。其味苦恶，农家磨捣为粉，蒸使气馏，滴去黄汁，乃可作为糕饵食之，色如猪肝。谷之下者，聊济荒尔。"相对甜荞而言，苦荞籽粒较小，外表粗糙，中央有深的凹陷。其临床功效与甜荞类似。近年来随着对苦荞营养、药用成分研究的逐渐深入，发现其比甜荞的营养价值更高，特别是生物黄酮类的含量是甜荞的13.5倍。苦荞通便排毒的功效更好，民间称其为"净肠草"。苦荞还可以炒制后做成茶饮，每日饮用对"三高"（高血脂、高血压和高血糖）患者有辅助治疗作用。苦荞的块根也可入药，秋季采挖，洗净，晒干，性味甘苦温，能理气止痛，健脾利湿，常用于胃痛、消化不良、腰腿疼痛、跌打损伤等。

3. 药食两用之品

荞麦的营养十分丰富，其蛋白质中含有的氨基酸种类丰富。荞麦的谷蛋白含量很低，主要的蛋白质是球蛋白。荞麦所含氨基酸中赖氨酸含量高，而蛋氨酸含量低，氨基酸模式可以与主要的谷物（如小麦、玉米、大米，其赖氨酸含量较低）互补。荞麦的碳水化合物主要是淀粉。因为颗粒较小，所以和其他谷类相比，具有易煮熟、易消化、易加工的特点。

荞麦含有丰富的膳食纤维，其含量是一般精制大米的 10 倍。膳食纤维被称为人类的第七类营养素，可以促进胃肠蠕动，有助于通便，对于预防便秘有很好的作用，还可以降血糖、血脂，对人体的健康意义重大。

荞麦含有丰富的维生素 E 及 B 族维生素。其中烟酸是一种人体必需的水溶性维生素，参与人体的脂质代谢，具有解毒功效，还可以扩张血管、降低胆固醇。芦丁又称为维生素 P，也是维生素家族的一员，可以保护视力，软化血管，降低血脂，可以有效预防脑出血，还具有抗炎作用。

荞麦含有多种微量元素，其中的镁、铁、锰、锌等含量比一般谷物高。镁能促进人体纤维蛋白溶解，使血管扩张，抑制凝血块的形成，具有抗栓塞的作用，也有利于降低血清胆固醇。荞麦中的某些黄酮成分具有抗菌、消炎、止咳、平喘、祛痰及降血糖的作用。

荞麦不仅营养丰富，而且富含生物类黄酮、多肽、糖醇和 D- 手性肌醇等高活性药用成分，具有降糖、降脂、降胆固醇、抗氧化、抗衰老和清除自由基的功能。

在我国，由荞麦加工制成的产品种类繁多，主要包括米面、茶饮、调味品、酒、保健品、医药及医药原料等。

4. 荞麦的临床应用

中医学认为，荞麦味甘、微酸，性寒，归脾、胃、大肠经，有健脾消积、下气宽肠、解毒敛疮的功效，临床常用于治疗肠胃积滞、泄泻、痢疾、绞肠痧、白浊、带下、自汗、盗汗、疱疹、丹毒、痈疽、发背、瘰疬、烫火伤等，有较好疗效。

关于荞麦的应用，历代本草医籍及医家多有记载和论述。唐代孟诜曰：（荞麦）"实肠胃，益气力，续精神，能炼五脏滓秽。"《本草纲目》载："荞麦，最降气宽肠，故能炼肠胃滓滞，而治浊带泻痢腹痛上气之疾，气盛有湿热者宜之。"《本草求真》载："荞麦，味甘性寒，能降气宽肠，消积去秽，凡白带、白浊、泻痢、痘疮溃烂、汤火灼伤、气盛湿热等症，是其所宜。且炒焦热水冲服，以治绞肠痧腹痛；醋调涂之，以治小儿丹毒赤肿亦妙；盖以味甘入肠，性寒泄热，气动而降，能使五脏滓滞，皆炼而去也。若使脾胃虚弱，不堪服食，食则令人头晕。"《本草备要》载其可"解酒积"。《随息居饮食谱》载：（荞麦）"罗面煮食，开胃宽肠，益气力，御风寒，炼滓秽，磨积滞。"可见历代中医对于荞麦主要是用治肠胃积滞，说明荞麦的确是一味有很好的健脾消积作用、善治胃肠积滞的要药。

此外，荞麦有很好的解毒敛疮作用，民间亦有用荞麦治疗疱疹、丹毒、痈疽、发背、瘰疬、烫火伤等皮外科疾病。

5. 民间验方

（1）绞肠痧痛：荞麦面一撮，炒黄，水煮服。

（2）小儿丹毒红肿：荞麦面醋和敷之。

（3）脚鸡眼：以荸荠汁同荞麦面调敷脚鸡眼，连用 3 天，鸡眼疔即拔出。

（4）咳嗽上气：荞麦粉 120g，茶末 6g，蜂蜜 60g，水 1 碗，充分搅拌均匀，分次饮服。

（5）瘰疬绕颈（蛇盘瘰疬）：荞麦（炒，去壳）、海藻、白僵蚕（炒，去丝）各等份，为末，白梅浸汤，取梅肉减半，与上药粉和为丸如绿豆大。每服六七十丸，饭后睡前用米汤送服，每日 5 次，其毒当从大便泻去。

（6）水火烫伤：荞麦面炒黄色，以洁净水调敷患处。

（7）男子白浊，女子赤白带下：荞麦炒焦为末，鸡蛋清混合拌匀，做成丸剂如梧子大。每服 50 丸，淡盐汤送下，每日 3 次。

（8）噤口痢：荞麦面，每次 6g，用砂糖水调服，每日 3 次。

需要注意的是，荞麦性寒，脾胃虚寒者禁用。《本草备要》载："脾胃虚寒人勿服。"另外，《本草图经》载："荞麦不宜多食，亦能动风气，令人昏眩。"《医林纂要探源》载："荞麦，春后食之动寒气，发痼疾。"

（中国中医药报，2021 年 8 月 6 日，第 7 版）

二十六、通经下乳之王不留行

1. 王不留行治久淋的故事

李时珍在《本草纲目》中讲述了一个用王不留行治愈久淋的故事。

王执中在《针灸资生经》中记载：有一妇人患淋病，卧床很久，服了很多药都不见效。她的丈夫来找王执中诊治，王执中按之前治淋病的效验方，用十几片剪金花叶子煎汤给妇人服用。第二天一早，妇人的丈夫便来说，其妻服药后病已好了八分，再服一剂就痊愈了。剪金花又名禁宫花、金盏银台、王不留行。

这里面的剪金花叶子就是麦蓝菜（王不留行）新鲜的叶，单味药就能把久患淋病之人治好，可见其利水通淋之功。

王不留行全草、种子皆可入药，俗称三通草，一通乳，二通水道，三通经血，所以《本草纲目》中记载的妇人小便淋涩不通，用之遂通。在现代中医临床中，剪金花（麦蓝菜）的种子——王不留行应用更为广泛，不仅有通淋、通经的作用，更重要的是有通乳作用，并已成为最常用的通乳药物之一。

2. 王不留行的性状鉴别

王不留行为石竹科植物麦蓝菜的干燥成熟种子，别名"王不留"。李时珍在《本草纲目》中对这个名字的解释："此物性走而不住，虽有王命不能留其行，故名。"值得注意的是，广东地区习惯使用的王不留行与《中国药典》2020 年版收载的王不留行并不相同。

《中国药典》2020 年版收载的王不留行为石竹科麦蓝菜的种子，是全国流通使用的王不留行正品，主产于河北、山东、辽宁、黑龙江，以河北产量最大。王不留行呈球形，直径约 2mm。表面黑色，少数红棕色，略有光泽，有细密颗粒状突起，一侧有凹陷的纵沟，质硬。无臭，味微涩苦。王不留行的采收时间一般在秋季，采收近成熟的隐头花序，纵剖 2～4 瓣，除去瘦果晒干，纵切 2 瓣的呈瓢状，4 瓣的呈浅槽状，长 3.5～6cm，宽 1.5～4cm，厚 0.2～0.5cm。外表面黄绿色或灰黄色，有皱缩纹，内表面红棕色或黄棕色，间有残留的小瘦果。质脆，易折断，断面整齐。气微，味微涩。

广东地区习惯使用的王不留行系桑科植物薜荔的花序托（果壳），名为广东王不留行，又称为薜荔果，因其瘦果含凝胶质（多糖）等，其果水浸磨汁呈凝胶状物，常用于制作夏令解暑的清凉食品白凉粉，故又名凉粉果等。据《广东省中药材标准》载，广东王不留行还有祛风利湿、活血解毒的功效，常用于治疗风湿痹痛、泻痢、淋病等。《全国中草药汇编》载其功能为补肾固精、活血催乳，主治阳痿、遗精、乳汁不通、闭经等。广东王不留行在广东地区应用已有相当长的历史，并得到了地方卫生行政部门的确认，被地方药材标准收载。

广东王不留行虽与王不留行同具活血下乳之功，但王不留行除了能用于妇女经闭、乳少、淋证外，多用于止血定痛，而广东王不留行则具有祛风利湿、补肾固精等功效。两者无论是来源、性状、化学成分、药理作用以及功效和主治都存在较为明显的差异，故临床上要注意区分，两者不能完全替代使用。

3. 王不留行的临床应用

有关王不留行的记载最早见于《神农本草经》，列为上品："王不留行，味苦，平。主金疮，止血，逐痛，出刺，除风痹内寒。久服轻身耐老，增寿。生山谷。"之后的《名医别录》载："止心烦，鼻衄，痈疽，恶疮，瘘乳，妇人难产。"《日华子诸家本草》载："治发背，游风，风疹，妇人血经不匀及难产。"王不留行味苦，性平，归肝、胃经，具有行血通经、下乳消肿、利尿通淋、催生下乳、消肿敛疮的功效，主治瘀滞经闭、乳汁不下、乳痈肿痛、经闭、痛经、淋证涩痛等。李时珍在《本草纲目》中写道："俗有'穿山甲、王不留，妇人服了乳长流'之语，可见其性行而不住也。"由此可见王不留行的通乳之功显著。

王不留行与其他药物配伍可治疗多种疾病。王不留行配伍瞿麦、麦冬、煅龙骨、穿山甲使用，可治妇人因气奶汁绝少（《卫生宝鉴》涌泉散）；配伍酢浆草、茺蔚子、白蒺藜、五灵脂使用，可治难产逆生、胎死腹中（《普济方》胜金散）；配伍石韦、滑石、瞿麦、葵子使用，可治诸淋及小便不利、阴中痛（《外台秘要》）；配伍蒴藋细叶、桑白皮、甘草、川椒、黄芩、干姜、芍药、厚朴使用，可治金疮（被刀斧所伤）、亡血（《金匮要略》王不留行散）。

王不留行主要含黄酮苷类、生物碱类、三萜皂苷类、环肽类和脂肪油类等化学成分，可以促进动物的乳腺发育和泌乳能力，增加产奶量，改善乳中有效成分，防治乳腺炎，还具有抑制新生血管、抗氧化、抗肿瘤、抗凝血等药理作用。其中，黄酮苷类是王不留行催乳的有效成分，具有促进乳汁分泌的作用，而且能保护血管内皮细胞，促进内皮细胞增殖。此外，王不留行中的刺桐碱具有抗炎、增强免疫和抗肝损伤的作用。

4. 治病验方

关于王不留行，民间流传有很多效验方，现列举一些常用方剂，仅供参考。

（1）带状疱疹：①王不留行30g，鸡蛋2个。用文火将王不留行焙干呈黄褐色，以不焦为度，研成细末，鸡蛋捅一小孔，倒出蛋清，将蛋清与药末调成糊状，局部涂抹，每日3次，一般用药5天即可。②王不留行适量（视患处面积大小而定），小火炒至半数爆开，研细末。新鲜仙人掌适量，去刺，刮去硬皮，加入王不留行粉末捣成糊状，外敷患处，每日1次，敷至病愈。

（2）产后乳少：①王不留行20g，当归15g，穿山甲、川芎、香附各12g，水煎服，每日1剂，分3次服；或将本方制成散剂（研为细末），每次服6g，一日3次，温开水或黄酒送下；或用含本品的中成药涌泉散亦可。②王不留行25g，黄芪30g，漏芦、当归各15g，木通10g，水煎服，每日1剂，分3次服；或将方药用纱布包裹后与鲜猪蹄2只一同煨炖，分2～4次饮汤、食猪蹄。③王不留行10g，洗净的猪蹄4只，放入水中浸泡1小时左右，然后用武火煮至开锅后用文火焖1小时左右，将汤取出备用。产妇每天餐前服100mL，每日两次。

（3）急性乳腺炎引起的乳汁不通、乳房胀痛：蒲公英、王不留行各30g，金银花15g，紫花地丁、皂角刺、天葵、野菊花各10g，水煎服，每日1剂，分两次服，5～7剂为1个疗程。

（4）月经不调：王不留行20g，当归15g，红花10g，川芎、郁金、香附各12g，水煎服，每日1剂，分3次服。本方适用于在行经前一两天或月经期小腹胀痛，或伴胸胁乳房作胀，或经行不畅、月经量少，或闭经、月经数月不行、小腹胀痛、胸胁胀满、气血瘀阻者。

（5）慢性前列腺炎：王不留行 15g，牡丹皮、丹参、延胡索、皂角刺、桃仁、三棱、莪术、川牛膝、穿山甲、红花、赤芍各 10g，苏木 6g，川芎 6g，水煎服，每日 1 剂。

（6）急性腰扭伤：王不留行 10g，乌贼（干品）适量，水煎服，每日 2 剂，早晚各 1 剂，3 日为 1 个疗程。

（7）黄褐斑兼有子宫肌瘤或乳腺增生：玫瑰花 15g，柴胡 12g，枳壳 10g，桔梗 10g，川牛膝 10g，桃仁 10g，红花 6g，当归 10g，赤芍 10g，干地黄 15g，川芎 15g，香白芷 15g，菟丝子 30g，泽兰叶 15g，炮山甲（单独冲服）3g，王不留行 20g，生麦芽 30g，通草 10g，水煎服，日 1 剂。

需要注意的是，《神农本草经疏》载："孕妇勿服（王不留行）。"因其具有行血之功，孕妇服后有流产之虞。《本草汇言》载："失血病、崩漏病并须忌之。"

（中国中医药报，2021 年 8 月 16 日，第 7 版）

二十七、天名精：治疗创伤出血及牙痛的良药

1. 天名精治外伤出血及牙痛的故事

李时珍在《本草纲目》中介绍了天名精及其果实鹤虱治疗外伤出血及牙痛的故事。

从前有一个名叫刘恒的人，是青州的一名猎户。一天，他上山狩猎时射到了一只獐，剖开獐的肚子，去掉五脏，为了防止血水一直流，就找了一些草塞到獐的肚子里。结果神奇的事情发生了，獐竟然慢慢苏醒过来并跃起，刘恒将这些草拿出来后獐立即倒下，再塞回去獐又似有跳动之力，反复三次均是如此。刘恒将这种草记下来，并加以栽种，用其治好了许多跌打损伤的人。这种草之前就有令鹿复活的美名，与这次獐的事件相互印证，传为美谈。

宋代名医朱端章在淮西担任行政官的时候，牙疼突然发作，疼得非常厉害，实在无法忍受，就去找一位郎中看病。这位郎中取了一把草药，用开水泡了一会儿，然后用手指蘸药水搽痛处，疼痛很快消失了。朱端章因为此药太有效而求问郎中，得知是"地菘"，即"天名精"。后来，朱端章用这个药治好了很多人的牙痛，并将其收载进自己所编写的《集验方》一书中。

2. 天名精果实名鹤虱

天名精为菊科天名精属多年生草本植物天名精的全草，别名有玉门精、蟾蜍兰、地菘、葵松、鹿活草、鹤虱草、土牛膝、癞蛤蟆草、臭草等。植株高 30～100cm，有臭味。茎直立，上部多分枝，有细软毛。茎下部叶互生，稍有柄，叶片广椭圆形或长椭圆形，头状花序多数，花期为 6～8 月，果期

为 9 ~ 10 月，7 ~ 8 月采收全草，洗净，鲜用或晒干。此药采收容易，随手可得，尤宜推广。

《本草纲目》记载："（天名精）结实如同蒿，子亦相似，最粘人衣，狐气尤甚，炒熟则香……其根白色，如短牛膝。""（天名精）春生苗，叶皱似紫苏，大而尖长，不光。茎高二尺许。七月生黄白花，似菊。八月结实，子极尖细，干即黄黑色。""天名精，并根苗而言也，地菘、埊松，皆言其苗叶也，鹤虱，言其子也。"《本草纲目》对天名精及其果实（北鹤虱）进行了详尽的记载，与现代描述基本一致。

《本草纲目》还介绍了用北鹤虱治疗牙痛的方子。用北鹤虱一枚，放入牙齿缝隙中，用来治疗牙痛；也可用北鹤虱和米醋煎汤用来漱口，治疗牙痛；还可以用防风、北鹤虱煎水，含在嘴里漱口，或把天名精研末塞到牙痛处治疗牙痛。

鹤虱有两个品种，北鹤虱和南鹤虱。《中国药典》2020 年版一部对两种"鹤虱"均进行了收载，它们的性味归经、功能主治相同，并且均有小毒，但是两者的性状、化学成分却有天壤之别。

北鹤虱为圆柱状，细小，长 3 ~ 4mm，直径不及 1mm；表面黄褐色或暗褐色，具多数纵棱；顶端收缩呈细喙状，先端扩展成灰白色圆环；基部稍尖，有着生痕迹；果皮薄，纤维性，种皮菲薄透明。气特异，味微苦。北鹤虱化学成分含缬草酸、己酸、油酸、豆甾醇、三十一烷及天名精倍半萜内酯化合物等，北鹤虱挥发油得率为 0.04%，从挥发油中分离得到天名精酮、天名精内酯、天名精素等成分。

南鹤虱为伞形科二年生草本植物野胡萝卜的干燥成熟果实。南鹤虱为双悬果，呈椭圆形，多裂为分果，分果长 3 ~ 4mm，宽 1.5 ~ 2.5mm，表面淡绿棕色或棕黄色，顶端有花柱残基，基部钝圆，背面隆起，具 4 条窄翅状次棱；体轻，搓碎时有特异香气，味微辛、苦。南鹤虱化学成分主要是细辛醚、细辛醛、β – 没药烯、胡萝卜醇、胡萝卜烯醇、巴豆酸、牛儿醇等，南鹤虱挥发油得率为 4%，和北鹤虱的化学成分明显不同。

3. 天名精的药理作用

天名精始载于《神农本草经》，位列上品，其应用历史悠久。

天名精味辛、性寒，有祛痰、清热、破血、止血、解毒、杀虫的作用，临床常用于乳蛾喉痹、急慢惊风、牙痛、疔疮肿毒、痔瘘、皮肤痒疹、毒蛇咬伤、虫积、血瘕、吐血、衄血、血淋、创伤出血等的治疗。另外，此药内服、外用对外科疮疡亦有很好的疗效。《本草纲目》载："其功大抵只是吐痰止血杀虫解毒，故捣汁服之能止痰疟，漱之止牙疼，挼之敷蛇咬，亦治猪瘟病也。"

现代研究发现，天名精全草含天名精内酯酮、鹤虱内酯、大叶土木香内酯、依瓦菊素、天名精内酯醇、依生依瓦菊素、11（13）-去氢腋生依瓦菊素、特勒内酯、异腋生依瓦菊素及 11（13）-二氢特勒内酯等。天名精提取物或其有效成分具有抗肿瘤、抗菌、免疫调节等药理作用。

据我国生药学家赵燏黄考证，天名精的果实北鹤虱为中药杀虫方中的重要药物，主治蛔虫病、蛲虫病、绦虫病，以及虫积腹痛，均有显著效果。《杭州药用植物志》载（北鹤虱）为"强力杀虫药，可以杀蛔虫及绦虫"。天名精全草也供药用，功效为清热解毒、祛痰止血，主治咽喉肿痛、扁桃体炎、支气管炎，外用治创伤出血、疔疮肿毒、蛇虫咬伤。

抗肿瘤体外细胞实验证明，天名精全草挥发油通过阻断细胞周期，天名精中的 4- 表异黏性旋覆花内酯通过诱导癌细胞自噬，天名精倍半萜抑制人结直肠癌细胞活性等多种机制对多种肿瘤细胞有显著的抑制作用。

天名精全草煎剂对金黄色葡萄球菌、福氏痢疾杆菌、伤寒杆菌、大肠杆菌均有抑制作用。天名精根提取物可以抑制由脂多糖和灭活的金黄色葡萄球菌引起的炎症反应，其机制可能与抑制 TLRs 信号通路有关。

天名精甲醇提取物和醋酸乙酯提取物能够升高小白鼠免疫器官指数，提高巨噬细胞吞噬功能，增强 B 淋巴细胞产生抗体的能力，显著增强机体非特异性和特异性免疫功能。天名精乙醇提取物可以通过调控 TLR 信号通路增强机体免疫功能。

天名精的毒性成分为天名精内酯、天名精酮，对中枢神经作用显著，可使小白鼠短暂兴奋后转入抑制，四肢肌肉松弛，呈麻醉状态，大量则引起阵发性痉挛而致死。

4. 常用验方

（1）咽喉肿塞，痰涎壅滞：取鲜天名精叶捣汁，含服，轻轻刺激喉咙催吐，去痰效果明显。

（2）缠喉风：取天名精 15g，铜青 6g，大黄、猪牙皂角各 15g，上为细末，以白梅（以盐腌成白霜梅）肥润者，取肉捣烂，一处捣匀，做成每 15 丸重约 30g。每次用时以新绵裹，口中含化，咽津，有顽涎吐出。

（3）发背初起：用鲜天名精叶，捣汁一升，每日 3 次分服，病好为止。

（4）骨鲠：用鲜天名精、马鞭草各一把（去根），白梅（以盐腌成白霜梅）肉一个，白矾一钱，捣作弹丸，含咽，其骨自软而下也。

（5）黄疸型肝炎：用鲜天名精全草 120g，生姜 3g，水煎服。

（6）急性肾炎：取天名精鲜草 60～90g，洗净捣烂，加少许红糖或食盐拌匀，外敷脐部，上覆油纸以防药气外溢。每天更换 1 次，4～7 天为 1 个疗程，必要时可连敷两个疗程。治疗期间卧床休息，进低盐饮食。局部皮肤出现潮红时应停止敷药。

（7）疗疮肿毒：取鲜天名精叶、浮酒糟等量，同捣成泥，敷患处。

（8）风毒瘰疬：取鲜天名精叶500g，捣如泥，敷瘰疬上，干即易之，以瘥为度。

（9）恶疮：捣鲜天名精汁服，每日2～3次，每次30～50mL。

（10）慢性下肢溃疡：取50%天名精煎液100mL，加温浸洗患处，每次10～30分钟，每日3次。个别患者用天名精液湿敷时有痛感，可略加稀释。

（11）蛔虫、蛲虫：用鹤虱研为细末，每服一匙，热汤送下。

需要注意的是，脾胃虚寒者慎服天名精或鹤虱。

（中国中医药报，2021年8月27日，第7版）

二十八、自然铜：让折翅大雁重飞蓝天

1. 自然铜治大雁骨折的故事

李时珍在《本草纲目》中记录了用自然铜治疗大雁骨折的故事。

有人在野外发现了一只翅膀受伤的大雁，将它抱回家中，在山上采挖了一些自然铜，捣成粉末后，添加在饲料中喂养大雁。大雁受伤的翅膀逐渐痊愈，没过多久便展翅飞上了蓝天。这个人发现了自然铜治疗骨折的功效，并试用于人的各种跌打损伤、骨折，均有很好的疗效。从此自然铜善治跌打损伤、骨折的功效便流传开来。

2. 自然铜功善接骨

自然铜味辛，性平，归肝经。自然铜既能散瘀止痛，也能接骨续筋，促进骨折愈合，还可消肿活血。它对跌打损伤、骨折骨痛等骨伤科疾病以及心气刺痛、瘀肿疼痛等多种疼痛类疾病都有很好的治疗作用。自然铜还可用于治疗瘿瘤、疮痈、烫伤。

自然铜早在《丹房镜源》中便有记载，但其药用功效则是首载于《雷公炮炙论》："石髓铅即自然铜。勿用方金牙，真相似，若误饵之，吐杀人。"《神农本草经疏》载："自然铜……乃入血行血，续筋接骨之神药也。凡折伤则血瘀而作痛，辛能散瘀滞之血，破积聚之气，则痛止而伤自和也。"《日华子诸家本草》载："排脓，消瘀血，续筋骨。治产后血邪，安心，止惊悸。"《开宝重定本草》载："疗折伤，散血止痛，破积聚。"

用于治疗跌打损伤的常用中成药中大多含有自然铜。自然铜常与乳香、没药、当归等药材同用，以治跌打损伤，如自然铜散（《张氏医通》）。自然铜配伍苏木、乳香、没药、血竭等，以治跌打伤痛，如八厘散（《医宗金鉴》）。自然铜配密陀僧、黄柏等外用以治恶疮及火烧汤烫，如自然铜散（《圣济总录》）。自然铜还具有舒筋活络、消肿散瘀、接骨止痛的作用，如用于跌打损

伤、扭腰岔气、筋伤骨折属于瘀血阻络的骨折挫伤胶囊中即含有自然铜，用于跌打损伤、续筋接骨、血瘀疼痛的接骨七厘片中也含有自然铜。

3. 自然铜的鉴别

自然铜其实并非铜，而是天然硫化铁矿石，又名石髓铅、方块铜。《开宝重定本草》记载："其色青黄如铜，不从矿炼，故号自然铜。"《中国药典》2020年版收载自然铜为硫化物类矿物黄铁矿族黄铁矿，主含二硫化铁（FeS_2）。黄铁矿（药用自然铜）是地壳中分布最广泛的硫化物，可见于各种岩石和矿石中，多由火山沉积和火山热液作用形成。外因生成的黄铁矿见于沉积岩、沉积矿石和煤层中。作自然铜应用的黄铁矿多为致密块状和结核状者，主产于四川、湖南、云南、广东等地。全年均可采集，采挖后，拣净杂石及有黑锈者，选黄色明亮的入药，用时砸碎。本品多呈规则的方块形，大小不一，通常直径 0.3～2cm，表面平坦，亮黄色，具金属光泽，酷似黄铜块，有时表面呈棕褐色。质坚硬，但易砸碎，断面亮黄白色，有金属光泽。无臭，无味。以色黄亮、质重、表面光滑、断面白亮者为佳。

值得注意的是，矿物学领域的自然铜与药用的自然铜（黄铁矿）是不一样的。矿物学给"自然铜（copper）"的定义：一种含铜矿石，成分是铜单质，是铜元素在自然界天然生成的各种片状、板状、块状集合体。

4. 自然铜的药理作用

自然铜主要含有二硫化铁，亦含有铜、镍、砷、锑、硅、钡、铅、钙、锌、锰等杂质。

研究表明自然铜具有多种药理作用。自然铜中的钙等无机物经吸收后沉积矿化在骨痂中，使钙、磷含量增多，锌、铁、锰有利于胶原合成，铜能提高赖氨酸氧化酶的活性，使胶原纤维韧性加强，胶原不溶性增加，从而增强生物力学强度，而应力刺激又可促进新骨生成，故自然铜有促进骨折愈合的作用。在试管内，自然铜对供试的多种病源性真菌均有不同程度的抑制作用，尤其对石膏样毛癣菌、土曲霉菌等丝状真菌作用较强。自然铜还能缩小肿瘤体积，降低血钙和碱性磷酸酶，升高肿瘤细胞凋亡率，减少尿素氮，能安全有效地抑制肺癌骨转移导致的骨破坏，具有一定的抗肿瘤作用。自然铜还可以促进骨髓本身及其周围血液中网状细胞和血红蛋白的增生。

5. 自然铜的临床运用

临床中自然铜多用煅制品。煅制可改变其原有性状，使其质地变疏松，"煅者去坚性"，有利于粉碎和煎煮，同时也改变了其理化性质，减少或消除副作用，提高疗效。方法是取净自然铜，置无烟炉火上或适宜的容器内，煅至暗红，立即取出，然后马上放入醋中淬（煅淬法），反复多次煅淬，至表面呈黑褐色，光泽消失并酥松，研末或水飞用。

自然铜既可内服，又能外用。煎服用量为 10 ～ 15g，入丸、散，醋淬研末服，每次 0.3g，外用适量。临床运用如下。

（1）跌打损伤、骨折筋断：自然铜（煅）、乳香、没药、当归、羌活等份，研成细末，每服 3g，温酒调服，每日 1 次。骨伤用骨碎补 15g，酒浸捣，绞取汁冲服。

（2）骨质疏松、腰椎压缩性骨折：自然铜（煅）、当归、土鳖虫各 10g，白芍、续断、威灵仙、木瓜、天花粉、熟地黄、黄芪各 15g，水煎服。

（3）暑湿瘫痪，四肢不能动：自然铜（烧红，酒浸一夜）、川乌（炮）、五灵脂、苍术（酒浸）各 30g，当归（酒浸）6g，研成细末，酒糊为丸，梧桐子大。每服 7 丸，温酒送服，觉四肢麻木即止。本方乃《本草纲目》录自《陆氏积德堂方》。

（4）新伤骨折：自然铜（醋煅）12g，乳香 3g，没药 3g，续断 9g，骨碎补 12g，当归尾 12g，土鳖虫 9g，丹参 6g，泽兰 6g，延胡索 4.5g，桑枝 12g，桃仁 3g，水煎服。

（5）打扑伤损：自然铜（研极细，水飞过）、当归、没药各 1.5g，共研末，酒调频服，并用于涂抹痛处。

（6）胸中刺痛：自然铜，醋淬 9 次，研成细末，疼痛时淡醋送服，每次 0.3g。

（7）头风疼痛至甚：黄柏、自然铜各 15g，细辛 0.3g，胡椒 49 粒，共研成细末，每次头痛、头风发作时，先含水一口，后嗅药 0.4g 于鼻中，左疼左嗅，右疼右嗅，嗅后吐去水，口咬筷子头，沥涎出为度。

（8）杖疮：自然铜（醋淬 7 次）15g，乳香、没药各 9g，茴香 12g，当归 15g，研成细末，每服 6g，温酒调服。

（9）闪腰岔气，腰痛：煅自然铜、土鳖虫各 30g，研末，每服 1.5g，开水送下，每日两次。

需要注意的是，自然铜不宜久服，凡阴虚火旺、血虚无瘀者慎用。《本草纲目》引朱震亨的话："自然铜，世以为接骨之药，然此等方尽多，大抵宜补气、补血、补胃……而铜非煅不可用，若新出火者，其火毒、金毒相扇，挟香药热毒，虽有接骨之功，燥散之祸甚于刀剑，戒之。"李时珍也说："自然铜接骨之功，与铜屑同，不可诬也。但接骨之后，不可常服，即便理气活血可尔。"现代毒理学研究也证明自然铜长期过量服用可致重症黄疸。

（中国中医药报，2021 年 9 月 13 日，第 7 版）

二十九、清热解毒、消肿散瘀的蛇含草

1. 蛇含草治疗蛇伤的故事

李时珍在《本草纲目》中记录了蛇含草治疗蛇伤的故事。

李时珍在《本草纲目》第十六卷"蛇含"项中，引用南朝宋·刘敬叔所撰《异苑》中的故事：有一天，一位老农在田里耕作，发现有一条蛇被咬伤，不一会儿另一条蛇衔着一株小草爬过来，把小草敷到受伤蛇的伤口上。过了一天，受伤的蛇就爬走了。老农意识到这种草是能治疗毒蛇咬伤的药草，后来经试用确实如此，他便给这种草取名为蛇衔草。这个草的叶子像龙牙的叶而小，叶背紫色，故又名小龙牙、紫背龙牙。宋代苏颂编撰《本草图经》时重复收载了紫背龙芽，其实就是蛇含草，于是李时珍在《本草纲目》中把紫背龙芽合并到了蛇含草条下。

2. 蛇含草的形态鉴别

蛇含草有很多别名，如蛇衔、小龙牙、紫背龙牙、紫背草、五匹风、地五加、五叶莓、五星草等。蛇含草为蔷薇科委陵菜属蛇含委陵菜的干燥全草或带根全草，为多年生草本植物。全草长 20～40cm，茎多数，细长，略匍匐，有黄白色短柔毛。基出叶丛生，具长柄；茎生叶互生，柄短；掌状复叶，小叶 5 枚，椭圆形，边缘有粗锯齿。聚伞花序顶生，花金黄色。我国多地均有分布，全草入药，夏秋采收，鲜用或晒干。

值得注意的是，蛇含（蛇含委陵菜）与蛇莓因外形相似，使用时容易混淆。二者都是蔷薇科多年生草本植物，同科但不同属。蛇含属于委陵菜属，蛇莓属于蛇莓属。二属在结果前都开黄色的花，且花的形状非常形似。单以花辨别，二属的区别：委陵菜属的副萼片先端不裂，蛇莓属的副萼片先端有三裂。二者的叶也相似，但蛇含的基生叶为近于鸟足状五小叶，蛇莓的基生叶为三出复叶。蛇莓的性味为甘、苦、寒，主要功效为清热凉血，消肿解毒。蛇莓主治热病、惊痫、咳嗽、吐血、咽喉肿痛、痢疾、痈肿、疔疮、蛇虫咬伤、水火烫伤等病证。临床应用时应注意二者区别。

3. 蛇含草的功效与应用

关于蛇含草的记载，最早可见于《神农本草经》，位列下品，书中载："蛇含，味苦，微寒。主惊痫，寒热邪气。除热，金疮，疽，痔，鼠瘘，恶疮，头疡。一名蛇衔。"此后历代本草医籍中多有记载，如元代《增广和剂局方药性总论》载："日华子云：（蛇含）治蛇虫蜂虿所伤及眼赤，止血，协风疹、痈肿。茎叶俱用。又名威蛇。"《本草图经》载："紫背龙牙（即蛇含）兼治咽喉中痛，含咽之，便效。"清代《分类草药性》载："（蛇含）治咳嗽，风寒湿气，跌打损伤。"对以上记载进行归纳总结，发现古人认为蛇含草除治疗

蛇咬伤之外，还具有很好的清热解毒、消肿散瘀作用，可用于治疗高热、咳嗽、咽喉痛、外伤疾病等。

蛇含草味苦、性微寒，归肝、肺经，功能为清热解毒，祛风，止咳，散瘀。蛇含草内服煎汤，一般用量为干品 9 ~ 15g，鲜品加倍，常用于治疗外感咳嗽、百日咳、咽喉肿痛、小儿高热惊风、疟疾、痢疾等。因蛇含草同入肝肺二经，故对于肝火犯肺引起的咳嗽有独特疗效。外用适量，可煎汤后水洗患处或含漱，或捣烂后敷于患处，常用于治疗毒蛇咬伤、腮腺炎、乳腺炎、带状疱疹、疔疮、痔疮、外伤出血等，均有较好的疗效。

现代研究表明，蛇含草主要含有萜类、甾体类、黄酮类和酚类等化学成分，具有广泛的生物活性，其抗疟疾、止咳、止痢、降血糖、抗病毒和抗炎作用与所含的大量鞣质及黄酮类成分有关。蛇含草有很好的抑菌作用，尤其对金黄色葡萄球菌的抑制效果显著，现代临床上用其治疗百日咳、痢疾、疟疾及带状疱疹等均有很好的效果。另外，蛇含草总黄酮具有很好的降血糖作用。民间则常把蛇含草用于止血祛毒，用于蛇虫咬伤等病证的治疗。

此外，《中药大辞典》《中华本草》中均记载蛇含草临床治疗肠梗阻也非常有效。取鲜蛇含全株四两，捣烂绞汁，冲入等量童便，稍加热，缓缓服下；冬季则用干品，每次二两作煎剂，冲服等量童便，同样有效。服药后如有剧烈呕吐，吐出药液时，应补足服药量；采取小量多次服药方法，一般第二次服药即不呕吐。

4. 民间验方

关于蛇含草，民间流传有很多单方、验方，方便实用。

（1）蛇虫咬伤：用鲜蛇含草、鸭跖草各 30g，野菊花 15g，水煎服；或用鲜蛇含草捣烂，外敷伤口周围。

（2）顽癣：用蛇含草 20g，枯矾 6g，共研末，调醋搽患处。

（3）疖肿、痈疽：取蛇含草鲜品，水洗净，捣糊，敷于酒精消毒后的患处，隔日一换。

（4）无名肿毒：用鲜蛇含草、鲜天胡荽、鲜半边莲各适量，捣烂敷患处。

（5）乳腺炎初起：用鲜蛇含草、鲜蒲公英各 30g，水煎服；同时，将等量的鲜蛇含草、鲜蒲公英捣烂敷于患处。

（6）感冒发热、气管炎：用蛇含草全草 15 ~ 30g，水煎服。咽喉肿痛的话，可用鲜蛇含草 15g，洗净，捣汁含咽。

（7）肺脓肿：可单用鲜蛇含草 90g，或再加百蕊草 30g，水煎服。

（8）百日咳：用蛇含草 6g，车前草 9g，水煎后加冰糖适量即可服用。

（9）细菌性痢疾、阿米巴痢疾：用蛇含草 60g，水煎后加蜂蜜调服。

（10）疟疾并发高热：蛇含草 16g，白蔹 6g，紫苏 10g，水煎后于疟前 2

小时服，每日 1 剂，连服 3 剂。

需要注意的是，蛇含草苦寒易伤脾胃，不宜长时间过量服用。

（中国中医药报，2021 年 10 月 11 日，第 7 版）

三十、何首乌：消疮痈、补肝肾之良药

1. 何首乌乌发续嗣的传说

关于何首乌善治须发早白，在《本草纲目》中记载着这样一个传说。

相传在顺州南河县，有一个叫何田儿的人，从小体弱多病，58 岁了还没娶妻生子，他常常仰慕仙家道术，跟随师父居住在深山老林之中。一天夜里，他酒后误入山林，朦胧中看见两株相距三尺多远的青藤忽然交缠在一起，好一阵子才解开，过了一会儿又重复交缠。何田儿非常惊奇，于是将青藤的根挖出带回家，询问邻里乡亲却发现无人认识此物。后来遇到一位老者，何田儿拿出青藤的根向其询问。老者回答："你既然年老无子，这两株藤又如此奇异，恐怕是神仙赐给你的神药，为何不试试服用呢？"于是何田儿把根捣成细末，每天空腹用酒送服一钱，连服数月后身体变得强健，于是加至每天二钱，经常服用。不久，他的旧疾全好了，头发乌黑，面容年轻，后来还娶妻，并有了好几个儿子。何田儿便将自己的名字改成何能嗣，其有一子叫何延秀，何延秀有一子叫何首乌，他们祖孙三人都十分长寿。有个叫李安期的人跟何首乌是同乡，关系亲密，偷偷学到了这个秘方，也跟着服用，并得以长寿，便将这件事记录下来，广为传播。因此法是从何首乌处得到，后人便将这藤的根称作何首乌。

2. 生、制何首乌大不同

何首乌，又名首乌、夜合、交藤、地精等。蓼科植物何首乌以干燥块根入药称何首乌，藤茎入药称夜交藤。何首乌入药有生用、制用之分：秋冬二季藤叶枯萎时采挖块根，削去两端，洗净，个大的切成块，干燥，以此入药为生何首乌；将生何首乌经黑豆汁反复蒸晒炮制加工而成的炮制品称为制何首乌。

生、制何首乌的性味、归经相同，但功效与用法用量则不同，故《中国药典》将何首乌和制何首乌分为两条收载。

生何首乌有解毒、消痈、截疟、润肠通便之功，主要用于治疗疮痈、瘰疬、风疹瘙痒、久疟体虚、肠燥便秘。其内服用量较小，为 3 ～ 6g。

制何首乌有补肝肾、益精血、乌须发、强筋骨、化浊降脂之功，主要用于治疗血虚萎黄、眩晕耳鸣、须发早白、腰膝酸软、肢体麻木、崩漏带下、高脂血症等。制何首乌临床上常作为补虚药应用，内服每剂 6 ～ 12g。

3. 主要功效

《本草求真》记载:"(何首乌)入通于肝,为阴中之阳药,故专入肝经以为益血祛风之用,其兼补肾者,亦因补肝而兼及也。"《本草纲目》载:"(何首乌)能养血益肝,固精益肾,健筋骨,乌髭发,为滋补良药。不寒不燥,功在地黄、天门冬诸药之上。气血太和,则风虚痹肿瘰疬诸疾可知矣。"可见何首乌确实是一味补肝肾、强筋骨的良药。何首乌现代临床应用广泛,主要用于以下几个方面。

治血虚萎黄、失眠健忘者,常以制何首乌与熟地黄、当归、酸枣仁等同用。治精血亏虚、腰酸脚弱、头晕眼花、须发早白及肾虚无子者,常以制何首乌与当归、枸杞子、菟丝子等同用。治肝肾亏虚、腰膝酸软、头晕目花、耳鸣耳聋者,常用制何首乌配伍桑椹子、黑芝麻、杜仲等。治瘰疬痈疮、皮肤瘙痒,可用生何首乌与防风、苦参、薄荷同用煎汤外洗。治年老体弱之人血虚肠燥便秘,可以制何首乌与肉苁蓉、当归、火麻仁等同用以润肠通便。

现代药理学研究发现,何首乌块根主要含有大黄素、大黄酚、大黄酸、大黄酚蒽酮、大黄素甲醚等多种化合物,还含有磷脂类化合物,如磷脂酰胆碱、磷脂酰乙醇胺、磷脂酸等。此外,何首乌块根还含有多种氨基酸、苜蓿素、胡萝卜苷、没食子酸、儿茶精、淀粉、鞣质及多种微量元素等。制何首乌具有降血脂、降血糖、抗动脉粥样硬化、抗衰老、减慢心率、增强免疫力、促进肾上腺皮质功能、促进血细胞新生等作用,同时还有一定的抗肿瘤、抗菌、抗炎、镇痛作用。

4. 治病验方

关于何首乌,民间流传有很多单方、验方,用于多种疾病的治疗均有效果,现列举部分如下。

(1)高脂血症:制何首乌10g,水煎,分两次温服,每日1剂,有明显的降低胆固醇、β脂蛋白的作用。

(2)百日咳:取制何首乌10g,甘草5g,水煎,每日1剂,分4～6次口服。经观察,对无并发症,特别是用各种抗生素疗效不显的患者有较好效果。

(3)疖肿:取新鲜何首乌500g,切片,放锅内(勿用铁锅)加水浓煎成500mL。擦洗患处,每日1～3次。

(4)斑秃、白发:斑秃用制何首乌、黑豆各20g,黑芝麻、黄芪、阿胶各15g,白术、龙眼肉各12g,大枣9枚,水煎服;外用桑白皮液外涂,每日2～3次。白发用制何首乌、熟地黄各30g,当归15g,浸于1000mL米酒中,10～15天后开始饮用,每日15～30mL,连续服用至见效。

(5)小儿遗尿:用制何首乌、五倍子各3g,加醋调成糊状,临睡前敷于脐部，每夜 1 次。

（6）自汗不止：单用制何首乌 3g 研末，用醋调成糊状，敷于脐部，每日两次。

（7）疟疾：制何首乌 20g，甘草 2g，每日 1 剂，浓煎 2 小时，分 3 次，饭前服用，连用两天。

（8）疥癣：根据患处面积大小选用适量何首乌、艾叶，二药等份，研为末，用水煎煮，滤出药液置盆内，熏洗患处，可解痛生肌。

（9）遍身疮肿痒痛：何首乌、防风、苦参、薄荷各 10g，研为粗末，用水 500mL、酒 500mL 煎沸，擦洗身体，注意避风。

5. 使用注意

何首乌存放及煎服时忌用铁器。明代《本草汇言》指出："（何首乌）生用气寒，性敛有毒，制熟气温，无毒。"近年来也偶有临床报道称过量应用生何首乌可能有一定肝毒性。因此应用何首乌时应注意：①大便溏泄及有湿痰者慎服。②内服宜用制何首乌，生何首乌多为外用。内服用量宜小。③不可超量、长期、连续使用。④严格遵照医生或药师指导使用。

（中国中医药报，2022 年 1 月 19 日，第 7 版）

第二节 《红楼梦》药物故事

《红楼梦》，别名《石头记》，中国古代章回体长篇小说，中国古典四大名著之一，是一部具有世界影响力的人情小说，中国封建社会的百科全书，传统文化的集大成者，是中华民族的一部古往今来、绝无仅有的"文化小说"。书中介绍了许多中华民族的文化特点，也介绍了不少中医药知识。PSM 药盾公益微信公众号曾设立专栏，专门介绍《红楼梦》中的中医药知识，我们团队就发表了松子、水芹和枳实三味药的科普文章，现汇集于此。

一、贾宝玉喜欢的药食两用佳品——松子

《红楼梦》第六十二回"憨湘云醉眠芍药裀，呆香菱情解石榴裙"中写道："说着，只见柳家的果遣了人送了一个盒子来。小燕接着揭开，里面是一碗虾丸鸡皮汤，又是一碗酒酿清蒸鸭子，一碟腌的胭脂鹅脯，还有一碟四个奶油松瓤卷酥，并一大碗热腾腾碧荧荧蒸的绿畦香稻粳米饭。小燕放在案上，走去拿了小菜并碗箸过来，拨了一碗饭。芳官便说：'油腻腻的，谁吃这些东西。'只将汤泡饭吃了一碗，拣了两块腌鹅就不吃了。宝玉闻着，倒觉比往常之味有胜些似的，遂吃了一个卷酥，又命小燕也拨了半碗饭，泡汤一吃，十

分香甜可口。"这里说的"奶油松瓤卷酥"是一道点心，是用面粉加松瓤、奶油烤制出的酥卷，卷形蓬松，层次分明，酥脆可口。这道菜还被赋予"福禄寿"以及"吉祥"的含义，这从侧面烘托出了贾府的高贵以及他们对饮食的讲究。"松瓤"就是松子仁，俗称松子、海松子，既是良药，又是美食，有"长寿果"之称，备受历代医家及营养学家的关注与推崇。

看过《红楼梦》的人都知道，曹雪芹先生对于每道吃食的说法都很有讲究，松子贯穿其中也不例外。诸如"这栗糕上点缀的坚果松子，也是红楼公子贾宝玉喜爱的零食。"而在书中第十九回写道：贾宝玉正月里到宁国府听戏看花灯，中途跑出来，带着茗烟去袭人家，袭人母兄齐齐整整摆上一桌子果品，袭人却只"拈了几个松子穰，吹去细皮，用手帕托着，送与宝玉。"

松子仁有多种吃法，比如我们熟悉的桂花糕，也叫重阳糕，是重阳必吃的节令食品，以糯米粉、赤豆粉、蜜桂花等为原料，点缀以松子仁、枣、栗、杏仁等，加糖蒸制而成。作为传统糕点之一，桂花糕已有三百多年的历史。《红楼梦》第三十七回写道："袭人遣老宋妈妈给史湘云送两个小掐丝盒子，一个里面装的是红菱与鸡头两样鲜果，一个装的就是一碟子桂花糖蒸新栗粉糕。"单看名字便知道，它是以栗子为主要原料，再和以桂花糖蒸制而成。清代的袁枚在《随园食单》详细记载了它的制作方法：煮栗极烂，以纯糯粉加糖为糕蒸之，上加瓜仁、松子，此重阳小食也。可见松子作为美食，吃法各异，可谓当仁不让。

1. 松子的来源

松子为松科植物红松等的种子，又称松实、果松子、海松子、松子仁。松子主产于黑龙江、吉林，故又称为东北松子。松子呈倒卵状三角形，无翅，红褐色，长 1.2～1.6cm，宽 7～10mm。种皮坚硬，破碎后可见种仁，卵状长圆形，先端尖，淡黄色或白色。东北松子成品要求籽仁饱满，颜色白洁，无伤残痕迹，味道清香可口，有松脂样香气，味淡有油腻感。松子富含脂肪、蛋白质、碳水化合物等，久食健身心，滋润皮肤，延年益寿，也有很高的食疗价值。在我国除了东北松子外，还有大兴安岭偃松的松子。其个头较红松松子小，香味却更浓。此外还有主产于云南、四川、贵州等地的落水松子，又称为云南松子。虽然同为松子，但是营养价值和形状上还是有一定的区别。

2. 松子的食用价值

海松子之名始见于《开宝重定本草》，"海松子生新罗，如小栗，三角，其中仁香美，东夷食之当果，与其土松子不同。"松子粒大、味美，可食用，可做成糖果、糕点辅料，可榨油，以代植物油食用。松子具有很高的食用和药用价值，清代宫廷将松子列为御膳食品，广泛受到人们的青睐。其药用历史极其悠久，是大自然赋予我们的一种纯天然美食，被誉为"果中仙品"。

古人常说吃松子可以"齿落更生，发落数出"，在民间及各大古籍中均有所记载。《神仙传》记载着这样一个传说：听闻赵翟得麻风病，家里人害怕被传染，便把他送到了深山密林中。一天，赵翟忽遇三位鹤发童颜的老者，赠予他松子、松脂各5升，并对他说："此物不但能治你的病，而且可以使你长生不老。"赵翟遵嘱服之，不到一年病愈，且身体强健，从山中返回家中。他又服用两年，面颜转少，肌肤光泽，行走如飞。而在唐代的《海药本草》中就有"海松子温肠胃，久服轻身，延年益寿"的记载。明代《神农本草经疏》中也指出："松子味甘补血，血气充足，则五脏自润，发白不饥。仙人服食，多饵此物，故能延年，轻身不老。"

3. 有关松子的故事

关于松子，还流传着这样一个"以子救母"的故事：相传在小兴安岭山脚下，有一对母子相依为命，儿子以打猎、采药、砍柴为生。有一天母亲突然病倒了，卧床不起，儿子焦急万分，四处寻医问药。一天，他正在山里采药，突然来了位白发老翁，对他说："还命草，处处在，良善之人终身得，卑劣之徒不相逢。"说完老翁就不见了。儿子急忙跑回家，安顿好母亲后连夜进了深山，披荆斩棘找起了"还命草"，即使遍体鳞伤也不停歇。找了好久也没找到"还命草"，儿子忽然心中一动，抬头望见树上结满松果，于是摘下松果，连夜跑回家给母亲食用，而后惊喜地发现母亲的病情慢慢有了好转，直至痊愈。从此以后，人们就知道海松子药食皆可，并有神奇的功效。

《汉武帝内传》中也有食用松树产物的记载。其后，文献里经常能够找到食松子延年益寿的记载。清代，朝廷每年都从长白山区征收大量松子，供皇上御前早晚膳用。金代还有《食松子》一诗："千峦玉粒尽长松，半夜珠玑落雪飞。休道东游无所得，岁寒梁栋满胸中。"诗中赞美松子仁的价值。松子的食用方法很多，可生吃，也可烹饪，可炒、可炸，如各种米饭和粥中加入适量的松子仁同蒸同煮，其味更佳，营养也更为丰富；松子也可与黄豆混在一起磨成豆浆，不失为一种集美味、营养于一身的佳品。因此有人一直把松子当作馈赠的佳品，有亲人、朋友自远方来，他们都会捧上松子，一粒粒松子代表人们追求美食与健康的愿望。

4. 松子的药用价值

中医学认为松子味甘，性微温，归肝、肺、大肠经，主要功效为润燥、养血、祛风、滑肠，主治肺燥干咳、大便虚秘、诸风头眩、骨节风、风痹，并有润泽皮肤、繁荣毛发的功能。

关于松子的药用价值，在诸多古籍中也有所记载，明代李时珍曾给予很高的评价，他在《本草纲目》中写道："海松子，释名新罗松子，气味甘小无毒；主治骨节风，头眩，去死肌，变白，散水气，润五脏，逐风痹寒气，虚赢少气，补不足，肥五脏，散诸风，湿肠胃，久服身轻，延年不老。""润肺，治燥结咳嗽。"李中梓《本草通玄》载："益肺止咳，补气养胃，润肠止渴，温中搜风，润皮肤，肥五脏。阴虚多燥者珍为神丹。"徐大椿《药性切用》谓其"醒脾开胃，解郁润肠"。叶桂《本草再新》称其"润肺健脾，敛咳嗽，止吐血"。另有王士雄的《随息居饮食谱》称其"润燥，补气充饥，养夜息风，耐饥温胃，通肠辟浊，下气香身，最益老人"。以上说法大体相同。

松子常用于津枯液亏，脏腑不荣，变生诸病。津少则燥，肺燥则上焦失润，失于宣降，发为咳嗽少痰或干咳无痰。海松子甘润上焦，娇脏得养，则复其清肃之令而咳嗽自止，既可单独使用，又可配胡桃肉、蜂蜜等甘润之品，其效极佳。津亏液少，则肝血不足，血燥生热，热则风阳上扰，而发为眩晕，而松子滋阴养血，阴血足则风阳自息，眩晕可宁，临床常与白芍、女贞子、旱莲草、菊花等养阴息风药同用。津亏液少，则无水行舟，导致大便虚秘，松子还能润肠增液，常与柏子仁、麻子仁同用，共收润肠通秘之功。肌肤得津液则润泽光滑，毛发得津液则靓丽光泽，故松子有荣养毛发、润泽肌肤之效。用松子治痹证，亦取其养血祛风润燥之功，所谓治风先治血，血行风自灭。《本草衍义》记载其"与柏子仁同治虚秘"。另有《养生堂》节目曾报道："（松子）味甘补血，血气充足，则五脏自润，发白不饥。仙人服食，多饵此物，故能延年，轻身不老。"

5. 松子的药理作用

松子的主要化学成分为脂肪油，另含蛋白质、挥发油等。每百克松子仁中含蛋白质16.7g，碳水化合物9.8g，脂肪63.5g。松子的脂肪大部分为油酸、亚油酸等不饱和脂肪酸。现代药理研究表明松子及其有效成分具有多种药理作用，具体概括如下。

（1）健脑、抗疲劳：松子中所含的不饱和脂肪酸具有增强脑细胞代谢、维护脑细胞功能和神经功能的作用，是大脑的优质营养补充剂，特别适合用脑过度人群食用。松子中还含有丰富的磷、锰等微量元素，对大脑和神经都有补益作用，是学生及脑力劳动者的健脑佳品。此外，老年人多吃松子还可以预防阿尔茨海默病。

（2）促进儿童生长发育及病后修复：多食松子能够促进儿童的生长发育，对于病后康复有一定的辅助作用。

（3）预防心脑血管疾病：松子中富含的不饱和脂肪酸及矿物质具有降血脂、软化血管的作用，从而防治动脉粥样硬化，预防心脑血管疾病，是中老年人的理想保健食品。

（4）补气、润肠通便：松子中的油脂和多种营养物质能够扶正补虚，润肠通便，最适合体虚（如年老体弱、病后、产后等）便秘者食用。

（5）润肤泽颜、抗衰老：松子具有抗衰老作用。松子含有丰富的维生素E，是一种很强的抗氧化剂，能起抑制细胞内和细胞膜上的脂质过氧化作用，保护细胞免受自由基的损害，可以说是坚果中的冠军，是广大女性朋友的福星。松子富含油脂和多种营养物质，有显著的辟谷充饥作用，能够滋润五脏，补益气血，充养肌肉，嫩白肌肤，养颜驻容，保持健康形态，是良好的美容食品。

松子中所含的磷对脑和神经系统也大有裨益。此外，松子可以抑制食欲而助减肥。美国宾州西盆斯贝格大学一项新研究发现，每天吃一把松子（约30g）有助于控制食欲，防止发胖。研究发现，体重超标的女性早餐前吃一把松子可以使一天的饭量降低约37%。著名节目主持人刘洪悦也在《我是大医生》中揭秘了松子减肥的功效，尤其针对梨形身材，称其与豆浆合用，因豆浆中含丰富的异黄酮，加上松子油所含的不饱和脂肪酸，促进胆囊收缩，减少食欲，增加饱腹感，从而达到减肥的效果。

6. 松子的验方

（1）肺燥咳嗽：松子仁50g，核桃仁100g，共捣如泥，以蜂蜜适量调成膏，每服6g，每日两次。

（2）久咳痰少，动则气喘：松子仁、胡桃仁、南杏仁各等份，共捣烂如泥，加白蜜调为膏，贮藏备用，饭后半小时用开水调服9g。

（3）肺结核，遗精：松子仁、枸杞子、金樱子各125g，麦冬250g，水煎，取浓汁，再以蜂蜜250g收膏，每次1匙，早晚各服1次。

（4）心悸、失眠：松子仁、柏子仁、黑芝麻各60g，研细末，加龟甲1块，同熬膏炼蜜为丸，分7日服用。

（5）头昏眼花，肝肾亏损：松子仁、黑芝麻、枸杞子、杭菊花各15g，水煎服，每日1剂。

（6）动脉硬化症：松子仁、柏子仁各300g，核桃仁1000g，桃仁500g，红糖（或蜂蜜）1500g。将前4味捣烂如泥，用红糖或蜂蜜调匀，每服10g，每日2～3次，温开水送下。

（7）贫血：松子、南瓜子、黑芝麻、花生米各等份，炒香后研粉，加入适量糖，每次取1汤匙，滚开水冲服。

7. 松子的使用注意

凡脾虚便溏，肾亏遗精、滑精，痰饮体质及湿痰甚者均不宜多食松子。

（原文发表于PSM药盾公益微信公众号，2021年4月8日）

二、《红楼梦》水芹故事——曹雪芹对"芹"情有独钟

"我哪里是善烹调的人，只不过略微看了看别人烹调的门道，这位即赞不

绝口。以后大家如果有江南之行，遍尝名肴，那么今天我做的鱼，便是小巫见大巫啦。"

——曹雪芹《历史余味》

1.《红楼梦》中的"芹"

一部《红楼梦》让曹雪芹名扬天下，更有了"满纸荒唐言，一把辛酸泪。都云作者痴，谁解其中味"等脍炙人口的赞美诗篇。同时，这部名著也是颇有参考价值的"中医食疗实用手册"。据统计，《红楼梦》里记载的与疾病及中医药相关的内容多达 66 回，涉及中医药知识 290 余处，使用中医学术语161 条，方剂 45 个，中药 125 种，更有评论说"一部小说中包含如此丰富的医药知识，在中外文学史上是绝无仅有的"。更有相声说曹雪芹靠卖雪里蕻、芹菜勉强度日，利用空余时间写下了《红楼梦》。其实他的本名叫曹霑，号芹溪、芹圃、雪芹，三个号都离不开一个"芹"字，究其原因，有这样一个故事。

相传曹雪芹经历两次抄家后，过着"举家食粥酒常赊"的生活。曹雪芹博学多才，饱读诗书，加上他豪放和傲世嫉俗的个性，惜老怜贫、助残帮弱的品行，深得百姓的尊重与赞美。酒馆里一位年过半百的老伙计名叫马青，每天听曹雪芹高谈阔论，深感钦佩，便不时接济他，时间一久，两人便成了推心置腹的好朋友。有一回，曹雪芹一连三日不见马青来酒馆，一打听才知道他病了。曹雪芹急忙前去探望，只见马青昏沉沉地躺在炕上呻吟。曹雪芹上前把过脉，说："待我用偏方为您治病。"说完曹雪芹直奔村头的池塘边，扯了两把野生的水芹，熬成汤给马青服下，不到三日马青就病愈了。从此以后曹雪芹名声大振，前来求医问药者络绎不绝。他也就地取材，以水芹及山中的草药为主，治了不少疑难杂症。正因为如此，他特意取了带"芹"字的号，于是就叫"雪芹"，意为愿做一棵山村的芹菜，既可为父老乡亲们充饥，又可为穷苦人祛病疗疾，之后他还取了"芹溪"和"芹圃"等号，而大名曹霑从此反而鲜被人提及。

曹雪芹的祖父曹寅很喜欢苏东坡的诗，曹雪芹深受其影响。看过《红楼梦》的人都知道，书中有大量有关食物的记载及饮食细节的描写，也有人说曹雪芹的名字跟饮食有着密切的关系，因其生前最爱吃"雪底芹菜"。苏东坡的名作《东坡八首》中有"泥芹有宿根，一寸嗟独在，雪芹何时动，春鸠行可脍"的名句，并自注："蜀八贵芹芽脍，杂鸠肉为之。"泥芹之泥虽是污浊，但其中的"雪芹"却出淤泥而不染。苏东坡常以"芹"自喻，在东坡诗里的"雪"，也多是洁白而有自尊自爱之意。

再谈及《红楼梦》，其中的人物贾芹是宁国公玄孙，他母亲周氏好不容易为他求王熙凤得到的工作，他却不好好珍惜，反倒借机学坏不成器，与五房儿子贾芸的努力形成了鲜明的对比。令人奇怪的是，这样一个人，曹雪芹却将自己名字中的"芹"字给了他，匪夷所思。这与下文中提到的"献芹"有着千丝万缕的关系。献芹是谦称，表示所赠礼物微薄、不丰厚之意。"芹"字为名时，一般代指"有才学"之意。《红楼梦》第十七回"大观园试才题对额"，贾宝玉给稻香村题的对联："新涨绿添浣葛处，好云香护采芹人。"暗指贾兰有才学，能够金榜题名，而李纨教养贾兰有苦有功，类似贾家未来的护道人一般，令人钦敬。

再说回贾芹，多数人对这个贾家三房的孩子印象并不深刻。他是随着五房贾芸找工作一起出场的。原本贾琏答应给贾芸的工作被王熙凤"截胡"给了贾芹。贾芹母亲周氏厚着脸皮向王熙凤替儿子捞到一份工作。贾芹不劳而获，带着一群小和尚小道士到铁槛寺称王称霸去了。贾珍道："你如今在那府里管事，家庙里管和尚道士们，一月又有你的分例外，这些和尚的分例银子都从你手里过，你还来取这个，也太贪了！你自己瞧瞧，你穿得像个手里使钱办事的？先前说你没进益，如今又怎么了？比先倒不像了。"贾芹道："我家里原人口多，费用大。"贾珍冷笑道："你还支吾我。你在家庙里干的事，打量我不知道呢。你到了那里自然是爷了，没人敢违拗你。你手里又有了钱，离着我们又远，你就为王称霸起来，夜夜招聚匪类赌钱，养老婆小子。这会子花的这个形象，你还敢领东西来？领不成东西，领一顿驮水棍去才罢。等过了年，我必和你琏二叔说，换回你来。"贾芹红了脸，不敢答应。曹雪芹之所以会将"芹"字给了贾芹这样一个"坏孩子"，用意自然不凡，有人猜测可能与其早年经历有关。由此可见，曹雪芹的"献芹"之心完美地交予《红楼梦》。

2. 水芹的来源

水芹为伞形科植物水芹的全草，又称楚葵、水蕲、芹菜、水芹菜、野芹菜等。水芹多皱缩成团，茎细而弯曲，匍匐茎节处有须状根，叶皱缩，展平后，基生叶三角形或三角状卵形，一至二回羽状分裂，最终裂片卵形至菱状披针形，长2～5cm，宽1～2cm，边缘有不整齐尖齿或圆锯齿，叶柄长7～15cm，质脆易碎。气微香，味微辛、苦。

古希腊人在两千多年以前栽培芹菜，15世纪芹菜由高加索地区传入我国。水芹适应性较广，全国各地均有分布，以东部和南部地区居多，抗病虫害能力强，产量高而稳，主要在冬春蔬菜淡季采收上市，既可新鲜销售，又可加工，是一种很好的天然无公害保健食品。我国是世界上水生蔬菜采集利用最早、驯化栽培历史最悠久的国家。在上古时代，长江中下游地区就已有水芹等水生蔬菜的生长、分布和食用的记录。从《吕氏春秋·本味》"菜之美者，云梦之芹"，到《诗经》"思乐泮水，薄采其芹""觱沸槛泉，言采其芹。君子来朝，言观其旂"，更有清朝诗人张世进"春水生楚葵，弥望碧无际"。据记载，水芹属植物有 5 个变种，大多数为水芹、中华水芹和西南水芹，初步认定伞形科水芹属植物水芹为药用正品。另据文献记载，国外也有水芹的生长，主要分布于韩国、日本、俄罗斯等地。

我国现存最早的中药学著作《神农本草经》记载："水芹，别名水英。"《说文解字》曰："芹，楚葵也，近菜类也。"意思是水芹又叫楚葵，属于可供食用的菜类。《尔雅·释草》称"芹"，故薪、莀统称为芹，即水芹。水芹的别名为水英。水英来自《名医别录》，古人称农历二、三月生长的水芹幼苗为英，可作菜食，故称水英。水芹的另一别名为楚葵，出自《神农本草经》，其性冷滑如葵，生于楚地（当时包括蕲州和蕲春县），故称水芹为楚葵。《蜀本草》载："芹生水中，叶似芎劳，其花白而无食，根亦白色。"明代李时珍在《本草纲目》中对"水芹"二字分别做了解释："水，原作苦。"后来据《新修本草》和《政和本草》水芹条中记载将"苦"改为水。可见水芹发现甚早，且各家对其名说法一致。

3. 水芹的食用价值

水芹之名始见于《本草经集注》，原名水薪、水英。黄宫绣在《本草求真》中提道："芹菜地出，有水有旱，其味有苦有甘、有辛有酸之类。考之张璐有言，旱芹得青阳之气而生，气味辛窜，能理脾胃中湿浊。水芹得湿淫之气而生，气味辛浊。"水芹作为一种具有独特功效的保健蔬菜，以其嫩茎和叶柄供食用，与普通芹菜相似。水芹质地鲜嫩，清香爽口，风味独特，营养丰富。其富含蛋白质、碳水化合物、钙、磷、铁等多种人体必需营养成分和膳食纤维、黄酮、蒎烯等保健成分，具有良好的营养价值和保健功能，并具有特殊的挥发性香气，是我们日常生活中常食用的一种蔬菜。古代本草记载其具有"补血、祛风、健脾利湿"的作用和一定的保健功能，是一种"药食两用"的无公害草本蔬菜。今天，水芹还被制作成水芹面条、水芹饺子、水芹粉、水芹有机茶等营养保健食品，深受广大消费者的喜爱。

水芹也是一种具有良好疗效的传统药用植物。在医疗保健方面，水芹具有抗炎、降血压、降血脂、抗动脉硬化等作用，在临床上具有清热、利尿，防治乙肝、高血压和高血脂等功效，也被江苏一带人民称作"路路通"，通常在春节期间作为一道必不可少的佳肴端上餐桌，寄予了人们美好的心愿和祝福。

芹菜不仅可以作为蔬菜，还可供药用。药用以旱芹为主，旱芹香气较浓，也称"香芹"。由于芹菜的根、茎、叶和籽都可以入药用，故又有"厨房里的药物""药芹"之称，也是我们餐桌上的日常佳肴。

芹菜中含有锌元素，是一种性功能食品，能促使人性兴奋。西方称芹菜为"夫妻菜"，曾被古希腊的僧侣列为禁食。泰国的一项研究发现常吃芹菜能减少男性精子的数量，可能对避孕有所帮助。可见，各地关于芹菜对性功能方面的说法不一致，值得推敲。

4. 水芹的药用价值

中医学认为水芹味辛、甘，性凉，归肺、肝、膀胱经，主要功能为清热解毒、利尿、止血，主治感冒、暴热烦渴、吐泻、浮肿、小便不利、淋痛、尿血、吐血、衄血、崩漏、经多、目赤、咽痛、喉肿、口疮、牙疳、乳痈、痄腮、瘰疬、疟腮、带状疱疹、痔疮、跌打肿痛等。

水芹为古代草药，《神农本草经》记载水芹味甘、性平，主治女子赤沃，止血养精，保血脉，益气，令人肥健嗜食。后有楚人采以济饥，其利不小。杜甫有诗赞水芹"饭煮青泥坊底芹""香芹碧涧羹"等。《千金食治》曰："益筋力，去伏热。治五种黄病，生捣绞汁，冷服一升，日二。"崔禹锡《食经》曰："利小便，除水胀。"孟诜《食疗本草》曰："养神益力，杀石消毒。"陈藏器《本草拾遗》曰："茎叶捣绞取汁，去小儿暴热，大人酒后热毒、鼻塞、身热，利大小肠，利人口齿，去头中风热。和醋食之，亦能滋人。"《日华子诸家本草》曰："治烦渴，疗崩中。"李时珍在《本草纲目》载水芹菜："止血养精，保血脉。杀石药毒，捣汁服，去头中风热，利口齿，利大小肠。"兰茂《滇南本草》曰："能发汗，功同麻黄。"汪绂《医林纂要探源》曰："补心，去瘀，续伤。"叶桂《本草再新》曰："除烦解热，化痰下气。治血分，消瘰疬结核。"王士雄《随息居饮食谱》则称之："清胃、涤热、祛风。利口齿、咽喉、头目，治崩带、淋浊、诸黄。"刘兴《草木便方》曰："治腰脚虚肿，筋骨疼，风湿麻痹、痒。"张璐的《本经逢原》则认为其能"清理胃中湿浊"。吴仪洛《本草从新》认为："水芹，去伏热，及头中风热，利口齿及大小肠，治烦渴，崩中带下，五种黄病。旱芹，出心下烦热，疗鼠瘘，结核聚气，下瘀血，止霍乱。"

《中药大辞典》载：水芹全草入药，气味除甘平外，还有辛味，并增加了药性及归经，即水芹甘、辛、凉，入肺、胃经。《中国药用植物志》载：水芹嫩茎捣汁服，治疗高血压。《贵州民间方药集》载：水芹解热、利尿、祛风。《东北药用植物》载：水芹的性味及归经同《中药大辞典》，有清热解毒、利尿、止血和降压的功效，主治感冒发热、暴热烦渴、呕吐腹泻、黄疸、水肿、尿路感染、淋病、白带、崩漏、瘰疬和腮腺炎。《云南中药资源名录》载："水芹清热利尿、解毒消肿、止血和降压，主治慢性胃炎、食积腹痛和白淋等。"可见，历代文献所记载水芹的功效与应用十分广泛。

关于水芹，很多电视节目也多次提到。北京协和医院临床营养科于康教授曾在《养生堂》节目中明确指出：芹菜素确实对抗癌有作用，但是吃芹菜本身并不能这样跟抗癌画等号。第一，吃芹菜根本达不到吃芹菜素可以抗癌的那个量；第二，芹菜素需要到身体内准确的位置才能起到作用，这个过程太复杂，吃芹菜不可能到达指定的位置。那么吃芹菜就真的没用吗？于康教授指出，吃对芹菜，芹菜的某一个作用可以间接控制血压，间接对预防肿瘤的发生有很大作用。

5. 水芹的药理作用

水芹所含的主要化学物质种类有黄酮、挥发油、糖、甾醇、脂肪酸、蛋白质、膳食纤维、氨基酸等。黄酮类主要含芹菜素、糖苷、水蓼素、芦丁等，全草含异亚丙基丙酮、蒎烯、月桂烯、异松油烯、莰烯、肉豆蔻醚、香芹酚、丁子香酚等挥发油，糖类主要含有 D- 葡萄糖、甲基糖苷等，甾醇类主要有豆甾醇、β- 谷甾醇、二十四烷醇等高级直链醇、芳醇等，脂肪酸类主要有亚麻酸、亚油酸、二十六烷酸等高级脂肪酸，根中还含有脯氨酸、苯基丙氨酸、谷氨酸、葡萄糖胺、半乳糖胺等。水芹所含的各种维生素、矿物质含量较高，每 100g 可食部分含蛋白质 1.8g、脂肪 0.24g、碳水化合物 1.6g、粗纤维 1g、钙 160mg、磷 61mg、铁 8.5mg。水芹的药理作用非常广泛，有较高的使用价值，具体概括如下。

（1）保肝：水芹对乙肝病毒感染性肝炎有明显的保肝降酶、保肝退黄、抗乙肝病毒等作用。芹菜中所含的黄酮在治疗肝炎、抗免疫、抗病毒中起到非常重要的作用，其中以水芹为主研制的抗乙肝新药——芹灵冲剂在体外体内均有抗乙肝病毒的作用，其保肝、退黄降酶效果显著。无论水芹单药或者以水芹组成的复方，均显示较好的抗肝炎作用。

（2）降血压、降血脂、降血糖：芹菜中含酸性的降压成分，动物实验表明对兔、犬静脉注射有明显降压作用，临床对于原发性、妊娠性及更年期高血压均有效，是辅助治疗高血压及其并发症的首选之品。在心血管药理作用研究方面，由于芹菜中含有丰富的黄酮类化合物，使它具有降压、降血脂、保护血管、增强免疫等功能。芹菜汁还有降血糖作用，经常吃些芹菜，可以中和尿酸以及体内的酸性物质，对预防痛风有较好的效果。

（3）抗心律失常：研究表明，水芹注射液对大白鼠心脏具有抑制作用，水芹提取物对心肌再灌注损伤有显著的保护作用，有一定的抗心律失常作用。

（4）镇静安神：从芹菜籽中分离出的一种碱性成分对动物有镇静作用，对人体能起到安神的作用，有利于安定情绪，消除烦躁。

（5）利尿消肿：芹菜含有利尿成分，可以消除体内水钠潴留，利尿消肿。临床上以芹菜煎服治疗乳糜尿。

（6）抗氧化：芹菜所含的丰富黄酮类化合物具有抗氧化、清除自由基的能力。

此外，水芹还有抗运动性疲劳、促进学习记忆、止痛、抗过敏、抗菌、养血补虚、清热解毒、防癌抗癌、清胃消食、解酒等作用。但水芹容易吸收重金属元素，如铅、汞、铬等，污染严重的水边生长的水芹不宜食用。

水芹在少数民族医药中的应用也很广泛。水芹在苗族医药中用治大热烦渴、高血压等；在拉祜族医药中用来治痢疾、肝炎、咳嗽；在傣族医药中，水芹全草用于治疗痢疾、高血压、咳嗽、尿路感染、肝炎、麻疹、痘疹不透等；在傈僳族医药中用治感冒发热、呕吐、腹泻、高血压；在佤族医药中，水芹全株用于治疗外感风寒发热、呕吐腹泻、尿路感染、崩漏、白带、高血压、失眠；在基诺族医药中，用水芹的根及全草治尿路感染、腹冷痛等。

6. 水芹的验方

（1）小便不利：取水芹 15g，煎服，一日 3 次。

（2）小便出血：取鲜水芹捣汁，日服六七合。

（3）白带：取水芹 20g，红景天 10g，水煎服，日 3 次。

（4）小儿霍乱吐痢：水芹叶细切，煮熟取汁饮。

（5）痄腮：水芹捣烂，加茶油，涂患处。

（6）高血压：鲜水芹 30g，捣绞取汁，日服 3 次。

（7）高胆固醇血症：芹菜根 10 个，洗净捣烂，加大枣 10 枚，水煎服，每次 100mL，每日两次。

（8）乳糜尿：用青芹下半部茎及根，每次 10 根，加水 500mL，文火煎至 200mL，每天早晚空腹服用。

（9）感冒发热、咳嗽、神经痛、高血压：鲜水芹 15 ～ 30g，煎服或捣汁服。

（10）流行性脑膜炎：鲜水芹适量，洗净，捣汁半碗内服，渣敷天庭穴。

（11）肺痈：鲜水芹全草 60g，水煎服。

（12）肺热咳嗽、百日咳：鲜水芹全草捣烂取汁，每次 20 ～ 50mL，调白糖服，日 3 ～ 4 次。

（13）小儿食滞发热：水芹 30g，大麦芽 15g，车前子 9g（包），水煎服。

（14）黄疸：鲜水芹根 60g，连钱草 90g，虎刺 60g，猪精肉 90g，水煎服。

（15）浮肿属虚：水芹 30g，炖肉吃。

（16）热淋、小便不利：水芹全草 30g，捣烂取汁服。

（17）血崩：水芹全草 12g，红景天 6g，水煎服。

（18）月经过多：干水芹菜根 12g，红青菜 12g，鱼腥草根 12g，水煎服，日 2 ～ 3 次，连服 2 ～ 4 天。

（19）麻疹不透：鲜水芹菜 9 ～ 15g，水煎服。

（20）咽喉炎、扁桃体炎、齿槽脓肿：鲜水芹全草捣汁含漱，每日 3 ～ 4 次，或全草、淡竹叶、凤尾蕨各 15g，水煎服。

（21）虚寒牙痛：水芹根 30g，加鸡蛋或猪头肉煮食。

（22）乳痈：鲜水芹适量，盐少量，共捣烂外敷。

（23）指头炎：鲜水芹全草适量，加白糖捣烂外敷。

（24）手背红肿：鲜水芹根适量，捣烂外敷。

（25）骨髓炎急性期：鲜水芹 500g，童子鸡 1 只，水炖服。

（26）带状疱疹：鲜水芹全草捣汁，和鸡蛋白拌匀搽患处。

（27）痔疮：鲜水芹 30g，猪肠 250g，水炖服。

7. 水芹的使用注意

脾胃虚寒者，慎绞汁服。

（原文发表于 PSM 药盾公益微信公众号，2021 年 5 月 13 日）

三、风寒侵袭晴雯病，庸医乱用枳实药

枳实为中医临床常用的理气药，因行气作用比较强烈，故有"破气"之说。在我国古典四大名著之一的《红楼梦》中也记载有关于应用枳实治病的故事。

1.《红楼梦》中的枳实

《红楼梦》记载了很多中医药的故事，全书 120 回，提及中医药的有 66 回，其中有很多经典方剂，如人参养荣丸、天王补心丹、左归丸、右归丸、加味逍遥散等，其临证遣方用药得当，炮制理论合情合理，经得起推敲，不少方药沿用至今，可见曹雪芹先生深厚的中医学造诣。本次我们介绍的是第 51 回"薛小妹新编怀古诗，胡庸医乱用虎狼药"中的"虎狼之药"——枳实。

《红楼梦》第 51 回记载：仗着素日比别人气壮，不畏寒冷，也不披衣，只穿小袄，便蹑手蹑脚地下了熏笼……宝玉笑劝道："看冻着，不是玩的。"晴雯只摆手，随后出了房门……一阵微风，晴雯只觉侵肌透骨，不禁毛骨森然……麝月将火盆上的熟炭埋了一埋……晴雯因方才一冷，如今又一暖，不觉打了两个喷嚏……至次日起来，晴雯果觉有些鼻塞声重，懒怠动弹……胡太医："小姐的症是外感内滞，近日时气不好，竟算是个小伤寒。幸亏小姐素日饮食有限，风寒也不大，不过是气血原弱……"胡太医开了药方，宝玉看时，上面有紫苏、桔梗、防风、荆芥等药，后面又有枳实、麻黄。宝玉道："该死，该死，他拿着女孩儿们像我们一样的治，如何使得！凭他有什么内滞，这枳实、麻黄如何禁得……"

为何宝玉会说晴雯经受不住枳实呢？原来枳实具有破气消积、化痰除痞之功，长于行气消痰，为胃肠积滞及痰滞胸痞之要药，且气锐力猛，有冲墙

倒壁之功，而晴雯只是外感风寒，内无积滞，加上女孩子本就体弱，因此不宜用枳实等虎狼药，即药性峻猛的药。

2. 枳实的来源与功用

枳实始载于《神农本草经》，列为中品。《中国药典》2020年版记载：枳实为芸香科植物酸橙 *Citrus aurantium* L. 及其栽培变种或甜橙 *Citrus sinensis* Osbeck 的干燥幼果。5～6月收集自落的果实，除去杂质，自中部横切为两半，晒干或低温干燥，较小者直接晒干或低温干燥。

中医学认为枳实苦、辛、酸，微寒，归脾、胃经，主要功效为破气消积，化痰散痞，用于积滞内停、痞满胀痛、泻痢后重、大便不通、痰滞气阻、胸痹、结胸、胃下垂、脱肛、子宫下垂。枳实生品药性较峻烈，长于破气化痰，用于痰滞气阻胸痹、痰饮咳喘、眩晕，近年亦用于胃下垂。枳实炮制后可缓和烈性，长于消积化痞，用于食积胃脘痞满、积滞便秘、湿热泻痢。

3. 枳实的应用

临床上，枳实有生品和麸炒品两种，其应用是有所不同的。

（1）生枳实主要应用于以下两个方面：①胸痹：常与瓜蒌、薤白、厚朴、桂枝同用，能通阳开结，泄满除痞，用于痰浊内阻、胸阳不振、胸痹疼痛、心中痞满气逆，如枳实薤白桂枝汤；亦可单用本品研末服。②痰饮：常与姜半夏、制天南星、茯苓、橘皮、姜竹茹等同用，能祛痰化饮，宽胸畅膈，用于痰涎壅盛、胸膈痞塞、咳嗽气喘、恶心纳呆、头目眩晕等。

（2）麸炒枳实主要应用于以下三个方面：①胃脘痞满：若食积不化，症见脘腹胀痛，嗳腐食臭，常与山楂、神曲、麦芽等同用，能消食化积。若脾胃虚弱，运化无力，饮食停滞而致脘腹胀满，不思饮食，可与白术同用，有健脾消痞的作用。②大便秘结：常与厚朴、大黄同用，治热结肠胃，脘腹痞满，大便秘结，能行气破结，泻热通便，如小承气汤。③湿热泻痢：常与黄连（姜水炙）、大黄、六神曲（炒）、泽泻等同用，治湿热积滞所致的泄泻下痢、里急后重、胸满腹痛，有清热祛湿、消积化滞的作用，如枳实导滞丸。

4. 枳实的药理作用

现代研究发现，枳实主要含黄酮类、挥发油、生物碱等成分。黄酮类成分在枳实中占比最高，包括芸香柚皮苷、柚皮苷、圣草次苷、新北美圣草苷、橙皮苷、新橙皮苷、枸橘苷、新枸橘苷等；枳实中的挥发油类化合物是产生理气作用的主要成分，包括柠檬烯、β-蒎烯、芳樟醇、萜烯醇等；枳实中含有的生物碱成分具有逐风理气、温胃、促进食欲、促进新陈代谢等作用，其主要代表成分为辛弗林、N-甲基酪胺、乙酰去甲辛弗林等。药理研究表明枳实具有多种药理作用，具体如下。

（1）双向调节胃肠平滑肌：对胃肠平滑肌呈现出双重作用，既能兴奋胃肠平滑肌，使蠕动增强，又能降低胃肠平滑肌张力，产生解痉作用。其水煎液在高浓度时对胃肠平滑肌起抑制作用，低浓度时对胃肠平滑肌先短暂抑制，后兴奋。

（2）双向调节子宫功能：枳实对家兔在体子宫有兴奋作用，对家兔离体子宫则是抑制作用。

（3）升压、强心：枳实及其有效成分能收缩血管，使血压升高，增强心肌收缩力，改善心肌代谢，并能增加心、脑、肾血流量。

（4）对中枢神经系统的作用：枳实提取物有明显的镇静、镇痛、解热作用，但无催眠作用。

此外，枳实还有抗菌消炎、抗病毒、抗过敏、抗氧化、护肝、降血糖、抗血栓、降血脂、抗休克等作用。

5. 枳实的经典方剂

（1）四逆散

组成：甘草（炙）、枳实、柴胡、芍药各 6g。

功用：透邪解郁，疏肝理脾。

主治：热厥（因热邪亢盛所致四肢冷至肘膝以上，甚至昏迷）手足不温，脘腹胁痛，泻痢（大便稀薄，甚至水样，次数增多）下重（排便时下腹部及肛门有沉重胀坠感）。

（2）枳术汤

组成：枳实 7 枚（7g），白术 30g。

功用：健脾理气，化饮散结。

主治：胃下垂、慢性胃炎、心源性水肿、术后便秘腹胀、消化不良、胃肠功能紊乱、慢性肝炎、子宫下垂、胃癌等。

（3）枳实导滞丸

组成：枳实（炒）100g，大黄 200g，黄连（姜汁炙）60g，黄芩 60g，六神曲（炒）100g，白术（炒）100g，茯苓 60g，泽泻 40g。

功用：消积导滞，清利湿热。

主治：饮食积滞、湿热内阻所致的脘腹胀痛、不思饮食、大便秘结、里急后重等。

（4）枳实消痞丸

组成：枳实（炒）15g，黄连 15g，白术（炒）6g，法半夏 9g，人参 9g，甘草 6g，茯苓 6g，厚朴 12g，麦芽（炒）6g，干姜 6g。

功用：消痞除满，健脾和胃。

主治：脾虚气滞，寒热互结所致的心下痞满、不思饮食、倦怠乏力、大便不畅、苔腻而微黄等。

6. 枳实与枳壳

沈括《梦溪笔谈》云："六朝以前医方惟有枳实，无枳壳，故本草只言枳实。后人用枳小嫩者为枳实，大者为枳壳。"到宋代之后，在《开宝重定本草》中区分："枳之小者为枳实，大者为枳壳。"北宋寇宗奭《本草衍义》在药性功效上对枳实、枳壳做了区分："枳壳、枳实为一物也。小则其性酷而速，大则其性和而缓。"枳实与枳壳都是理气药，二者在来源、性状、功效及应用的区别如下。

（1）来源：枳实为芸香科植物酸橙及其栽培变种或甜橙的干燥幼果，枳壳为芸香科植物酸橙及其栽培变种的干燥未成熟果实。

（2）性状：枳实是干燥的幼果，通常是 5～6 月采集。外观呈半球形，少数为球形，直径一般为 0.5～2.5cm。外果皮黑绿色或暗棕褐色，具颗粒状突起和皱纹，有明显的花柱残迹或果梗痕。枳壳是未成熟的果实，7 月果皮尚绿时采收，外观呈半球形，直径 3～5cm。外果皮棕褐色至褐色，有颗粒状突起。

（3）功效与应用：枳实具有破气消积、化痰散痞之功，主要用于积滞内停、痞满胀痛、泻痢后重、大便不通、痰滞气阻、胸痹、结胸、脏器下垂等，其药性较强，适用于重病者、体强者、年轻者。枳壳具有理气宽中、行滞消胀之功，主要用于胸胁气滞、胀满疼痛、食积不化、痰饮内停、脏器下垂等，其药性较弱，适用于轻病者、体弱者、年老者。有医者认为，临床用于活血化瘀解郁宜配枳实，理气化积止痛则宜配枳壳；枳壳偏于走上焦，枳实偏于走下焦等。可见枳实和枳壳的区别还是很大的，在临床用药时一定要先了解它们的药性，方可对症下药。

7. 枳实道地产地的变迁

谈到枳，不留心医药的人也可能从小时候学的课文《晏子使楚》里"橘变为枳"的故事中听过："橘生淮南则为橘，橘生淮北则为枳。叶徒相似，其实味不同。所以然者何？水土异也。"枳实（壳）的道地产地始于唐代，变于清代，民国时期又有发展。唐代以金州（今陕西安康县）和商州（今陕西省商洛地区）为道地产地。宋、元、明时期以商州为道地产地。清代枳实（壳）道地产地再次发生变迁，从以商州为道地产地向以江西为大宗产区变迁，最终演变成以江西为道地产地。民国时期，江枳实（壳）逐渐萎缩，而川枳实（壳）开始成为主流。目前，枳实（壳）在江西、四川、湖南、湖北、江苏、浙江、福建等地均有分布，而品质以江西新干、樟树和重庆江津、綦江为最优。

8. 枳实的使用注意

枳实生用气锐，炒用力缓，故对脾胃虚弱兼有积滞者宜用炒枳实。另外，孕妇、气虚者忌用枳实；虚而久病者，不可服枳实；大损真元，非邪实者，不可用枳实。

（原文发表于 PSM 药盾公益微信公众号，2021 年 5 月 6 日）

第三节　其他传说故事

中药应用的传说故事繁多，我们在早期就撰写发表了蜂王浆与罗马教皇、麻沸散与华佗的传说故事以及艾叶辟邪的传说，讲述了蜂王浆因调理好罗马教皇虚弱多病的身体而出名，华佗创世界最早的手术麻醉剂——麻沸散，以及艾叶辟邪的传说、真实起源和科学道理等，收集在此，供读者欣赏和学习。

一、罗马教皇与蜂王浆

蜂王浆是蜜蜂科昆虫中华蜜蜂等之工蜂咽腺分泌出来的一种白色或淡黄色的黏稠状液体，略带甜、酸、涩味，并有特殊的香气。蜂王浆古代未见记载，作为药用是近代的事。在 20 世纪初，蜂王浆只不过是偶尔使用。到了 20 世纪 60 年代，蜂王浆却成为名噪一时、风靡世界的高级滋补药。谁能想到蜂王浆闻名于世竟与罗马教皇有密切关系呢？

1954 年，年过八旬的罗马教皇皮奥十二世，久病卧床不起，体质虚弱，经多方治疗仍无效果，健康状况日益恶化，生命危在旦夕。在毫无治疗手段的情况下，医生给他服用了蜂王浆，教皇竟然奇迹般地转危为安，度过了危险期。他继续服用蜂王浆，结果病情痊愈，身体状况恢复如初。两年后，教皇参加了国际养蜂会议，向与会代表们详细地介绍了蜂王浆是怎样使他恢复健康的。从此，蜂王浆受到了许多国家的重视。

近几十年来，许多国内外专家学者对蜂王浆进行了大量的研究工作，发现蜂王浆的成分极为复杂，其中大部分是对人体生长发育及健康有益的，如 B 族维生素、叶酸、泛酸等十几种维生素，精氨酸、谷氨酸、赖氨酸、脯氨酸等 20 余种号称生命之本的氨基酸，果糖、葡萄糖、蔗糖及核糖等多种糖类，还有脂肪、蛋白质以及许多人体不可缺少的矿物质、微量元素和其他物质。现代药理实验证明蜂王浆能加强机体抵抗力，促进生长，增强抗缺氧、耐高温能力，有促肾上腺皮质激素样作用，能增强造血器官功能，还有降血压、降血糖、抗癌、抗菌及镇痛作用。专家们还用蜂王浆给家兔做试验，发现对家兔实验性动脉粥样硬化有防治作用，能降低血浆胆固醇，使家兔死亡率降低。

临床应用表明蜂王浆具有滋补、强壮、益肝、健脾的作用。北京医学院三医院（现北京大学第三医院）用蜂王浆治疗神经衰弱 90 例，治愈 77 例，约占 86%，平均睡眠时间延长 2～4h，用蜂王浆治疗肠胃病如溃疡、胃炎等，多有好转或痊愈。有人用 1% 蜂王浆蜂蜜（由蜂王浆和蜂蜜调和而成）口服治疗急性传染性肝炎 22 例，均取得良好效果。蜂王浆对控制肝肿大、降低转氨酶和改善肝功能都有明显作用。蜂王浆对神经系统有显著的调节作用，可提高思维能力及智力，有许多国家的学生在考试前的 3～4 个月开始服用蜂王浆，收到了较好效果。

此外，蜂王浆对性功能减退、更年期综合征、高血压、哮喘、关节炎、神经炎、红斑狼疮、复发性口疮、病后体虚、年老体弱、小儿营养不良均有较好的治疗作用。

（中药科技报，1987 年 7 月 6 日，第 4 版）

二、麻沸散的故事

相传在后汉末年，行医济世的华佗有力挽沉疴、起死回生之术，但他却也有一件耿耿于怀的棘手事，就是无法消除患者在外科手术中的痛苦。他想：要是有一种药患者吃了，动刀子也不觉得疼痛那该多好。当他把这个想法告诉他的师兄时，师兄却讥讽说："从神农尝百草以来，还没有发现有这样的药。"过去没有，以后就不能有吗？华佗下决心要找出这种药。

一天，华佗出诊归来，路过田野时听到一只小羊发出一阵阵急促的叫声，像喝醉酒似的跌倒在地上。华佗忙喊来牧童，牧童却若无其事地笑道："不要紧，它是吃了曼陀罗花（洋金花）醉过去了，死不了的。"牧童边说边取来一瓢水，慢慢给小羊灌下，果然不久小羊就爬了起来。华佗想：羊会醉，人也一样会醉。

几天后，华佗为麻药效果不佳而闷闷不乐，竟不住地饮酒。徒弟樊阿担心地说："您会喝醉。"这一句话提醒了华佗，他想：用曼陀罗加在酒中，其麻醉效果一定会好。他立即配好药，用酒冲调好欲饮，樊阿不忍老师受此折磨，便抢过药酒一饮而尽。不一会儿药力发作，樊阿昏然入睡。华佗取过银针，在樊阿身上最敏感的部位——腋窝试了试，樊阿依旧昏睡不醒。

后来，华佗便把这个以曼陀罗花为主药的麻醉药称为"麻沸散"，并用于各种外科手术，取得了很好的效果。现代研究也证实了麻沸散有较好的麻醉效果。

（中药科技报，1987 年 4 月 16 日，第 4 版）

三、艾叶辟邪的传说

"艾叶能辟邪"，这是我国古代劳动人民形成的认识。今天，许多人都知道端午节悬挂艾叶就是为了辟邪。有关艾叶辟邪在民间有多种传说，但很少有人知道古代关于艾叶辟邪的认识是怎样形成的。

1. 艾叶辟邪的民间传说

有关艾叶辟邪的传说有多种，但流行最广泛、也是最有代表性的是《中国民间传说故事》所载的"五月五挂艾蒿"的传说。

很久以前的某一年，一位神仙来到了人间体察民情。他把自己扮成一个过路的人，来到河边小村的一对富裕的年轻夫妇家里。神仙向女主人讨要一点食物充饥，女主人不仅不给食物，还讥讽他，甚至放出恶狗咬他。神仙气坏了，心想：这真是一个既吝啬又恶毒的女人，我非给她点颜色看看不可！于是，神仙用手轻轻朝恶狗一点，刚要扑过来的恶狗便被定在原地。然后，神仙又指了一下左边墙壁，对女主人训斥道："你这个不懂情理的女人，你看那边的墙壁上！"只见墙壁上显出四行白字：五月初五，天火呼呼，大火过后，此村焦土。女主人吓得吐出了舌头，她心中暗想：他是个什么人呢？墙上的字是什么意思呢？于是她回身去问，只见屋内空空，人已不见踪影。很快，这件事情在村里传开了。大家都埋怨女主人太不懂情理，但都想不出办法，全村人只能收拾东西准备逃命。

五月初五一大早，神仙怀里揣着水、火和电三个神瓶，又扮成一个过路人来了。他正要把瓶子里的神火倒出来将这个村子烧掉时，看到一个老太太背着大孩子、牵着小孩子，正在非常艰难地过河。她为什么背着大的而牵着小的呢？神仙心中十分纳闷，便迎着老太太喊："身背大孩牵小孩，若想快些过河去，几时才能到对岸，应背小孩牵大孩。"老太太没有回答，只顾艰难地蹚着水往前走，到了对岸，她才把大孩子放在地上，叹了一口气说："一人不善众遭难，孩子离娘多凄苦，天火今日烧俺庄，不能让他遭祸殃。带着孩子来逃命，亲生儿子不当紧，巧遇大孩失爹娘，领着过河理应当。"神仙看着善良的老太太和两个孩子，再摸摸自己怀里的火瓶，便有些为难了，怎么能烧她家的房子呢？神仙想来想去，最后对老太太说："带着孩子快回庄，红绸绑艾拴门上，艾蒿一束绸一方，你家可以免灾殃。"不待老太太细想，突然刮起了一阵风，把老太太和两个孩子送回了村里。她知道是遇见了神仙，一回村就去割艾蒿，找红绸。老太太想的不仅是自己的家，还有整个村庄。她把家家户户的门前都用艾蒿和红绸做了标记，包括不懂情理的女人家。午时三刻到了，老远就能看见一团火球飞到了村子上空，向村子里落下来。可是村子里家家户户门前都挂着艾蒿和红绸，天火不灵了，只见那火球在村子里转了几圈后又向天上飞去。村子里的房子一幢也没烧掉，人们都非常感激那位好心肠的老太太，那个得罪了神仙的女人也学好了，从此这个村太平了。从那时起，民间就开始流传五月五挂艾蒿的习俗。

2. 艾叶辟邪的真实起源

古代对艾叶辟邪的认识是经历漫长的社会实践积累而成的。远古时代到奴隶制社会，火是人类生活中的重要物质。人类究竟何时开始懂得用火，至今众说纷纭。据考古资料表明，人类约在 6000 年前就懂得用火。火的力量给人类留下极为深刻的印象，而火的利用给了人类的生活带来了很大变化，例如火能用来照明、加工食物、温暖身体、驱走猛兽、保护安全等。人类最早使用的是天然火，如火山爆发、雷电轰击、陨石落地、长期干旱、煤和树木的自燃等，都可以形成天然火。这种过程反复多次，使人类看到了火的威力和作用，逐步学会了用火，可能是把火种引到洞内，经常放入木柴，形成不易熄灭的火堆以使用。同时人类也逐渐掌握了用冰取火、钻木取火、用火石、火镰取火的技术。用冰取火是古代劳动人民聪明才智的体现。在冬天里，把冻结的大冰块磨成椭圆形（类似凹凸镜），对着太阳进行聚光，并用艾绒作为引火物取火。所以，艾在古代还有一个别名"冰台"（《尔雅》），西晋张华编撰的《博物志》中记载："削冰令圆，举以向日，以艾承其影，则得火。"

古代人们发现了艾绒是一种很好的易燃物，因此用其作为取火材料，无论是冰块取火，还是钻木取火，或用火石、火镰取火，都有可能是用艾绒作为取火材料。后来人们还发现艾绒对于保存火种也是一种很好的材料，因而，古代人们不仅在取火过程中应用艾绒，而且在保存火种以及在火种迁徙过程中也大量地使用艾绒。进入到氏族社会，开始有了分工。作为保存火种这么重要的事情，就必须有一个认真负责的专人来承担，这个长期保存火种的人就慢慢地被人们称为"火神官"或"祝融"。有关祝融还有这样一个传说：黄帝时候有个火神官，他小时候的名字叫作黎，是一个氏族首领的儿子，生着一副红脸腔，长得威武魁伟，聪明伶俐，不过生性火爆，遇到不顺心的事就会火冒三丈。那时候燧人氏发明钻木取火，还不大会保存火和利用火。黎特别喜欢跟火亲近，所以十几岁就成了保存火的能手。火到了他的手里，就能长期保存下来。黎会用火烧菜、煮饭，还会用火取暖、照明、驱逐野兽、赶跑蚊虫。这些本领在那个时候是了不得的事，所以大家都很敬重他。黄帝就赐他名为"祝融"，后来各个部落、各个村庄都有保存火种的专职人员，人们习惯称其为"祝融"。据说那时保存火种或传递火种用的就是艾叶，保存火种的人还要经常上山采集艾叶，晒干制成引火材料艾绒，用来取火或延续火种，这就有了《诗经》中"彼采艾兮，一日不见，如三岁兮"的记载。其后，人们不断受到疾病的攻击，尤其是瘟疫，往往整个村子甚至整个部落的人都会遭殃。人们找不到其中的原因，便以为是妖魔鬼怪来侵。但人们发现，在每次发生瘟疫时也总有一些人能安然无恙。历经无数次的反复观察，人们终于发现负责掌管火种的这家人，甚至在这家人附近住的人都可以没事。人们仔细检查了这家人与其他人家的不同之处，发现这家人土屋的墙上挂满了艾叶。这家掌管火种的人在每年的春夏之交（端午节前后）、艾叶生长最茂盛时上山采摘大量艾叶，挂到自家墙壁晾干，以备取火及保存火种之用。难道是这些妖魔鬼怪怕艾叶吗？人们又经过多次反复的实践，终于确认了悬挂艾叶是可以避免妖魔鬼怪侵害的，慢慢就有了"艾叶辟邪"的认识。各地的人也有了在春夏之交时节采摘艾叶悬挂于自家房屋墙上或门窗之上的做法，到后来也就逐渐形成了端午节悬挂艾叶的习俗，再发展到后来，甚至有了在端午节"悬艾叶、戴艾虎、食艾糕、饮艾酒、熏艾烟、洗艾澡"的多种用艾习俗了。

3. 艾叶辟邪的科学道理

"艾叶辟邪"在过去曾被视作迷信，在今天看来是很有科学道理的。在古代，当一种瘟疫流行时，往往整个村子的人都会染病死亡，人们找不到原因，只好认为是妖魔鬼怪侵害造成的。用西医学理论来解释，这些妖魔鬼怪就是病毒和细菌。西医学研究表明：艾叶中的挥发油（香味成分）对多种致病细菌及病毒均有抑制或杀灭作用。据专著《艾叶》记载：上海等地对用艾叶为主制成的消毒香进行抑菌抗病毒试验，结果发现艾香（主要为挥发性成分）对乙型溶血性链球菌、肺炎球菌、流感杆菌、金黄色葡萄球菌、绿脓杆菌有杀灭作用，对枯草杆菌、变形杆菌、白喉杆菌、伤寒及副伤寒杆菌、结核杆菌及多种皮肤致病真菌等也有抑制作用，对流感病毒、腺病毒、鼻病毒、腮腺炎病毒及疱疹病毒均有抑制作用，用其对空气消毒，可明显降低流行性感冒的发生率。同时对化脓性炎症、外伤及烧烫伤感染、皮肤化脓性感染、皮癣、带状疱疹、上呼吸道感染等多种疾病有促进愈合及痊愈的作用，表明艾叶确有预防疾病及保健康复的作用。有研究表明，艾叶的香味成分（挥发油）挥发出来后，不仅能抑制或杀灭房屋周围环境中的细菌和病毒，还可分布于人口鼻呼吸道中，能杀灭进入人的口鼻呼吸道中的细菌病毒，还可在口鼻中形成一道微膜屏障，阻止细菌病毒的侵害。若通过燃烧艾叶烟熏或煎煮艾叶洗浴，则由于高温的作用，其香味成分挥发更彻底，效果会更好。同时，研究表明艾叶还有一定的免疫增强作用。艾灸能增强小白鼠单核巨噬细胞的吞噬功能，提高机体免疫力，这一点已被众多的药理实验证实。以艾叶为主制成的消毒香能显著提高健康人鼻分泌液中特异性免疫球蛋白A的含量，长期应用艾叶洗浴也能增强人体的免疫功能，增强抗病能力，可明显降低流感的发病率，说明艾叶浴也有一定的提高免疫力作用。由此可见，古代民间认为艾叶有防病、避邪（防瘟疫）的作用是有科学根据的，在传染性非典型肺炎和禽流感流行之际都有医药学专家提出运用艾叶（包括艾叶烟熏和艾叶洗浴）进行消毒预防，也是有一定科学道理的。

4. 结语

艾叶能杀菌消毒、洁净空气，对预防疾病的传播起到了很好的作用。在欧洲导致超过百万甚至千万人死亡的各种瘟疫（包括流感等）大流行，为什么在中国没有出现呢？这里面的因素很多，但可以肯定，我国民间广泛流行的端午节挂艾叶、熏艾烟、洗艾澡的习俗是发挥了重要作用的。由此可见，我国古代认为艾叶能辟邪是有一定科学道理的。今天我们不仅要保持和发扬端午节挂艾叶、熏艾烟、洗艾澡的优良习俗，而且更应该深入研究艾叶抗菌、抗病毒的机理，研究艾叶在防治 SARS（传染性非典型肺炎）、禽流感及小儿手足口病等当代重大传染性疾病上的作用和效果，并能在此基础上研制开发出使用方便、高效、无毒的艾叶药物制剂，为保障人民身体健康发挥更积极而重要的作用。

［中华养生保健，2011（11）：40–41］

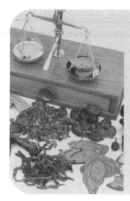

第三章
中药安全合理应用

中药的应用历史悠久，防治疾病的疗效确切，千百年来为保障中华民族的生存繁衍发挥了重要作用，深受人们的喜爱和欢迎。这也导致了很多人对中药的使用和认识上存在很多误区，他们错误地认为中药是安全无毒的，不会产生不良反应，因此对中药的安全合理应用问题不够重视，安全意识薄弱，这样常常导致中药不良反应的发生。其实，中医自古就重视中药的毒副作用和不良反应问题，"是药三分毒"和中药应用遵守"中病即止"的原则就是古人对中药毒性的充分认识。

我们团队非常重视中药安全性问题，一直把它作为团队的主要研究方向。团队带头人梅全喜教授撰写出版和发表了中药安全性问题的专著和学术论文数十篇（部），撰写发表中药安全合理应用的科普文章也有30多篇，在全国各地做有关中药安全合理应用的学术报告和科普讲座200余场，为推动中药安全合理应用，促进我国中药产业健康发展，尤其是为保障我国广大人民群众的身体健康免受损害发挥了积极而重要的作用。现汇总如下，以供学习参考。

第一节　中药安全合理应用

中药多来源于天然的植物、动物和矿物，在我国的应用已达数千年，虽然其治疗效果已为临床所证实，但中药并非绝对安全无毒的。梅全喜教授针对中药安全性热点问题撰写了一些科普文章，如分析研究了马兜铃酸药物致肾毒性的原因，提出要理性对待含马兜铃酸类中药；发表了"神雕侠侣断肠草，不是银花是毒草"，介绍了误将断肠草（钩吻）当作金银花应用出现中毒的情况，以及二者的外观辨别方法和误食断肠草后如何及时解毒救治的方法；提出了中药使用不当也能致癌的观点；认为要确保中医临床用药的安全性，就必须开展中药处方点评工作，并介绍了如何开展点评工作；发出了"中药使用者，安全意识待提高"的呼吁；科普了新版《中国药典》加强和完善对中药安全性控制技术的应用，确保中药应用更安全等相关知识。现汇集于此，供读者学习参考。

一、马兜铃酸肾毒性探因

含马兜铃酸的中草药肾毒性问题已引起国内外学者的广泛关注，特别是在近两年内，国家药品监督管理局下文取消了关木通、广防己、青木香三味含马兜铃酸的中药药用标准之后，含马兜铃酸类中药成了众矢之的，医院药房的中药抽屉里已不见其踪影，医生在处方时也尽量避免使用，药厂、科研单位在中药品种研制、申报及医院中药制剂报批时也及时换下含有马兜铃酸的中药。笔者认为，探讨含有马兜铃酸药物的肾毒性的原因，有助于我们理性对待这一问题。

（一）简要历史回顾

1993 年，比利时学者 Vanherweghem 报道，部分女性服用了含有广防己的减肥药"苗条丸"后，出现慢性肾衰竭，病理学表现为弥漫性肾间质纤维化，即使停止用药也难以恢复。1998 年，英国发现两例因治疗湿疹而服用含马兜铃酸中药引起肾衰竭的病例。此后，日本、美国、加拿大、澳大利亚、法国等国家也先后报道了一些类似病例。

1999 年，英国药物安全委员会（CSM）建议应立即禁止使用含有马兜铃的中草药，同时英国医药管理局（MCA）也提出了对马兜铃在全英范围内进行暂时性禁用。不久，MCA 对含马兜铃的中草药成品实行无限期禁用。

2000 年 6 月，美国食品药品监督管理局（FDA）命令停止进口、制造和销售已知含有和怀疑含有马兜铃酸的原料和成品，结果多达 70 余种中药材被列入名单。

2000 年 11 月，世界卫生组织（WHO）在其药物通讯中发出类似的警告，西班牙、奥地利、埃及、马来西亚、菲律宾、日本等国纷纷效仿。

2003 年 4 月，国家药品监督管理局取消了关木通的药用标准；2004 年 8 月又取消了广防己、青木香的药用标准，并对含马兜铃、寻骨风、天仙藤和朱砂莲的中药制剂严格按处方药管理。

（二）引起"马兜铃酸肾病"的原因

1. 剂量的不合理

《中国药典》对所用中药饮片都做了严格的用量限定，如《中国药典》2000 年版所规定的关木通和广防已日用量分别为 3～6g 和 4.5～9g。如果按马兜铃酸含量为 0.1% 计，全部被吸收也只有 3～9mg，即 0.05～0.15mg/kg，与现时的一些实验研究报道的用 3～5mg/kg 马兜铃酸的量相比，相差约 50 倍，在国内外报道引起急性肾衰竭的剂量也比较大，约超过《中国药典》规定的 20～50 倍。

2. 疗程的不合理

比利时中毒的患者错服广防已平均时间长达 12 个月；国内有患者长年服用如龙胆泻肝丸，最长 20 余年。依据中医学"中病即止"和"效必更方"的原则，不可能也不应该让患者长期服用同一种药物。

3. 医生用药并未遵循传统中药的使用原则

引发所谓"中草药肾病"的减肥药"苗条丸"，其配方包含芬氟拉明、安菲拉酮、波希鼠李皮、颠茄浸膏、乙酰唑胺、防已、厚朴。西药与中药混用，根本看不出传统中医理论中理、法、方、药的指导原则，而且芬氟拉明、安菲拉酮也可以引起肾脏损害。最近西方的一些非华人学者也注意到中医使用马兜铃酸类药物千余年没有发生安全问题的客观事实，并且撰文指出：所有发生马兜铃肾病问题的病例都与训练有素的中医无关，真正的中医在英国用其治疗湿疹时没有出现所谓的马兜铃酸肾病或引起其他副作用。

4. 对于药物肾损害的危险因素缺乏了解

在存在肾损害的危险因素时（如患者有高龄、腹泻、减肥、原发性肾脏疾病和糖尿病等）使用药物，会增加药物肾损害的可能。特别是原有慢性肾小球肾炎等疾病，因服用中药偏方，短期内肾功能出现快速损坏，转而进入不可逆状态者，在临床资料中屡见不鲜。

5. 个体差异

对于体质差异所导致的致敏性损害，中西药物都难以避免，过敏就可能伤及肾脏等脏器。虽然中草药在世界各地都有使用，而且引起急慢性肾损害者在不少国家都曾有零星的报道，但诸如比利时所报道的大范围的中毒现象在其他国家并未发生。即便在比利时，在其数千名服同样减肥药者中，也仅有百余例发生肾脏损害。"马兜铃酸肾病"发生多为中老年人，尤以中年以上女性居多。这说明服药反应存在着个体差异，有肾脏实质性疾病的患者反应更为敏感。

（三）法定剂量含马兜铃酸中药的肾毒性

国内近年来关于含马兜铃酸中药的肾脏毒性的实验研究报道逐渐增多。

有人用关木通给小白鼠灌胃，相当于成人口服剂量200g，连续1周；有人用关木通给大白鼠灌胃，每日60g/kg，连续3～5日；有人用关木通中提取的马兜铃酸Ⅰ给大白鼠连续3天灌胃，50mg/kg、100mg/kg、200mg/kg，均能造成急性肾功能异常和肾脏组织形态学病变。从上述研究来看，其剂量均远远高出《中国药典》规定的剂量范围。以关木通为例，《中国药典》剂量为3～6g/d，上述动物实验中使用的最低剂量相当于《中国药典》规定人用剂量高限的24倍，高者达100倍。临床上木通致急性肾衰竭的患者也常常是超量服药引起的，有的一日服药剂量高达100～200g，为《中国药典》剂量的16～32倍。

这些都让我们提出疑问:《中国药典》规定剂量的含马兜铃酸中药是否同样具有肾毒性? 文献报道相关的研究不多。有人用《中国药典》剂量的关木通给大白鼠灌胃，进行了两个月的观察，结果该组的血肌酐、尿酶、尿糖和尿蛋白与正常对照组之间都无统计学意义上的差异；光镜下亦未能发现明显的肾小管间质病变，纤连蛋白在肾间质的分布完全正常。有人按《中国药典》推荐剂量的广防己对大白鼠进行灌胃8周，血肌酐、尿素氮以及24小时尿蛋白定量均在正常范围，与正常对照组相比均无显著差异，肾脏形态学检查亦未见任何异常。但现代研究已表明马兜铃酸在人体内有蓄积性，剂量过大或服用时间过长都会导致肾损害。因此，笔者认为按照中医理论和《中国药典》剂量应用广防己是安全的，但还是应该停止或尽量避免使用含马兜铃酸的中药内服。

（中国中医药报，2006年7月3日，第7版）

二、应理性对待含马兜铃酸类中药

含马兜铃酸的中药引起肾毒性的问题已引起国内外学者的广泛关注，特别是在近两年，国家药品监督管理局下文取消了关木通、广防己、青木香3味含马兜铃酸的中药药用标准之后，含马兜铃酸类中药成了众矢之的，医院药房的中药抽屉里已不见其踪影，医生在开处方时也尽量避免使用，药厂、科研单位在中药品种研制、申报及医院中药制剂报批时也及时换下含有马兜铃酸的中药。在国内外医药界特别是医药管理部门对含马兜铃酸类中药的一片喊杀声中，使人大有谈"马"色变的感觉。对此，笔者认为对含有马兜铃酸药物的肾毒性确实应给予足够的重视，但也不能盲目取消和禁止，而应理性对待。

1.药物的作用具有双重性

药物的双重性是药物作用的基本规律之一，药物的毒性也是这样，在过量使用的情况下均会表现出其特定的器官毒性。中医学对中药的毒性早有记载,《素问·五常政大论》指出:"能毒者以厚药,不胜毒者以薄药。""大毒治病十去其六,常毒治病十去其七,小毒治病十去其八,无毒治病十去其九。"更为重要的是,应该认识到药物的有毒无毒是相对的,用得合理都是良药,乌头、砒石不也可为良药乎?相反,人参滥用亦能置人于死地。出自中药砒霜的三氧化二砷可以用于治疗急性早幼粒细胞白血病,用得不合理,即便有"国老"之称的甘草也会引起人体水钠潴留。

2. 不能以偏概全,误导对中医药的认识

临床上由于西药引起的各种不良反应远比中药多,但鲜见因此而被停止使用者。由于历史和社会原因及文化差异,中药在美国并没有作为药品,而是作为食品补充剂使用,但是,关木通、广防己等在我国是作为药品使用的,出现一定的毒副反应是一种正常现象,正所谓"是药三分毒"。更何况,在中医药理论指导下,在正确的用法用量下,并未见其发生明显的不良反应。因此,不能因噎废食,否定其药用疗效,贸然取代或取消它们。

3. 应科学地开展含马兜铃酸中药肾毒性的临床和实验研究

近年来,国内外学者就马兜铃酸肾毒性问题进行了大量的动物实验和临床研究,取得了一定成果,但是很多临床报道仅限于病例报告,尚缺乏深入研究,早期的个案报道只是提出了认识这种现象的一些线索。由于疾病种类、用药剂量及过程、药物的相互作用、个体差异等因素的影响,结论的可靠性值得怀疑,缺乏科学的流行病学调查和研究。部分实验研究还忽视了人和动物的种属差异,简单地将动物实验的结果比照人类现象,这些都是不科学的。因此,亟须对这些中药的安全性做出合理的评价,并对其临床毒理、安全剂量进行相关研究,以指导临床安全用药。

4. 应逐步建立保留传统中医药特色的开发评估体系

中药不是化学单体,其中的化学成分也不等同于中药本身,因此不能把单一成分马兜铃酸的肾毒性动物实验结果等同于含马兜铃酸类中药,其安全性和技术标准绝不能照搬西药模式。中医不仅从来就不用单一成分治病,而且也很少使用单味药治病。因此,应依据中医药理论,适当参考西药的相关评价方法,建立一套为世界认可的科学评估方法,使中医学和中药真正地走向世界。

有鉴于此,笔者认为,在欧洲国家对中药使用不当而产生的毒副反应认识不足,在美国把中药当作食品使用而不是作为药品使用的情况下,对含马兜铃酸类中药采取如此的封杀行动,是可以理解的。但是,含马兜铃酸类中药在我国本来就是按药品使用的,作为药品,是会出现毒副作用的。不少西药有明显的肝、肾毒副作用,只要标明禁忌证及使用注意事项,照样列入临床使用。当年青霉素试用于人类时,并没有因为其过敏反应致多人死亡而全面禁用，只是要求必须进行皮试。著名的"反应停事件"曾导致 7000 多名畸形儿，人们也并没有因为其毒副作用而封杀它，只是标明"孕妇禁用"。而且国内有关的文献对含马兜铃酸类中药也都有类似毒性及副作用的注明，如《中华本草》关木通项下"注意事项"记载："内无湿热及孕妇慎用，关木通用量过大，可引起急性肾衰竭，甚至死亡。"写得再明白不过。但我国药品监管部门却取消了关木通、广防己和青木香 3 味含马兜铃酸中药的药用标准，封杀了含有这 3 种中药的中成药制剂。这一做法虽无可厚非，但也让热爱中医药的人士有些疑惑，若凡药有毒者都不能用，则中医药就要灭亡了。中科院陈可冀院士在《中草药肾损害与中医药治疗》一书的序言中指出："药物包括中草药不良反应的监控，当是医界乃至全社会所应共同加强的，但我们不赞成媒体以及虚假广告的过分炒作，更不应因为有些中草药有某些副反应而因噎废食，所谓'城门失火，祸及池鱼'，应当持正确态度，实事求是，合理用药。"笔者认为，这才是对待含马兜铃酸类中药所应采取的理性态度。

（中国中医药报，2006 年 7 月 5 日，第 7 版）

三、神雕侠侣断肠草，不是银花是毒草

还记得金庸的武侠小说《神雕侠侣》绝情谷篇中，杨过服下断肠草以毒攻毒，化解情花之毒的剧情吗？小说和影视剧中出现的毒药断肠草并非是编剧和导演的臆想，在现实之中，毒药断肠草是真实存在的。由于断肠草其花形状与具有清热解毒功能的金银花极为相似，市民误将断肠草当作金银花煮水喝而中毒的事件时有发生。近日，广西南宁横县百合镇便发生一起误将断肠草当作金银花食用引发一家六口急性中毒的事件。据 4 月 11 日江苏卫视新闻报道，2020 年 4 月 4 日下午，广西横县这一家人上山扫墓时，看见形似金银花的野生植物，便将其采摘下来带回家煮汤吃。服用后当晚一家六口出现头晕眼花、恶心呕吐、呼吸不畅等症状，立即送往医院急救。医生诊断患者为误食钩吻（断肠草）急性中毒，所幸的是，经过急救，目前一家六口已脱离生命危险。

把断肠草（钩吻）当作金银花误食的事件在南方地区屡见不鲜，如广东新闻网消息，2005 年 11 月 27 日下午，广东松山职业学院的 3 名学生趁周末到学校附近的山头玩耍。其间，有一名学生看到开有黄色小花的植物，误以为是有清热解毒功效的金银花，将它采摘回来煲凉茶喝。同宿舍共 9 人喝了"金银花"凉茶后，均出现不同程度的头晕、呕吐等中毒症状，被送往医院急救，经鉴定所采食的植物为断肠草。事件造成一名学生经抢救无效死亡，两人目前仍没有自主呼吸，其余 6 名学生病情稳定。还有另一起发生在广东翁源县的断肠草误食中毒事件，据广东省翁源县人民政府网站消息，2018 年 6

月 2 日晚上，翁源县新江镇辖区 7 名外地民工误食断肠草中毒。事件造成 3 人死亡，4 人在粤北人民医院救治。由此可见，这个教训是非常沉痛的，我们一定要吸取教训，高度重视，提高用药的安全性。

那么为何会将断肠草认为是金银花呢？二者如何区分？下面我们来详细说一说。

断肠草为马钱科植物胡蔓藤的全草，又叫钩吻、野葛、大茶叶、烂肠草等，主要分布于广西、广东、海南、云南、湖南、福建等省区。其药用历史悠久，最早记载见于《神农本草经》，相传神农氏就是在尝百草时误食断肠草而中毒身亡的。断肠草味苦辛，性温，全株均有毒，只可外用，禁止内服，具有祛风攻毒、散结消肿、止痛之功。临床上断肠草可用于治疗湿疹、痈肿和风湿痹痛等，具有抗肿瘤、免疫调节、镇痛、抗焦虑等作用。其主要毒性成分是钩吻碱。钩吻碱会对呼吸中枢产生抑制作用，并抑制脑和脊髓的运动中枢，使呼吸麻痹，出现呼吸衰竭。有研究表明，成年人服用 3～5g 断肠草根或 10 个嫩芽即可致死，中毒潜伏期不超过 10 分钟，不经抢救，1～8 小时可致死，可见其毒性有多强。

金银花为忍冬科植物，药用为花蕾，故又叫忍冬花、银花、二花等，主要分布于河南、广东、广西、山东、河北等省区。金银花性味甘寒，具有清热解毒、疏散风热之功。临床上金银花可用于治疗疮痈疔疖、风热感冒、咽喉疼痛和热毒痢疾等。金银花具有抗炎、解热、抗病毒、抗菌、抗氧化、抗肿瘤、保肝、保肺、增强免疫功能及抗血小板凝集等作用。金银花药食同源，是一味清热解毒要药，在这次新冠肺炎的防治中也起到了重要作用。如国家和各省市公布的新冠肺炎诊疗方案中提到的中成药连花清瘟胶囊、金花清瘟颗粒、银翘散、双黄连口服液等均含有金银花，且很多省市公布的中药方剂中也应用了金银花，可见金银花抗疫功效显著。

但金银花的黄色花蕾与断肠草（钩吻）黄色小花容易混淆，以至于多次出现误将断肠草当作金银花采摘回来煲汤、煲凉茶饮用的事件。

（一）断肠草和金银花的辨别

断肠草（钩吻）的花外观跟金银花极为相似，为了避免误用，现介绍这两种植物从外观形态如何区分辨别。

1. 枝叶形态

断肠草为常绿藤本，枝光滑。叶对生，卵状长圆形至卵状披针形，一般枝叶较大。叶片为革质，表面光滑。

金银花为藤本，多分枝，分枝空心，枝条上常带有细细的白色绒毛。叶较细，较柔软，卵圆形至长卵圆形，嫩叶两面有柔毛，老叶上面无毛。叶片为纸质叶，叶面无光泽。

2. 花朵的着生方式

断肠草的花一般生长在枝条的顶端或枝条的关节处（即顶生或腋生），花密集，呈簇状生长，一个关节处有多朵花，组成顶生和腋生的三歧聚伞花序。

金银花的花主要生长在枝条的关节处，花朵成对状，一个关节处一般只有两朵小花，成对腋生。

3. 花的形状与色彩

金银花呈小棒状，上粗下细，略弯曲，花冠呈唇形，花朵呈喇叭状，为离瓣花，花筒细长，长 2～3cm，密被短软毛。花蕊有 6 个，其中 5 个为黄色雄蕊，1 个为雌蕊，花蕊中间有黑色小点，花瓣自然下垂。花朵较断肠草的小，初开时为白色，有时稍带紫色，后逐渐色深，变为金黄，黄白相交，故名"金银花"。

断肠草花小，黄色，花冠呈漏斗状，内面有淡红色斑点，为合瓣花，长 1～1.6cm，具 5 个雄蕊，花蕊中间没有黑色小点。蒴果卵形或椭圆形，未开裂时具有明显的两条纵槽，成熟时通常为黑色。

还要注意的是，断肠草的根与广东人习惯煲汤的五指毛桃（桑科植物粗叶榕的根）也是非常容易搞混的，应该引起注意。

（二）误食断肠草后如何及时解毒救治？

断肠草有剧毒，误服可致命，主要中毒症状为恶心、呕吐、眩晕、咽、腹剧痛、肌肉无力、瞳孔散大、肢体麻痹、呼吸困难、口吐白沫，严重者则会因呼吸麻痹而死亡。

如果不慎误食断肠草中毒，立即进行以下处理。

1. 及时现场救治，立即为中毒者催吐，排出胃内毒物。可以先用手指、汤勺或压舌板伸进患者口腔，压舌根部，刺激喉咽催吐。吐后灌服温水，持续催吐，直到胃内毒物全部排出，以减少药物的吸收，为抢救争取时间。需要注意的是，呕吐时须将患者头部转向一侧，防止呕吐物吸入气管而窒息。如果中毒者昏迷不醒，则不可进行人为催吐，因为容易引起窒息。

2. 尽早拨打 120，送到医院进行抢救。

3. 无论发病与否，只要与中毒者共同服用过断肠草者，均须立即前往医院救治。

（三）安全小贴士

4 月春暖花开，草长莺飞，被疫情打乱的生活随着春暖花开逐渐回归正轨，也正是各种植物生长旺盛的季节。其中不乏毒草药、毒蘑菇等，很多市民也把它们当作"舌尖上的美味"，但是这"美味"要是误食，可就相当于服毒。为了防止广大市民误食、误用有毒植物，避免事故发生，在此提醒：为了您的生命安全和身体健康，请务必提高食品安全意识，珍惜生命，切勿随意采集、食用不熟识的植物。如误食不明野生植物出现中毒症状，要立即进行催吐，并尽快就近到医疗机构进行救治。

（原文发表于 PSM 药盾公益微信公众号，2020 年 4 月 15 日）

四、中药应用不当也能致癌

有不少西药（生化药、合成药）具有致癌作用，如氯霉素、保泰松、利血平等。那么中药是否也有致癌作用呢？回答是肯定的，中药也有致癌作用。

阳起石为治阳痿之要药，但药用阳起石的原矿物为石棉类矿石。据近年报道，石棉是当今致癌活性最强的物质之一，在石棉板、石棉纸等石棉制品生产过程中，石棉粉尘长期吸入人体之后，会引起肺癌、胸腹膜间皮瘤，特别是对吸烟者更可能促使得肺癌。同类品阴起石也是一种短纤维的石棉类矿石，致癌作用不言而喻。因此，有人提议阳起石、阴起石不宜入药。

根据国内外有关文献报道，个别科属的植物药可能也含有致癌成分，如千里光属、野百合属等。在德国市场上出售的一种治疗糖尿病的药就含有千里光属植物，经动物实验证实对肝脏有致癌作用。又如中药苏铁的果实中含有苏铁素，过去曾被认为有抗癌作用，后来在动物实验时发现能使大白鼠发生肝癌、肾癌和肠癌。此外，土荆芥、肉豆蔻、大茴香等都含有可能致癌的黄樟醚、异黄樟醚，动物实验证实可诱发肝癌及食道癌。这些药在临床应用时都应慎重对待。

中药可能致癌的另一途径是发霉污染问题。不久前，日本学者特意对中药发霉问题进行研究，结果发现不少常用中药如川芎、当归、芍药等品种极易被霉菌污染，更令人吃惊的是，竟然从发霉甘草中检出了黄曲霉毒素。黄曲霉毒素是强烈致癌物质之一，一般只会对花生、玉米等粮食发生污染，而发霉的中药也含有黄曲霉毒素。黄曲霉毒素只有在 280℃的高温下才会被破坏和裂解，一般的蒸煮不能使其破坏。因此，发霉的中药不宜服，以防致癌。

（中药科技报，1986 年 8 月 10 日，第 3 版）

五、中药处方点评实施七要

中药处方点评作为处方点评工作的重要组成部分，具有难度大、力量薄弱，且无科学化、系统化实施要点的特点。目前医院真正开展中药处方点评工作的很少，水平也很低，与实际工作的要求有较大差距。如何开展中药处方点评工作，使其有据可依呢？笔者认为，应重点关注以下七个方面的问题。

（一）用药是否符合辨证论治原则

出现不按辨证论治原则使用中成药的主要是西医，而在临床实践中，有超过 70% 的中成药是由西医开出的。因此，中成药没有按辨证论治原则使用的情况还不少，中药处方点评工作应重点关注。

辨证论治是中医认识疾病和处理疾病的基本原则，是运用中医学理论辨析有关疾病的资料以确立证候，论证其治则治法方药并付诸实施的思维和实践过程。中药与西药用法上有所不同，中医学诊治疾病的着眼点是对证候的辨析和因证候而治。证同则治同，证异则治异，因此有同病异治及异病同治的出现。

中成药品种繁多，有些名称相似，而实际成分、功效却不同，主治病证也有很大的差异。我们必须在充分掌握中成药本身的组成、功效和适用疾病特点的基础上，才能在辨证的指导下做到对症下药，才能收到好的治疗效果。

例如中医将感冒分为多种证型，其中最常见的是风寒感冒和风热感冒。风寒感冒宜选用风寒感冒颗粒、荆防颗粒、扑感片、伤风感冒颗粒等药性温热、具有疏风散寒作用的中成药，以热驱寒。风热感冒宜选用银翘解毒片、桑菊感冒片、风热感冒颗粒、银柴颗粒等药性寒凉、具有疏风清热作用的中成药，以寒制热。若是风寒感冒错用具有寒凉药性的银翘解毒片等，则是"雪上加霜"；而风热感冒错用具有温热药性的风寒感冒颗粒等，则是"火上加油"，这样不仅不能治疗病情，相反会加重病情。

此外，清开灵颗粒、胶囊或注射剂是治疗温病的有效药物，有很好的退热作用，只适用于温邪入里、内陷心包所致的高热、烦躁、神昏谵语和小儿痰热、惊厥等。但在实际应用中，有些医生忽视了辨证分析，只知晓清开灵的抗病毒及退热作用，对感冒、发热患者一律给予清开灵治疗，往往在风寒表证未解的状态下使用清开灵直接清解里热，这对于表证恶寒发热者不仅不能奏效，反可使风寒表邪不得外散而闭郁于体内，加重病情。因此对发热患者，首当辨其邪在表、在里，还是半表半里。中医治疗外感发热证，因其邪在肌表，首先需采用解表法，兼有里热者才需配伍清解里热的药物。盲目使用清开灵有可能带来严重后果，因清开灵注射液过敏反应而致死的医疗事故是时有发生的。

（二）是否超剂量用药

中药应按规定剂量服用。即使疗效不明显，需要调整剂量，也要在医生指导下，患者不可自行随意增减剂量，尤其是那些含有毒性或药性峻烈的药物。

中药的剂量与临床疗效紧密相关。如果用药剂量不足，药物中有效物质的生物利用度不能达到有效状态，就不能达到治疗效果。如果中药用药剂量过大，也可能对患者身体造成伤害。特别是有些中成药组方中含有药性比较峻猛的药物，用量过大会克伐人体正气。

广州市某三甲医院一例胃出血住院患者，主治医生（西医）给予云南白药内服，每次 4g，日 3 次。患者从中午 12 点开始到晚上 10 点，共服大约 11g，次日凌晨 4 点出现危象，经抢救无效死亡（其间未行任何云南白药中毒的急救措施），这是一例严重超剂量使用云南白药导致死亡的医疗事故。医生不知道云南白药的安全使用剂量而超量使用，药师没有审方而照量配发。这里的失误，笔者个人认为药师的责任大过医生，很明显这是一起没有认真审方，没有开展处方点评导致的严重医疗事故。

中药处方的隐形超量需要加以注意，有些成分及作用类似的药物出现在同一处方时，就很有可能发生隐形超量。例如"川乌、草乌各 3g"，从表面上看，这时虽然每味药的用量没有超量，但由于川乌和草乌毒性成分一样，功效一样，因此从整张处方来看就存在药物隐形超量的问题了。

目前，临床上中成药超剂量使用的现象是比较常见的，所以点评是否超剂量用药是中药处方点评工作中的重点。

（三）是否超时用药

很多中成药并不产生急性中毒症状，而是通过长期用药后，在体内蓄积到一定的剂量后才会对人体产生毒副作用，所以应用中成药应控制合理的疗程，不可长期服用。

中医学理论自古以来强调用药物治病应"中病即止"。《素问·五常政大论》说："大毒治病十去其六，常毒治病十去其七，小毒治病十去其八，无毒治病十去其九。"古人已清晰地告诉我们：就是用无毒的药物治病，病好了九成，药物就要停止使用。这说明古人早就对药物蓄积性毒性有了认识。事实上很多的中成药含有一些成分如砷、汞、铅、马兜铃酸等，并不产生急性中毒症状，而是通过长期用药后，在体内蓄积到一定的剂量后才会对人体产生毒副作用。所以应用中成药应控制合理的疗程，不可长期服用。震惊中外的马兜铃酸事件就是长期用药造成的，国内外的药理研究也表明：导致肾衰的罪魁祸首是马兜铃酸，该成分在人体内具有蓄积毒性，只有在大量长期服用时才可引起肾衰竭甚至尿毒症。比利时中毒的患者服用广防己平均时间长达 12 个月。

小柴胡汤是我国东汉名医张仲景的处方，在我国临床应用 2000 多年都没有发现它有明显的不良反应。而日本曾经因为它对肝炎的显著疗效风靡一时，出现百万肝病患者同服小柴胡汤的盛况。小柴胡汤成了肝病患者治疗首选药物，且贯穿治疗全程。例如，一患者连续 3 年服用，累积服用了 7.5kg 小柴胡汤制剂（其正常剂量是 7.5g/d），可以看出该患者 3 年来几乎是每天都在服药。结果 6 年间日本共报道了因小柴胡颗粒的副作用发生了 188 例间质性肺炎，其中 22 人死亡。很明显，这也是一个超长时间服药导致的医疗事故。因此，点评中药处方是否有超时应用具有重要意义。

（四）药物配伍联用是否合理

中药与中成药、中成药与中成药的配伍禁忌应遵循"十八反"与"十九畏"的原则；有些中西药配伍应用能使药物疗效降低，毒副反应增强；含西药成分的中成药临床应用不良反应有逐年上升的趋势。

开展中药处方点评工作应重视以下几个方面的药物配伍问题。

1. 中药与中成药、中成药与中成药的配伍

中药与中成药、中成药与中成药的配伍禁忌应遵循"十八反"与"十九畏"的原则。为方便医务工作者迅速查询中成药之间的配伍禁忌，翟胜利教授等依据《中国药典》《北京市中药饮片调剂规程》中不宜同用的品种及配伍禁忌的"十八反""十九畏"为准，以表格的形式编写了《中成药配伍禁忌表》及软件。此书及软件清楚地介绍了常见中成药的配伍禁忌情况，可供参考。

此外，临床也常见同类中成药重复开药现象，如一张处方是一种诊断并开5种同类药品，分别是通心络、诺迪康、心脑康胶囊、血塞通片、麝香保心丸等。如此用药不仅造成药物的浪费，而且会出现药物作用的叠加、抵消，甚至产生毒副作用。再如复方丹参滴丸和速效救心丸同属气滞血瘀型用药，临床有医生为增加疗效，将其并在一起开具给患者。其实，临床使用选择其中一种即可。

2. 中成药与西药的配伍

中西药物科学合理地配伍应用能提高疗效，降低药物毒副反应。但长期的临床实践及药理研究表明，有些中西药配伍应用能使药物疗效降低，毒副反应增强。因此，中西药物联用也有配伍禁忌。我们对常见不合理联用的中西药物配伍后出现的不正常现象、结果及配伍机理进行了总结，发现中西药物不合理配伍后主要有两方面问题。

一是导致药物毒副作用增加：①两类药物毒性相类似，合并用药后出现毒副作用的同类相加。②产生有毒的化合物。③中药能增加西药的毒副作用。④加重或诱发并发症，诱发药源性疾病及过敏反应。⑤改变体内某些介质成分含量或环境也能增加毒副作用。

二是导致药物疗效降低：①出现中和、沉淀反应，导致药物失效。②生成新的络合物或螯合物，妨碍吸收。③改变体内酸碱环境而使药物分解或降低吸收。④药理作用拮抗的中西药合用会降低疗效。

3. 含西药成分的中成药与西药的配伍

中西药复方制剂既不同于纯中药制成的中成药，又不同于纯化学成分制成的西药，尤其是在组方特点、适应证及使用注意事项等方面更有其特别的地方，不能简单地按中成药或西药的用法去使用。这些中西药制剂的一些特殊注意事项在临床的实际使用中并没有得到很好的遵循，有些还因使用不当而导致不良反应的发生，如含有西药格列本脲的降糖中成药消渴丸，只适合 2 型糖尿病，很多人以为它是纯中药制剂，并不知道它含有西药，所以出现不按适应证用药、超量、配伍不当等问题。有人对其导致的 36 例严重低血糖反应病例进行统计与分析，发现其中严重低血糖反应 1 例，低血糖昏迷 28 例，严重低血糖导致死亡 7 例。引起低血糖的原因主要是超剂量使用以及合用了其他西药降糖药等。消渴丸中含有格列本脲，所有与格列本脲有配伍禁忌的西药都不能与消渴丸配伍应用，而我们的临床医生很多时候没有注意到这一点。

　　还有治疗感冒的含西药成分的中成药，如三九感冒灵颗粒、扑感片、速感康胶囊、维 C 银翘片、感冒清、强力感冒片等，绝大多数都含有对乙酰氨基酚，而常用的西药治疗感冒药如泰诺、泰诺林、白加黑片、日夜百服宁、银得菲、联邦伤风素、感叹号等也都含有对乙酰氨基酚。而我们有不少的医生和患者在治疗感冒时为了追求速效，都喜欢同时使用中成药和西药，这就导致了对乙酰氨基酚的超量使用，出现肝肾损害及过敏反应。第 32 期《药品不良反应信息通报》公布的一个 8 岁的男孩，因"发热、咽痛"口服维 C 银翘片和百服宁 3 天后出现严重过敏反应，是一个典型的不合理联用含西药成分的中成药与西药导致乙酰氨基酚超量使用出现的不良反应。

　　近年来，含西药成分的中成药临床应用不良反应有逐年上升的趋势。因此，处方点评应关注中西药复方制剂的合理使用。

（五）是否超禁忌用药

1. 证候禁忌

　　每种中成药都有特定的功效和一定的适用范围、主治病证，临床应用时都有所禁忌，称证候禁忌。如安宫牛黄丸的功能为清热解毒，豁痰开窍，属于凉开宣窍、醒神救急之品，主治中风、热厥、小儿急惊风，用于心肝有热、风痰阻窍所致的高热烦躁，面赤气粗，舌绛脉数，两拳紧握，牙关紧闭的热闭神昏证。若见面青身凉，苔白脉迟，属于寒闭神昏者，则应禁用本药，应选用温通开窍的苏合香丸。再如半夏止咳糖浆、桂龙咳喘宁胶囊主治风寒感冒咳嗽，对于肺热咳嗽、痰黄黏稠者不宜应用；而蛇胆川贝胶囊、川贝枇杷露、复方枇杷膏主治风热或肺热咳嗽，对于寒证亦不适用。荆防颗粒、扑感片、伤风感冒颗粒用于风寒感冒，禁用于风热感冒；而银翘解毒片、三金感冒片、双黄连口服液适用于风热感冒，对于风寒感冒不适用。

　　违反证候禁忌用药，不仅会耽误治疗，更重要的是会加重病情。因此，证候禁忌也是处方点评的重点之一。

2. 妊娠禁忌

某些药物因损害胎儿或对孕妇有不良影响，属于妊娠禁忌范围，根据药物对孕妇不良反应程度不同而分为禁用、忌用、慎用。凡具有通经祛瘀、行气破滞、泻下逐水作用以及有毒性的药物大多是禁忌药。禁用为坚决不能用；忌用为原则上不能用；慎用则是谨慎使用，以不用为好，但若有必要，可根据具体病情使用。

目前临床上超妊娠禁忌用药的现象时有发生。2010年笔者曾作为医疗事故鉴定专家参加过一次鉴定：一位湖南到中山打工的孕妇，怀孕3个多月，因患妇科炎症到中山市某镇级医院就诊，医生处以妇科千金片内服，高锰酸钾坐浴。服药3天，患者出现腹痛，第4天流产。妇科千金片的说明书清楚地写着孕妇禁用，患者申请医疗事故鉴定，鉴定结果自然是要医院承担责任。出了这样的事故，其实药师是有责任的，说明我们的处方点评（或者说审方）工作没有开展好。

笔者曾接受一广东的三甲中医医院的临床药师咨询：一位孕妇因肺肾阴虚咳嗽，医生给予百合固金汤（百合10g，生地黄20g，麦冬15g，玄参8g，川贝母10g，当归10g，白芍10g，桔梗8g，甘草10g）汤剂服用，服药2天，孕妇流产，引发医疗纠纷。患者家属找到两本医药专著，一本是高校中医专业教材《中医妇科学》，书中记载：百合固金汤在给孕妇服用时应将当归减量或去掉；一本是梅全喜主编的《现代中药药理与临床应用手册》，书中记载"（当归）孕妇忌用"。患者家属由此认为是当归导致流产，要求追究医院的责任。笔者的解释：虽然有少数专著提到孕妇不宜应用当归，但在《中国药典》当归项下并没有载明当归是孕妇禁忌药或慎用药，而《中国药典》收载的百合固金丸也不是孕妇禁忌药或慎用药。因此，患者家属的主张是站不住脚的，即使申请医疗事故鉴定也得不到专家支持。患者家属最终放弃了原来诉求。但当归对于孕妇是否能用，我们应该持谨慎的态度。

因此，虽然有常见的禁用、忌用及慎用的中药及中成药在各种中药专著中的记载不一致的情况出现，但我们在开展处方点评时依据的必须是《中国药典》、部颁标准及各中成药的说明书，但其他教科书、专著也要作为参考。

（六）关注特殊人群的用药问题

在中药处方点评时也应关注老年人、婴幼儿及肝肾功能不全者的用药问题。

1. 老年人中药的合理使用

老年人因各脏器的组织结构和生理功能都有不同程度的退行性改变，肝肾功能多有不同程度的减退或合并多器官严重疾病，因而影响了药物在体内的吸收、分布、代谢和排泄过程。因此，老年人使用某些中药要酌情减量。

一般应从"最小剂量"开始，尤其对体质较弱、病情较重的患者，切不可随意加药。特别是一些毒性药物，不可久服和多服。

2. 婴幼儿中药的合理使用

应围绕小儿用药的原则：①用药及时，用量宜轻。②宜用轻清之品。小儿脏气清灵，对大苦、大辛、大寒、大热、攻伐和药性猛烈的药物要慎用。③宜佐健脾和胃之品。④宜佐凉肝定惊之品。⑤不宜滥用滋补之品。

3. 肾功能不全者中药的合理使用

肾功能不全时，药物代谢和排泄会受到影响。对于同一药物、相同剂量，肾功能正常患者使用可能是安全的，但对肾功能不全患者则可能会引起蓄积而加重肾脏损害。特别注意在品种和剂量上的选择应慎重，用药时要按肾功能损害程度递减药物剂量或延长给药间隔时间，及时监控肾功能。对于肾毒性较强的药物如雷公藤、草乌、益母草、蓖麻子、麻黄、北豆根、巴豆、土荆芥、苍耳子、斑蝥、蜈蚣、蜂毒、雄黄、朱砂以及含马兜铃酸的马兜铃、天仙藤、寻骨风等均应忌用。

4. 肝功能不全者中药的合理使用

肝脏是药物体内代谢的主要场所。肝功能不全者应谨慎用药，如因病情需要必须使用时，应适当减少药物剂量，密切监控肝功能，同时采取相应的保护措施。对已知有肝毒性的中药或中成药如黄药子、苍耳子、千里光、雷公藤、棉花子、艾叶、蓖麻子、苦杏仁、木薯、广豆根、北豆根、苦楝子、石榴皮、地榆、鱼胆、蟾酥、斑蝥、蜈蚣、朱砂、雄黄、密陀僧、铅丹等，应尽量避免使用。

（七）中药注射剂使用是否合理

近年来中药注射剂严重不良反应和事件被频繁报道，其安全性问题也引起了社会各界的广泛关注。影响中药注射剂安全性的因素是多方面的，更多的则与其在临床是否合理使用有关。有数据统计显示，中药注射剂不良反应70%是临床不合理使用造成的，临床不合理使用已成为目前中药注射剂不良事件频发的一个主要原因。笔者认为，点评中药注射剂使用是否合理应包括以下几方面。

1. 药证是否相符

中药注射液应严格按照药品说明书规定的功能主治使用，辨证施药，禁止超功能主治用药。

2. 是否配伍应用

由于中药注射液的成分复杂，与输液及其他药物配伍不当，会产生一系列变化，包括溶液的 pH 改变、澄明度变化、絮状物或沉淀出现、颜色改变及药效的协同和拮抗作用，进而影响药效，甚至产生不良反应。因此，中药注射液应单独使用，严格混合配伍，谨慎联合用药。

3. 是否超剂量使用

中药注射液应按照药品说明书推荐的剂量、调配要求、给药速度和疗程使用，不超剂量用药。目前，中药注射剂的超剂量使用问题较常见，特别是儿童用药时超剂量使用更为普遍，应引起重视。

4. 选用溶媒是否合适

中药注射液对于稀释所用溶媒是有特定要求的，如丹参注射液等本身偏酸性，应选葡萄糖注射液（pH3 ～ 5）稀释；而灯盏细辛注射液在酸性条件下，其酚酸类成分可能游离析出，故必须用 0.9% 氯化钠注射液（pH7.0）作为溶媒稀释，而不能用偏酸性的葡萄糖注射液。若选错溶媒，稀释后常会引起溶液的 pH 值改变，或发生氧化、聚合等化学反应而形成不溶性微粒，因而变态反应的发生率很高，严重时易引起过敏性休克，甚至导致死亡。

5. 滴速是否过快

如果输液的速度过快，使单位时间内进入人体的内毒素超过阈值，对细菌内毒素敏感的患者就会发生输液反应。

6. 是否改变输注方式

由于不同的输注方式对中药注射剂的质量要求不同，因此不能随意变更注射途径，切忌将肌注中药注射剂用作静注。

7. 是否忽视特殊人群的用药禁忌

过敏体质的患者对中药注射剂含有的蛋白质、鞣质、树脂、淀粉等杂质易产生不良反应。老年人、体弱者、儿童或肝肾功能不全的患者对药物代谢能力低，机体耐受力较差，也易发生中毒和过敏反应。因此，对于小儿和老年患者等特殊人群应慎用中药注射剂。

（中国中医药报，2013 年 11 月 14 日，第 3 版）

六、中药使用者，安全意识待提高

（一）中药并非绝对安全无毒

受广东省医学会委托，2005 年 3 月笔者参加了一起医疗事故的鉴定。华南农业大学的一位学生因内服扶他林片而致胃出血，入住广州某三甲医院。经积极保守治疗，患者的胃出血基本控制，主治医生（西医）给予云南白药内服，每次 4g，一日 3 次。患者从中午 12 时到晚上 10 时共服云南白药约 11g，次日凌晨 4 时出现危象，经抢救无效（未采取任何云南白药中毒的解毒急救措施），患者昏迷 5 天后死亡。首次由广州市医学会组织医疗事故鉴定，结论为患者失血过多而致死，不属于医疗事故。患者家属不服，提出进行第二次医疗事故鉴定。笔者参加了第二次由省医学会组织的医疗事故鉴定，鉴定结论为患者超剂量使用云南白药中毒致死，属于医疗事故。

云南白药使用说明书标示：每次 0.25 ～ 0.5g，每日 3 ～ 4 次。每日用量超过 2 ～ 4g 时可引起中毒。这一事件中患者用量是 10 个小时之内服用云南白药约 11g，为严重超剂量使用，而且患者本身是一个失血的身体极度虚弱的人。此事件的根本原因就是主治医生不知道云南白药有毒，不仅超剂量给药，而且在患者出现中毒症状后也没有及时进行针对性的解毒救治，导致患者中毒死亡。

由此笔者联想到"马兜铃酸事件"引起英国、美国、西班牙、奥地利、埃及、马来西亚、菲律宾、日本等国纷纷禁止进口和使用含马兜铃酸的中药及中成药，名单多达数十种。"马兜铃酸事件"在国外对中医药的打击非常大，使许多已逐步接受中医的外国人对中药产生了畏惧、排斥、抵制心理。国内外报道引起急性肾衰竭的患者均为大剂量长时间服用药物，超过《中国药典》规定用量的 20 ～ 50 倍。比利时中毒的患者服广防己平均时间长达 12 个月，国内临床有患者长年服用龙胆泻肝丸，最长达 20 余年。

2006 年 10 月 28 日，凤凰卫视"一虎一席谈"就中南大学张功耀教授提出的"让中医药退出国家医疗体系"的问题进行辩论。张功耀在回答节目主持人"你为什么要提出取消中医药"的问题时说："第一，中医药不科学；第二，中药对人体有毒害作用，可致人死亡。"

中药安全性问题不仅影响患者的生命安全，而且阻碍了中医药走向世界的进程，更为严重的是影响到中医药的生存。因此，中药安全性问题已到了必须认真对待的时候了，过去那种"中药安全无毒"的错误观点必须澄清。

（二）中成药、中药注射剂使用不当

2006 年 8 月，英国药物安全机构在检测一种名叫复方芦荟胶囊的药品时，发现其中的汞含量超过英国标准 11.7 万倍。英国政府随后便下令封杀数种中药，对传统中药的"有害性"调查也进入"空前严厉的阶段"。与此同时，国内也提出了含汞、砷，如牛黄解毒丸（片）等中成药的安全性问题。

安宫牛黄丸、牛黄解毒丸、六神丸等著名中成药都含有汞、砷一类毒性物质。近些年来，牛黄解毒片不良反应的发生有上升趋势，引起了专家学者的注意。从 1960 年至今，我国医药卫生期刊上报道的牛黄解毒片不良反应病例为 70 余例。据专家分析，雄黄可能是引起牛黄解毒片（丸）安全性问题的主要原因。虽然该药在我国作为处方药进行管理，但牛黄解毒片还是许多老百姓的家庭常备药物，很多患者在服用此药时并未在医生指导下进行，且往往随意增加药量、延长用药时间。

中药注射剂安全性事件近年来频频发生，已引起社会广泛关注。目前，社会上普遍认为中药注射剂的不良反应主要是由于注射剂本身的质量问题引起的，因此有不少医疗单位拒绝使用中药注射剂，甚至有些人全盘否定中药注射剂。

其实，引发中药注射剂不良反应的因素是多方面的，不仅包括中药注射剂本身缺陷的客观问题，还包括中药注射剂在临床使用等过程中的一些不规范的人为因素。笔者在实际工作中观察，中药注射剂的不良反应大多是临床使用不当导致的。常见的临床使用不当的原因有使用中药注射剂不对证、配伍不合理、超剂量使用、选用溶媒不当、滴速过快、改变注射剂的输注方式、忽视特殊人群用药禁忌、配药操作不规范等。

（三）中西药不合理联用

中西药物科学合理地配伍应用确实能提高疗效，降低药物毒副反应。但长期的临床实践及药理研究表明，有些中西药配伍应用能使药物疗效降低，毒副反应增加。因此，中西药物联用也有配伍禁忌。我们对常见不合理联用的中西药物配伍后出现的不正常现象、结果及配伍机理进行了总结，发现导致毒副作用增加的原因主要有5个方面。

原因1：两类药物毒性相类似，合并用药后出现毒副作用的同类相加。如地榆、虎杖、五倍子等含鞣质中药与四环素、利福平等西药，二者均有肝毒性，可引起药物性肝炎

原因2：中西药联用后产生有毒的化合物。雄黄、信石等含砷中药及制剂，如牛黄解毒丸、六神丸等与硝酸盐、硫酸盐同服，在体内砷能被氧化成有毒的三氧化二砷，可引起砷中毒。

原因3：中药能增加西药的毒副作用。如杏仁、桃仁、白果等含氰苷的中药可加重麻醉、镇静止咳药（如硫喷妥钠、可待因等）的呼吸中枢抑制作用，使副作用增加，严重的可使患者死于呼吸衰竭；麻黄、含钙离子的矿物药（如石膏、海螵蛸等）能兴奋心肌，加快心率，增强心脏对强心苷类药物的敏感性，从而增加对心脏的毒性。

原因4：中西药联用后加重或诱发并发症，诱发药源性疾病及过敏反应。鹿茸、甘草具有糖皮质激素样成分，与刺激胃黏膜的阿司匹林等水杨酸衍生物合用可诱发消化道溃疡；板蓝根、穿心莲及鱼腥草注射液、鹿茸精注射液等与青霉素G联用会增加过敏的危险。

原因5：改变体内某些介质成分含量或环境也能增加毒副作用。某些中药能促进单胺类神经介质的释放，与单胺氧化酶抑制剂合用可使毒副作用增强，严重时可致高血压危象，如麻黄、中药酒剂与痢特灵、优降糖、灭滴灵等。含钾离子高的中药，如扁蓄、金钱草、丝瓜络等与留钾利尿药安体舒通、氨苯蝶啶等合用可引起高血钾症。含有机酸类中药山楂、乌梅、五味子等能酸化体内环境，与磺胺类药合用可降低其溶解度而在尿中析出结晶，引起血

尿；与呋喃妥因、阿司匹林、消炎痛等联用可增加后者在肾脏的吸收而加重对肾脏的毒性。

上述问题不要说普通老百姓，就是医护人员也知之甚少。因此，加强对中西药配伍应用的安全性知识的宣传和普及是很有必要的。

（四）含西药成分的中成药使用问题多

目前，这一类问题是最没有引起重视的。在我国批准注册的中成药中，有 200 多种是中西药复方制剂，即含有化学药的中成药。常见的如抗感冒药中多含有对乙酰氨基酚和扑尔敏，降血压药中多含有氢氯噻嗪，降糖药中多含有格列本脲，止咳平喘药中多含麻黄碱等，这些中成药在临床的使用中常常出现问题。

消渴丸是含有格列本脲的中西药复方制剂，用于治疗 2 型糖尿病效果显著。但有不少的糖尿病患者并不知道消渴丸里含有西药成分，认为是纯中药制剂，随意用于血糖偏高的人，随意加大用量，随意与其他降糖西药合用，更没有关注到与其他西药的配伍禁忌，以致服用消渴丸而出现严重的不良反应。其实，消渴丸只适合 2 型糖尿病患者，对于较轻型患者一般不适合，尤其是一些仅血糖升高尚没有达到糖尿病诊断标准的人，更不宜选用。

消渴丸中的格列本脲服用过量易致低血糖，因服用消渴丸过量致低血糖休克甚至死亡的病例已有报道。此外，消渴丸应餐前服用，尽量避免晚上睡前服药。这些基本知识许多患者甚至有少数医生也不知道，因而导致其不合理使用的情况屡有发生。

含西药成分的抗感冒中成药的滥用问题也较为突出。这一类中成药如三九感冒灵颗粒、扑感片、速感康胶囊、维 C 银翘片、感冒清、感冒灵、抗感灵、强力感冒片等均含有对乙酰氨基酚。而我国市售的西药治感冒药，如泰诺、氨酚待因片、散利痛片、白加黑片、日夜百服宁、扑热息痛片等也都含有对乙酰氨基酚。这两类中西药物是不可以同时服用的，否则容易导致对乙酰氨基酚过量，不仅对肝肾有明显毒性，对消化系统也有损害。

笔者经常听到有人说，用中西药合用治疗感冒效果好。更有甚者，一位医生向笔者介绍他的治疗感冒的经验："用三九感冒灵颗粒两包，白开水溶化，送服白加黑片。若感冒较重则加服维 C 银翘片，效果很好！"这样的患者虽然感冒会好得快，但肝肾损害却也是最严重的。也许这位医生不知道对乙酰氨基酚的毒性，更可能是这位医生不知道这三种药物里均含有对乙酰氨基酚。不管是哪种原因，都说明这位医生的用药安全知识不够。

（健康报，2011 年 2 月 2 日，第 5 版）

七、日常应用的中药更安全了

将于 12 月 1 日正式实施的《中国药典》2015 年版，重点加强和完善了对中药安全性控制技术的应用，主要包括重金属及有害元素、农药残留、真菌毒素（黄曲霉毒素）这三大对人体有明显毒害作用的物质的限量控制。对于老百姓来说，最重要、最直接的好处就是日常应用的中药更安全了！

首先，在重金属及有害元素方面，《中国药典》2015 年版根据常用中药材重金属及有害元素含量研究的结果，对部分海洋来源的中药材增加了限量检查，包括牡蛎、珍珠、蛤壳、昆布 / 海带等 4 种药材，规定铅不得超过 5mg/kg，镉不得超过 0.3mg/kg，砷不得超过 2mg/kg，汞不得超过 0.2mg/kg 等。

这 4 种重金属均可在人体和动物组织中积蓄，从而危害人体健康。铅的主要毒性效应是贫血症、神经功能失调和肾损伤。镉主要积蓄在肾脏，引起泌尿系统功能变化，且能够取代骨中钙，会引起胃肠功能失调，可导致血压上升。汞及其化合物属于剧毒物质，血液中的金属汞进入并在脑组织中积累会对脑组织造成损害，进入人体的无机汞离子可转变为毒性更大的有机汞，引起全身中毒。砷的化合物均有剧毒，三价砷化合物毒性更强，若摄入量超过排泄量，砷就会在人体蓄积，使酶的生物作用受到抑制失去活性，从而引起慢性砷中毒，导致消化系统症状、神经系统症状和皮肤病变等。砷还有致癌作用，能引起皮肤癌。

在农药残留方面，《中国药典》2015 年版进一步加强大宗、栽培、病虫害易于发生的中药材的农药残留控制。在人参、西洋参药材标准项下农药残留的检测种类增加到 16 种，并参照国际上对食品和农产品中农药残留的相关规定制定限度：含总六六六不得超过 0.2mg/kg，总滴滴涕不得超过 0.2mg/kg，五氯硝基苯不得超过 0.1mg/kg，六氯苯不得超过 0.1mg/kg，七氯不得超过 0.05mg/kg，艾氏剂不得超过 0.05mg/kg，氯丹不得超过 0.1mg/kg。

中药中的农药残留对人体的危害主要表现为三种形式：急性中毒、慢性危害和"三致"危害。长期食用含有农药的中药，可使农药在体内不断蓄积，对人体健康构成潜在威胁，产生慢性危害。如有机磷和氨基甲酸酯类农药可抑制胆碱酯酶活性，破坏神经系统的正常功能。美国科学家已研究表明，滴滴涕能干扰人体内激素的平衡，影响男性生育力。农药慢性危害虽不能直接危及人体生命，但可降低人体免疫力，从而影响人体健康，致使其他疾病的患病率及死亡率上升，还可引发男性不育，对人有致畸、致突变以及致癌危险。

在黄曲霉毒素方面，《中国药典》2015 年版对产地加工、贮藏过程中易于霉变的果实类、种子类、动物类及少数其他类中药材制定了黄曲霉素的限量标准。新增柏子仁、莲子、使君子、槟榔、麦芽、肉豆蔻、决明子、远志、薏苡仁、大枣、地龙、蜈蚣、水蛭、全蝎 14 味药材及其饮片的"黄曲霉毒素"检查，限度：黄曲霉毒素 B_1 不得超过 5μg/kg，黄曲霉毒素 B_1、黄曲霉毒素 B_2、黄曲霉毒素 G_1、黄曲霉毒素 G_2 总量不得超过 10μg/kg。

黄曲霉毒素被世界卫生组织（WHO）癌症研究机构划定为 1 类致癌物，是一种毒性极强的剧毒物质，毒性比砒霜大 68 倍，其中以黄曲霉毒素 B_1 毒性最大。黄曲霉毒素的危害性在于对人及动物肝脏组织有破坏作用，呈急性肝炎、出血性坏死、肝细胞脂肪变性和胆管增生。脾脏和胰脏也有轻度的病变，严重时可导致肝癌甚至死亡。

过去，由于没有对上述"三大危害物质"进行限制，市面上一些中药"三大危害物质"含量超标，慢性病患者若长期服用此类中药，势必会导致人体的二次损害。《中国药典》2015 年版一旦实施，"三大危害物质"超标的中药将不能在市场上销售。对于老百姓来说，经常使用这些中药治病或养生，就不再担心健康遭受重金属、农药及黄曲霉毒素的损害了。

因此，《中国药典》2015 年版的颁布实施，不仅是中药材种植、加工和生产部门的事，也事关我们老百姓的人身健康问题。它不仅能够有效提高中药材和饮片临床使用的安全性，而且能够整体提升中药材和饮片质量，促进我国中药产业健康发展，更重要的是为保障我国广大人民群众的身体健康免受损害发挥了积极且重要的作用。

（中国医药报，2015 年 9 月 11 日，第 1 版）

第二节 中成药安全合理应用

中成药是以中药材为主要原料，在中医学理论指导下有特定的处方和特定的制备工艺而制造的药品，是供临床医生辨证使用以及患者根据状况选用的药物。中成药同其他药品一样，除治疗作用外，也存在一定的毒副作用，若使用不当也能损害患者，造成残疾，甚至死亡。我们团队多年来对中成药的安全合理使用非常重视，在这方面也做了大量研究工作，同时在中成药安全合理应用方面也撰写发表了不少的科普文章，主要内容包括中成药的安全合理应用、中成药新用要恪守原则、经典名贵中成药乱用及过量长期使用也会有害、中西药复方制剂如含西药的抗感冒中成药和治疗糖尿病中成药安全合理使用问题、药酒服用的安全性问题以及中药注射剂安全合理使用等。现汇集于此，供读者学习参考。

一、中成药新用要恪守原则

中成药的临床新用扩大了中成药原有的治疗范围，具有进一步挖掘其利用价值的积极意义。中成药新用是一个药物被再认识的过程。

中成药体积较小，便于贮存、携带，而且服用方便，疗效可靠，临床运用非常广泛。中成药的临床新用对中成药的产生、发展、药理研究和临床应用等都具有重要意义。中成药的临床新用还可治疗一些疑难杂症，为一些疾病的预防和治疗提供疗效确切、方便实用的药物。

中成药的临床新用要依据辨证论治原则进行。中成药具有一定的功效和适用范围，这些功用是针对一定的病因病机而设的。因此，不同的病证，只要病因病机相同，就可选用同一种中成药治疗，且往往也能取得较好效果。而这些不同病证有些是属于该中成药的治疗范围，也有的不在范围之内，将其应用于不属其治疗范围之内的病证，并能取得疗效，就达到了新用的治疗目的。如大活络丸，有祛风化痰、舒筋活络的作用，原为专治风痰瘀阻经络引起中风之口眼㖞斜、半身不遂、言语謇涩等症，有人将其用于治疗风痰瘀阻经络型阳痿时效果显著。大活络丸治疗阳痿即是根据异病同治的理论而新用的。

由此可见，中成药的临床新用初看起来似乎是用于不相干之病证，实则是针对疾病的本质而投药，其病证表现虽不同，但病因病机相同，为异病同治的体现。所以说中成药临床新用是在中医理论指导下进行的，不是毫无根据地乱用。

中成药的临床新用不是盲目乱用的，也不单纯是异病同治，它是有一定原则可遵循的。根据目前临床上中成药新用情况，将其运用原则总结如下。

（一）恪守病机，异病同治

中成药的组方原则和功能与汤剂相同，但由于中成药的适用标签有限，只能简单地说明其功能主治，无法更多地列举其适应证，从而使其应用面缩小，使人们产生某中成药只能治某病的狭隘认识。其实很多中成药的标签所注明的功能是根据病机相同，对于这种情况即可选用同一中成药治疗。所以，谨守病机，异病同治是中成药临床新用原则之一。

艾附暖宫丸原为治疗寒凝气滞引起的月经失调、行经腹痛之药，有人根据其温暖子宫的作用，临床新用于治疗下元虚冷、不能温煦胞宫而致的不孕症，效果明显。冠心苏合香丸是治疗冠心病心绞痛的常用药，有人根据其理气活血功效用于治疗银屑病，取得较好疗效。肥儿丸具有健胃、消食、杀虫作用，有人据此应用于治疗虫积咳嗽。驻车丸内服可治久痢便血，有人抓住该药所具有的收敛之功，外用治疗臁疮（慢性小腿溃疡）久不敛口者也取得较为满意的疗效。

（二）抓住主药，扬而广之

中成药在临床上使用不可能像汤剂那样可依据病情变化而加减药物。很多人在使用中成药时仅靠标签说明书，这样是很难灵活运用的。中成药大部分是由多味药物组成的，各药也有君、臣、佐、使之别和主次之分，每味药都有其独立的主治和功用。所以，只要分析处方组成，发挥其主药或其他几味药的作用，扬长避短，以改变其主治症，就可使其应用范围扩大。

龙虎丸具有泻痰火、安心神作用，原为主治痰热扰乱心神引起神志失常、不省人事、癫痫发狂等症，有人根据龙虎丸中巴豆霜具有降逆泄浊作用，应用于治疗单纯性肠梗阻有较好疗效。冰硼散原为治疗单双乳蛾、咽喉肿痛的成药，具有消炎止痛作用，有人根据其主要成分之一的冰片具有芳香通窍作用而用于治疗鼻窍不通之鼻炎，疗效显著；也有人取其治疗百日咳，疗效也佳。十滴水原为主治中暑霍乱、绞肠痧、呕吐恶心或腹痛泄泻等症之常用药，有人根据其所含辣椒、肉桂、小茴香有祛寒行瘀作用，樟脑、酒精能加速血液运行，而用其治疗冻伤获得满意疗效。

（三）探究药理，引申新用

中成药的应用有着悠久的历史，中成药的功用和主治是经过无数次的临床应用而证实和肯定的。近几十年来，随着医药科学技术的飞速发展，中成药药理研究也日趋深入，一些药理实验结果证实了中成药的传统功用和适应证，还有一些药理实验发现了有些中成药新的药理作用和用途。因此，在临床使用中成药时充分运用这些药理研究最新成果，将现代药理研究结果与中医辨证论治有机结合起来，指导中成药应用到新的领域，使中成药的应用范围进一步扩大。

六神丸为喉科要药，具有清热解毒、消肿止痛作用，现代药理研究证明其有抗炎和强心作用，它能加强心脏功能，改善全身血液循环，有利于局部组织营养的改善和修复，故有人将其应用于治疗肺源性心脏病合并心衰的患者，取得满意疗效。有药理研究证明乌鸡白凤丸有促皮质激素样作用，对切除肾上腺的幼鼠有保护作用，能促进肝糖原合成，又能对四氯化碳肝损伤引起的血清谷丙转氨酶升高有明显的降低作用。有人根据这一结果引申应用于治疗慢性肝炎，取得了一定的效果。益母草有利尿、消肿、降压作用，故有人据此应用益母草膏治疗急慢性肾炎，取效良好，尤其是对浮肿、高血压等症的改善有明显效果。

综上所述，中成药的临床新用不但有其自身的规律可循，也有应当恪守的原则，了解和掌握这些规律和原则将有助于我们开展中成药临床新用的研究。但上述三个方面还不能概括中成药临床新用的全貌，有些临床新用是很难分析其应用规律及理论依据的，如万花油治疗鼻衄、云南白药治疗呕吐等，还有待于进一步探讨。此外，要做好中成药的临床新用工作，除了掌握临床新用规律和原则，还必须做到知常达变。先知常，即知"病"和"药"两方面之常，既要掌握疾病病因、诊断标准，又要掌握中成药的组成和性能，才能做到辨证投药，然后在知"常"的基础上探索思考变化运用，以做到有的放矢的临床新用。

（中国中医药报，2001 年 4 月 23 日，第 3 版）

二、名贵中成药过量长期使用也有害

提起云南白药、安宫牛黄丸、牛黄解毒丸、片仔癀等名贵中成药，有很多老百姓都知道，不少人认为它们是"安家至宝""神丹妙药"，作为家庭必备药贮存。但是，对于这些名贵中成药的毒副作用以及如何合理使用却很少有人了解，因而导致经常出现超量服用或超适应证范围用药的情况，引发药物不良反应，严重的甚至出现中毒死亡事件。

云南白药可用于跌打损伤、瘀血肿痛以及吐血、咯血、便血、崩漏下血等，内服外用均有良效。但本品含有乌头碱类毒性成分，过量服用会中毒，很多老百姓甚至是医务人员并不知道，该药随意超量服用的情况比较常见。笔者作为医疗事故鉴定委员会委员曾亲历一起"云南白药中毒致死事件"。起因是广州一位大学生因消化道出血入院，主治医生给予云南白药口服治疗，用量是每次 1 瓶（4g），每日 3 次。服药至次日凌晨 4 点，患者出现烦躁不安、瞳孔散大、呼吸困难、抽搐等中毒危象，经抢救无效死亡。经过医疗事故鉴定，结果认定患者死亡是因云南白药中毒所致。根据《中国药典》中云南白药的"用法与用量"项记载：（本品）口服，每次 0.25 ～ 0.5g，每日 4 次（成人）。一般来说，每日用量超过 4g 时可引起中毒。而本事件中患者用量是 1 日之内共服用云南白药 12g，为严重超剂量使用，因而发生了不幸。

价值数百元一粒的名贵中成药安宫牛黄丸被许多老百姓所熟知，但该药含有朱砂、雄黄等毒性药物成分却鲜为人知。朱砂为含汞的化合物，进入体内后主要分布在肝肾，引起肝肾损害，并可透过血脑屏障，直接损害中枢神经系统。雄黄主含砷盐，在体内可氧化成有毒的三氧化二砷，对人体产生毒害作用。《中国药典》明确记载：（本品）口服，1 次 1 丸（3g），1 日 1 次。这类药物皆不宜长期、过量服用。有文献曾报道 3 例患者服用安宫牛黄丸 40 ～ 60 丸后出现汞中毒性肾病，还有多个病例服用本品后出现皮肤过敏，严重者出现口唇、皮肤发青、颜面浮肿、心慌、心跳加速、呼吸困难等。

被视作家庭必备的"祛火药"牛黄解毒片的不良反应报道就更多了，从 20 世纪 60 年代至今已有近百例，涉及消化、泌尿、血液、呼吸、神经等多个系统，表现为皮肤药疹、过敏性休克、上腹饱胀不适、出血性膀胱炎、血小板减少、支气管哮喘等症状及成瘾性等，也有出现多例过敏性休克及过敏性休克死亡的报告。而出现这些毒副反应主要是公众长期、大量超《中国药典》规定的剂量服药所致，应引起重视。

片仔癀是蜚声中外的名贵中成药，其处方、工艺均属国家绝密级秘密。片仔癀由麝香、牛黄、蛇胆、三七等名贵中药精制而成。据《中国药典》记载，其有清热解毒、凉血化瘀、消肿止痛的作用，用于热毒血瘀所致急慢性病毒性肝炎、痈疽疔疮、无名肿毒、跌打损伤及各种炎症等。但在民间，对本品的应用有不少误区，有不少人认为片仔癀是"中国特效抗菌药""神丹妙药"，而滥用于各种并不相关的疾病。有人用其治疗癌症，有人用其解酒，有人甚至将其当作保健品长期服用，还有人在出现严重的细菌感染性疾病时不是去医院急救，而是自行服用片仔癀治疗，结果出现昏迷、休克等危急重症。这些超越《中国药典》规定应用范围的用药，不仅没有获得疗效，往往还会耽误疾病的治疗，势必带来严重的后果。

受"中药安全无毒""包治百病"的错误观念影响，人们超适应证、超剂量、超长时间使用中药的现象时有发生。殊不知中药也是药品，而非保健品或食品，长期应用某种中药时，也容易引起药物在体内蓄积而发生不良反应。特别是有一定毒性的药物，短期应用尚不致有害，但用药时间过长即会蓄积中毒，应引起注意。呼吁公众在医生、药师的指导下，严格按照《中国药典》规定的应用范围和用法用量正确合理使用名贵中成药，确保身体健康，免受药物不良反应的二次侵害。

（中国医药报，2015 年 8 月 21 日，第 1 版）

三、经典中成药乱用也会中毒

提起云南白药、安宫牛黄丸、牛黄解毒丸、六神丸等经典的中成药，很多老百姓都知道，但对它们的毒性有所了解的人却不多。受"中成药安全无毒"观念的影响，人们滥用中成药的现象时有发生。殊不知中成药，哪怕是经典中成药，滥用、超剂量使用或长期服用也会导致过敏、中毒等严重不良反应。

（一）云南白药——超量服用致人死

1. 生活实例

阿志是大四学生，因打球扭伤脚，校医给他口服扶他林片，导致胃出血入住某医院。经过 3 天的积极治疗，胃出血基本控制了。第 4 天主治医生（西医）想起曾看到口服云南白药可以用来治疗消化道出血的报道，决定给阿志服用云南白药以加强疗效。用量是每次 1 瓶（4g），每天 3 次，从当天中午

12 时开始到晚上 10 时，分 3 次共服了约 11g（还有 1g 阿志实在服不下了）。次日凌晨 4 时，阿志出现烦躁不安、瞳孔散大、呼吸困难、抽搐等危象，经抢救无好转（其间未做任何云南白药中毒的解毒治疗），昏迷数天后死亡。经鉴定，认定阿志的死属于医疗事故，死因为云南白药中毒。

2. 分析

根据云南白药使用说明书可知，该药每次用量为 0.25～0.5g，每天 3～4次，如果每天用量超过 4g 可引起中毒。而本事件中阿志的用量是 10 小时之内服用云南白药约 11g，为严重超剂量使用，何况阿志体质已非常虚弱。虽然云南白药处方保密，但我们知道它的重要成分是莨菪碱类（类似阿托品）及乌头碱类，过量服用肯定会导致中毒。有很多老百姓，甚至是部分西医、西药人员对中成药的毒性认识不够深入全面，特别是对传统经典中成药的毒性认识不足。这是导致中成药出现不良反应甚至中毒的主要原因。

（二）安宫牛黄丸——需辨证施治

1. 生活实例

刘老伯今年 65 岁，一个月前发生中风后偏瘫在床，并且有体虚、乏力等表现。他女儿打听到安宫牛黄丸对治疗中风效果很好，就买了两盒给他服用。刘老伯服安宫牛黄丸后自我感觉良好，就让女儿继续买药给他服用。服到 40余丸时，刘老伯出现腰痛、少尿、尿痛、尿血等症状，经家人送入医院检查，还发现有蛋白尿。医生诊断为安宫牛黄丸中毒所致的汞中毒性肾病，立即嘱其停服并给予对症支持治疗，多日后病情终于得以缓解。

2. 分析

许多老百姓都知道安宫牛黄丸是家庭备急中药，但对该药含有朱砂、雄黄等毒性药物成分却不太了解。朱砂中含有极少量的可溶性汞，这些汞可与蛋白质中的巯基结合，进入人体后主要分布在肝肾，可引起肝肾损害，并可透过血脑屏障直接损害中枢神经系统。雄黄主要含二硫化二砷，加热到一定温度后在空气中可以被氧化为剧毒成分三氧化二砷，即砒霜。有些患者服用安宫牛黄丸后可出现皮肤过敏，严重者出现口唇、皮肤发青、颜面浮肿、心跳加速、呼吸困难等中毒症状。因此，本品不可超量、长时间服用。

另外，从中医学的角度来说，安宫牛黄丸对中风、昏迷、脑炎、脑膜炎、脑外伤、中毒性肺炎、败血症等引起的突然意识障碍，并伴有烦躁不安、面红身热、舌苔黄腻等邪热内闭者很有效。但如果患者出现体虚、脸青、四肢乏力等寒证，服用安宫牛黄丸不仅没效，而且可能导致病情加重，甚至威胁生命。

（三）六神丸——超量服用可中毒

1. 生活实例

小玲今年 8 岁，前两天因感冒引发扁桃体炎，家长给她口服 10 粒自备的六神丸，为了好得更快些，3 小时后又给她口服了 10 粒。第 2 次用药后 1 小时，小玲出现烦躁不安、胸闷、出虚汗、口唇及四肢麻木等症状。家长急带小玲去医院就诊，确诊为服用六神丸过量中毒，停用六神丸并给予对症治疗后症状逐渐消失。

2. 分析

著名的喉科药物六神丸治疗咽炎、扁桃体炎效果很好。不少孩子感冒时多会出现扁桃体炎，家长在自行喂药时没有按儿童剂量给药是造成中毒的主要原因。六神丸的常用剂量为成人每次 10 粒，每日 2 次，小儿 1～3 岁服 1 粒，4～8 岁服 5 粒，9～15 岁服 8 粒。因六神丸中含有毒性物质蟾酥，临床超剂量服用时会出现中毒现象。其毒性主要表现在循环系统，如出现四肢冰冷、肢端末梢发绀、心动过缓、心律不齐，严重者甚至出现循环衰竭而死亡。

3. 小贴士

蟾酥中的蟾毒配基类化合物与强心苷的结构类似，因此在临床应用中六神丸不可与许多西药合用。六神丸与强心苷类西药合用可增加强心苷毒性；与利血平、胍乙啶等降压药合用能引起严重的心动过速及传导阻滞，还可诱发异位心律；与钙剂合用可使毒性增加；与异搏定合用可引起严重的心动过缓和心搏骤停等。因此，六神丸不仅不能超量服用，而且也要注意正确配伍。

（四）牛黄解毒片——"祛火"反致"引火上身"

1. 生活实例

浩浩是个 1 岁半的宝宝，近半个月出现便秘的现象，大便 3 天 1 次，而且大便干结。奶奶想浩浩是不是上火了，就拿了 1 片家里常备的祛火药牛黄解毒片，弄成粉末后给浩浩口服。服药 1 小时后，浩浩出现颜面水肿，奶奶急忙抱浩浩去当地医院就诊。途中浩浩出现抽搐，颜面及四肢末梢发绀，呼吸心跳停止。到医院后立即给予急救，虽心跳恢复，但浩浩神志不清，呈昏迷状态，次日症状加重，不治身亡。浩浩的死因是过量服用牛黄解毒片后所致的过敏性休克。

2. 分析

牛黄解毒片被视作家庭必备"祛火药"，关于其不良反应的报道很多，这些不良反应涉及消化、泌尿、血液、呼吸、神经等多个系统，主要表现为皮肤药疹、上腹饱胀不适、出血性膀胱炎、血小板减少、支气管哮喘等症状，也有多例过敏性休克乃至死亡的报道。

虽然该药在我国是作为处方药进行管理，但由于用药习惯的延续，牛黄解毒片还是部分家庭的常备药物。特别应该注意的是，大部分生产厂家在其说明书上并没有标明药物不良反应，也缺乏安全性问题的警示语，甚至未注明疗程，仅在禁忌中注明"孕妇禁用"。因此，患者在服用此药时最好在医生指导下进行，尤其是儿童用药，更应算准剂量（该实例中，浩浩的正确用量应为 1/4 片），不能随意增加药量和延长用药时间。

3. 小贴士

除了牛黄解毒片以外，含有朱砂和（或）雄黄等毒性物质的牛黄类中成药还有牛黄清心丸、牛黄消炎片、牛黄千金散、牛黄镇惊丸、牛黄抱龙丸、牛黄至宝丸等。

[大众医学，2011，46（3）：74-75]

四、中成药的安全合理应用

近年来，中药不良反应发生的比例在不断攀升，如何避免和减少中成药不良反应呢？笔者认为，应从以下几个方面来关注中成药的安全合理应用。

（一）讲究辨证论治

辨证施治是中医学的精髓，是临床应用中药的根据，但当前中成药大部分是西医在处方应用，故不能辨证使用是普遍存在的问题。

如风寒型感冒，中医学认为是感受寒邪所致，应选用药性温热的中成药如荆防颗粒、扑感片、伤风感冒颗粒等以疏风散寒；而风热型感冒是感受热邪所致，应选用药性寒凉的中成药如银翘解毒片、桑菊感冒片、银柴颗粒等以疏风清热。如果用错，不仅无效，还会加重病情。

（二）合理配伍应用

目前中成药的不合理配伍应用较多见，特别是含西药的中成药与西药的配伍应用问题较多。消渴丸是含有格列本脲的中成药，用于 2 型糖尿病。临床常出现的不合理应用：①用于治疗 1 型糖尿病，甚至用于仅血糖升高尚达不到糖尿病诊断标准的患者。②与格列本脲有配伍禁忌的西药联用。③随意加大剂量服用。

含对乙酰氨基酚的中西药合用问题也较为普遍。国家药品不良反应监测中心第 32 期《药品不良反应信息通报》公布 1 例 8 岁男孩因"发热、咽痛"口服维 C 银翘片和百服宁 3 天后，出现严重的过敏反应，这是同时服用含对乙酰氨基酚的西药和中成药后引起不良反应的典型案例。我国常见治感冒的西药如白加黑、百服宁、必理通等，以及常用中成药如扑感片、贯防感冒片、感冒灵颗粒、维 C 银翘片等，均含有对乙酰氨基酚，如不加分辨地配伍应用，就有可能造成不良反应。

（三）严格用量、时限

1. 超量用药中毒致死事件

据报道，一大学生因内服扶他林片而致胃出血入住某三甲医院，主治医生（西医）给予某止血中药内服，每次 4g，每日 3 次，次日凌晨 4 点患者出现危象，经抢救无效死亡。当地省医学会鉴定结果为超量使用药物中毒所致。

2. 长期用药致药源性疾病

某些中成药含有砷、汞、铅等重金属及马兜铃酸等成分，在体内积蓄到一定剂量后会产生不良反应。据报道，日本有因长期服用小柴胡颗粒发生 188 例间质性肺炎，其中 22 人死亡的事件；比利时患者错服广防己（含马兜铃酸）平均时间长达 12 个月；国内有患者长年服用龙胆泻肝丸，最长 20 余年，出现肾衰竭。甚至过去认为安全的滋补中药何首乌，长期服用也可能引起肝损害。

（四）遵守妊娠禁忌

据报道，一位孕妇因患妇科炎症到某镇级医院就诊，医生处以某中药内服，服药 3 天，孕妇出现腹痛而流产。事后家属起诉医院，医疗事故鉴定结果：医院担责。该药品说明书明确标明了"孕妇禁用"。一位孕妇因肺肾阴虚咳嗽，医生给予百合固金丸加减煎服，服药 2 天后流产。家属认为，孕妇忌用中药当归，并找来学术专著作为依据投诉医院。相关人员查《中国药典》等法定图书，发现"当归"项下并没有明确的妊娠禁忌。虽然如此，作为中药临床药师要提醒处方医生，临床用药时应对妊娠期用药加以重视。

（五）关注不良反应

据报道，某中药中毒致死事件就是对中成药毒性认识不足造成的。医生不知道其有毒而超剂量处方，药师不知道有毒而超剂量发出，甚至医生都不知道患者中毒而在抢救过程中未采取任何解毒措施。实践中，相关医务人员对含砷、汞药物不良反应未加以重视。《中国药典》收载了牛黄解毒丸（片）、牛黄清心丸等多种含有朱砂（汞）、雄黄（砷）的中成药，除了有"孕妇忌服"项外，无任何其他的使用禁忌。而临床上，牛黄解毒丸（片）不仅有皮肤过敏反应、休克，还有泌尿、神经、消化、血液、呼吸等多系统不良反应及成瘾性等砷中毒反应。

中药临床药学工作的开展将改变中成药的不合理应用现状，我们应当加强之。

[中华医学信息导报，2015，30（11）：16]

五、西药 + 中成药，"速效"治感冒，损害加倍

"三九感冒灵颗粒两包，用白开水溶化，送服白加黑片，若感冒较重则加服维 C 银翘片，效果很好！"

生活中，你是否也用这种中西合璧的方法治疗感冒呢？或者，有人向你推荐这样的治感冒"良方"，你是否认为值得一试？

这样治感冒可能好得快，但对肝肾及消化系统的损害也是加倍的。

感冒发热了，部分患者急于求愈，常常是既服用西药又服中成药，或几种感冒药、退热药同服。西药和中成药联用治疗感冒，若能合理配伍应用，确实能起到提高疗效、缩短病程的作用。但是，目前治疗感冒的西药和中成药同物异名的情况很多，若患者对所服药物的成分不了解，则很容易出现重复用药、过量用药的情况，从而导致严重的安全隐患，如过敏反应、肝肾损害、消化系统损害等。

（一）治疗感冒的西药和很多中成药均含有对乙酰氨基酚

对乙酰氨基酚也称扑热息痛，可用于感冒或其他原因引起的高热和各种原因引起的轻中度疼痛。对乙酰氨基酚的不良反应主要表现为皮疹、荨麻疹、肝肾功能损害以及严重过敏反应等。长期大量使用对乙酰氨基酚，尤其是肾功能低下时，可出现肾绞痛、急性肾衰竭、少尿、尿毒症等。若对乙酰氨基酚与肝药酶诱导剂，尤其是巴比妥类合用时，发生肝脏毒性反应的危险增加。肝肾功能不全的患者在选择感冒药时尤其要慎重，应避免服用含有对乙酰氨基酚的药物，更不能重复服用均含有对乙酰氨基酚的中西药，以免增加肝肾毒性。

国家药品监督管理局于 2010 年 9 月发布了第 32 期《药品不良反应信息通报》，其中公布了这样一个病例：8 岁的男孩，因"发热、咽痛"口服维 C 银翘片和百服宁 3 天后，出现双唇糜烂，伴疼痛，躯干、四肢出现散在红斑伴瘙痒，体温升高至 39℃。维 C 银翘片是含有对乙酰氨基酚等 13 种成分的中西药复方制剂，百服宁的主要成分就是对乙酰氨基酚。这个病例就是同时服用含对乙酰氨基酚的西药和中成药后引起不良反应的典型案例。

（二）治感冒，含有相同成分的西药和中成药合用，引起的各种损害是加倍的

文章开头所提到的治感冒药三九感冒灵颗粒、白加黑片、维 C 银翘片，3 种药物均含有对乙酰氨基酚，如果同时服用，则对乙酰氨基酚的摄入量超过常用量 4 倍，势必会造成服药者的肝肾和消化系统的加倍损害。

因此，在治疗感冒时切忌同时服用含相同成分的西药和中成药（表3-1）。服药前要仔细阅读药物说明书，严格按说明书用药，避免超剂量、超长时间用药。

表 3-1　常见治感冒含对乙酰氨基酚的西药和中成药

西药	含西药成分的中成药	所含主要西药成分
白加黑、百服宁、必理通、泰诺林、儿童百服宁、康利诺、散利痛、达诺日夜片、联邦菲迪乐、联邦伤风素	强力感冒片（强效片）、抗感灵片、康必得、速感宁胶囊	对乙酰氨基酚

续表

西药	含西药成分的中成药	所含主要西药成分
银得菲、泰诺、使力克	扑感片、贯防感冒片、速感宁胶囊、银菊清解片、速感康胶囊、速克感冒片（胶囊）、速感宁胶囊、维C银翘片	对乙酰氨基酚、马来酸氯苯那敏
扑感敏、力克舒、快克、感康、感诺、库克、感叹号、速效伤风胶囊（氨咖黄敏）、小儿速效感冒颗粒（小儿氨咖黄敏）	感冒灵颗粒（胶囊）、感特灵胶囊、复方感冒灵片（胶囊）、感冒安片	对乙酰氨基酚、马来酸氯苯那敏、咖啡因

［大众医学，2011（6）：78-79］

六、不安全的感冒药——感冒慎用对乙酰氨基酚

俗话说"人吃五谷生百病"，日常生活中难免会碰上个头疼脑热、感冒发烧的小毛病。因此，很多人都习惯在家里放些治疗感冒发烧的常用药，以备不时之需，但有些常用药并没有你想象的那么安全。3月3日，国家药品监督管理局发布通告称，为进一步保障公众用药安全，也是给临床用药一个更为合理的用药指引，国家药品监督管理局（以下简称"国家药监局"）决定对白加黑、维C银翘片、感冒灵颗粒（胶囊）这些含有对乙酰氨基酚的药物进行说明书的修订工作。随公告一同发布的修订要求显示"过敏者慎用对乙酰氨基酚常释制剂处方药和非处方药，超剂量使用对乙酰氨基酚常释及缓释制剂可引起严重肝损伤"。

其实，欧美国家早在几年前就对含对乙酰氨基酚的药物制剂提出了限制，如美国FDA取消了单剂量超过325mg的对乙酰氨基酚的药物制剂，英国对含有对乙酰氨基酚的制剂的零售也做出了限制。这些都是基于对乙酰氨基酚的肝毒性而采取的管控措施。

（一）什么是对乙酰氨基酚？

对乙酰氨基酚俗称"扑热息痛"，是家庭感冒药中常见成分，西药和含西药成分的中成药均含有对乙酰氨基酚，大多数用于普通感冒或流行性感冒引起的发热。同时对乙酰氨基酚也是最常用的非处方止痛药，用于缓解轻至中度疼痛，如头痛、关节痛、偏头痛、牙痛、肌肉痛、神经痛、痛经。对乙酰氨基酚主要通过抑制合成前列腺素所需要的环氧酶而起到调节体温和镇痛的作用。

（二）哪些药物含有对乙酰氨基酚？

目前，市面上约有80%的抗感冒西药和中成药都含有对乙酰氨基酚（表3-2），如快克、999感冒冲剂、维C银翘片、感冒清胶囊、克感敏、泰诺、

泰诺林、百服宁、感康、散利痛、康必得、白加黑、必理通、瑞迪菲、克感敏、速效伤风胶囊、海王银得菲等。据米内网数据显示，在我国公立医疗机构终端，对乙酰氨基酚 2018 年度销售额达到 2.22 亿之多。

表 3-2　常见的含有对乙酰氨基酚的药物

西药	中成药
白加黑、百服宁、必理通、泰诺林、儿童百服宁、康利诺、散诺、达诺日夜片、联邦菲迪乐、联邦伤风素、银得菲、泰诺、使力克、扑感敏、力克舒、快克、感康、感诺、库克、感叹号、速效伤风胶囊（氨咖黄敏）、小儿速效感冒颗粒（小儿氨咖黄敏）	强力感冒片（强效片）、抗感灵片、康必得、速感宁胶囊、扑感片、贯防感冒片、速感宁胶囊、银菊清解片、速感康胶囊、速克感冒片（胶囊）、维 C 银翘片、感冒灵颗粒（胶囊）、感特灵胶囊、复方感冒灵片（胶囊）、感冒安片

（三）对乙酰氨基酚对人体有害吗？

大多数人认为感冒药应该是一种安全无害的药物，甚至有人向你推荐治疗感冒的经验"良方"：用三九感冒灵颗粒两包，白开水溶化，送服白加黑片，若感冒较重则加服维 C 银翘片，效果很好！但实际上对乙酰氨基酚会导致皮疹、荨麻疹、肝肾功能损害以及严重过敏反应等严重的毒副作用。长期大量使用对乙酰氨基酚，尤其是肾功能低下时，可出现肾绞痛、急性肾衰竭、少尿、尿毒症等；服用过量的药物会给你带来永久性的肝脏损害；若对乙酰氨基酚与肝药酶诱导剂，尤其是巴比妥类合用时，发生肝脏毒性反应的危险增加；重复服用含有对乙酰氨基酚的药物会增加肝肾毒性；如果喝酒的同时服用对乙酰氨基酚会对你的肝脏造成更大的伤害；如果有慢性健康问题或肝脏疾病，可能更容易受到对乙酰氨基酚的影响。

近些年，因为过量使用对乙酰氨基酚而引起不良反应的案例不在少数。早前，美国 FDA 曾经发文表示，对乙酰氨基酚一直存在着罕见但严重的皮肤反应的风险，有可能引起致命的副作用，包括重症多形性红斑以及中毒性表皮坏死松解症。据 FDA 网站资料报道，美国一年中发生的 19 岁以下的未成年人药物中毒事件 780324 例，其中 66224 例（约占 8.5%）是由对乙酰氨基酚引起的。对近 4 年中 307 例患者无意超量服用本品导致肝毒性发生的病例统计表明，其中 25% 是重复服用了含对乙酰氨基酚导致的。国外对服用对乙酰氨基酚过量引起的肝毒性非常重视。

在我国对乙酰氨基酚引起的不良反应也是频频发生，国家药品监督管理局第 32 期《药品不良反应信息通报》中就有这样的典型病例。一位 33 岁女性患者，因"发热、咽喉痛"到药店购买维 C 银翘片，口服，每天 3 次，每次 3 片，服药 3 天后体温未降，反而上升至 39℃以上，伴厌食、上腹部不适。患者前往医院就诊，实验室检查报告：谷丙转氨酶364U/L，谷草转氨酶265U/L，r-谷氨酰转肽酶189U/L，碱性磷酸酶259U/L，总胆汁酸58.8μmol/L，乳酸脱氢酶407U/L，甲肝抗体、丙肝抗体、戊肝抗体均为阴性。患者1个月前体检时肝功能正常，乙肝表面抗体阳性。停用所有药品，给予垂盆草颗粒、肌苷口服液、维生素C治疗，3个月后复查肝功能正常。此例为典型的使用含对乙酰氨基酚药物致肝功能受损的不良反应病例。若在治疗感冒发热使用含西药中成药时再服用含对乙酰氨基酚的西药制剂，则使对乙酰氨基酚的剂量过大，会明显增加药物的不良反应，出现恶心、呕吐、胃痛、胃痉挛、腹泻、多汗以及肝肾损害等不良反应，甚至因为几片感冒药失去了生命的相关新闻报道也有出现。

（四）本次进行了哪些修订？

在本次国家药监局发布的说明书的修订工作公告中，含有对乙酰氨基酚的非处方药说明书的【不良反应】增加偶见皮疹、过量使用可引起严重肝损伤等两项内容；并对【不良反应】中提及皮疹可自行恢复的，删除了"自行恢复"。【禁忌】增加对本品过敏者禁用。【注意事项】增加过敏体质者慎用，对本品过敏者禁用等内容。

公告中要求，对乙酰氨基酚缓释制剂说明书统一增加警示语"过量使用对乙酰氨基酚缓释制剂可引起严重肝损伤，长期饮酒、肝功能异常者使用对乙酰氨基酚发生肝损伤的风险更高"。对乙酰氨基酚缓释片和对乙酰氨基酚缓释干混悬剂说明书均应在【用法用量】下将用量修改为"成人和12岁以上儿童一次1片，若持续发热或疼痛，每8小时一次，24小时不超过3次"。【不良反应】下增加"过量服用对乙酰氨基酚可引起严重肝损伤"。【注意事项】下增加"严格按说明书使用。成人或儿童过量服用，无论是否出现不适症状，均应立即就诊"等内容。

氨酚氯雷伪麻缓释片说明书应将【适应证】下"季节性过敏性鼻炎"删除。【药物过量】下在"对乙酰氨基酚"段增加"N-乙酰半胱氨酸是对乙酰氨基酚中毒的拮抗药，宜尽早应用，12小时内给药疗效满意，超过24小时疗效较差"。

氯雷氨酚伪麻缓释片说明书应将【适应证】下"季节性过敏性鼻炎"删除。【不良反应】下在"对乙酰氨基酚"段增加"长期使用、短期内超剂量使用对乙酰氨基酚均可造成严重肝损伤"。【注意事项】下增加"严重肝损伤"等内容。

（五）怎样合理使用对乙酰氨基酚药物？

1. 尽量避免长期使用含有对乙酰氨基酚的药物

尽量避免长期使用含有对乙酰氨基酚的药物，这些药物是为短期使用而设计的，例如由于受伤引起的疼痛，或由于急性疾病引起的发热。这些药物可以使患者变得可以忍受，但解决疼痛的原因也是至关重要的。如果疼痛持续，请去看医生，以便了解疼痛原因。

2. 避免过量摄入对乙酰氨基酚

在治疗感冒时切忌同时服用含相同成分的西药和中成药。一般来说，成人每次摄入的对乙酰氨基酚不应超过 500mg，且两次服药间隔不应低于 6 小时，每日摄入对乙酰氨基酚的总量不应超过 2000mg，疗程不宜超过 3 天。小儿服用对乙酰氨基酚时，每次服用的量应按每公斤体重 10 ～ 15mg 计算，且每次服药的间隔在 4 ～ 6 小时最为适宜。12 岁以下的儿童服用对乙酰氨基酚时，24 小时内不能超过 4 次，疗程不宜超过 5 天。另外，因有报道称对乙酰氨基酚在新生儿的体内排泄缓慢，毒性相对较强，所以认为 3 岁以下的婴幼儿应避免服用含有对乙酰氨基酚成分的药物。服药前要仔细阅读药物说明书，严格按说明书用药，避免超剂量、超长时间用药。

3. 补充足够的硒

对乙酰氨基酚需要在肝脏中分解，并在此过程中耗尽体内的谷胱甘肽，需要硒才能生产谷胱甘肽。因此，服用含有对乙酰氨基酚药物的人必须在饮食中获得足够的硒，从食物中获取硒很困难，可以服用硒补充剂来得到足够的硒。

4. 减少增加体内炎症的食物和物质摄入

炎症会增加疼痛，使身体更有可能需要镇痛药。增加炎症的物质包括酒精、糖、红肉、乳制品、小麦和过敏食物等，应尽量避免或减少食入。

在常规的剂量下和规定的时间内服用对乙酰氨基酚是安全的！超剂量、超长时间用药就是非常危险的！再次提醒大家服用感冒药时不可以超过说明书规定的剂量和用药时间。

（原文发表于 PSM 药盾公益微信公众号，2020 年 3 月 8 日）

七、注意药酒服用的安全性

中药酒剂又称药酒，是用酒和药材通过浸渍、渗漉、回流等方法而制得的可供内服或外用的澄清液体制剂。现存最早的药酒处方收录在战国时期的《五十二病方》中，包括用于治疗和滋补的药酒处方，到了唐朝，《新修本草》将药酒规定为法定制剂。当前，药酒的品种越来越多。据调查，正式生产的药酒品种达两百多种，大部分品种是按照地方标准生产，主要分为治疗性与滋补性两大类。

中医学认为，酒性辛温，味甘苦，入心、肝、肺、肾经，有温经通脉、活血止痛、引药上行之效，可以使药材中的有效成分更容易析出，因此药酒广泛用于风湿疾病的治疗。发展到如今，中医养生之态盛行，药酒与人们的生活关系更为密切，备受广大群众的青睐。前些时候，鸿茅药酒事件备受关注，最近又有新闻报道，"重庆璧山区一酒楼发生一起突发公共卫生事件，15人因为饮用药酒中毒，其中5人不幸身亡"。这让我们不得不关注药酒服用的安全性问题。

其实，不仅是一些治疗性的药酒在服用上有问题，一些不含有毒性药材和十八反配伍禁忌药材的保健型药酒也是存在服用安全性问题的。总的来说，主要有以下三个方面隐患，应该引起服用药酒者的注意。

（一）酒精的危害

药酒包括酒和药材两种原料，其中酒的乙醇含量要求在50%～60%之间。据统计，我国肝硬化人群中有5%是由酒精中毒导致的。乙醇进入人体后代谢为乙醛，乙醛再通过乙醛脱氢酶（ALDH）催化成乙酸，如果ALDH活性被抑制，会使乙醛代谢率降低，体内乙醛含量升高。乙醛可以改变肝脏细胞的微结构，引起纤维变性，影响能量代谢并产生自由基，使肝脏受损风险增加。酒精还可直接刺激胃黏膜，导致黏膜炎性反应发生，严重时可致胃出血。长期饮酒可致慢性胃炎，并引发神经炎以及其他营养障碍性疾病。酒精可损害心血管系统，大量饮酒与高血压、心肌衰弱具有一定的相关性，并且增加脑出血、心律失常的风险，酒瘾者的高猝死率很大可能是因为心律失常。酒精还可损害内分泌系统和生殖功能，男性表现为睾酮水平被抑制，女性表现为生理周期紊乱。酒精还能减弱人体免疫功能，因此，饮酒者患感染性疾病的风险相比正常人群明显增加。

除了对身体的危害，酒精还对人体精神上有一定的损害。大量急性饮酒可导致认知损害和遗忘症，其机制主要与谷氨酸有关。谷氨酸是哺乳动物中枢神经系统的主要兴奋介质，酒精通过抑制谷氨酸的受体，使其作为兴奋介质的功能丧失，从而产生认知障碍和遗忘。饮酒者出现记忆障碍，是慢性酒精中毒者神经心理损害的早期标志，主要表现为外显记忆和回忆记忆信息来源的能力下降。

随着饮酒时间的延长，饮酒者随后会出现认知障碍，表现为缺乏理性，思维灵活性、注意力、空间与运动协调性等能力下降，还有夸大主观评价、缺乏理性和自知之明的倾向，但无语言和阅读功能障碍。饮酒时间越长，认知障碍会变得越严重。这时，饮酒者的计划、组织、决定和解决问题的能力下降，出现自控能力差、适应困难、被动依赖等症状，从而产生酒精依赖，最终导致智力下降，发展成重度神经心理损害。

近年来，酒精依赖的患病率明显增加，有报道显示患病率高达0.68%，酒精依赖或重度饮酒男性的意外死亡率是普通人群的2.5～8倍。饮酒者存在严重的认知功能障碍和额叶功能障碍的重度神经心理损害的平均酗酒年龄为12年，平均年龄为55.2岁，主要表现为记忆受损、人格改变和痴呆。此外，酒精还可对社会造成一定的危害。长期或大量饮酒者会导致责任感缺乏、道德行为标准下降，从而引发坑蒙拐骗、谋杀等社会危象。

（二）药酒与西药的配伍禁忌

酒精本身能使人患病、受伤，甚至是死亡，还可与药物发生相互作用。多数药物进入人体后经肝脏代谢，然后经肾或其他途径排出体外。酒精也经肝脏代谢，长期饮酒可诱导肝药酶，促进药物代谢，但急性酒精中毒可因改变肝血流或药酶活性而抑制药物代谢。酒精通过影响药物的代谢，从而改变药物的作用。某些西药与酒一起服用后，会出现疗效降低、毒副反应增强的现象。典型的西药与酒精的配伍禁忌举例如下。

1. 导致疗效降低

苯妥英钠、甲苯磺丁脲、安乃近、华法林等与酒合用，后者能显著地加快前者的代谢速度，使疗效降低。维生素 A 与酒合用，乙醇能阻断维生素 A 的代谢转化过程，从而使疗效降低。

2. 导致毒性增强

磺胺及呋喃类抗生素与酒合用，前者能抑制乙醇的代谢，增加乙醇对机体的毒性，而乙醇又能加强上述两类药物对中枢神经的毒性。水合氯醛与酒合用，二者能生成毒性较强的乙醇合三氯乙醛，严重者可致死亡。三环类抗抑郁药如丙咪嗪、阿米替林、多虑平等与酒合用，乙醇能增强该类药物的毒性，严重者可致死亡。氯丙嗪、奋乃静等与酒合用，可以延缓乙醇分解，增加乙醇对机体的毒性。氨基蝶呤、利福平、硝硫氰胺等与乙醇合用，乙醇能加重这些药物对肝脏的毒性，严重者可致死亡。

头孢菌素类药物中的头孢哌酮、头孢哌酮–舒巴坦、头孢曲松、头孢唑林（先锋 V 号）、头孢拉啶（先锋 VI 号）、头孢美唑、头孢米诺、拉氧头孢、头孢甲肟、头孢孟多、头孢氨苄（先锋 IV 号）、头孢克洛等，硝咪唑类药物如甲硝唑（灭滴灵）、替硝唑、奥硝唑，以及痢特灵、优降灵、苯乙肼等单胺氧化酶抑制剂与药酒合用，可产生双硫仑样反应，引起醛中毒，会发生面部潮红、眼结膜充血、视觉模糊、头颈部血管剧烈搏动或搏动性头痛、头晕、恶心、呕吐、出汗、口干、胸痛、心肌梗死、急性心衰、呼吸困难、急性肝损伤、惊厥等，查体时可有血压下降、心跳加速（可达 120 次 / 分），严重者出现休克甚至死亡。

3. 诱发或增强不良反应

胰岛素、降糖灵、优降糖等降血糖药与酒合用，可使患者出现严重低血糖和不可逆的神经系统病变。阿司匹林、水杨酸钠、散利痛等解热镇痛药与酒合用，乙醇能增加这些药物对胃肠道的刺激，严重者可致胃肠出血。噻嗪类利尿药、降压药胍乙啶等血管扩张药与酒合用，可引起严重低血压。中枢抑制药、成瘾性镇痛药及部分抗组胺药与酒合用，乙醇能增强这些药物的镇痛作用，加深中枢抑制的副作用。头孢甲肟与酒合用，可引起胃肠道及中枢神经系统不良反应。环丝氨酸与酒合用，可引起中枢的中毒症状，严重者出现惊厥。

（三）人们对药酒的认识存在误区

目前，市场上所售药酒主要分为治疗性和保健性两类。

治疗性药酒归属于"药"范畴，为药准字号，具有药物的基本特征，以治病救人为目的，有明确的适应证、禁忌证、限量、限期，必须在医生指导下使用。

保健性药酒属"饮料酒"范畴，为食品批准文号，所用药材只能是国家批准的可药食两用的中药，不能使用一般药材配制，更不能使用有毒中药，主要用于保健养生，既适用于特定人群食用，又可调节机体功能。

然而，目前药酒滥服现象十分普遍，很多人认为药酒就是保健酒，因此都是自行大量购买服用，且很可能并未按照说明书上的用法、用量服用。这不仅造成了药品的浪费，而且会导致一些不良反应的发生。特别是一些治疗性药酒（甚至含有少量毒性药材的药酒）的超量服用，极易造成中毒甚至死亡事件。经过有关部门的调查，重庆药酒中毒事件的原因已查明，当天饮用的药酒里含有一种名叫"雪上一枝蒿"的中药，这种中药含有毒性成分。

多数药酒都是由中药浸渍所得，其所含成分不同，功效、适应证、禁忌证等都会有所不同。中药是在中医学理论指导下使用的一种药物，因此，治疗性药酒应依据中医学理论辨证使用。若有相应的适应证，服用对证的药酒，能更好地发挥药效，恢复气血平衡。而对于保健性药酒而言，其安全性相对治疗性药酒明显要高，但饮用者仍需在辨清自身体质与身体状况后购买使用。如虚寒体质者宜用温补药酒，虚热体质者宜用清补药酒。不然，不仅不能养生，还会损害身体健康。

需要强调的是，即使是用于保健、养生、强体的保健性药酒也不可多服。服用药酒时应尽量避免同时服用其他西药，特别是与药酒存在配伍禁忌的西药，千万不要同时服用。

[中国中医药报，2018年5月9日，第7版；家庭中医药，2018（6）：58-61]

八、从糖脂宁胶囊事件看中西药复方制剂的使用

糖脂宁胶囊引起患者低血糖死亡是人们对中西药复方制剂（含西药组分

中成药）安全性认识不足而造成的。虽然中西药复方制剂比单纯的中药或西药制剂效果好，但其使用注意事项也更为复杂，出现不良反应的概率也更高。因此，中西药复方制剂的合理使用成为当前必须重视的一个问题。为方便临床医生、药师及患者了解、使用含西药组分的中成药，现介绍该类中成药的有关组方特点及使用注意事项，以供参考。

（一）含格列本脲的中成药（如消渴丸）使用注意

消渴丸是含有格列本脲的中西药复方制剂，用于治疗2型糖尿病效果显著，但有不少的糖尿病患者并不知道消渴丸里含有西药成分，认为其是纯中药制剂，随意加大用量，随意与其他降糖西药合用，更没有关注到与其他西药的配伍禁忌，以致出现不良反应。现以消渴丸为例介绍中西药复方制剂的使用注意事项。

严格掌握适应证：每种药品都有其严格的适应证，只有了解其适应证才能正确使用该药。如消渴丸只适用于2型糖尿病患者，对于较轻型患者一般不适合选用该药，尤其是一些仅血糖升高尚达不到糖尿病的诊断标准的患者。

严格遵循药品说明书：消渴丸是一种治疗糖尿病比较有效的中成药，应用较广，但不少患者对其含有格列本脲并不太了解，以为中成药多服用一些也无害。如今，因服用消渴丸致低血糖休克甚至死亡的病例已有报道，因此在服用此类药物时必须高度重视格列本脲的作用。

为了提高该药的使用安全性，在新版说明书中消渴丸的服用方法由"餐后服用"改为"餐前服用"。根据论证，消渴丸从餐后服用改为餐前服用，能更安全有效地发挥治疗作用。消渴丸所含格列本脲降糖作用强，起效迅速，发挥作用的高峰期一般出现在服药后的半小时到2小时。如果进餐前半小时内服用消渴丸，进餐通常需要半小时左右，进餐完毕正好是消渴丸发挥降糖作用的高峰期，因此餐前服用可以更好地避免低血糖，故更安全。

使用方法要得当：药物的使用方法是临床医生有效治疗疾病的途径，不同治疗方法可产生不同疗效，合理、得当的治疗方法可提高疗效，减少不良反应的发生。以消渴丸为例，由于消渴丸的降糖作用较强，治疗要从小剂量开始，即根据病情从每次5丸逐渐递增。每次服用量不能超过10丸，每日不能超过30丸，至疗效满意时，可逐渐减少每次服用量，或减少服用次数至每日两次的维持剂量。每日服用两次时，应在早餐及午餐前各服用1次，晚餐前尽量不用，或根据患者的具体情况由医生指导，进行服用量控制。另外，该药所含格列本脲作用持续时间较长，半衰期为8～12小时，故给药应每天不超过3次，且应尽量避免晚间临睡前服药，因睡眠后低血糖反应不易被发现。

注意老年患者及其肝肾功能状况：许多西药对成人（特别是老年人）的

肝肾功能是有明显影响的，因此服用中西药复方制剂是要特别注意患者的肝肾功能状况。消渴丸中的格列本脲代谢产物仍有活性和降糖作用，部分在肝脏代谢，部分经肾脏排出。因此，对肝肾功能不全者原则上禁用含格列本脲成分的中成药。老年患者（特别是 65 岁以上）肝肾功能一般较年轻患者弱，药物代谢减慢，因此对老年及肝肾功能状况不好的患者应适当减少用量。

注意联合用药：由于中西药复方制剂中某些成分与其他中药或西药联用可产生毒副作用，因此临床上应尽量避免与其有配伍禁忌的中药或西药联用，以避免或减少联用后毒副反应的发生。

（二）含安乃近成分的中成药使用注意

安乃近多用于急性高热时退热，其退热作用强，易致患者大汗淋漓，甚至发生虚脱。长期应用可能引起粒细胞缺乏症、血小板减少性紫癜、再生障碍性贫血。因此，在服用含有安乃近成分的中成药时，切不可随意加大剂量，更不能长期使用，年老体弱者用药尤其应慎重，不能再同时加用西药解热。同时应注意含对安乃近、吡唑酮类及阿司匹林类药物过敏者应禁用。

（三）含对乙酰氨基酚的中成药使用注意

对乙酰氨基酚也称扑热息痛，是乙酰苯胺类解热镇痛药，可用于感冒或其他原因引起的发热，常规剂量时较少发生不良反应。长期大量使用，尤其是肾功能低下时，可出现胃绞痛或急性肾衰竭、少尿、尿毒症。若与肝药酶诱导剂尤其是巴比妥类并用时，发生肝脏毒性反应的概率增加。因此，肝肾功能不全的患者应慎用，服用超量可出现恶心、呕吐、胃痛、胃痉挛、腹泻、多汗以及肝肾损害等症状。

（四）含马来酸氯苯那敏的中成药使用注意

马来酸氯苯那敏也称扑尔敏，用于各种过敏性疾病，并与解热镇痛药配伍用于感冒，但有嗜睡、疲劳乏力等不良反应。因此在服药期间，不得驾驶车船、登高作业或操作危险的机器。

（五）含盐酸麻黄碱的中成药使用注意

麻黄碱虽然是中药麻黄中的一个主要成分，但是两者之间功效并非等同。盐酸麻黄碱有舒张支气管、加强心肌收缩力、增强心排血量的作用，并有较强的兴奋中枢神经系统作用，能收缩局部血管。对于前列腺肥大者可引起排尿困难，大剂量或长期应用可引起震颤、焦虑、失眠、头痛、心悸、心动过速等不良反应。故甲状腺功能亢进、高血压、动脉硬化、心绞痛患者应禁用含盐酸麻黄碱的中成药。

（六）含吲哚美辛的中成药使用注意

吲哚美辛的不良反应发生率高达 35% ～ 50%，其中约 20% 患者常因不能耐受而被迫停药。常见的不良反应有胃肠道反应、中枢神经系统反应、造血系统损害、过敏反应及肝肾损害。鉴于此，患有溃疡、哮喘、帕金森病、精神疾病者及孕妇、哺乳期妇女禁用；14岁以下儿童一般不用；老年、心功能不全、高血压病、肝肾功能不全、出血性疾病患者慎用，且不宜与阿司匹林、丙磺舒、氨苯蝶啶等西药合用。

（七）含氢氯噻嗪的中成药使用注意

氢氯噻嗪引起的不良反应最常见的是低血钾，同时因其可抑制胰岛素释放，糖耐量降低、血糖升高，故糖尿病患者、孕妇及哺乳期妇女不宜使用。所以，使用含有氢氯噻嗪的中成药时，一方面要注意氢氯噻嗪本身所具有的不良反应，同时也要避免重复用药，以防止药物自身不良反应的发生。

综上所述，中西药复方制剂组方有其独特的特点，通常为中药功能主治与西药药理作用相似的中西药组合在一起，使中西药成分具有协同作用，以增强临床疗效。因此，使用中医药复方制剂的关键首先是要防止重复给药和用药过量，其次是要关注所含成分的配伍禁忌。

事件回放：2009年1月17日、1月19日，新疆喀什地区莎车县分别有两名糖尿病患者在服用标注为平南制药厂生产的"糖脂宁胶囊"后，出现疑似低血糖并发症，相继死亡。后经检验，该药品中非法添加了化学物质格列本脲，超过正常剂量6倍。

1月30日，原国家食品药品监督管理局稽查局与原卫生部分别发出《关于查处假药糖脂宁胶囊的通知》和《关于立即停用"糖脂宁胶囊"（批号为081101）的紧急通知》，全国各地的药品监管人员迅速行动起来，严查假药流向。

2月5号，公安部向全国公安机关发出B级通缉令，全力抓捕假糖脂宁胶囊案件主要犯罪嫌疑人李冬。

2月7日，销售假糖脂宁胶囊的犯罪嫌疑人李冬被辽宁警方抓获。

2月8日，生产假糖脂宁胶囊的主要犯罪嫌疑人付其长在山东省潍坊市落网。据付其长交代，为谋取高额利润，2008年8月至2009年1月间，其与李冬合作，在山东临沂租用的民宅内非法生产了一批假糖脂宁胶囊，并分别发往辽宁、新疆等地销售，并称假糖脂宁胶囊生产窝点在山东省泰安市。

2月11日，涉嫌制假的张安杰（山东泰安中信灵芝科技开发有限公司销售经理）、马元杰（山东泰安中信灵芝科技开发有限公司生产经理）被抓获。

（中国中医药报，2009年3月19日，第4版）

九、以规范强化中药注射剂安全性

近年来，中药注射剂安全性事件频发，中药注射剂不良反应报告的数量也有所增多。这不仅涉及患者的切身利益，还关系到中药注射剂的健康发展。

对此，笔者提出以下几点建议。

（一）加大中药注射剂安全性知识宣传

针对目前人们对中药注射剂安全性问题认识的不足，应进一步加强宣传，做好中药注射剂不良反应的科普工作，使广大民众全面客观地看待中药注射剂的安全性问题，让大众媒体正确认识中药注射剂的安全性和有效性。

宣传时既要避免违反科学原则、夸大疗效、隐瞒毒性及不良反应，也要防止片面夸大中药注射剂不良反应的情况；教育群众改变"中药安全无毒"的观念，正确认识中药注射剂的治疗作用与不良反应；提倡在医生、药师的指导下，正确使用中药注射剂，避免不辨证、超量使用中药注射剂，随意延长疗程等现象的出现。

（二）加强中药注射剂安全性基础研究

当前，中药注射剂安全性问题事件频频发生，不仅与中药注射剂在储存、运输及临床使用等过程中的一些人为因素有关，还与中药注射剂本身的安全性研究不尽完善有关。如中药注射剂的药物来源、组成、工艺及质量标准方面研究的不足，常给中药注射剂的安全性留下隐患。同时，这些问题也是社会上某些人质疑和攻击中药注射剂的依据，他们常常片面地抓住中药注射剂固有的问题，大谈中药注射剂如何不安全。因此，加强中药注射剂安全性基础研究迫在眉睫。

首先，应加强中药注取剂研发时处方药物的选择与组方研究，谨慎选用中药注射剂的原料药材，并对注射剂组方进行安全性研究。建议突破传统中药注射剂落后的配伍原则，开创"依证随方确认提取有效成分"的先进理念，根据注射剂适应证有效组分而配伍。在此基础上，选择有效成分已研究清楚的中药进行配伍，从而为开发出安全、有效的中药注射剂打下坚实的基础。

其次，应加强中药材种植、养殖、炮制（制剂）的研究，从源头上解决中药原料的质量问题，从而减少中药注射剂不良反应的发生。具体说来，应加快推进中药 GAP 的步伐，建立 GAP 中药材种植、养殖基地，同时规范中药炮制（制剂）工艺，提高炮制（制剂）水平。针对目前药材来源不稳定可能导致中药注射剂产品质量不稳定的情况，建议采用 GAP 基地药材或固定药材产地的方式，从源头上控制产品的质量。同时，应对处方中各药材采用指纹图谱控制技术，保证原材料的质量稳定。

（三）加强中药注射剂生产工艺与质量标准研究

在生产工艺方面，为确保有效成分的活性不在规模生产过程中受损害，应充分考虑药物有效成分的物理和化学特性，采取有针对性的提取技术，保障产品疗效和安全性。在明确中药注射剂中的有效成分时，应使用新技术对其有效成分进行提取、精制、分离，减少无效成分和杂质，以提高中药注射剂的安全性。对于增溶剂等辅料的使用应慎重，并应进行相应的研究，以减少由于加入该类物质而引发不良反应的风险。应根据 GMP 的要求进行生产，严格执行工艺规程，减少外来异物污染制剂的机会。

在质量标准方面，应不断完善中药注射剂中各有效成分的质量标准，并将溶血与凝血、血管刺激性、异常毒性等检查纳入质量标准，以防止不同批次药品因制备过程中的操作不慎而导致不良反应。应将指纹图谱控制技术引入质量标准中，以控制各批成品质量的稳定性和均一性，保证临床疗效稳定和使用安全。

（四）规范中药注射剂的临床使用

为规范中药注射剂在临床中的使用，2008 年 12 月，原卫生部、原国家食品药品监督管理局、国家中医药管理局联合下发了《关于进一步加强中药注射剂生产和临床使用管理的通知》，要求医疗机构严格按照公布的《中药注射剂临床使用基本原则》使用中药注射剂，以确保用药安全。

2009 年 8 月 4 日，国家中医药管理局发布了《中成药临床应用指导原则（征求意见稿）》，旨在进一步规范包括中药注射剂在内的中成药的合理使用，以提高中医药临床疗效，降低中药不良反应发生率，确保患者用药安全。以上一系列技术标准或措施的出台是非常有必要的，这对规范中药注射剂在临床中的使用将起到非常积极的作用。

针对目前中药注射剂在临床使用中存在的问题，必须在中医药理论指导下规范中药注射剂使用。中医学理论认为疾病有寒热虚实之分，中药有寒热温凉之性，治病投药必须按照中医学理论和辨证论治的原则，具体用药要因人、因时、因地、因病而异，辨证选药。同时要注意用药禁忌和用量，对于中药注射剂的使用要"中病即止"，切不可随意超剂量或长期使用。

对于那些不甚了解中医的医生，应对他们加强中医药基础理论的培训，使他们掌握一定的中医药基础理论，以减少滥用中药注射剂的情况。另外，由于目前对中西药配伍的研究尚不足，导致有一些中药注射剂和部分西药联用后疗效降低，甚至产生毒副作用。因此，在没有明确的研究结果表明与西药联用可增强疗效、减少毒副作用的前提下，应尽量避免中西药联用，建议临床上尽量单独使用中药注射剂。

此外，对于中药注射剂在临床使用过程中发生的溶媒选用不当、滴速过快、改变输注方式、注射剂剂型选择和配药操作不规范等问题，也应加以高度重视，切实规范临床使用中药注射剂的每一个环节，真正做到辨证论治，对症下药。

（五）重视患者个体差异

针对中药注射剂的不同使用人群，应重视患者的个体差异，区别对待。

总的来说，对患者慎重使用中药注射剂，医护人员应加强对患者的用药观察，加大巡查力度。对过敏体质的患者，在用药前应仔细询问患者家族过敏史及既往不良反应史等，并密切观察患者在用药过程中的反应；对高敏体质者，用药前还应做过敏试验。对于儿童、老人等特殊人群和初次使用中药注射剂的患者也要慎重用药，因该类人群对药物耐受力差，建议其用量由小剂量开始慢慢增加，切不可首次就使用大剂量。

（六）加强中药注射剂的安全性评价研究

为改变日前我国药品上市前临床试验存在的局限性，笔者呼吁应切实加强中药注射剂上市前临床试验研究，增加试验病例数，以真正做到通过上市前临床试验研究筛选出安全、有效的中药注射剂。

上市前安全性评价是药物安全性评价的重要组成部分，也是保证患者用药安全的第一道屏障，故在中药注射剂研制中应严格执行药品非临床研究质量管理规范（GLP）和药品临床试验管理规范（GCP），按《药品注册管理办法》及其补充规定申报一般药理学、急性毒性、长期毒性、制剂安全性等试验资料。此外，还应根据中药注射剂不良反应中过敏反应比例高的特点，进行全身主动过敏试验和被动皮肤过敏试验，并根据具体药物的作用特点选择适宜的过敏试验方法。

近年来，我国国家和地方药品不良反应监测机构根据《药品不良反应信息通报》公告的不良反应信息及近年来发生的几起中药注射剂不良反应事件，组织实施了"双黄连注射剂的安全性研究""葛根素注射液安全性评价""鱼腥草注射液安全性评价"等中药注射剂安全性再评价研究。但从总体来看，我国中药注射剂安全性的再评价与研究尚处于初级阶段，病例报告和文献综述较多，科学评述和深入的流行病学研究很少，缺少有中医药特点的针对中药注射剂不良反应的研究。没有适宜的药品不良反应评价方法，未能就中药不良反应的发生原因、发病机制、临床表现、防治措施等做出系统的整理和研究，这些与中药学源远流长的发展史、中药临床应用的广泛性及其在防治疾病中的重要地位极不相称。因此，深入加强中药注射剂的安全性再评价和研究迫在眉睫。

针对近年来频发的中药注射剂安全性问题事件，原国家食品药品监督管理局于 2007 年 12 月 6 日发布了《中药、天然药物注射剂基本技术要求》，对中药注射剂的成分、原料、制备工艺等各项指标进行了严格的限制。

为进一步提高中药注射剂安全性和质量可控性，2009 年 1 月 13 日，原国家食品药品监督管理局发布了《关于开展中药注射剂安全性再评价工作的通知》，公布了《中药注射剂安全性再评价工作方案》。2009 年 7 月，原国家食品药品监督管理局印发了《关于做好中药注射剂安全性再评价工作的通知》。

该通知明确规定了中药注射剂生产企业必须对照原国家食品药品监督管理局组织制定的《中药注射剂安全性再评价质量控制要点》中的要求，全面排查本企业在药品生产质量控制方面存在的问题和安全风险，主动采取有效措施，切实控制安全风险，提高产品质量。以上一系列技术准则或措施的出台，为中药注射剂安全性再评价指明了方向，促使生产、经营、使用中药注射剂的企业、医院严格执行国家有关部门制定的针对药品不良反应监测的要求，对及时、准确地反映中药注射剂在使用过程中出现的不良反应情况起到了重要的作用。

中药注射剂是现代科学技术与传统中医药理论相结合的产物，是祖国传统医药的奇葩，虽然诞生只有几十年的时间，但它对我国人民的生命健康水平和生活质量的提高确实做出了较大贡献。不能因为枝节上出现问题就全盘否定，要科学对待中药注射剂的问题。

（中国中医药报，2010年11月19日，第3版）

十、中药注射剂不良反应产生的根源

2006年6月，国内许多媒体纷纷报道了鱼腥草注射剂因存在不良反应而被原国家食品药品监督管理局紧急暂停使用的事件，在民众中引起了强烈的反响。一时间，中药注射剂"毒副作用"问题如"黑云压城城欲摧"，大有谈中药注射剂色变之势。为此，笔者从中药注射剂研发过程、生产过程到临床应用等方面对存在问题加以探讨与分析，为避免和解决中药注射剂不良反应提供参考。

（一）研发时处方药物选择存在误区

中药注射剂是我国特有的中药新剂型，因"颇具开拓国际市场的潜在优势"，现已成为业界人士关注的热点。国内许多企业都热衷于中药注射剂的研制和开发，越来越多的传统中药被研制成中药注射剂。当前，我国中药注射剂研制中突出的两种现象是复方制剂多、非药典法定品种作为原料使用多。据统计，列入我国国家标准的中药注射剂有109种，属于复方制剂的有50种。其中，原料药3味以上的34种，超过5味的16种，超过7味的6种，而清热解毒注射液中的原料药更是多达12味。59种单味中药注射剂所涉及的51种原料中，非药典法定品种就占了37%左右，多达19种，如雪上一枝蒿、毛冬青、鸡矢藤等。有的复方注射剂6味原料药中，就有4味属于非药典法定品种。中药注射剂的原料药味数越多，制备工艺难度就越大。而大量非药典法定品种原料的使用，其质量标准、化学成分、毒性大小等很少有参考资料和标准可依，这可能直接影响中药注射剂质量稳定性和使用的安全性，增加中药注射剂不良反应的发生。令人关注的是，当前一些难溶性的矿物质和富含异种蛋白的动物药以及树脂、树胶类药物也成为中药注射剂开发的热点，被当作原料而广泛使用，如石膏、蟾酥、鹿茸、羚羊角、乳香等药物，这些药物能否成为注射剂的原料很值得研究。

在新药研发中，通常很少有完全保留原方药味的。这主要有以下两方面原因：第一，现在的中医临床多用古代的小方精方加几味使用，或者几个方剂联合使用，有些疾病病机复杂，药味就势必多多益善，因此很可能导致功能近似的药被选用。所以为了控制中药注射剂的剂量，研发人员就要简化原方。第二，在实际操作中，为了适应工业化大生产，优化制备工艺和控制质量，都难免造成原方药味的加减。但值得注意的是，目前在中药注射剂产业化生产中，组方确定的全过程少有与原方进行药效及安全性对比的探讨。这种中药注射剂在组方、研发过程与原处方产生了不少偏差，而这种偏差是否会对中成药的安全性带来影响也无从考究。

（二）上市前临床试验有局限性

在我国，中药注射剂上市前的临床试验存在较大局限性，主要表现为临床试验病例量较小、试验过程短，使得观察期相应较短、受试者的选择面窄、用药条件控制相对严格等，这些都使得许多药品发生的不良反应难以被察觉，即使发现了，对其了解程度也远不够深入。国家药品监督管理部门也承认我国中药新药上市前试验研究不足，如我国药品上市前的临床过敏试验仅需 500 例，而国外一些发达国家要做到 5000 例左右，是我国的近 10 倍。在中药注射剂上市之后，面对的是用药病例数增加、患者和疾病呈多样化等情况，一些隐藏的不良反应将会因不可控因素（如年龄、性别、体质、用药方法、用药剂量、药物间相互作用等）的影响骤然增加而逐渐显现。

（三）质量标准偏低

现在执行的鱼腥草注射液的质量标准是 1998 年修订后的，只能对一个成分进行控制，而鱼腥草注射液中含有多个成分，因此不能更好地控制该产品的质量。纵观其他中药注射液的质量标准，除止喘灵注射液和双黄连针（冻干）等四种中药注射液被《中国药典》2005 年版收载外，其余少数被原卫生部药品标准收载，绝大部分还只是停留在一些地方省市药品标准，且相当一部分中药注射液对反映其产品内在质量的重要指标——主要有效成分的含量也未作规定，其水平还停留在 20 世纪 70 年代。虽然目前进行了地标升国标工作，但补充内容所做的研究工作尤其是安全性方面的工作极为有限。由于相关基础研究工作的滞后，在我国最新出台的《药品注册管理办法》中也仅规定，中药、天然药物注射剂的主要成分应当基本清楚。为提高中药注射剂的质量标准，原国家食品药品监督管理局早在几年前制定了中药注射剂实行指纹图谱标准管理的计划，但由于种种原因，该计划的实施一直不理想。

首先，在质量标准尚不能完全控制其内在的诸多成分的条件下，质量标准中的安全性药理试验就应当担当起为不良反应把关的重任，但是现行中药注射剂质量标准的安全性药理试验中的热原、溶血、异常毒性，均不能反映过敏原。异常毒性试验只是一次性注射一定剂量的药并观察一段时间，不能反映药物的致敏性。所以，对于免皮试的、处方复杂的中药注射剂，将动物致敏试验列入质量标准是十分必要的。其次，政府有关部门应该对已有不良反应报告的品种进行调查，组织力量复核有关实验，澄清事实，对确实存在问题的应从速采取相应措施。如果致敏原属于纯度不够带进的杂质，或是降解、聚合产物，必须从生产工艺上保证除去已知致敏物质，从质量标准上对已知致敏物质做限量检查，并考核该药物的稳定性与已知致敏物质的关系。

（四）生产工艺较落后

生产工艺落后也是导致中药注射剂产生不良反应的因素之一。从中药注射剂制备工艺调查中发现，我国目前中药注射液的制备工艺不到 10 类，这些工艺主要有提取有效成分单体、提取有效部位、水煎醇沉法、醇提水沉法、水蒸气蒸馏法、综合法等。其中，采用提取有效成分单体的有 6 种，占 5.5%；采用提取有效部位的有 14 种，占 12.84%；采用水煎醇沉法的有 35 种，占 32.11%；采用醇提水沉法的有 9 种，占 8.26%；采用水蒸气蒸馏法的有 11 种，占 10.09%；采用综合法的有 19 种，占 17.3%。除去 12 个保密品种工艺不得而知外，其余 97 个品种中，很少有新方法、新技术、新工艺的应用。根据上述统计数据可知，当前中药注射剂的制备工艺大部分停留在 20 世纪 70 年代的水煎醇沉法。由于此方法存在许多不完善的地方，如对药材水煎煮时间、次数及醇沉时乙醇浓度等研究不够，常影响成品内在质量。

老工艺的普遍应用直接带来的是注射剂中的杂质残留、微粒过大，进而影响到中药注射剂的质量稳定和使用安全。而微孔滤膜技术、超滤等现代先进的技术如果能在中药注射剂生产中推广，将能解决注射剂中的杂质残留、微粒过大的问题，从而大大提高中药注射剂的质量。但按照国家的有关规定，生产厂家要进行工艺改进，就必须重新申报，中药注射剂的药理、毒理、临床试验等相关研究就要重新进行，而在销售价格上国家并没有鼓励政策。于是生产厂家为了节约成本，就不愿意对其制备工艺进行改进。

（五）临床使用不规范

中药注射液在临床应用时不能离开中医诊疗的基本原则——辨证论治。只有对患者疾病做出正确的中医辨证后，才能合理安全地使用该药，并使其药效得到完全发挥，毒副作用降至最低。而在临床上，"发烧用清开灵针，感染用双黄连粉针，心血管病用香丹针（复方丹参注射液）"，这是很多医生，包括中医和西医圈内形成的不成文的法则，这是违背辨证论治原则的。西医医生往往是依据药品说明书使用中药注射剂，而说明书上陈述的多为实验研究及药理学研究内容，功能主治或适应证内容也几乎都是西医病名，缺乏中医证的描述。这样的状况也让那些想要坚持辨证论治思想的中医们无计可施，只能是凭借对组方药物的了解与经验来用药。对此，我们认为应正确使用中药注射剂，认真区分中医（药）与西医（药）的一些概念。

1. 要严格区别中药的功能与西药的药理作用的概念。有人将中医的热证与西医的感染性炎症画等号，但在临床上，这个等号并不完全成立。套用化学药研究模式的中药药理作用与客观层次的中药功能是有区别的。

2. 要严格区分中医学的主治与西医学的适应证概念，混淆概念将直接导致临床用药失误。众所周知，西药的适应证是由其化学结构决定的，而中药的作用取决于药性，饮片如此，中成药如此，注射剂也不例外。中药注射剂本身属什么药性，一般情况下，在药品说明书上是看不出来的，不了解中药，其结果必然是盲目使用。然而现今许多临床医生在应用中药注射液时，缺乏对中医辨证论治的足够重视及认识，或有非纯中医的医生使用该药，所以适应证的选择上就少了辨证论治，而多了"望文生义"，从而在临床上滥用中药注射液，直接导致其不良反应的增加。

此外，如药物配伍不当、超大剂量使用、滴注速度不当、加药方法不当、患者的过敏体质因素等，这些临床用药因素也可导致不良反应的发生。由于中药注射液的成分复杂，与其他药物的配伍研究尚不够多，如与其他药物（包括输液）配伍不当，会产生一系列变化，包括溶液的 pH 改变、澄明度变化、絮状物或沉淀出现、颜色改变及药效的协同和拮抗作用，进而影响药效，甚至产生不良反应。如复方丹参注射液与氧氟沙星、环丙沙星、甲磺酸培氟沙星、诺氟沙星等喹诺酮类药物配伍时，立即出现浑浊，有时有絮状沉淀，有时析出结晶等。而复方丹参注射液与右旋糖酐 -40 葡萄糖注射液配伍，在6 小时内溶液的 pH 值、颜色、澄明度以及原儿茶醛和右旋糖酐 -40 的含量无明显变化，且配伍后溶液的微粒数也都在药典规定的范围。但由于低分子右旋糖酐为血容量扩充剂，具有轻度抗凝作用，而丹参也具有活血化瘀作用，可使组织细胞和肥大细胞增加，两者合用，组织中细胞外液的水分引入血管内，肥大细胞释放了组织胺、5- 羟色胺等化学介质。这些介质均可致平滑肌痉挛，血管通透性增加，进而导致复方丹参注射液配伍低分子右旋糖酐引起过敏反应的报道时有发生。因此，临床应用中药注射液时尽量单独使用，不宜与其他药物在同一容器中混合使用。此次"鱼腥草注射剂事件"中报道的222 例严重不良反应病例中，绝大部分病例有与其他药物在同一容器中混合应用的记录。另外，受"中药安全无毒副作用"思想的影响，临床中常出现随意加大中药注射液用量的情况。有文献统计显示，近年来报道的 41 例黄芪注射液所致不良反应中，有 19 例是由于临床一次使用量超出说明书规定的最高剂量造成的，占总病例数近一半。这种随意加大剂量的做法必将增加不良反应的发生。

（六）上市后安全性再评价不足

在"鱼腥草注射剂事件"发生之前，鱼腥草注射液已上市且在临床上使用了 30 多个春秋，然而，直到最近几年我们才关注其不良反应，并直到事件发生后，国家有关部门及生产企业才开始启动该药的安全性再评价工作。由此可见，中药注射剂上市后的确存在安全性再评价不足的现状。同其他药品一样，中药注射剂上市前所做的动物实验和临床试验，限于动物种属、受试人群、观察病种、用药情况等因素，很难准确预测日后大量用于临床的安全性，因此需要对其上市后的安全性进行再评价。只有再评价，才能及时找出产生问题的环节并修正问题，这样，引起质量问题和不良反应的不确定因素就可减少。我国自 1988 年以来就开展了药品不良反应监测工作，几经努力，也取得不少成绩。近几年来，随着中药注射剂在临床广泛应用，其不良反应也在数量上增幅较大，品种也较多，国家药品不良反应监测中心就曾先后通报了清开灵、双黄连、葛根素、穿琥宁、参麦、鱼腥草、莲必治等注射剂的不良反应，并对葛根素注射剂的说明书做了修订。特别是此次"鱼腥草注射剂事件"发生之后，有关企业立即配合原国家食品药品监督管理局，积极参与鱼腥草注射剂的安全性鉴定和再评价工作。经有关专家对其药效学研究、药理毒理研究、临床研究、生产控制进行认真分析评价后，原国家食品药品监督管理局终于在事发后 3 个月发布了"关于鱼腥草注射液等 7 个注射剂有关处理决定的通知"，宣布鱼腥草注射剂的部分品种可重新恢复使用，并对其说明书做了修订。由于我国的药品不良反应监测起步晚、基础薄弱，药品上市后再评价工作在我国只能算是初级阶段，还存在许多不规范和不完善的地方。由于宣传、培训不普及、不到位，药品生产和经营企业、医疗与预防保健机构的人员还没有充分认识到不良反应的危害及监测的必要性，一些医务人员常常将不良反应误认为是医疗事故或个体差异而不愿意主动报告，而一些药品生产和经营企业将不良反应误认为是药品质量事故而不愿意主动报告。作为药品不良反应报告主体的制药企业，还没有认识到监测药品不良反应的重要作用而尽应尽的义务。因此，我们建议生产、经营、使用中药注射剂的企业、医院应该严格按照国家有关部门制定的药品不良反应监测的要求，及时、准确地反映中药注射剂在使用过程中出现的不良反应情况，以便给有关部门对药品进行再评价提供参考。

（中国中医药报，2007 年 3 月 26 日，第 7 版）

十一、如何避免中药注射剂的不良反应

近些年来，中药注射液安全性问题事件频频发生，受到了社会的广泛关注。笔者调查发现，在中药注射剂使用过程中，以下8项常可导致不良反应的发生。

1. 药证不相符

中药注射剂虽然不像中药处方一样具有随证加减的灵活性，但每种中药注射剂都有其针对性较强的功能主治，绝不可滥用。作为姓"中"的中药注射液，在临床应用时也不能离开中医诊疗的基本原则——辨证论治。只有对患者疾病做出正确中医辨证后，才能合理安全地使用该药，并使其药效得到完全发挥，毒副作用降至最低。而在临床上，"发烧用清开灵针，感染用双黄连粉针，心血管病用香丹针（复方丹参注射液）"，这是医生（包括中医和西医）圈内形成的不成文的法则。西医往往是依据药品说明书使用中药注射剂，而说明书上陈述的多为实验研究及药理学研究内容，功能主治或适应证内容也几乎都是西医病名，缺乏中医证的描述。这样的状况也让那些想要坚持辨证论治思想的中医一筹莫展，只能凭借对组方药物的了解与经验来用药。众所周知，西药的适应证是由其化学结构决定的，而中药的作用取决于药性，饮片如此，中成药如此，注射剂也不例外。中药注射剂本身属什么药性，一般情况下，在药品说明书上是看不出来的，不了解中药，其结果必然是盲目使用。

据有关部门统计，目前在大部分大型综合性医院，中药注射剂由西医处方使用的占到95%，也就是说绝大部分都是由不太懂中医药的西医开处方的。这些对中医药理论知识缺乏认识的临床医生在应用中药注射液时，必然在适应证的选择上就少了辨证论治，而多了"望文生义"，从而在临床上滥用中药注射液，直接导致不良反应的增加。

对策：应该以中医学理论为指导辨证论治，不能简单地按药品说明使用。

2. 配伍不合理

中药注射剂临床单独使用较少，多与输液及其他药物（中西）联合使用。由于中药注射液的成分复杂，与输液及其他药物配伍不当，会产生一系列变化，包括溶液的pH值改变、澄明度变化、絮状物或沉淀出现、颜色改变及药效的协同和拮抗作用，进而影响药效，甚至产生不良反应。中药注射剂与其他药物特别是西药配伍应用问题也应当引起重视。

目前，临床上常将中药注射剂与其他药物如西药配伍应用，以达到中西药联用的协同增效作用，但如果配伍不当，则容易引起注射液颜色改变等药液物理化学反应。如复方丹参注射液与氧氟沙星、环丙沙星、甲磺酸培氟沙

星、诺氟沙星等喹诺酮类药物配伍时，立即出现浑浊，有时有絮状沉淀，有时析出结晶等。临床统计表明，复方丹参注射液加入低分子右旋糖酐注射液中静脉滴注，较易引起过敏反应。因此，临床应用中药注射液时应尽量单独使用，不宜与其他药物在同一容器中混合使用。2006年发生的"鱼腥草注射液事件"中报道的222例严重不良反应病例中，绝大部分病例有与其他药物在同一容器中混合使用的情况。因此，对于临床中西药的配伍，特别是注射剂给药是需要谨慎的。

对策：尽量单独使用中药注射剂。

3. 超剂量使用

事件：超剂量使用双黄连注射液致不良反应。

2008年9月，国家药品不良反应监测中心发布了第22期《药品不良反应信息通报》。其中一10岁女性患儿，体重25kg，因咳嗽就诊，医生给予双黄连注射液50mL（正常剂量为25mL）加入5%葡萄糖注射液250mL静脉滴注，20分钟后，患者出现呼吸困难、面部发热，立即停药，测血压、脉搏正常，给予抗组胺药对症治疗,20分钟后病情好转。该《通报》同时也指出"发生严重不良反应/事件的儿童患者中，27%存在不同程度的超剂量用药现象"。

提示：受"中药安全无毒副作用"思想的影响，临床中常出现随意加大中药注射液用量的情况。笔者也曾统计近年来报道的41例黄芪注射液所致不良反应，其中有19例的临床一次使用量超出说明书规定的最高剂量。中药注射剂的使用也有其安全范围，这种随意加大剂量的做法必将增加不良反应的发生。据报道，中药注射剂浓度与微粒成正比，微粒数随药物浓度而变化。另有研究表明，临床给药过程中药品浓度过大或给药速度过快，均可能导致头晕、疼痛、刺激性皮炎等不良反应的发生。

对策：临床使用中药注射剂时应严格按说明书推荐剂量使用，切不可随意加大剂量。

4. 溶媒选用不当

据有关资料报道，丹参注射液、参麦注射液等中药注射剂的pH值为4～6.5，与0.9%的氯化钠注射液配伍后可能会产生大量的不溶性微粒，增加不良反应的发生机会，一般应用5%或10%的葡萄糖注射液稀释后静滴。而笔者在临床见到有不少医生喜欢用0.9%的氯化钠注射液作为溶媒稀释丹参注射液等静滴，其理由是丹参注射液大多是应用于老年心血管病患者，这些患者又大多有高血脂、高血糖之类状况，不宜用5%或10%的葡萄糖注射液作为溶媒稀释。如此选用中药注射剂的稀释溶媒虽然能照顾到高血脂、高血糖患者的用药禁忌，但增加了不良反应的发生率，是得不偿失的。再如灯盏细辛注射液在酸性条件下，其酚酸类成分可能游离析出，故必须用0.9%氯化钠注射液作为溶媒稀释，而不能用偏酸性的葡萄糖注射液。临床已有用葡萄糖注射液作为溶媒稀释灯盏细辛注射液静滴出现不良反应的报道。

对策：中药注射剂要依据注射剂本身的酸碱性等特点来选择适宜的溶媒稀释。

5. 滴速过快

中药比西药安全的观点在医护人员中普遍存在，有些临床医护人员总以为中药注射剂比较温和，安全系数高，鲜有认真关注其滴速快慢，甚至时常随意加快其滴速。然而，滴速过快可使瞬间进入静脉的药物过多，从而引起一系列不良反应。因此，在输注中药注射液过程中要控制好滴速，密切观察患者的反应。有的中药注射剂说明书中就明确规定要缓慢滴注，如痰热清注射剂说明书中规定控制滴数在每分钟 60 滴内，艾迪注射液规定给药速度应控制在每分钟 50 滴等，临床应用时应严格遵守。

对策：严格控制滴速。

6. 改变输注方式

由于不同的输注方式对中药注射剂的质量要求不同，所以不能随意变更注射途径。临床上有少数医生擅自将肌肉注射的针剂加到输液中静滴，这是严格禁止的。此外，也有些是人为因素导致的，如有的厂家在未经药监局审批的情况下随意在宣传彩页中增加注射途径，误导医务人员，最后产生不良反应，引发索赔事件的发生。

对策：严格按照注射剂的输注要求使用，分清肌肉注射药与静脉注射药。

7. 忽视特殊人群用药禁忌

中药注射剂是从植物、动物甚至矿物药中提取加工而成的，含有蛋白质、鞣质、树脂、淀粉等杂质，对过敏体质者易产生不良反应。而儿童、老年人、体弱者及肝肾功能不全的患者因对药物代谢能力低，机体耐受力较差，也易发生中毒和过敏反应，应谨慎用药，密切监护。另外，许多中药注射剂对特殊人群都有使用禁忌证，临床用药时要严格把握。然而，很多临床医护人员以为中药制剂比西药作用缓和，安全性高，对过敏体质者、儿童、老年人等特殊人群也随意使用中药注射剂。笔者曾统计近年来报道的 27 例喜炎平注射液致不良反应，其中有 18 例为 10 岁以下的儿童，约占 66.67%；而在 81 例含三七总皂苷类注射剂所致不良反应中，有 60 例为 50 岁以上的老年患者，约占 74.07%。这说明儿童、老年人等特殊人群在中药注射剂不良反应中所占比例较高，需重点关注。由于儿童处在身体生长发育初期，体内许多脏器发育还不完全，老年患者则多存在不同程度的脏器功能减退，所以他们的药效阈值均变窄，对药物的敏感性和耐受性不同于青壮年，易发生药物蓄积而引起不良反应。

对策：对于儿童和老年人等特殊人群应慎用中药注射剂。

8. 配药操作不规范

受医院硬件条件的限制及部分临床医务人员素质不高的影响，一些医务人员特别是基层医疗机构医务人员常在非洁净条件下进行中药注射剂的配药，增加了输液配置过程中产生二次污染的机会，导致不良反应的发生。

另外，配药操作时，如连续输入多组液体，有些医务人员常忽视在输液组与组间使用溶媒间隔续滴冲管，导致多组液体混合产生反应，影响疗效，甚至发生不良反应。

对策：尽量减少二次污染。连续输入多组液体时，组与组间应使用溶媒间隔续滴冲管。

（中国中医药报，2009 年 2 月 20 日，第 4 版）

十二、是药三分毒，中药也一样

中药注射安全吗？近期清开灵注射液被国家药监局点名后，市民对中药注射的安全性普遍关注。记者为此专门采访了中山市中医药研究所中药专家梅全喜教授，梅教授表示，其实不管是中药，还是西药，只要是注射剂，都有可能产生不良反应。实际上，中药注射的不良反应率要比西药小得多，只要正确使用，就可以减少不良反应的发生。

（一）专家观点

1. 中药有不良反应很正常

最近，国家药监部门提醒患者警惕常见药物"清开灵注射液"的严重不良反应。联想到 2006 年的"鱼腥草注射液事件"，今年初的"双黄连注射液事件"，近期的"香丹注射液事件"，清开灵注射液再次令人们对中药注射的安全性产生了怀疑。梅全喜教授说，其实被点名的是注射清开灵注射剂、克林霉素这两种临床常用药，但媒体都普遍关注清开灵注射剂，这说明我们对中药的认识还很不足。过去许多人都认为中药比西药温和、安全，注射中药药剂不会有不良反应，这其实是不全面的。"是药三分毒"，中药和西药一样，中药注射剂也会有毒副作用和不良反应。

2. 客观看待不良反应

"抗生素在世界用量最大，致死案例远远超过中药注射剂，我们现在不是也在用？关键是怎么正确去用。"当被问起是否不再选用中药注射时，梅教授这样说。

他表示，常用中药的不良反应相比一些常用西药的不良反应，发生率要低很多。比如，鱼腥草等 7 个注射液不良反应发生率大致为五万分之一，严重不良反应发生率不到千万分之一。而西药青霉素 G 的过敏反应发生率为

1%～10%，严重不良反应发生率也达万分之四，虽然有皮试预防，但各地因青霉素过敏而致死的情况屡有发生。

"不能因个别品种有不良反应，就全盘否定中药注射剂，更不能因个别企业生产的不合格药品而全盘否定中药。"梅教授说。

客观来看，中药注射剂与西药抗生素等注射液比较，具有效果显著、副作用小、价格低廉等优点。如果患者选择正规医院，医院提供正规药厂生产的合格的中药注射剂，医护人员用正确的方法用药，就可以减少或避免不良反应。

3. 人为导致不良反应

梅教授表示，药品本身固有一定的毒性，会引起不良反应，但更多时候是因使用不当引起的。许多人知道西药注射有不良反应，使用时十分谨慎，但使用中药注射时却很大意，随意加大剂量使用，加快注射液的滴速，都会导致不良反应。有些人懂点药理常识，去医院打点滴时，如果用西药，就会很注意滴针的速度，速度有点快了，就会赶快让医生调慢，怕有不良反应。但如果打的是中药，他就会要求医生调快些，好打完了去办其他事。梅教授说，其实中药滴注速度太快，药物在血液中浓度太高，同样可能引起不良反应。

中药注射剂在临床使用时，没有完全按要求辨证使用，也可能引起不良反应。"发烧用清开灵针，感染用双黄连粉针，心血管病用香丹针（复方丹参注射液）"，这是医生圈内形成的不成文的错误认识，应该纠正。中药注射剂也要根据中医学理论，用药要讲究辨证论治，才能使中药药效得到完全发挥，把毒副作用降至最低。

（二）专家指导：学会正确使用中药注射剂

使用中药注射剂时，如何尽量避免不良反应？梅教授提出了几点看法。

为增强疗效，临床中会将中药注射剂和其他西药配在一起用。当中药和西药一起使用时，要谨慎选择，避免相互间的物理、化学反应。随意加大中药注射液用量，加快给药速度，都可能导致头晕、疼痛、刺激性皮炎等不良反应。用药浓度、速度应控制在正常水平。严格按照注射剂的输注要求使用，分清肌肉注射药与静脉注射药，肌肉注射的针剂不能加到输液中静滴。医务人员要在洁净条件下进行中药注射剂的配药，避免二次污染。如患者需要连续输入多组液体，在输液组与组间应使用中性液体间隔后续滴冲管，避免多组液体混合产生反应。对于儿童和老年患者等特殊人群，则应慎用中药注射剂。

（中山商报，2009年4月28日，第6版）

十三、中成药并非完全无毒，要控制用量和时限

2018 年 5 月 25 日，梅全喜教授应邀在广东省食品药品监督管理局与南方日报社联合举办的"安安有约——食药科普大讲堂活动（第十六期）"上做了题为"中成药安全合理使用——您必须关注的问题"的专题讲座，除了现场来自广州市的听众外，还同时与 21 个地级市食品药品监督管理局连线直播，每期网络直播点击量均超过 10 万人次，收到普遍好评。《南方日报》记者将梅教授讲课的主要观点整理成文字发表在《南方日报》上，全文如下。

（一）观点一：中成药并非总是安全无毒

据梅全喜介绍，中成药是以中药材为主要原料，在中医药理论指导下，有特定的处方和特定的制备工艺，供临床医生辨证使用以及患者根据状况选用的药物。

药品除治疗作用外，也存在危害性，能损害患者，造成残疾，甚至死亡。梅全喜提醒，过去这些问题大部分是西药造成的，但是中成药的不良反应这几年发生率也越来越高。大家过去都认为中成药是有病治病、无病强身，安全曾经是中成药的一块金字招牌，但出现了一些安全性事件以后，大家也开始怀疑。比如，马兜铃酸事件、日本小柴胡汤事件、鱼腥草注射剂停用事件等都引起很大关注。

梅全喜还列举了近年来中药不良反应发生的情况。数据显示，2009 ～ 2015 年，中药不良反应报告比例连续 7 年上升，从 13.3% 上升到 17.3%。"抗生素的不良反应比例反而在不断地下降，这是因为我们的关注度问题，我们对中药的安全性不够重视。"

梅全喜指出，中成药的安全性问题给我们很大的警示，它不仅影响人们的生命安全，而且阻碍了中医药走向世界的进程，更为严重的是影响到中医药自身的生存。他呼吁，"中成药安全性问题"到了必须认真对待、十分重视的时候了，不能再抱着过去那种"中成药安全无毒"的错误观点。今天中成药的安全合理使用，不仅关系到行业问题，也关系到每一个人的切身利益。

中成药的毒副作用也应引起重视。梅全喜称，人们对中药的认识是从"神农尝百草日遇七十毒"开始的。《神农本草经》把药物分为上、中、下三品，就是根据药性的无毒、有毒来分类的。下品指的就是有毒药材，不可久服、多服。古代发明了炮制"毒性药材"的技术，对中药用量的归纳，如"细辛不过钱"，对配伍的总结，如"十八反"等，都是对药物毒副作用的充分认识。

（二）观点二：中西药配伍使用要特别谨慎

梅全喜认为，中成药应用要讲究辨证。中医学最大的两个特点是整体观

念、辨证论治。辨证论治是中医认识疾病和治疗疾病的基本原则，它贯穿于中医治疗疾病的全过程以及各个方面。中药是以中医药理论为基础发展而来，辨证论治是中医学的精髓，是临床应用中药的根据，因此要合理使用中药，必须辨证，体现中医辨证用药的特点。

梅全喜提醒，中成药与西药用法上有所不同。中成药的使用要求对证，同一种病，证型不同，则用药也不同，这是"同病异治"。而不同的病，证候相同，则用药相同，这是"异病同治"。西医开中成药不知道辨证，现在我们也在积极做推动工作，编写简易教材培训西医临床医生，北京已经在做这个工作。在香港、台湾这些地方都有明确限制，中医只能开中成药，西医只能开西药，不可以越界开药，但是其他地方目前还做不到，所以大家要知道中药是辨证使用的，不是病了就可以随便买药的，吃药是要讲究辨证的。

梅全喜称，中成药与中成药的合理联用、中成药与西药的合理联用能达到协同增效、降低毒副反应、减少剂量、减少禁忌，甚至是扩大适用范围的效果。他举例说，一个肿瘤患者在化疗同时服用中药能减轻毒副反应，肿瘤科的大牌西医在给你做化疗放疗以后，都会跟患者说回去以后买一些黄芪、党参煲汤喝。"非典"的中西药配伍治疗亦是成功的范例，"非典"最后要用大剂量激素的冲击疗法，给人体带来很多不良反应，导致骨髓炎、骨坏死，这些不良反应都可以通过应用中药降低。

梅全喜说，随着中西医结合工作的深入开展，中西药并用的概率也越来越高。中西药物科学合理地配伍应用能提高疗效，降低毒副反应。但长期的临床实践及药理研究表明，有些中西药配伍应用能使药物疗效降低、毒副反应增强。因此，中西药物联用也有配伍禁忌。他指出，健胃消食片与磺胺类药物同服会导致患者血尿。因为健胃消食片、山楂丸、五味子糖浆等这类药物中均含有大量的植物有机酸类成分，是酸性的，能酸化尿液，导致磺胺类药物在尿道中形成结晶，出现血尿，长期还会导致肾衰竭。

（三）观点三：中成药要严格控制用量和时限

"中成药要严格控制用量和时限。"梅全喜强调，要做到合理用药，就应根据中成药的特点和所治疾病的病情及患者的个体差异等具体情况，严格控制药物使用的剂量和时间，长时间或超剂量使用都会导致不良反应的发生。合理用药应掌握两点：合适的剂量、合理的疗程。

梅全喜认为，中成药的剂量与临床疗效紧密相关。如果用药剂量不足，其药物中有效物质的生物利用度不能达到有效状态，就不能达到治疗效果。如果中成药用药剂量过大，也可能对患者身体造成伤害。特别是有些中成药组方中含有药性比较峻猛的药物，用量过大，可以克伐人体正气。曾有一例超量服用人参致患者出现心衰而死亡的事件，其实传统中医早就认识到这一点，故有"人参杀人不为过"的说法。

　　梅全喜指出，中医治病是很重视"合理的疗程"，中医理论自古以来强调用药物治病应"中病即止"，这个疾病打中、恢复、开始好转了，药物就要开始停止了，强调的就是合理的疗程问题。很多中成药含有的一些成分，如砷、汞、铅、马兜铃酸等，并不产生急性中毒症状，而是通过长期用药后产生蓄积作用，当在体内蓄积到一定的剂量后就会对人体产生毒副作用。所以应用中成药应控制合理的疗程，不可长期服用。日本小柴胡汤事件就是因为长期服用而导致的。

　　近年来中药注射剂不良反应事件频频发生，引起全社会的广泛关注。梅全喜认为，作为医务人员应关注中药注射剂临床合理应用工作，确保中药注射剂在临床上正确合理地应用，作为老百姓也应该对中药注射剂有所了解。他解释说，中药注射剂的疗效是要充分肯定的，中药注射剂的不合理使用是导致不良反应发生的主要原因，但社会上对中药注射剂不良反应事件反应有点过度，特别是一些媒体通过炒作起到了渲染作用，应客观合理看待中药注射剂的不良反应。

（南方日报，2018年6月26日，第8版）

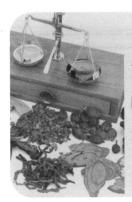

第四章
中医药养生保健

　　中药养生保健体现了中医"不治已病治未病",是人们在日常生活中增强生命活力和预防疾病的方法。养生保健能调整人体阴阳平衡,使机体达到"阴平阳秘"的和谐状态。人们只有对中药养生保健知识有了足够的了解和认识,才能将养生保健变成一种生活方式。我们团队重视对中药养生保健的研究、推广和宣传,撰写发表了食疗药膳、中药凉茶以及艾浴、熏蒸疗法等养生保健方法的科普文章,教给大家在日常生活中以药食结合、养疗一体相结合的中药养生保健方法,增强个人体质,提升正气,以减少或避免疾病的发生。现汇总如下,以供学习参考。

第一节　食疗药膳

　　食疗药膳是中华民族的一大瑰宝,是中医药宝库中的重要组成部分。食疗药膳的应用以中医理论为基础,强调整体观念、辨证施膳,以烹调工艺为制作手段,达到可口、服食方便、滋补强身、促进健康的目的,同时也重视药食同源之品的使用,遵守配伍禁忌,避免不良反应的发生。梅全喜教授带领团队骨干如广东食品药品职业学院药膳与食疗专业学科带头人范文昌副教授等人在药膳方面进行了深入研究,如不同人群、不同体质、不同季节、不同类型食疗药膳的应用,咽喉肿痛、温经止血食疗药膳的应用,艾叶、鱼腥草、辣椒、广东地产药材等原料相关的食疗药膳的开发应用。

一、辣椒的食疗方

辣椒，又名番椒、辣子，古时称辣茄。辣椒不仅是一种营养丰富、美味可口的蔬菜及调味品，还是一味具有温中散寒、消食开胃作用的良药。民间以辣椒做食疗方的很多，在此介绍数则以供选用。

1. 疟疾

干辣椒子，每岁 1 粒，20 粒为限，白开水送服，每日 2 次，连服 3～5 天。

2. 久痢脱肛

新鲜青椒子，研细，每次 9g，每日 2～3 次，饭前服，温开水送下，连服一周，儿童禁用。

3. 食欲不振，消化不良

鲜辣椒 10 个，压破去子，爆炒做菜食用，每天 1 次，连食 3 天。

4. 虚寒腹痛

辣椒、陈皮、干姜各 10g，葱白 5 株，加水 500mL，煎至 200mL，去渣，分两次服，连服 3 天。

5. 类风湿关节炎

辣椒、生姜、大葱各 9g，同面条煮食，趁热吃下，以出汗为度，每日两次，连服 10 日。

6. 风寒感冒

辣椒粉 2g，大蒜 4 瓣，红糖 30g，加水 250mL，煮沸后稍放温，趁热服下。

7. 手足乏力

辣椒根两个，鸡脚（由膝以下，截出）15 对，花生米 100g，红枣 6 粒，加水及黄酒各 250mL 炖服。

8. 功能性子宫出血

辣椒根 15g（鲜者 30g），鸡脚两对，水 500mL，文火炖至药汁约 200mL 时去渣，分两份，于早、晚饭前温服，一般服 2～3 剂即能止血。

9. 毒蛇咬伤

干辣椒 10～20 枚，生嚼咽下，能消肿定痛，使伤处起小疱，出黄水而愈。

10. 偏头痛

辣椒根 50g，加水 400mL，煎至约 200mL 时去渣，加糖溶化，分两次服，连服 7 天。

11. 肾囊肿

辣椒根、猪瘦肉各适量，炖汤服。

12. 牙痛

用辣椒粉煎汤漱口，或用棉花蘸辣椒粉塞进牙的蛀洞内。

（中药科技报，1988 年 6 月 26 日，第 3 版）

二、药后食粥

王涛和姐姐不巧同时感冒，头痛、发热、出汗、怕风，爸爸请来了李医生。李医生先问了一下情况，再看看舌，摸摸脉，便给两人共开了一张处方，说："这药每次煎一碗药汁，每人喝半碗，喝完药后每人喝一碗热稀粥，明天就会好的。"李医生嘱咐几句就走了。

第二天，姐姐的病果真好了，可王涛的病情却没有如姐姐般好转，这就怪了。王涛想：我和姐姐患一样的病，吃同样的药，而且我昨天吃的药比姐姐多，为什么我的病没好呢？王涛带着这个问题去找李医生，想不到李医生却提出个与吃药治病无关的问题："你昨天吃药后喝粥了吗？"王涛一时竟闹糊涂了，他愣头愣脑地回答："嗯，没有喝。"他从小就不喜欢喝粥，再说喝粥与吃药治病有什么关系？李医生看出了王涛的想法，便对他讲起了药后食粥的好处和作用："粥乃水谷之气，后天之所求，易消化吸收，有和胃、补脾、清肺的功效。药后食粥的功效奇特：一能助药力。我昨天给你们开的方剂名桂枝汤，服后喝热粥使谷气内充，借谷气以助药力，益胃气，使邪得以外达而病除。二能养胃气。中医学认为有胃气则生，无胃气则死。一些药力猛峻的药，服后往往易伤胃气、耗津液，故药后食粥以养胃气、生津液。三能护胃气。护和养不同，护是防患于未然之意。一些苦寒药易损伤脾胃，故须和粥同服，以护胃气。四能防邪内入。前述桂枝汤服后食粥除了助药力，排邪外解，还有使谷气内充、邪不复入之功，能防止病邪再次侵入。你姐姐吃药后喝了粥，所以她的病好得快，而且不易再发。而你……好啦，不信你回去再试试。"

王涛半信半疑地回到家里，按李医生的要求，吃药后又喝了足足两大碗热稀粥，次日果真见效了。王涛感叹地说："想不到喝粥与治病有这么密切的关系，真是药后食粥有奇功！"

（中国医药报，1985 年 7 月 8 日，第 4 版）

三、不同人群、不同体质的食疗要求

（一）不同人群的食疗要求

1. 正常人群

随着社会的发展和人民生活水平的提高，健康饮食越来越受到大家的重视，"合理膳食，平衡营养"成为当今饮食的指南与准则。中国营养学会推荐的平衡膳食宝塔：每人每日摄入油 25 ～ 30g，盐小于 6g，奶类及奶制品 300g，大豆类及坚果 30 ～ 50g，畜禽肉类 50 ～ 75g，鱼虾类 50 ～ 100g，蛋类 25 ～ 50g，蔬菜类 300 ～ 500g，水果类 200 ～ 400g，谷类、薯类及杂豆 250 ～ 400g。

摄入过量的盐会增加患高血压的风险，故膳食应尽量清淡少盐，少吃腌制品、酱制品。平时多吃香蕉、大豆等含钾丰富的食物，以促进钠的排出。

肉类，特别是红肉（即猪、牛、羊肉）含较多的饱和脂肪酸，吃得过多会增加心血管疾病的发病风险，而且油脂热量很高，长期大量摄入易引起肥胖症。食用油最好选择橄榄油。

蔬菜、水果能量低，是维生素、矿物质、膳食纤维的重要来源，能刺激胃肠蠕动和消化液分泌，促进食欲，帮助消化，还能降低心血管疾病、肥胖、便秘以及口腔癌、胃癌、结肠癌的发生概率。

奶类食品含丰富的优质蛋白、维生素和钙，缺钙和骨质疏松的人要多吃奶制品。如果喝了牛奶拉肚子，可用酸奶代替，豆浆不能代替奶制品。

2. 老年人

老年人随着年龄的增长出现了脏腑功能的减退和气血津液的不足，加之青壮年时期所遗留的一些病根，往往虚实夹杂，以虚为主，出现心、肝、脾、肺、肾的不足，表现出神疲乏力、失眠健忘、头晕目眩、腰酸腿软、腹胀、纳差、便秘等；又夹有实证，血脉不通畅，痰湿内阻，出现骨质增生、动脉硬化、组织增生等。此时的饮食治疗应以补养为主，且应长期坚持。宜选择清淡、熟软、易于消化吸收的食物，可适当多服用具有健脾开胃、补肾填精、益气养血、活血通脉、润肠通便作用的药粥、汤等。

老年人的饮食特点：低热量，低脂肪，低糖，充足的蛋白质和维生素，适量的无机盐。《黄帝内经》云"五谷为养，五果为助，五畜为益，五菜为充""谷肉果菜，食养尽之，无使过之，伤其正也"。

（1）饮食宜多样，不宜过精细。粗细搭配，多种食物混合吃和轮流吃，可使各种营养成分互补，从而满足机体的需要。

（2）膳食勿过食荤腥。忌大肉大荤，尤其要限制富含高胆固醇的动物内脏、蛋黄等，宜多食各种蔬菜与水果。宜以素食为主，并适当食用鱼类和乳制品，以摄取优质蛋白质和多种维生素、纤维素等。

（3）饮食宜少食多餐，晚餐不宜过饱。老年人消化功能减退，切忌贪吃伤食、偏嗜成性，而应根据自身体质、活动量大小、热量消耗的多少等具体情况，遵守少而精、少食多餐的原则。

（4）食品宜新鲜、忌变质，宜温软、慎冷硬。新鲜食物营养丰富，味道鲜美，能促进食欲，易消化吸收，故老年人一日三餐都应有新鲜蔬菜、水果，但新鲜的黄花菜、未成熟的柿子、未成熟的苹果、发芽的土豆、烂姜等应忌食。食物应选择松软、温热为主，忌坚硬、生冷之物，尤其冷饮不可过食，否则损伤脾胃，易引发消化不良、腹痛、腹泻等病证。

（5）饮食宜清淡，不宜过甜过咸。食物烹调以蒸、炖、烩为主，忌油炸、火烤。老年人宜用甘润之品，如芝麻、蜂蜜、牛奶等，以防止便秘。过甜食物碍胃，容易引起胃肠胀气，血糖偏高的老年人更不能摄入过量甜食。血压偏高的老年人要控制钠盐的摄入。

3. 儿童

小儿生机蓬勃，发育迅速，对营养物质的需求高，而其脏腑娇嫩，形气未充，若饮食稍有不当，就会影响脾胃功能而致病，故有"小儿脾常不足"之说。儿童食疗原则应少温补，富营养，多样化，易消化。

（1）少温补指小儿不宜随便进补，否则易引起性早熟或小儿肥胖症等。

（2）富营养指小儿的饮食中要有充足的优质蛋白、适量的脂肪与糖类以及足量矿物质和维生素。这些能够满足儿童迅速成长的需要。

（3）多样化指各种营养素的质量和数量要分配合理，比例恰当，不专吃一种食物。菜肴荤素搭配合理，符合营养学要求。

（4）易消化是指食物应烹调合理，做到细、软、温，不吃油腻、油炸、坚硬食物，忌辛辣、过酸、过咸、生冷食物，不吃零食，不偏食，不挑食，不吃腐败变质食物。

（5）过食糖果、糕饼、花生、煎炙之品易使儿童消化滞碍、食欲不振；咖啡、茶水亦非小儿所宜，因其可助火生湿，使小儿睡眠差、停饮多痰。辛辣、烟酒性热助火，可扰乱稚阴稚阳之体，必须禁忌。

4. 孕妇

妇女怀孕后的各阶段的饮食十分重要。由于妇女怀孕后体内一部分血液需供给胎儿，故机体的阴血相对不足，而阳气则偏盛，饮食上应给予补血养血的食物，还应多食清热偏凉的食物，少吃或不吃如辣椒、大蒜等热性食物，孕妇的饮食应以"清热养血"为原则。

（1）怀孕头3个月：应尽量加强营养。如呕吐剧烈，应少食多餐，吃清淡、易消化食物，如牛奶、藕粉、豆浆、蛋类、蔬菜和水果等，注意色香味以促进食欲。一般在2.5～3个月孕吐开始消失，孕妇胃纳渐增，进食增多。食物中应富含蛋白质，如动物性的猪瘦肉、鱼、鸡蛋等，植物性主要为大豆制品，同时多吃新鲜蔬菜、水果，内含维生素、果糖、纤维素等，有助于消化和大便通畅。少食盐或腌制的食物如咸鱼、咸菜、咸蛋等，刺激性食物如辛辣之品应尽量避免，特别是烟、酒，如果长期食用会影响胎盘供血，从而影响胎儿的正常发育，引起早产和新生儿体重过轻。

（2）怀孕4～5个月：此阶段是胎儿大脑和神经系统发育最旺盛的时期，可多吃含优质蛋白质的蛋、肉、鱼、乳、大豆类食物，还要多吃蛋黄、肉汤、骨头汤及含磷乳制品。

（3）怀孕5～7个月：此阶段胎儿发育较快，故孕妇除应合理地增加营养外，还要补充各种维生素及铁、钙、磷、镁等元素，可以食用蔬菜、水果、动物肝肾、海带、红枣、桂圆等，以保证胎儿的需要。

（4）妊娠后期：此阶段由于胎儿长大，使孕妇肠道容积减少，食物应少而精，可少食多餐，防止消化不良。

（5）分娩前：预产期的前几天可适当补充些糖水、牛奶之类的流质，以促进乳汁分泌，为新生儿的哺乳做好准备。

（6）要注意的问题：孕妇的饮食如果超出正常的生理需要，则会造成发胖，其原因与过量的营养补给及怀孕后活动减少有关，过胖的孕妇容易发生产科并发症，因此应减少脂肪和糖的摄入，如果是病理性肥胖应及时诊治。

（二）不同体质的食疗要求

在日常生活中，常可见到在同样的致病条件下，有的人感而为病，有的人却安然无恙。同样患感冒，有的人出现风寒症状，而有的人却出现风热症状，这主要与人的体质差异有关。中医学将人体分为阳虚、阴虚、气虚、血虚、痰湿、瘀血、气郁及湿热8种不同体质。根据不同体质类型，或以食疗，或以药膳，或以保健食品进行针对性防范。结合中医学"四气五味"的理论，根据食物寒热温凉等性味的不同，不同的体质特点选择针对性食疗方案，能改善症状，提高生活质量。

1. 阳虚体质

阳虚体质者在倦怠乏力、气短懒言、脉弱无力等气虚症状基础上，还常见畏寒喜暖、四肢不温、脘腹冷痛、小便清长、舌淡体胖、体温偏低等征象。心阳虚者，除心气虚基本症状外，兼见四肢不温、冷汗、脉微欲绝等征象。脾阳虚者，兼见久泻不止、四肢发冷、肢体水肿、小便不利等征象。肾阳虚者，兼见畏寒肢冷、腰酸腿痛、遗精滑精、阳痿早泄、夜尿频多等征象。

食疗应用甘温的温补之品以补阳，但要性能比较温和的食物，缓慢地补益。常用补阳食物有肉桂、花椒、丁香、虾、胡桃肉、狗肉、羊肉、韭菜、鹿肉、牛鞭、狗鞭、辣椒、黄鳝等。常用温补食物有粳米、小麦、高粱、洋葱、大蒜、鸡肉、海参、淡菜、带鱼、鳊鱼、扁豆、刀豆、香菜、大枣、杨梅、杏子、樱桃、龙眼、荔枝、栗子、猪肚、赤砂糖、生姜、茴香等。

常用中药有鹿茸、巴戟天、肉苁蓉、仙茅、淫羊藿、蛤蚧、杜仲、续断、狗脊、骨碎补、益智仁、胡芦巴、菟丝子、阳起石、沙苑子、九香虫、补骨脂、海马、海狗肾等。

2. 阴虚体质

阴虚体质者往往有慢性消耗性疾病，或热病后期，或房劳内伤，或失血耗液，致阴液亏损，功能虚亢。主要表现为低热潮热，手足心热，口干唇红，便秘，尿黄且少，舌红绛干，苔少，脉细数，或经期提前，色暗量少，或盗汗遗精等。心阴虚者表现为心悸健忘，惊悸不安，失眠多梦，脉细，兼见低热心烦，潮热盗汗，口干舌燥，舌红干，脉细数。肝阴虚者可见头昏胀痛，目眩，耳鸣耳聋，眼干咽干，两胁隐痛，躁怒不安，舌红苔少，脉弦细数，兼见面热颧红，午后更甚，失眠多梦等阴虚阳亢征象。脾阴不足者可见便秘，口干，呃逆，恶心，食少乏力，舌干苔薄，脉弱而数等。肺阴虚者可见干咳少痰，潮热盗汗，咽燥声嘶，手足心热，舌红少苔，脉细数，甚者可见痰中夹带血丝。肾阴虚者可见头昏耳鸣，口干咽痛，腰酸乏力，遗精早泄，手足心热，脉细而数。

食疗应滋阴与清热兼顾，宜用清补之品。常用补阴食物有蜂蜜、猪脑、猪肺、猪肉、豆腐、芝麻、燕窝、鸭肉、松子、白木耳、黑豆、桑椹、鹅肉、鸭蛋、牛奶、豆浆、甘蔗、香蕉、梨、西红柿等。

常用中药有沙参、天冬、麦冬、石斛、玉竹、生地黄、鳖甲、枸杞子、西洋参、地骨皮、旱莲草等。

3. 气虚体质

气虚体质者表现为倦怠乏力，气短懒言，声音低微，多汗自汗，心悸怔忡，头晕耳鸣，食欲不振，腹胀便溏，舌淡苔白，脉弱无力。心气虚者常见惊悸不安，气短且活动时加重，期前收缩等。肺气虚者常见咳喘无力，气短懒言，声微自汗等。脾气虚者常见食少厌食，消瘦，腹胀，大便溏薄，面色萎黄等。肾气虚者可见腰腿酸痛，小便频数且清长，下肢水肿，性欲低下等。肝气虚者较少见。

食疗应补益脾肺，兼顾心肾。补气食物有糯米、粳米、小米、粟米、大麦、荞麦、花生、刀豆、山药、香菇、蘑菇、猴头菇、大枣、猪肚、羊肚、牛肉、鸡肉、乳鸽、鹌鹑、红糖、饴糖、鲳鱼、鲈鱼、黄花鱼等。

常用中药有人参、太子参、党参、黄芪、白术、黄精、紫河车等。

4. 血虚体质

血虚体质是指营血不足，濡养功能减弱，常因失血过多或生血不足而致。主要表现为面色苍白或萎黄，心悸失眠，头晕眼花，肢端麻木，月经量少且色淡，颜面、眼睑、唇甲缺乏血色，舌淡，脉细无力。心血虚者主要表现为心悸怔忡，头晕健忘，面色苍白，舌淡，脉细等。肝血虚者可见面色萎黄，头昏眼花，肢端麻木，爪甲淡白，视力减退，月经色淡量少、延期，失眠多梦，脉弦细等。

食疗应多食含铁、优质蛋白、维生素的食物。常用补血食物有羊肝、龙眼肉、红糖、桑椹、胡萝卜、猪肝、牛肝、兔肝、鸡肉、鸡肝、猪心、葡萄、大枣、乌骨鸡等。含铁较多食物有动物肝脏、黑木耳、海带、虾、南瓜子、芝麻酱、淡菜、紫菜、黄豆、黑豆、牛肾、菠菜、芹菜、番茄、油菜、动物血液等。高蛋白质食物有虾米、海参、乌贼、鱿鱼、鱼肚、带鱼、黄鱼、干贝、牛奶、蛋、猪肝、猪肉、牛肉、豆及豆制品等。益气生血食物有牛肉、黄鳝、黄豆、花生、大枣、胡萝卜、龙眼肉、鸡肉、猪肝、羊肉等。

常用中药有熟地黄、当归、白芍、何首乌、阿胶等。

5. 痰湿体质

痰湿体质亦称为"腻滞质"。肥胖、好酒、喜甜食者多为此种体质类型。痰湿体质者平素易困顿，喜睡，不喜饮水，好嗳气等，发病后常见脘腹痞满、胸闷头眩，带浊淋沥，绵延难清，舌苔厚腻。痰湿属阴，易伤气伤阳，痰湿腻滞，又可郁而化火，因此痰湿体质又分为痰湿、痰火两种。

食疗应健脾利湿、化痰泄浊，多选用健脾、化湿、通利的食物，如薏苡仁、苋菜、蕨菜、黄花菜、冬瓜子、黄瓜、葫芦、海带、海藻、海蜇、紫菜、马兰头、玉米、赤小豆、绿豆、豌豆、蚕豆、扁豆、黄豆芽、豆浆、豆腐、葡萄、阳桃、猪肾、青鱼、鲫鱼、泥鳅、鳗鱼等。常用中药有茯苓、山楂、枸杞子、菊花、白茅根、芦根、芡实等。

6. 瘀血体质

引起血瘀的常见原因有寒凝、气滞、气虚、外伤等。临床上常见面色黧黑，肌肤甲错，口唇、爪甲紫暗，或皮下紫斑，妇女常见经闭，舌质紫暗，或见瘀斑瘀点，脉象细涩。瘀血体质人群由于体内血液运行不畅，往往易患出血、中风、冠心病等。

食疗应活血祛瘀，疏利通络。食物选择黑豆、黄豆、香菇、茄子、油菜、羊血、杧果、番木瓜、红糖、洋葱、黄酒、葡萄酒等。

常用中药有红花、当归、芍药、桃仁、川芎、丹参等。

7. 气郁体质

气郁体质者临床主要表现为胀闷、疼痛。引起气郁的原因很多，常见的有病邪内阻、七情郁结、阳气虚弱等，必须首先辨别病因，确定病位，才能正确用药。如食积胃脘而致胃气郁滞、瘀阻经脉，可使脉道之气阻滞；胸痛以心肺病变居多，胁痛以肝胆病变常见，四肢关节痛多见于经络病等。气郁体质人群易患失眠、抑郁症、梅核气、神经官能证等。

食疗应健脾理气，疏肝解郁。食物选择柑橘、玫瑰花、菊花、豆豉、荞麦、高粱、刀豆、蘑菇、萝卜、洋葱、苦瓜、丝瓜、海带等。

常用中药有陈皮、玳玳花、绿梅花、香橼皮、佛手、青皮、橘核、荔枝核等。

8. 湿热体质

引起湿热的常见原因有先天遗传，或因长期居住在低洼潮湿之处，或嗜食油腻、甜食，或长年饮酒。临床上常表现为形体偏胖，面部油亮，口苦口干，口气重，神倦困重，烦躁易怒，男子阴囊潮湿，女子带下量多，大便干或黏滞，小便短赤，脉滑数。湿热体质人群易患疮疖、黄疸、火热病证等。

食疗应清热化湿，戒烟酒，忌辛辣燥烈、大热大补的食物。食物选择薏苡仁、莲子、红豆、鲫鱼、冬瓜、莴苣、丝瓜、葫芦、苦瓜、黄瓜、西瓜、白菜、芹菜、卷心菜、莲藕、空心菜、鸭肉等。

常用中药有茯苓、猪苓、冬瓜皮、冬瓜子、玉米须等。

[现代阅读，2016，11（10）：97-99]

四、鱼腥草药膳食疗 10 方

鱼腥草为三白草科多年生草本植物蕺菜的根及全草。前些时候因鱼腥草注射液出现严重不良反应而被停用后，不少人对鱼腥草能否口服药用和食用心存疑虑。事实上鱼腥草是可以继续口服药用和食用的，它不仅是一味清热解毒的良药，而且也是一种味道鲜美的佳蔬。

相传鱼腥草的食用最早可追溯至春秋战国时期，当年越王勾践做了吴王夫差的俘虏，回国后勾践卧薪尝胆，发誓一定要使越国强大起来。传说勾践回国的第一年就碰上了罕见的荒年，百姓无粮可吃。为了和百姓共渡难关，勾践亲自翻山越岭寻找可以食用的野菜。在三次亲口尝野菜中毒后，勾践终于发现了一种可以食用而且来源丰富的野菜。于是，越国上下竟然靠着这小小的野菜渡过了难关。而当时挽救越国民众的那种野菜，因为有鱼腥味，便被勾践命名为鱼腥草。今天，鱼腥草已成为民间大众喜食的一道传统佳肴，更因为它的显著药效而使其成为极受欢迎的药膳食疗原料。现介绍鱼腥草常用的药膳食疗方 10 首，以供试用。

1. 凉拌鱼腥草

将鱼腥草地下茎除去节上的毛根，洗净后切成 2 至 3cm 的小段（也可将嫩叶加入其中），放入醋、酱油、辣椒粉、味精等佐料凉拌生吃，清脆爽口，鲜腥味浓。本方能清热解毒，止痢消暑，对常见的皮肤疔疖感染、细菌性痢疾以及中暑都有很好的预防作用。

2. 雪梨炖蕺茶

鱼腥草（俗名"蕺茶"）100g（鲜品加倍），加水 600mL 烧开后改为文火煎 20 分钟，弃药渣，加梨 200g（去核）、冰糖适量，文火炖至梨烂后即可食用，每日分两次服完，连服 5 天。本方能宣肺散结，清热解毒，止咳化痰，滋阴降火，润肺去燥，对一切肺胃实热证均有效。

3. 鱼腥草绿豆汤

鲜鱼腥草 100g，绿豆 50g，淘洗干净，猪肚 200g，洗净并切 2cm 见方的块。先把猪肚、绿豆放入炖锅内，加水 800mL，煮 1 小时，放入鱼腥草及适量姜、葱、盐，再煮 10 分钟即可食用，1 周 3 次。本方能清热解毒，利尿消肿，对慢性肾炎、尿道感染、肺气肿及肺心病等慢性消耗性疾病皆有辅助治疗效果。

4. 蕺茶鸡骨草炖猪胰脏

鸡骨草 100g，鱼腥草 100g，猪胰脏 100g，洗净。先将鸡骨草和猪胰脏慢火炖 1.5 小时，再加入鱼腥草煮 0.5 小时，放冷饮汤。隔日 1 次，连服 10 次。本方能清热解毒，清肝，适用于慢性肝炎、急性黄疸型肝炎的辅助治疗。

5. 鱼腥草桔梗猪肚汤

鱼腥草 90g，桔梗 30g，洗净置入猪肚内炖汤，以喝汤为主，每日 1 次，连用 5 天。本方能清热解毒，润肺止咳，可用于肺结核、肺炎及慢性支气管炎咳嗽。

6. 蕺菜杏仁猪肺汤

甜杏仁 50g，薏苡仁 30g，猪肺 250g，洗净，放入锅内，加清水适量，煲 1 小时，再将洗净的鱼腥草 100g 放入锅内再煲半小时，取汤服之，每日 1 次，连服 5 次。本方能清肺热，排脓毒，适用于湿热壅滞的肺脓疡、肺结核、肺气肿、支气管扩张、慢性支气管炎等疾病。

7. 鱼腥草蒸猪大肠

将猪大肠 200g 按常规方法清洗干净，再把洗净的鱼腥草 60g 塞进大肠内，两端用线系紧，置盆中加入食盐少许，隔水蒸熟即可食用，2 天吃 1 次，连吃 5 次。本方能清热解毒，润肠通便，适用于肠燥便秘、热结腹痛等证。

8. 鱼腥草煮猪瘦肉

先将鱼腥草 100g 及女贞子 30g 煎成汤液，过滤，随后与猪瘦肉 100g 同煮熟，后加适量盐和味精等调料即可食用，隔日 1 次，连用 5 次。本方能清热解毒，利尿，适用于腹痛、腹泻等肠炎患者恢复期食疗。

9. 鱼腥草炖猪排骨

将鱼腥草 200g 先煎液，过滤，猪排骨 300g 放锅中，倒入鱼腥草液，开始炖煮，肉熟后加适量盐和味精，饮汤食肉，分 2 ~ 3 次吃完，每周两次。本方能清热解毒，排脓，适用于肺热咳嗽、肺痈咳吐脓血、痰黄稠等。

10. 蕺菜蜂蜜茶

鱼腥草（干）15g，蜂蜜 10g，加白开水 200mL 浸泡 10 ~ 15 分钟后代茶饮，每天 2 ~ 3 次，连服 10 天。本方能清热解毒，润肠通便，对于习惯性便秘有较好效果。

［家庭中医药，2006，14（9）：60-61］

五、温经止血艾药膳

又到一年端午时，艾叶作为传统有效的中草药，在人们的生活中使用的频率很高，但其实，还有很多人不知道艾叶除了能辟邪防疫，还有温经止血的作用，是一种妇科良药，对于妇女的虚寒性月经不调、腹痛、崩漏等有很好的疗效。艾叶除了可以外用之外，还常用于食疗保健，现介绍几款温经止血的艾叶药膳方如下。

1. 艾蒿粥

干艾蒿 10g（鲜品 20g），粳米 100g，红糖适量，艾蒿煎汁去渣，粳米、红糖放入药汁中煮粥。本品能温经止血，祛寒止痛，适用于妇女虚寒性痛经、月经不调、小腹冷痛等。

2. 姜艾粥

艾蒿 15g，生姜 10g，粳米 50g，红糖适量。将生姜、艾蒿洗净，放入适量清水中，煎煮 25 分钟，去渣取浓汁。锅置火上，放入适量清水、粳米，粥快要熟时，加入浓汁、红糖，煮至粥熟，呈黏稠状，甜香微有姜辣味，即可食用。本品温经、止血、安胎、散寒，用于行经时伴有面色苍白、四肢发冷，甚至有腹泻的患者，也可用于月经过多。

3. 艾蒿阿胶粥

阿胶 20g，干艾蒿 10g，小米 100g。干艾蒿先以 3 碗清水煎煮 20 分钟，倒出药汁。小米加水煮粥至八成熟，将阿胶捣碎，与药汁一起加入粥中，煮至完全溶解（边煮边搅），可加红糖适量拌匀调味。本品温经止血，散寒止痛，适用于痛经、小腹冷痛、功能失调性子宫出血、血虚等。

4. 枸杞艾蒿粥

枸杞子 20g，鲜艾蒿 10g，大米 100g，蜂蜜 20g。大米淘净，在清水中浸泡 2 小时；枸杞子洗净，在温水中泡软，捞出备用；鲜艾蒿洗净，切碎；大米加水烧开，加入枸杞子和艾蒿用文火熬成粥，最后调入盐或蜂蜜即可。本品适用于虚寒性腹痛、痛经、消化不良等。

5. 艾蒿大蒜煮鸡蛋

艾蒿 20g，大蒜 1 个，鸡蛋 2～4 个。将鸡蛋洗净加水煮熟，用汤勺或铲子把鸡蛋表面敲出裂纹；锅里放凉水，将艾蒿、大蒜放进一起煮沸，放入鸡蛋，盖上锅盖，中小火炖煮 10 分钟关火，鸡蛋浸泡入味即可。本品对于下焦虚寒、腹中冷痛、月经不调、行经腹痛、脾胃虚弱、消化不良、腹痛腹泻、预防感冒等均有较好的辅助治疗作用。

6. 川芎艾蒿蛋

川芎 6g，艾蒿 9g，生姜 9g，鸡蛋 2 个，红糖适量。将上述诸药同鸡蛋一起放入砂锅内，加水共煮，鸡蛋熟后去壳取蛋，放入锅内再煮 10 分钟，去药渣加红糖调味，吃蛋喝汤，每日 1 次，连服 7 日。本品理气活血，暖宫调经，可用于气滞血瘀之闭经、痛经的辅助治疗。

7. 艾蒿当归炖乌鸡

乌鸡 1 只，瘦肉 100g，艾蒿 10g，当归 20g，生姜 5 片。艾蒿、当归洗净，生姜切厚片，瘦肉洗净切块；乌鸡斩杀，清除内脏后洗净，斩块；将上述材料同放进瓦煲内，加适量水，武火滚沸后，改文火滚 1 小时，调进适量食盐便可食用。本品能温经止血，温阳散寒，适用于月经过多、崩漏、痛经、妊娠下血等病证（症见小腹隐痛或冷痛、喜温喜按）的辅助治疗，也可用于虚寒性腹痛的辅助治疗。

8. 杜仲艾蒿鸡蛋汤

杜仲 25g，艾蒿 15g，鸡蛋 2 个，生姜丝少量。鸡蛋去壳，搅成蛋浆，再加入已洗净之生姜丝，放入油锅内煎成蛋块；杜仲、艾蒿分别用清水洗净；将上述材料放入煲内，用适量水，猛火煲至滚，然后改用中火继续煲 2 小时，即可饮汤吃蛋。本品滋补营养，温经止血，调经安胎，适用于女士怀孕期出现胎动不安、虚寒性腹痛的辅助治疗。

上述艾叶的药膳食疗方均可用于温经止血，多用于虚寒型或寒凝型的妇科疾病，如月经不调、痛经、崩漏、胎动不安等。不过中医讲究辨证论治，所以在使用艾叶治疗妇科疾病时，要辨别疾病的证型，才能更好对证用艾，达到理想的效果。食用上述药膳方时也要注意适可而止，不可超量或长期食用。

（中国中医药报，2018 年 6 月 15 日，第 7 版）

六、食艾保安康

艾叶，许多人一定不陌生，艾叶早期被用于"辟邪"，后又盛行熏艾烟、洗艾澡、饮艾酒、食艾糕。用艾叶做成的艾炷或艾条常常被人们拿来做灸疗使用，直至今日，艾灸依然是人们防病治病的常用方法。艾叶既是一味中药，又是一个民俗文化用品。

从西周至春秋时期《诗经》中"彼采艾兮，一日不见，如三岁兮"，战国时期诗人屈原《离骚》中"户服艾以盈要兮，谓幽兰其不可佩"，《孟子》"犹七年之病，求三年之艾也"，到梁代陶弘景《名医别录》中将艾叶作为药物正式使用，明代李时珍《本草纲目》对艾进行详细描述，再到今日，无论是民俗，还是药用，艾叶都大受欢迎。

艾叶的防病治病、保健养生作用，除了体现在艾灸上，还有艾叶食疗。早在唐代便有其食疗的记载，如《食疗本草》用艾面制成丸，用于"冷气""冷痢"等。今天在民间艾叶的食疗应用是多样的，既可做艾叶糕点，又可做汤煲粥等，现介绍几种供大家试用。

（一）艾蒿面食糕点，花样百出益处多

1. 艾香面条

材料：艾蒿嫩芽、面粉各适量。

制作方法：将新鲜艾蒿洗净、焯水、捣成汁液。将艾蒿汁液与面粉混合，揉成面团，擀、切成面条。面条可以根据个人爱好，加西红柿鸡蛋卤、油泼蒜和辣椒等食用。

功效：因艾蒿可以温经止痛、止血、祛寒湿等，故艾香面条对于月经不调、痛经、崩漏、久痢等有一定的调理和辅助治疗作用。

2. 艾蒿薄饼

材料：新鲜艾蒿 50g，面粉 300g。

制作方法：将新鲜艾蒿清洗干净，在开水中煮两分钟之后，将艾蒿捞出，加水 150g，在料理机中搅拌，打碎成糊。将搅拌好的艾蒿放入面粉中，和成面糊。用平底锅放入少许油，油热后，放入一勺面糊，摊成薄饼，熟后即可取出。可以根据自己的喜好，配菜做成卷饼。

功效：健脾开胃，助消化，止泻，可以用于脾胃虚弱、消化不良、腹痛腹泻等。

3. 艾蒿枣泥青团

材料：新鲜艾蒿 50g，糯米粉 100g，枣泥适量。

制作方法：将新鲜艾蒿清洗干净，放入开水中，煮两分钟之后捞出，切碎，在料理机中加水搅拌，之后将搅拌好的艾蒿放入糯米粉中，和成稍硬的面团。将面团分成剂子，在中间放入枣泥，搓圆。将搓好的青团放入盘中，蒸 15 分钟，起锅后，可以在其表面刷一层薄薄的香油。

功效：散寒除湿，温经止痛，温胃健脾，养颜护肤。其中，艾蒿可以散寒除湿、温经止血，用于虚寒性出血及腹痛、女性虚寒性月经不调及痛经等，红枣能补血养脾。

4. 艾蒿酸奶

材料：艾粉 3g，鲜牛奶 850mL，酸奶发酵剂 1g，淡奶油 150mL，蜂蜜、黑白芝麻适量。

制作方法：酸奶发酵剂从冰箱取出后，先常温放置 15 分钟，备用。找一个 1000mL 以上容积的容器，用开水烫来灭菌，备用。将鲜牛奶、淡奶油、艾粉、蜂蜜倒入开水灭菌后的容器中，用电动手持奶泡器搅拌均匀，边搅拌边将酸奶发酵剂倒入其中，继续搅拌 3 ～ 4 分钟。将搅拌后的混合液倒入开水灭菌后的带盖布丁杯中，在表面撒上芝麻，再用手持奶泡器在小杯中搅拌一下，使芝麻沾满混合液。将盛有酸奶的布丁杯放入酸奶机中，通电 8 ～ 12 小时后关闭电源，盖上已灭菌的布丁盖，放入冰箱冷藏 4 小时以上即可。本酸奶有艾蒿的香气，再加上酸奶的气息，酸甜可口。

功效：本品对于肠胃不适、消化功能不好的人比较适用。其中，酸奶能促消化、保护肠胃、促进钙剂吸收，艾蒿可散寒除湿、开胃助消化。

5. 艾蒿蛋糕

材料：艾粉 10g，鸡蛋 5 个，低筋面粉 80g，淡奶油 400mL，牛奶 40mL，色拉油 40mL，白砂糖 120g。

制作方法：将鸡蛋打碎，分离蛋清、蛋黄。将蛋黄打散、放糖，搅拌均匀。在蛋黄液中加入色拉油，搅拌均匀，再放入牛奶、低筋面粉，继续搅拌，直至成为均匀的面糊，备用。蛋清加糖，打至硬性发泡成糊。将上述蛋黄面糊的三分之一及艾粉、蛋清糊一同搅拌均匀，再倒入剩余的蛋黄面糊，搅拌成蛋糕糊之后，将蛋糕糊倒入蛋糕模具中，用烤箱在 150℃ 下烤 1 小时。烤好后，将蛋糕倒扣、晾凉，去模，横切三片，备用。将淡奶油加糖，打发之后，取一片蛋糕片，涂抹适量奶油后，在上面盖一层蛋糕片（可以根据个人喜好放些水果丁），再放上第三层蛋糕片，然后在上面及周围涂抹奶油，抹平，可在上面撒少许艾粉或加其他装饰。由此制作出来的蛋糕既有艾香，又有淡淡的奶香味。

功效：健脾开胃。

（二）艾蒿汤粥茶，散寒止痛佳

1. 艾蒿陈皮汤

材料：艾蒿 10g，陈皮 6g。

制作方法：将上述艾蒿、陈皮加水煎煮至水开 5 分钟后，或用保温杯开水泡 15 ～ 20 分钟，即可饮用。

功效：艾蒿理气血、逐寒湿，陈皮理气健脾、燥湿化痰。两者配伍，用于呕吐、胃脘痛、气滞腹痛等。

2. 艾蒿生姜鸡蛋汤

材料：艾蒿 10g，生姜 5g，鸡蛋 1 个。

制作方法：将艾蒿放入过滤袋中，与姜片一同放入锅内煎煮至沸腾，3 分钟后，打入鸡蛋，再煮 3 分钟即可。

功效：温经散寒、止血，可用于体质虚寒者，或有手脚冰冷、月经不调、小腹冷痛等虚寒表现者。

3. 艾蒿生姜红糖水

材料：艾蒿、生姜各 6g，红糖 15g。

制作方法：将生姜、艾蒿洗净，与红糖共同煎煮至水开 5 分钟后，或用保温杯开水泡 15～20 分钟，即可饮用。

功效：温经散寒，止血，安胎，可用于有行经腹泻、面色苍白、四肢发冷、月经过多等表现者。

4. 枸杞子艾蒿粥

材料：枸杞子 20g，鲜艾蒿 10g，大米 100g，蜂蜜或盐适量。

制作方法：先将大米淘洗干净，在清水中浸泡 2 小时。将枸杞子洗净后，在温水中浸泡，泡软后捞出。将艾蒿洗净，切碎，备用。将大米加水烧开，放入枸杞子、艾蒿，用文火煮成粥，加蜂蜜或盐适量调味即可。

功效：散寒止痛，安神，镇静，可用于虚寒性腹痛、痛经、消化不良等。其中，枸杞子能补元气，增强免疫力，大米可健脾胃，与艾蒿共用可助消化。

5. 艾蒿大蒜煮鸡蛋

材料：艾蒿 20g，大蒜 1 个，鸡蛋 2～4 个。

制作方法：鸡蛋洗净、煮熟，将其表面轻敲出裂纹。将艾蒿、大蒜放入锅内，放入凉水煮沸后，加入鸡蛋，中小火焖煮 10 分钟左右，待鸡蛋浸泡入味即可食用。

功效：大蒜能温中健脾，消食理气，止泻止痢，又能杀菌、预防感冒等。大蒜与艾蒿同用，可辅助治疗下焦虚寒、腹中冷痛、月经不调、消化不良等。

6. 艾蒿三七茶

材料：艾蒿 6g，三七粉 3g。

制作方法：以上用沸水冲泡，即可饮用。

功效：温经散寒，化瘀止痛，可用于有经期或经前腹痛拒按、得热痛减，月经延后、量少、色暗、有血块等表现者的辅助治疗。

（三）艾叶食疗注意事项

1. 要在医生或药师的指导下，按照中医学理论，根据食材的四气（寒、热、温、凉）、五味（酸、苦、甘、辛、咸），以及脏腑功能的偏盛偏衰等进行选择，辨证应用，切不可随众盲目应用。

2. 药用艾蒿是有小毒的，故用艾蒿做食疗品时最好选用食用艾蒿为原料，并需要进行"焯水"（放在开水中煮一两分钟去味），以除掉艾蒿中的刺激性成分。

3. 制作和食用时应严格遵守剂量，不应超量和长期食用，当对应的症状减轻或消失后即应停服。

4. 食疗只具有调理和辅助治疗作用，只适用于亚健康状态和一些轻微症状的调理，不能完全依靠食疗方来治病。

5. 艾蒿是温热性质的，对于阴虚、热盛体质的人不适用。

最后，药物有补有泻，并非补药就百利而无一害，只有适合自己当下情况的才是最好的。因此，上述食疗方一定要针对个人的具体情况，在专业医生指导下选择使用。

〔中医健康养生，2021，7（4）：34-36〕

七、四季药膳养生

中医学认为，人体应根据季节的不同进补，调整阴阳，既不使当旺之气过于亢盛，又不使所克之气有所伤伐。本文从季节的气候特点、致病特点、饮食宜忌、常用药物、常用食物、常用药膳、注意事项等方面进行介绍。

（一）春季

1. 春季阳气升发，万物萌芽，宜保护体内阳气，应选用温养阳气的食物或药物（表4-1）。

2. 春季以养肝护肝为主。春季在脏属肝，肝主疏泄，具有通达气机、发泄壅滞的功能，关系到人体气机的调畅。同时，肝主疏泄的功能还直接影响人的精神情志、气血的运行、胆汁的分泌等。肝还具有藏血的作用，能养筋荣爪濡目。若肝主疏泄的功能不足，则会影响情志，使人郁郁不乐、多疑善虑；影响脾胃，则会出现食少、腹胀、嗳气等症状；影响气血运行，可见胸胁刺痛、月经不调等。若疏泄功能太过，肝气过旺，则会出现急躁、易怒、头痛、失眠多梦、耳鸣，甚至中风等。

3. 南方春季阴雨连绵，湿气困脾，宜食健脾运湿的药膳。

4. 不宜食用羊肉、狗肉、鹌鹑、炒花生、炒瓜子、海鱼、虾、螃蟹、冰激凌、冷饮、苦瓜、芥菜、浓茶、咖啡，不宜食用过多酸涩收敛的食物或药物，如乌梅、酸梅等。

表4-1　春季常用食物、药物及药膳

常用食物及药物	常用药膳
胡萝卜、银耳、木耳、牛乳、芹菜、小白菜、荸荠、菠菜、莴笋、黄瓜、茄子、枸杞叶、荠菜、豆芽、豌豆苗、鸭血、牛肉、黄鳝、猪肚、鲫鱼、南瓜、扁豆、西洋参、山药、黄芪、大枣、蜂蜜、防风、香橼、菊花、玫瑰花、龙眼肉、枸杞子、何首乌、桑椹子、佛手、夏枯草。南方适当加减使用党参、薏苡仁、茯苓、茵陈、溪黄草等	芎芷鱼头汤、葱豉豆腐汤、天麻炖鸡汤、枸杞蒸蛋、虫草炖鸡、玄参猪肝、天麻蒸猪脑、固表粥、桑菊薄竹饮、茵陈溪黄草炖猪、淮扁茯苓炖瘦肉、辛夷花烫鸡蛋、百合粳米粥、砂仁白术猪肚汤、芫荽豆腐鱼头汤、上汤枸杞叶、黑白木耳猪心汤、杞菊茶、紫苏粥、防风粥等

（二）夏季

1.夏季暑邪盛行，又有湿邪的重着黏滞。临床表现为暑热、胸痞、身重、苔腻、脉濡等湿邪中阻症状。

2.夏季以解暑利湿及养阴益气为主（表4-2）。夏季在脏属心，心主血脉，主神志，属火，为五脏六腑之大主。暑热之邪易伤气阴，故心阴亏虚，气血不足。生理上，心主神明、主血脉，对人体的精神、思维、情感及脏腑、气血、津液活动具有重要的作用。心阳旺盛，则血液运行有力，神志清晰，思维敏捷。在病理上，若心阳不足，则血液运行无力，脉道失充，见失眠、健忘等；若心阳过盛，则可见面红，甚至出现吐血、衄血或发狂等。

3.暑热之邪易伤气阴，故心阴亏虚、气血不足，出现口干、头晕、乏力、心悸及津气欲脱等危重症状。

4.避免过食生冷、寒凉，以免伤及脾阳，出现消化系统疾病。慎食辛辣温热以及油腻煎炸之品，以免出现脾受湿困，运化不佳症状。

表4-2　夏季常用食物、药物及药膳

常用食物及药物	常用药膳
绿豆、苦瓜、苦菜、西红柿、番茄、柠檬、草莓、乌梅、葡萄、山楂、菠萝、杜果、猕猴桃、萝卜、橘子、丝瓜、薏苡仁、莲子、麦冬、赤小豆、木瓜、菊花、金银花、车前草、土茯苓、薄荷、冬瓜、砂仁、荷叶、山药、太子参、木棉花、西洋参、白茅根等	丝瓜瘦肉汤、冬瓜鱼尾汤、绿豆百合汤、扁豆粥、藿香粥、绿豆薏米粥、苦瓜黄豆煲排骨、柠檬饮、荷叶粥、车前草赤小豆煲猪肚、清补凉煲老鸭、麦冬芦根汤、雪耳炖木瓜、银花甘草茶、菊花枸杞茶、三子乌梅茶、藿香佩兰茶、荷豆香瓜饮、赤小豆薏苡仁粥、冬瓜粥、苦瓜排骨煲鱼头、百合银耳莲子羹、芦根荷叶粳米粥、枸杞菊花茶、三鲜苦瓜汤、绿豆海带汤、茅根薏仁粥、茅根绿豆饮、土茯苓煲龟等

（三）秋季

1.秋季阴气渐长，万物成熟。

2.秋季以滋阴润燥，养肺平补为主。秋季在脏属肺，肺为娇脏，喜清肃濡润而恶燥。肺主气、司呼吸，主通调水道，朝百脉，主治节等，对人体的呼吸、水液代谢、血液运行等功能活动具有重要作用。在病理上，外界燥邪多由口鼻而入，最易伤肺耗津，致肺失津润，宣降失常，从而出现咽干口渴、干咳少痰，或痰黏难咳，或痰中带血，大便燥结等。

3.宜多食甘润养阴之品及蔬菜瓜果（表4-3），慎食辛辣煎烤之物。

表4-3　秋季常用食物、药物及药膳

常用食物及药物	常用药膳
银耳、梨、柿子、苹果、石榴、葡萄、柚子、枇杷、菱角、白萝卜、茭白、丝瓜、黑木耳、猪肺、甲鱼、鸭肉、百合、龙眼肉、冬虫夏草、杏仁、麦冬、天冬、玉竹、沙参、黄精、山药、大枣、生地黄、石斛、白果、知母、贝母、枸杞子、桑椹等	玉竹瘦肉汤、番茄豆腐鱼丸汤、银耳沙参鸡蛋汤、沙参麦冬炖瘦肉、冰糖银耳汤、杏仁萝卜猪肺汤、川贝桔梗煲猪肺、百合玉竹鲜淮山炖甲鱼、川贝秋梨膏、川贝炖雪梨、白果炖雪梨、百合粥、玉参焖鸡、莲子百合煲瘦肉、猪肺二皮杏仁汤、虫草百合猪肺汤、百合二冬膏、参麦甲鱼等

（四）冬季

1.冬季天气寒冷，寒为阴邪，主收引，易伤阳气，寒性凝滞，主痛，常见周身寒冷、疼痛不适。

2.冬季以甘润养阴、温补助阳、平补肺肾为主。冬季在脏属肾，肾主藏精，与冬之闭藏的特性相似。肾精为生命之元，是人体各种生理活动的物质基础，人体五脏六腑、四肢百骸等都依赖肾精的滋养。肾又主水，调节人体水液代谢，通过气化将有濡润作用的津液蒸腾、布散全身。肾主藏元阴元阳，为人体阴阳根本所在。若肾主藏精、主水的功能失常，就会出现一系列肾阴、肾阳亏损及水液代谢失调的病证，如生殖功能减退、精神疲倦、腰膝酸冷、小便清长、遗精、失眠多梦等。

3.身体阳气过盛、口舌干燥、面颊潮红、手足心热者不宜盲目滋补。

4.宜食用温补滋养之品（表4-4）。慎食寒凉及过于辛燥之物，以免伤阳或滋生内燥。

表4-4　冬季常用食物、药物及药膳

常用食物及药物	常用药膳
羊肉、牛肉、狗肉、虾仁、猪血、糯米、韭菜、甲鱼、猪肾、核桃仁、人参、黄芪、芝麻、何首乌、海马、龙眼、大枣、山药、阿胶、鹿茸、肉苁蓉、巴戟天、锁阳、冬虫夏草、益智仁、杜仲、菟丝子	当归生姜羊肉汤、羊肾杜仲五味汤、当归牛尾汤、巴戟炖猪大肠、干姜粥、姜汁牛奶、生姜红糖汤、阿胶鹿茸炖甲鱼、山药羊肉汤、巴戟蒸狗肉、甘草肉桂牛肉汤、韭菜花炒虾仁、归地焖羊肉

［亚太传统医药，2017，13（4）：60-61］

八、"坐月子"之药膳食疗

"坐月子"是指在妇人生产后至身体功能基本恢复至未分娩时的阶段，需要6～8周，这是女人最虚弱的时候，会出现各种并发症，最为常见的有产后腹痛、恶露不下、产后缺乳、产后便秘等，同时也是调理身体的最佳时间。现代治疗这些产后病的方法很多，但由于妇科病错综复杂，调养起来非常棘手。药膳是在中医药理论指导下，利用食材本身或者在食材中加入特定的中药材，使之具有调理人体脏腑、阴阳、气血的功能，具有色、香、味、形俱佳的特点，适用于特定人群。多数产妇在月子期间的行为遵循了传统习惯，如不吃蔬菜、水果等，而产后便秘等问题恰恰是可以通过烹调食物的方式来防治。采用药膳食疗的方式，既能满足饮食需求，增加营养，又能防病治病。中医药膳食疗对产后常见病的治疗具有重要的实际意义。

（一）产后腹痛

产后腹痛多见于初产妇，一般分娩后 4～5 天自行消退，较严重或持续时间较长者需治疗。

1. 病因病机

产后感寒，寒凝血脉，或情志不畅，肝郁气滞，或失血过多，气血两虚等，均可引起气血运行不畅，不通则痛。

2. 药膳应用

《金匮要略》中的经典药膳名方——当归生姜羊肉汤，能治"寒病腹中痛，及胁痛里急者"及妇人"产后腹中痛"。组方原料仅为当归、生姜、羊肉三种，其中两种为药食同源之品，一种为食物。本药膳安全有效，近现代临床应用广泛，更贴合现代人的饮食习惯，用于寒凝气滞引起的脘腹冷痛、产后腹痛等。"通则不痛，痛则不通"，所以食物和中药的搭配中多选用温经止痛（艾叶、酒等）、活血化瘀（桃仁等）、益气补血（当归、黄芪等）之品，具体见表 4-5。

表 4-5　产后腹痛的药膳应用

类型	常用种类
常用食物	鸡肉、米酒（45°）、猪瘦肉、仔鸡肉、羊肉、鸡蛋、小米、红糖、酒
常用药物	小茴香、阿胶、生姜、陈皮、当归、山楂、甘草（炙）、桃仁、肉桂、白芍、茯苓、三七、艾叶、黄芪、川芎、桂心、牛膝、炮姜、益母草、泽兰（鲜）、白术、党参、熟地黄
常用药膳方	三七鸡汤、艾香黄芪汤、阿胶炖鸡、当归生姜羊肉汤、鸡蛋阿胶小米粥、田七山楂炖鸡、益母草红糖水、生化汤、八宝鸡汤

（二）产后恶露不下

恶露不下是指产后败血排出不畅，以恶露不下或量少涩滞，伴小腹疼痛为主要症状的产后疾病。本病证包括寒凝血瘀、气滞血瘀、气虚血瘀三种证候。

1. 病因病机

本病证由气滞、寒凝、气血两虚等引起。

2. 药膳应用

生化汤由当归（补血活血，化瘀生新）、川芎（活血行气）、桃仁（活血祛瘀）、炮姜（温经散寒止痛）、炙甘草（调和诸药）组成。诸药合用有养血化瘀、温经止痛之效，常用于产后血虚有寒，恶露不行，小腹冷痛等。随着生化汤的应用率攀升，可以根据不同的体质辨证或口感加入禽畜肉类、调味品等，如口味清淡可加入排骨，如产后后期可选择滋补的乌骨鸡，汤品口感更佳，更容易被年轻妈妈所接受。寒凝血瘀型恶露不下可选用茴香炖猪腰（茴香、延胡索、猪腰）等。气滞血瘀型恶露不下可选用生姜山楂汤（生姜、焦山楂、红糖）等。气虚血瘀型恶露不下可选用黄芪红花大枣粥（黄芪、红花、大枣、粳米）等。具体见表4-6。

表4-6 产后恶露不下的药膳应用

类型	常用种类
常用食物	粳米、羊肉、鸡肉、鳝鱼、猪瘦肉、猪肝、红糖、糯米、黑麻油
常用药物	桃仁、桂心、生地黄、当归、生姜、小茴香、木瓜、山楂、香附、陈皮、郁金、红花、赤芍、柴胡、三七、益母草、黄芪、党参、丹参、山药、大枣、熟地黄
常用药膳方	桃仁粥、当归生姜羊肉汤、茴香炖猪腰、川芎煮鸡蛋、木瓜生姜煲米糖、生姜山楂汤、香附牛肉汤、香芎屈头鸡、川芎陈皮茶、郁金猪肝汤、红花糖水、红花糯米粥、疏肝粥、加味柴胡疏肝粥、逍遥粥、山楂红糖水、三七炖鸡、三七蒸鸡、黄鳝汤、益母草瘦肉汤、黄芪红花大枣粥、归参山药炖猪腰、归参炖母鸡、红花参枣饭、麻油猪肝、红枣益母草汤、生姜红糖汤

（三）产后缺乳

健康妇女分娩后就开始分泌乳汁，产后1～2天，每日泌乳量不超过100mL，第3天增多，第4天突增。正常营养状况的乳母前6个月每日泌乳量为750～800mL，足够婴儿需要。但有的产妇乳汁分泌平均每日仅400～500mL或更少，不能满足婴儿需要，称为"缺乳"。

1. 病因病机

气血亏虚致乳汁生化不足，或情志抑郁导致肝气不舒而影响乳汁生成，或痰湿阻滞乳络等。

2. 药膳应用

催乳药膳中首选猪蹄（乃血肉有情之品，养精血以生乳汁）、丝瓜（通络，有助于疏通乳腺）、通草（通气下乳），产后第3天开始催乳比较合适，喝汤时间根据身体状况及分娩情况来定。汤品的选择对于产后缺乳患者来讲，存在两种常见类型。

（1）气血两亏所致乳汁不下可选用当归猪蹄汤（猪蹄一对，与当归炖汤服）、参芪猪蹄汤（猪蹄、虾仁与党参、黄芪、当归、通草共炖，食肉喝汤）。

（2）肝郁气滞所致乳汁不下可选用猪蹄通草汤（猪蹄、通草，炖汤服）、炮甲通乳汤（炮穿山甲、王不留行籽、佛手、通草、当归、甘草，猪蹄煮汤去油，用汤煮药）。具体见表4-7。

表 4-7　产后缺乳的药膳应用

类型	常用种类
常用食物	猪蹄、花生、仔鸡肉、酒（米酒、黄酒）、鲢鱼头、鲫鱼、粳米、鲜虾、红糖、丝瓜（络）、黄花菜、猪肉、木瓜、枣（蜜枣、大枣）、牛乳
常用药物	生姜、桔梗、当归、佛手、黑芝麻、杏仁、赤小豆、小茴香、通草、黄芪、党参、白芍、川芎、柴胡、炮穿山甲、王不留行、路路通
常用药膳方	猪蹄通草汤、花生鸡酒、花生鲢鱼头汤、党参猪蹄汤、山甲猪蹄汤、鲫鱼猪蹄汤、鲫鱼粥、黄酒鲜虾汤、参芪猪蹄汤、通乳粥、炮甲通乳汤、催乳饼、花生炖猪肚、鲫鱼通草汤、木瓜鲫鱼汤、黄花菜肉饼、丝瓜络鲫鱼汤、丝瓜络猪蹄粥、丝瓜络粥、猪血鲫鱼粥、猪蹄粥、莴苣子粥、猪肝粥、牛乳大枣粥、红薯粥、羊肉粥、茴香粥、红小豆粥、花生粥

（四）产后便秘

产后饮食正常，大便数日不解，或排便时干燥疼痛，难以解出，称为产后便秘。产后便秘是产后常见的并发症，严重时甚至影响乳汁分泌，临床上多实施饮食调养及情志调节等护理。

1. 病因病机

由于血虚津亏，肠燥液亏，或脾肺气虚，传导无力所致。

2. 药膳应用

对产后大便难者建议以高蛋白、高纤维素、易于消化的食物为主，多食蔬菜（莴笋、藕、黄豆芽、木耳）、水果（如香蕉、橘子，少吃苹果和柿子）。膳食应以汤、粥为主，可加入味甘、性平，归肾、大肠经的芝麻、柏子仁等，以养精血，润肠通便。具体见表4-8。

（1）黑芝麻粥：用于产后气血亏虚、津亏肠燥之便秘（黑芝麻炒香研末，大米粥熟时调进黑芝麻末即成）。

（2）柏子仁粥：用于产后血虚所致大便秘结、失眠多梦者（柏子仁、粳米共煮成粥，食用前调入蜂蜜即可）。

（3）五仁汤：火麻仁、郁李仁、桃仁、柏子仁、黑芝麻，用于产后便秘。

表 4-8　产后便秘的药膳应用

类型	常用种类
常用食物	红薯、大米、马铃薯、甘薯、莴笋、藕、黄豆芽、香蕉、松子仁
常用药物	蜂蜜、当归、黑芝麻、火麻仁、郁李仁、桃仁、枸杞子、黄芪、柏子仁
常用药膳方	红薯蜂蜜粥、黑芝麻粥、柏子仁粥、胡桃粥、五仁汤、二薯汁、奶蜜饮、枸杞松仁粥

（五）相关宜忌

产后恢复的传统观念是多喝红糖水，可以促进排恶露或缓解腹痛。营养专家建议产后喝红糖水的时间，以不超过 10 天为宜。过多饮用红糖水不仅会损坏新妈妈的牙齿，还会导致出汗过多，使身体更加虚弱，甚至会增加恶露中的血量，严重时会引起贫血。产后吃盐会引起身体浮肿的传统说法也存在误区，实际上产后新妈妈出汗较多，体内容易缺水、缺盐，因此适量补充盐分是可以的，比正常人体用量稍少即可。如果总吃无盐饭菜，会使新妈妈食欲不佳，并感到身体无力，不利于身体的恢复。

膳食调理特别注重辨证，如在排尽恶露后逐渐调补脏腑气血功能，寒性体质的产妇适宜用姜、肉桂等性温之品进行调理，但热性体质的产妇不宜大量使用，且应用温性的药材时，尽量避免搭配狗肉、辣椒等辛热刺激的食物。还要注意产妇的不同体质情况，如气虚便秘者用黄芪、山药、扁豆、粳米煮粥同食，或用蜂蜜，具有健脾益气的功效，少食槟榔、白萝卜等耗气的食物。

[亚太传统医药，2018，14（12）：77-79]

九、中药产品及药膳食疗在广东地区治疗咽喉肿痛的应用

咽喉肿痛是以咽部疼痛、不适、红肿为主要特征的疾病。西医学的感冒、扁桃体炎、鼻窦炎、百日咳、咽喉炎等有咽喉肿痛者均可参考本内容辨证论治。广东地处岭南，是典型的亚热带气候，冬暖夏热，多潮湿炎热天气，加之饮食不当，睡眠不足，很容易令人生"热气"，人们容易患急慢性咽炎、扁桃体炎等咽喉疾病，即所谓的"上火"。因此，广东地区对于治疗咽喉疾患的药物需求量很大。急性咽炎和扁桃体炎是耳鼻咽喉科临床常见病。急性咽炎、扁桃体炎分别属于中医学"喉痹""乳蛾"范畴，多属实证、热证，临床主要分为风热外侵、肺胃热盛两型。虽然咽喉疾患并不危及生命，但能严重地影响人们的生活、工作和睡眠，使成千上万的患者承受痛苦的折磨，因此咽喉疾病的治疗研究越来越受到重视和关注。本文对用于治疗咽喉肿痛的中药、中成药、医院制剂、药膳食疗方等方面进行如下综述，为咽喉疾病的治疗与康复保健提供参考。

（一）中药产品在广东地区治疗咽喉肿痛的应用

笔者对《广东地产药材研究》《广东地产清热解毒药物大全》中记载的治疗咽喉肿痛的中药、中成药、医院制剂进行归类分析，见表 4-9。

表 4-9　咽喉肿痛选用的中药、中成药、医院制剂

种类	名称
中药	罗汉果、橄榄、胖大海、荸荠、芦荟、桑叶、广东土牛膝、狗肝菜、火炭母、白花蛇舌草、岗梅根、黄藤、猴耳环、青天葵、半枝莲、千里光、凤尾草、金果榄、白薇、酢浆草、穿心莲、积雪草、佛甲草、马鞭草、射干、扭肚藤、三丫苦、朱砂根、野菊花、爵床、荔枝草、簕苋菜、一枝黄花、大金花草、苦苣菜、垂盆草、莲生桂子花、鸭舌草、鸭跖草、筋骨草、粤蛇葡萄、满天星、蟛蜞菊、八角莲、山豆根、毛冬青、苦木、大青、玉簪花、广昆布、云芝、红水葵、玄参、熊胆、青果、光慈菇、茅瓜、黄花母、排钱草、算盘子、凤冠草、角叉菜、广地丁、玉龙鞭、灯笼草、冰糖草、沙灯笼草、马甲子根、牛耳枫子、广东万年青、山大刀、鲫鱼胆草、菟丝、木患根、丁葵草、马耳草、野黄麻、狗牙花、长萼堇菜、鬼灯笼、落地金钱、水虾子草、竹节草、金鸡脚、瓦韦、卤地菊、倒盖菊、假蓝靛、南天仙子等
中成药	青黛散、珠黄散、清咽润喉丸、西瓜霜、清咽利膈丸、清音丸、喉症丸、喉疾灵胶囊、清热利咽合剂、上炎清片、喉必灵片、穿王消炎分散片、喉疾灵片、喉舒宁片（喉乐冲剂）、清热解毒片、玉叶解毒糖浆（颗粒）、肺咳宁片、金梅感冒片、清感丸、玄麦甘桔冲剂、咽特佳、金嗓子喉宝、清胃黄连片、牛黄清胃片、板蓝根冲剂、莲芝消炎胶囊、六神丸、穿心莲片、牛黄解毒片、牛黄上清片、黄连上清片、玉林清火片、清肺抑火片、德众清咽片、三黄片、一清胶囊、四季三黄软胶囊、羚羊清肺丸、北豆根胶囊、复方鱼腥草片、银翘解毒丸、双黄连口服液、复方穿心莲片、复方黄芩片、清开灵冲剂、众生丸、银黄冲剂、咽立爽滴丸等
医院制剂	复方土牛膝糖浆、复方土牛膝合剂、复方土牛膝口服液、复方岗梅冲剂、岗梅根清喉颗粒、复方岗梅合剂等

　　由表 4-9 可知，岗梅、火炭母等为广东地产清热解毒药，在民间用于治疗咽喉疾病较为广泛，珠三角地区不少医院有治疗咽喉肿痛的医院制剂。

（二）药膳食疗在广东地区治疗咽喉肿痛的应用

　　检索相关的药膳食疗文献，查阅相关药膳用于治疗广东地区咽喉肿痛疾病的应用情况，见表 4-10。

表 4-10　咽喉肿痛常用药膳

类型	名称
茶	蜂蜜浓茶、橄榄芦根茶、橄榄大海蜂蜜绿茶、桑菊杏仁茶、橄榄茶、胖大海茶、双花茶、蜜茶饮、玄参甘菊茶、清咽袋泡剂、咽喉舒药茶、厚朴花茶、绿萼梅子龙井茶等
汁饮糖水	荸荠汁、南瓜冰糖汁、藕汁蜜糖露、无花果冰糖水、麦冬白莲饮、百合香蕉汁、沙参桑果汁、青果生梨饮、萝卜姜汁饮、无花果冰糖饮、麦冬白莲冰糖饮、绿豆百合冰糖饮、萝卜荸荠甘蔗饮、茶菊欢海饮、茶榄蝶梅饮、蛋衣冬参饮、丝瓜花蜜、双根大海饮、甘蔗萝卜饮、川贝雪梨汁、苋菜蜂蜜汁、橄榄冰糖饮、绿茶菊蜜饮、冰糖木蝴蝶饮、甘桔速溶饮、丝瓜速溶饮、马鞭草绿豆蜜饮、鸡蛋花糖水、鸡蛋皮天冬蜂蜜饮、银耳沙参鸡蛋饮等

类型	名称
汤	鸭蛋清葱汤、百合绿豆汤、麦冬白莲汤、玄麦甘桔汤、麻油蛋汤、萝卜青果汤、杏仁雪梨汤、鸭蛋薄荷汤、鱼腥草猪肺汤、蜜枣甘草汤、鱼腥草鲫鱼汤、阳桃猪肉汤、白果薏苡仁汤、乌梅青果汤、橄榄汤、冰糖百合汤、干苦菜山豆根汤、马兰头汤、橘皮山楂汤、豆腐石膏汤、芦荟汤
粥	百合生地粥、沙参麦冬粥、粳米二冬粥、鲜藕绿豆粥、蒲公英橄榄粥、枸杞粥、芝麻红糖粥、牛蒡根粥、金银花粥、荸荠粥、甘蔗粥、荆芥粥、薄荷粥、冬瓜粥、发汗豉粥、二参麦冬粥、玉竹沙参麦冬粥、薏米香蕉粥、薄荷公英粥、甘蔗丝瓜粥、丝瓜粥
菜肴小吃	三仁拌芹菜、白萝卜水煮橄榄、醋煮鸡蛋、丝瓜汁加冰
水果	猕猴桃、草莓、橄榄、荸荠、雪梨、马兰头等

由表 4-10 可知，咽喉肿痛食疗常用的药膳类型有茶、汁饮糖水、汤、粥、菜肴小吃及水果，其中汁饮糖水最为常见。

咽喉肿痛的病因主要分为风热外袭、火毒上攻、虚火上炎三种。中医讲究辨证论治，风热外袭型咽喉肿痛应疏风清热，解毒利咽，常用豆豉解表粥、牛蒡根粥、金银花粥；火毒上攻型咽喉肿痛应泄热解毒，利咽消肿，常用鲜藕绿豆粥；虚火上炎型咽喉肿痛应养阴清肺或滋阴降火，清利咽喉，常用百合生地粥、沙参麦冬粥、粳米二冬粥。笔者选用常用于治疗咽喉肿痛的广东地产清热解毒药岗梅根和常用于制作凉茶的金银花等，在中医理论的指导下，按现代制备工艺制成金银岗梅颗粒剂，试用于治疗急慢性咽炎、扁桃体炎等咽喉疾病，有较好的疗效。

［亚太传统医药，2017，13（12）：55-56］

十、中医药膳原料的应用研究

食材、药材和调味料是组成药膳的三原料，食材是构成药膳的主体，药材是药膳发挥作用的灵魂。药膳食疗是一种有效且易于被人们接受的养生方式，具有扶正祛邪、健体强身、美容养颜等功效。本文从药膳原料中的食材与药材入手，总结其应用的规律，根据功效进行归类，总结分析如下。

（一）食材的功效分类

食材是构成药膳的主体，对于药膳的色、香、味、形等特点有着重要意义。食材本身也具有某些特定的药膳功效，通过不同功效的食材与药材的结合，使得食材本身的功效更得以体现。

1. 谷粟豆类食物的功效分类

表 4-11　谷粟豆类食物的功效分类

功效分类	名称	数量
健脾利水	黄豆、蚕豆、荞麦、黑大豆	4
健脾和胃	花生、小米、黑米、芋头、土豆、大麦	6
健脾止泻	粳米、糯米、高粱	3
利尿消肿	菜豆、玉米	2
止汗、催产	燕麦	1
清热消暑	绿豆	1
养心益肾	小麦	1
补中和血	红薯	1
和中下气	豌豆	1

从表 4-11 可以明显地看出，谷粟豆类食物作为我们平常的主食，大多具有健脾和胃、利水消肿的功效，最多的是具有健脾和胃功效的食物，有 6 种。所以在药膳的配伍上，谷粟豆类食物可以与具有健脾和胃或利水消肿功效的药物配伍使用，如山药、茯苓等，可使得药膳整体的功效更强、更加显著。

2. 蔬菜类食物的功效分类

表 4-12　蔬菜类食物的功效分类

功效分类	名称	数量
清热利湿	蕨菜、卷心菜、豆芽菜、空心菜	4
清热解毒	黄瓜、莲藕、芹菜、苋菜、茄子、苦瓜、生菜、莴笋、茭白	9
清热生津	菠菜、芦笋、西葫芦、荸荠	4
清热化痰	丝瓜、冬瓜、竹笋	3
养胃安神	鸡腿菇、猴头菇	2
健脾开胃	香菇、番茄、蘑菇、胡萝卜	4
健胃理气	洋葱	1
清热明目	枸杞菜	1
通利肠胃	大白菜	1
补肝、益肠胃	金针菇	1
利尿消肿、止血	黄花菜	1
补气养血	木耳	1

续表

功效分类	名称	数量
滋补生津	银耳	1
追风散寒	平菇	1
化痰软坚	紫菜、芥菜	2
温中补肾	韭菜	1
消食下气	白萝卜	1
解毒消肿	南瓜	1

从表 4-12 可以看出，蔬菜类食物大多具有清热解毒、生津止渴、补益脾胃、化痰的功效，这是蔬菜类食物的共性。在选择药物与之搭配的时候，就可以选择同样具有清热解毒、生津、益脾胃功效的药物。比如海带冬瓜薏米汤，其中的海带、冬瓜都具有清热化痰的功效，薏米（薏苡仁）具有除湿的功效，三者配伍使用，使得这道药膳清热化痰、利湿的功效更加显著。

3. 禽畜水产类食物的功效分类

表 4-13　禽畜水产类食物的功效分类

功效分类	名称	数量
补肾滋阴	猪肉、鸽肉、海参	3
益脾胃	牛肉、鲈鱼、鲤鱼、鲫鱼	4
补气健脾	猪肝、鹌鹑、鹌鹑蛋、黄花鱼、兔肉、鸡肉、鹅肉、带鱼、鲳鱼	9
滋阴润肺	燕窝、鸡蛋、鸭蛋	3
补气益阴	鸭肉	1
滋阴清热	鲍鱼	1
滋阴凉血	鳖	1
清热、散瘀	蟹	1
清热平肝	海蜇	1
清热利水	田螺	1
化湿除痹	青鱼	1
祛风除湿	鱿鱼	1
平肝祛风	草鱼	1
补肝肾	淡菜、鳝鱼、鸡肝、乌骨鸡	4

续表

功效分类	名称	数量
补肾壮阳	狗肉、羊肉、虾类	3
养心安神	猪心	1
活血止痛	鳕鱼	1

表 4-13 反映了禽畜水产类食物的功效分类，具有补气健脾功效的数量最多，有 9 种。这类食物没有特别明显的共性，但是在广东药膳的配伍中，因为广东人喜好汤类药膳，这类食物应用得比较多，各有各的独特功效，使得与不同的药物搭配时能够有不同的功效。比如当归生姜羊肉汤，通过补血的当归、祛寒的生姜与温肾助阳的羊肉配伍使用，使得这道药膳具有散寒止痛、温中补虚的功效。

4. 水果和坚果类食物的功效分类

表 4-14　水果和坚果类食物的功效分类

功效分类	名称	数量
生津止渴	梨、柠檬、杧果、西瓜、苹果	5
清热生津	甘蔗、李子	2
解热止渴	猕猴桃、菠萝、草莓、香瓜	4
益气、养血健脾	荔枝、栗子	2
补气血、强筋骨	葡萄	1
理气和胃	橘、橙子	2
生津、润肠	桃、香蕉	2
消食化痰	柚子	1
补脾益肾	樱桃、椰子	2
清热润肺	柿子	1
驱虫	石榴、南瓜子	2
透疹	葵花籽	1
润肺下气	枇杷	1

表 4-14 清晰地反映了水果和坚果类食物的功效分类，这类食物多具有生津止渴、清热润肺的功效，其中具有生津止渴功效的最多，有 5 种。在药膳配伍上，辨证施膳，这类食物可与生津润燥的玉竹、百合、枸杞子、桑椹等搭配食用，用于预防阴虚火旺，增强药膳方的功效。

（二）药材的功效分类

药材在药膳的配伍应用中具有举足轻重的地位，药材的选择决定着药膳整体的功效，所以了解药材的功效是很有必要的。"药食同源"之品指既是药品又是食品的物品，主要分为解表药、清热药、润下药、祛风湿药、芳香化湿药、利水渗湿药、温里药、理气药、消食药、驱虫药、止血药、活血祛瘀药、化痰止咳平喘药、安神药、平肝息风药、补虚药、收涩药等。"药食同源"之品在药膳中的应用频率最高，所以本文主要从"药食同源"之品入手，介绍其功效分类，总结其中的规律，为药膳配伍使用提供依据。

表4-15 "药食同源"之品的功效分类

功效分类	名称	数量
解表散寒	生姜、白芷、紫苏叶、香薷、芫荽	5
疏散风热	薄荷、桑叶、淡豆豉、菊花、葛根	5
清热泻火	决明子、栀子、淡竹叶、鲜芦根、夏枯草	5
清热解毒	金银花、山银花、青果、鱼腥草、马齿苋、蒲公英	6
润肠通便	火麻仁、郁李仁	2
清热凉血	余甘子	1
祛风通络	乌梢蛇、木瓜、蝮蛇	3
化湿和胃	藿香、砂仁、草果	3
利水渗湿	茯苓、赤小豆、枳椇子、薏苡仁、菊苣、布渣叶	6
温中散寒	丁香、八角茴香、小茴香、肉桂、花椒、干姜、高良姜、胡椒、荜茇、山柰	10
疏肝理气	刀豆、佛手、香橼、橘红、陈皮、代代花、薤白、玫瑰花	8
健胃消食	山楂、鸡内金、麦芽、莱菔子	4
杀虫消积	榧子	1
凉血止血	小蓟、荷叶、槐花、鲜白茅根	4
收敛止血	松花粉	1
活血祛瘀	桃仁、西红花、姜黄	3
化痰	昆布、胖大海、桔梗	3
止咳平喘	白果、苦杏仁、罗汉果、紫苏子	4
养心安神	酸枣仁	1
潜阳补阴	牡蛎	1
补脾益气	山药、甘草、大枣	3
和中健脾	白扁豆、白扁豆花	2
健脾消食	沙棘	1

功效分类	名称	数量
补中润燥	蜂蜜	1
大补元气	人参	1
暖肾固精	益智仁	1
补血滋阴	阿胶	1
补血活血	当归	1
养阴润燥	玉竹、百合、桑椹、黄精	4
滋补肝肾	枸杞子、黑芝麻	2
涩肠止泻	乌梅、肉豆蔻	2
益肾固精	芡实、莲子、覆盆子	3

从表4-15可以清晰明了"药食同源"之品的功效，在应用时可以根据症状选择相应的药材与食材配伍，相似或相同功效的食材与药材配伍，使得药膳整体的功效更佳。具有温中散寒功效的"药食同源"之品数量最多，有10种。这类药物可以搭配温中散寒的食物，如八角茴香、肉桂等可与羊肉、狗肉搭配。例如大茴卤羊肉，它可以用于脾胃虚寒所致的脘腹冷痛、口泛清涎、食少便溏等。

（三）小结

食物中谷粟豆类多具有健脾和胃、利水消肿等功效，最多的是具有健脾和胃功效的食物；蔬菜类多具有清热解毒、生津止渴、补益脾胃等功效；禽畜水产类有补气健脾、补肝肾、滋阴清热等功效，其中补气健脾的有9种；水果和坚果类具有生津止渴、清热润肺等功效，生津止渴功效的有5种。"药食同源"药物的功效比较多样化，具有解表散寒、疏散风热、养阴润燥、滋补肝肾等，其中数量最多的是具有温中散寒功效的药物，有10种，其次是具有疏肝理气功效的药物。

"注重整体，辨证施食，饮食有节，适度有恒，正确处理好药疗与食疗的关系"，这是正确使用药膳的原则。这句话说明药膳的应用要注重整体与辨证施膳，注重配伍关系。要符合这些原则，首先要了解药膳原料的功效，所以药膳原料的功效分类总结是必要的。药膳主要由食物、药物与调味品组成，食物与药物是配伍的重点。通过食物与药物功效分类的总结分析，能够更直观了解到各个食物或药物的功效，在搭配使用时更有效。药膳原料的功效总结分析为药膳的配伍使用奠定了基础，使之更有据可依。

［亚太传统医药，2019，15（1）：198-200］

十一、广东地产药材在药膳中的应用分析

广东地产药材是指广东本地生产、民间应用广泛、疗效确切的中药材。广东的中药材资源品种多，分布广，产量大，为广东人防病治病、养生保健提供了极其丰富的天然药用物质资源。药膳是一种特殊的膳食，是在中医学理论的指导下，结合烹饪经验，利用食材本身或者在食材中加入特定的中药材，使其具有防病治病、保健强身的功效。随着社会经济的不断发展，人们也越来越重视养生保健，食疗药膳越来越受到人们的重视。广东地产药材与药膳的结合具有重视疗效、形式多样、口感细腻等特点，被越来越多的人所接受。由梅全喜教授主编的《广东地产药材研究》中记载的药膳类型有以下几种。

（一）汤剂

广东的老火靓汤是广东地产药材与药膳融合的一种典型代表。老火靓汤又称广府汤，属于粤菜系，是广府人传承数千年的食补养生秘方。慢火煲煮的中华老火靓汤，火候足，时间长，既取药补之效，又取入口之甘甜，它是调节人体阴阳平衡的养生汤，更是辅助治疗、恢复身体健康的药膳汤。常被用来制作成汤剂以防治疾病的广东地产药材如下。

一点红用于赤白痢证、便血、小儿疳积；八月札用于子宫脱垂、输尿管结石；八角枫用于女性不孕、筋骨疼痛、风湿麻木瘫痪、半身不遂；土茯苓用于疮毒、风湿骨痛、疮疡肿毒，小儿疳积见面黄肌瘦、烦躁爱哭、大便失调、皮肤粗糙；大叶桉用于糖尿病；山芝麻用于肺结核、骨结核；千斤拔用于腿软无力、妇女白带；广东王不留行用于乳汁不通、疝气、妇人胆虚不足、乳不至、疰腮、夜盲、阳脱精泄不禁、慢性肾炎水肿；广东合欢花用于白带过多；广东海风藤用于腹痛、腹胀、肝炎；广东海桐皮用于胃癌、疔疮；广东狼毒用于流行性感冒、肠伤寒；广金钱草用于解水莽草毒、小儿疳积、断肠草中毒；小叶榕用于百日咳、疟疾；天胡荽用于干咳、百日咳、咽喉疼痛；木芙蓉用于虚痨咳嗽、小儿锁喉；木棉花用于咯血、呕血；木槿花用于下痢赤白、噤口痢；五指毛桃用于老年气虚浮肿；牛大力用于体虚白带、脉管炎及静脉栓塞；凤尾草用于淋巴结核、内痔出血、尿血、鼻渊；乌榄用于子宫出血、内伤吐血、风湿痹痛；火炭母用于风热头晕、虚火上冲（高血压）或气血虚弱、头晕耳鸣、肺脓疡；火秧笋用于酒风脚痛、心胃气痛、霍乱；石上柏用于癌症、肺炎、急性扁桃体炎、眼结膜炎；石仙桃用于眩晕、头痛；布渣叶用于肾炎蛋白尿、黄疸、瓜藤疮；龙眼干用于虚证；龙脷叶用于痰火咳嗽、吐血、口臭、慢性喉炎、喉咽干痒、疼痛和失声；仙茅用于阳痿；白花丹用于血瘀经闭、瘰疬未溃；白花蛇舌草用于皮肤瘙痒、胃肠炎、溃疡；

兰香草用于湿疹、荨麻疹；半枫荷用于全身风湿痛；老鼠簕用于淋巴结核、淋巴结炎、癌症、疳腮、颈疬、疮疔、白浊；地菍用于瘰疬、妇人白带、经漏不止、小儿脱肛、疳积、补血安胎；血见愁用于呕吐血；江南卷柏用于哮喘；阳桃用于肠胃食滞痛、伤风咳；苍耳草用于睾丸炎；豆豉姜用于劳倦乏力、偏头痛牵引牙痛；扶芳藤用于两脚转筋、四肢无力、风寒牙痛；岗梅用于偏正头痛、痔疮出血；岗稔用于胃气痛、黄疸、癥瘕及腹痛初起、血崩、劳伤出血、糖尿病、跌打损伤、血虚、白浊、疝气、痔疮、保产安胎、脚软无力痿痛；佛手用于妇女白带；佛甲草用于黄疸；鸡儿肠用于睾丸炎；鸡骨草用于黄疸、急性传染性肝炎、小便刺痛；苦地胆用于鼻出血、阳黄疸、腹胀、脚气、热淋；虎耳草用于牙痛；使君子用于小儿痞块、腹大、肌瘦面黄、疳疾、寄生虫、小儿脱肛；金果榄用于胃痛；金纽扣用于劳伤、跌打瘀肿、胃痛；金盏银盘用于小儿疳积；金樱子用于盗汗；金樱根用于遗精、小儿初起便血、慢性肾炎、小便淋浊短涩或刺痛、风湿性关节炎、跌伤、扭伤、前列腺炎、闭经、崩漏、除痰火、止泻痢；狗肝菜用于感冒发热、斑痧、目赤肿痛；荔枝核用于妇人心痛脾疼；南刘寄奴用于婴幼儿腹泻；南板蓝根用于热毒；虾壳用于阳痿、无乳及乳病、小儿麻疹、水痘、阴疽、恶核、寒性脓疡致流脓流水久不收口者；香茅用于泄泻、搅肠痧、下肢流火；夏枯草用于眩晕、甲状腺病、溲血、赤白带下、血崩不止、急性黄疸型肝炎；鸭脚艾用于疝气、体虚眩晕、风湿腰痛、糖尿病；铁包金用于肺结核、跌打损伤、咳血、睾丸脓肿；透骨消用于胃痛、鼻渊、小儿疳积、糖尿病、扭伤腰部瘀痛；臭茉莉用于风湿性关节炎、腰腿痛、瘫痪、脚气水肿、脚痛、慢性骨髓炎；高良姜用于霍乱吐痢腹痛、诸寒疟疾；海桐皮用于肝硬化腹水；宽筋藤用于筋骨抽痛；崩大碗（积雪草）用于小儿百日咳、膀胱湿热、小便短赤涩；野牡丹用于跌打损伤、耳痛、蛇头疔、月瘕病、经期发肿、乳汁不通；蛇泡簕用于湿热带下、风湿痹痛；鹿角英用于肝硬化腹水、疳积、雀目；葫芦茶用于痢疾、鸡骨鲠喉；葎草用于呼吸系统疾病、运动系统及外科疾病；黑面神用于各种出血、肺结核咯血、黄疸、漆疮、跌打骨折；番石榴用于腹泻、腹痛、糖尿病、食滞；蒲葵用于各种癌症；矮地茶用于睾丸肿胀；溪黄草用于跌打、痈肿；漆大姑用于劳倦乏力、苦伤咳血；翠云草用于积伤胸胁闷痛；樟柳头用于白子疾（鼓胀）、白浊及闭口痢、阳痿、水肿。

（二）茶剂

广东凉茶是广东地产药材与药膳融合的典型代表之一，历史悠久，品种众多，是广东人民根据当地气候，发病常以湿温、湿热等特点，在防病治病过程中以中医学理论为指导，用地产中草药为基础研制出的具有泻火除湿、清热除郁火、润燥生津止渴等功效的饮料总称。现代凉茶中的"王老吉""黄振龙""邓老凉茶"等名牌产品企业，正以浑厚的历史积淀和新颖的营销方式将凉茶文化的发展推向另一个高潮，2006年广东凉茶被列为世界非物质文化遗产。被制成茶剂来防治疾病的广东地产药材较多，在这里就不一一赘述。

（三）酒剂

广东气候多湿热，广东人常出现各种各样的暑湿、风湿等情况，因此广东地区的人们有浸药酒服食的习惯，特别是沿海地区居民尤爱服药酒。广东的地产药材也被常用来搭配到酒中，用于治疗不同的疾病。

八角枫用于鹤膝风、痨咳；入地金牛用于腹泻、中暑、跌打瘀肿、疝痛、蛇伤；三丫苦用于毒蛇咬伤；土茯苓用于杨梅疮毒、杨梅风十年二十年、筋骨风泡肿痛、风气痛及风毒疮癣；大风子用于产妇头痛、不论偏正新久、但夏月欲重绵包裹者；大风艾用于头风痛；山芝麻用于乳痛、淋巴结核；千斤拔用于风湿性关节炎、腰腿痛、跌打损伤；千年健用于胃寒疼痛；广东土牛膝用于血淋、毒蛇咬伤；广东王不留行用于肠风下血不止、大便秘涩、阴囊溃肿、血淋涩痛、瘀血内滞、兼有风气、腰膝脚踝无力；广东海风藤用于跌打损伤、劳伤腰痛；小叶榕用于妇女经闭、跌打损伤；马蹄金用于跌打损伤、中暑腹痛；天胡荽用于肝炎；木豆叶用于痔疮下血；木槿皮用于赤白带下；五指毛桃用于肋间神经痛、神经衰弱；凤尾草用于崩漏；火炭母用于痛肿、乳痛；石仙桃用于热痹、腰酸痛；仙人掌用于毒蛇咬伤；白花丹用于肝脾肿大；白花蛇舌草用于跌打损伤；白饭树用于跌打风湿；兰香草用于阴疽；半枫荷用于脚气脚弱、痹痛；地苓用于子宫脱垂、黄疸、血崩、胃出血、便血；过岗龙用于腰肌劳损、关节炎、跌打损伤、睾丸肿痛；羊角拗用于骨折；江南卷柏用于跌扑重伤；买麻藤用于风湿性关节炎；苍耳用于子宫脱垂；扛板归用于蛇咬伤、血淋；豆豉姜用于冷气痛、胸口痛、风湿痹痛、风湿脚软脚痛、跌打损伤；扶芳藤用于腰肌劳损、关节酸痛、子宫脱垂、关节风湿痛、久伤痛；岗捻用于肾虚腰痛、肾炎；牡蛎用于心痛气实者；陈皮用于大便秘结；苦地胆用于胃痛、乳腺炎；金耳环用于毒蛇咬伤、头晕眼花、胸闷作呕、伤口红肿疼痛或不痛而觉麻痹者；金盏银盘用于风痹、鹤膝风、风湿腰痛、黄疸；金樱根用于子宫脱垂；荔枝核用于小肠疝气；香茅用于腹寒痛经；穿破石用于风湿痛、腰痛；鸭脚木叶用于祛风痰；鸭脚艾用于闭经、痛经、产后瘀血痛、阴疽肿痛；透骨消用于月经不调、小腹作胀；宽筋藤用于风湿、筋骨痛、半身不遂；蛇泡簕用于痛经、泌尿系结石；雄蚕蛾用于泌尿系统及生殖系统疾病、血淋、脐腹及阴茎涩痛；黑老虎用于风湿骨痛、刀伤出血、水火烫伤、跌打肿痛；矮地茶用于风湿筋骨疼痛、跌打损伤疼痛；漆大姑用于劳倦乏力；翠云草用于关节风湿痛、烧烫伤、脓疱疮；野牡丹用于跌打损伤、乳汁不通。

（四）其他类型

广东地产药材在治疗疾病时常制成汤剂的有 80 多种，制成茶剂的有 40 多种，制成药酒的有 50 多种。除了汤剂、茶剂、酒剂外，广东地产药材还可以制成菜肴、膏、精汁、粥等多种类型的药膳，如独具特色的广东粥、龟苓膏、姜汁奶、三蛇羹等，享誉海内外。广东药膳现在按性状分类则有以下数种：菜肴、米面食、粥、汤羹、糕点、精汁、饮料、罐头、糖果、蜜饯等。广东地产药材在药膳中的优势主要体现在品种繁多、取材方便，疗效确切等方面。合理地开发利用广东地产药材可以推动广东药膳产业的发展，提高人们的生活质量和健康水平。近年来，随着药膳行业的兴旺，药膳越来越受到广东百姓的喜爱。建议广东药膳的发展瞄准广东地方性多发病以及鼻咽癌、胃癌、直肠癌、肺癌、肝癌等，把广东地产药材与药膳更好地结合到一起，以更好地造福人民。

[亚太传统医药，2015，11（24）：1-3]

第二节　养生保健

中药养生保健除了大家耳熟能详的凉茶和食疗药膳外，中药药酒也可以用于养生保健、预防和治疗疾病。我国民间有在不同的节日饮用不同的药酒以预防季节性传染病的习俗，如元旦、春节饮屠苏酒、椒柏酒，端午节饮雄黄酒、艾叶酒，重阳节饮茱萸酒、腊酒、椒酒等。在饮用药酒时要注意少饮则和血行气，痛饮则伤神耗血，同时大家也要知道用浓茶解酒不仅不能使醉酒的人清醒，还会对人体健康造成危害。中药外用养生保健也是十分普遍，艾叶浴、中药熏蒸疗法可以发挥很好的预防疾病、保健强身的作用，是治未病、养生保健的重要手段。

一、养生保健话艾浴

中华民族传统的端午节是因为"五"与"午"同音，所以端午又称端五。且不说端午节是纪念我国伟大的诗人屈原，或纪念伍子胥的，也不说端午节最有气氛的划龙舟和"立鸡蛋"比赛，现就谈谈端午节家家户户都挂艾草、熏艾叶、洗艾浴的习俗。古代把艾草制成人形称为"艾人"，将其悬于空中，或将艾叶剪成虎形，妇人小儿争相佩戴，或将艾叶扎成把，点燃后用其烟熏房屋，还有用艾叶煎水进行全身洗浴，以辟邪驱瘴。因此，古时也有人称端午是中国古代的卫生节。

端午前后，天气渐炎热，蚊虫滋生，细菌病毒繁殖，所以古人称农历五月为"恶月"或"百毒月"。到了端午节，阳光最为炽热，百毒齐出。古人用艾叶等招百福，它是一种可以治百病的药草，将其插在门上，或点燃用其烟熏，或用其煎水洗浴，以祛除各种毒害，可以使人身体健康。从端午节的许多故事传说中可以看出，人们都是拿艾叶来防病、治病、保健康的。这些故事传说世世代代在民间广泛流传，为端午节增添了丰富的文化内涵。

尽管在所有草药中，艾草出现的频率并不是最高的，也并非珍稀药材，但正因其不甚珍奇却可治众病，故而成为寻常百姓居家必备的常用药。根据中医药文献记载，艾的用法主要有四种：一是煮汤剂或做药丸内服；二是艾灸，为中医重要外治疗法之一；三是烧艾烟熏毒虫和驱除邪气；四是煎汤洗浴以祛寒祛毒。艾草气味芳香，形色可玩，成为端午节物品是再自然不过的事情，而洗艾浴也成为古代端午节的一项重要活动。每逢瘟疫之年，都是艾叶丰产之时，这是大自然赐予人类抵御病邪的武器，可谓天赐良药。中医学强调"治未病"，洗艾浴便是其中一种有效方法。我国民间自古就有五月初五，挂艾叶、悬菖蒲、撒雄黄、洗艾浴的习俗，特别是在许多地区，新生儿及产妇也要用艾叶水洗澡。艾叶杀菌消毒、洁净空气，对预防疾病的传播起到了很好的作用。曾在欧洲导致超过百万甚至千万人死亡的流感大流行，为什么在中国没有出现呢？这里面的因素很多，但可以肯定，我国民间广泛流行的端午节挂艾叶、熏艾烟、洗艾浴的习俗是发挥了重要作用的。

洗艾浴实际上是药浴疗法的一种。药浴疗法的应用最早可追溯至三千多年前的殷商时期，那时在宫廷中已出现药浴。战国时期，士大夫们已盛行用兰草、艾叶等香料香药煎煮沐浴，以达到芳香、爽身、保健作用。最早记载药浴疗法的医学典籍是《黄帝内经》和《五十二病方》。《伤寒杂病论》运用百合洗方和苦参汤局部洗浴治疗百合病和狐惑病，是较早运用于临床的药浴疗法成功范例。《刘涓子鬼遗方》用当归、川芎、甘草、乌药等煎水熏洗治阴中生疮。《备急千金要方》《本草纲目》《外科正宗》等推广了药浴疗法的应用。清代药浴法较为成熟和完善，著名的外治专著《理瀹骈文》记载的药浴疗法涉及内、外、妇、儿、五官、皮肤等科，其药浴种类极为丰富，艾叶也已广泛地用于药浴疗法中。药浴疗法治病的机理：中草药经过煎煮，有效成分充分溶解在水中或散发在水蒸气中。药液洗浴皮肤时，药物成分或者直接作用于人体表面，发挥药物的直接治疗作用，或者经皮肤吸收，渗透进人体内发挥治疗作用，或者药物挥发性成分及含中药成分的水蒸气通过鼻黏膜被吸收而发挥治疗作用。药浴疗法中常用的中草药多有杀菌、杀虫、消炎、消肿、止痛、止痒、活血化瘀、美容等作用。有些病变部位正是与药浴治疗接触的部位，如皮肤病、肛肠病、外阴疾病、眼病、跌打损伤、痈疽疮疡等，选择对证的中草药浸泡、熏洗、沐浴，药物直接接触病灶，发挥治疗作用。

由于这些病证外部症状明显，局部症状突出，外治较内治更加直接、便捷。同样的道理，对于保养皮肤、头发，一些中药配方在与皮肤、毛发接触过程中也发挥了相应的作用。这种给药途径直接、毒副作用少、不痛苦、疗效好的疗法颇受欢迎。而艾叶就是这种疗法中最为常用的药材原料。洗艾浴在以下几个方面有其独到之处。

1. 艾浴特别适合妇女

艾叶的渗透性和滋润性极好，具有神奇的滋养、修复效果，能促进血液循环，激活表皮细胞再生，加速衰老细胞代谢，是敏感性及受损肌肤的修护佳品。女性的肌体随着年龄的变化和防御功能的改变，需要不间断的保养和持久的呵护。艾叶的调经、暖宫、安神等功效不仅能够缓解种种不适，还对其内环境有着很好的调节作用，并能形成持久的天然保护屏障。对于寒气重、月经过多、经期腹冷痛、宫冷的人，洗艾浴尤其有效。艾叶的精油能杀菌，浴后能令皮肤光滑润泽并散发出艾蒿的淡雅清香，让使用者感受到大自然的气息，同时带来健康时尚的沐浴享受。此外，艾叶有安胎作用，所以孕妇洗艾浴不仅可以预防妊娠期感染，还能安胎。

2. 艾浴特别适合儿童

医学研究证实，初生婴儿皮肤缺乏天然保护功能，呼吸道也很容易受环境污染及病菌侵害。天然艾草植物精华具有抑菌成分，能深层清洁肌肤，去除污垢，杀灭细菌。在沐浴时，艾叶的精油成分随水蒸气挥发出来，分布于儿童口鼻呼吸道中，既能杀灭其中的细菌病毒，又可形成一道微膜屏障阻止细菌病毒的侵害。艾草精油成分还蕴含大量宝宝肌肤所需要素，沐浴后在皮肤上能形成天然保护膜，有效呵护宝宝每寸肌肤。独特天然清香高贵典雅，自然消去体味，使浴后儿童领略全新沐浴感受，祛痒爽肤，蚊虫不易靠近，更觉神清气爽。

3. 艾浴特别适合足部

用艾叶泡脚不仅可以防治感冒、失眠，消除疲劳，还可消灭脚底真菌，去除脚臭、脚气，令足部皮肤细腻光滑。经常用艾叶泡脚还可以调节内分泌，增强免疫力，美颜健体。对于很多女性朋友的寒气过重、宫冷、月经过多、月经不调、经期腹冷痛，用艾叶煎水泡脚都有很好的缓解作用。

艾叶浴在民间的应用也是十分普遍的，大部分地区流行着"家有三年艾，郎中不用来"的谚语。在伟大的医药学家李时珍的故乡湖北蕲春县就有很多洗艾叶浴的习惯，如在婴儿出生后第三天要洗一次艾水澡，并将少许艾绒敷在囟门和肚脐上，可以预防感冒或感染其他疾病。产妇在产后第三天和满月，都要进行一次艾汤沐浴，用以消毒辟秽，温运气血，可以预防产后体弱而受病。成年人一旦感受风寒而咳嗽，用艾一把煎汤洗脚，同时用艾叶7～9片，葱 3～5 根，煎汤温服取汗，即可告愈。皮肤瘙痒、湿疹、疥癣之类皮肤病，用干艾叶煎水洗患处，每天早晚各一次，洗后用艾叶药渣敷于患处 20～30 分钟，效果很好。

笔者对艾叶情有独钟，研究应用几十年，并编写出版《艾叶》专著，也是得益于艾叶浴的奇特功效的。在笔者的《艾叶》一书的前言中有这样一段记述：艾叶，可以说是我认识最早的中药，因为在笔者的家乡有"户户种植，家家收藏"艾叶的习惯。但令我记忆最深的有两件事：一是我 6 岁时，一位表嫂生小孩，我被叫过去帮忙搓艾叶，将艾叶抽去筋（叶脉），用手搓成团，再用此艾叶团冲开水，待温后为新出生的小孩洗浴，说是可以防病祛邪；二是小时候每遇风寒感冒时，家人便用艾叶煮水泡脚治疗，效果颇佳，从不用吃药打针。而我小时候最怕的就是吃药打针，这使得我对艾叶特别有感情，这也是后来我选中艾叶作为长期研究目标的缘故。这两件事都是艾叶浴的应用，这种应用不只是在我的故乡很普遍，在全国各地民间也有广泛应用。

现代对艾叶的研究表明，艾叶有较好的预防疾病及康复保健作用。艾叶中的挥发油有抗菌抗病毒作用，能避疫驱"病邪"。上海等地对用艾叶为主制成的消毒香进行抑菌抗病毒试验，结果发现艾香（主要为挥发性成分）对乙型溶血性链球菌、肺炎球菌、流感杆菌、金黄色葡萄球菌、绿脓杆菌有杀灭作用，对枯草杆菌、变形杆菌、白喉杆菌、伤寒及副伤寒杆菌、结核杆菌及多种皮肤致病真菌等也有抑制作用，对流感病毒、腺病毒、鼻病毒、腮腺炎病毒及疱疹病毒均有抑制作用，用其对空气消毒，可明显降低流行性感冒的发生率。同时艾浴对化脓性炎症、外伤及烧烫伤感染、皮肤化脓性感染、皮癣、带状疱疹、上呼吸道感染等多种疾病有促进愈合的作用，表明艾叶确有预防疾病及保健康复的作用。可见，古代民间认为艾叶洗浴有防病、辟邪（瘟疫）的作用是有科学根据的，在传染性非典型肺炎和禽流感流行之际都有医药学专家提出运用艾叶（包括艾叶烟熏和艾叶洗浴）进行消毒预防，也是有一定科学道理的。

艾叶保健作用的另一个表现是艾叶还有一定的增强免疫作用。艾灸能增强小白鼠单核巨噬细胞的吞噬功能，提高机体免疫力，此点已被众多的药理实验所证实。以艾叶为主制成的消毒香能显著提高健康人鼻腔分泌液中特异性免疫球蛋白 A 的含量，长期应用艾叶洗浴也能增强人体的免疫功能，增强抗病能力，可明显降低感冒的发生率，说明艾叶浴也有一定的提高免疫力作用。

此外，现代研究表明艾叶还有平喘、镇咳、祛痰作用，止血与抗凝血作用，抗过敏、镇静、护肝利胆、降压、解热、助消化及补体激活作用。在临床上，艾叶被广泛应用于治疗妇科疾病、呼吸道疾病、消化道疾病，均取得了较好效果。艾叶的现代临床应用已日趋广泛，特别是通过药理研究后发现其新的作用。在临床方面，艾叶广泛应用于治疗妇产科疾病如崩漏、痛经、宫外孕、胎动不安，呼吸道疾病如支气管炎、支气管哮喘、肺结核、感冒、鼻炎等，消化道疾病如肝炎、腹痛、泄泻、胃痛、消化道出血等，风湿痹痛类疾病如腰痛、三叉神经痛、关节炎等，皮外科疾病如皮肤溃疡、皮炎、湿疹、荨麻疹、新生儿硬肿等，均取得了较好疗效。据《国内外香化信息》报道，植物精油（如艾叶油即为芳香药用植物油）具有清新空气、杀菌、预防流感、缓解疲劳、安神利眠的功效。精油分子也可以由呼吸道进入肺部，经气体交换进入血液循环，达到促进血液循环、加快新陈代谢的作用。因此，洗艾浴的确可以发挥很好的预防疾病、保健强身的作用。

[中华养生保健，2012（6）：16-19]

二、怎样进行熏洗疗法

熏洗疗法是利用药物煎汤，趁热在患处进行熏蒸、坐浴、热敷和冲洗的方法，具有宣通表里、发散邪气、活血化瘀、消肿止痛、清热解毒、祛风杀虫止痒、清洁创面、生肌收口等作用，是中医临床常用的外治法之一。

在临床工作中，常见到一些患者在使用熏洗疗法时，往往因操作不当使药效不能充分发挥或导致损伤身体。下面介绍一些熏蒸疗法的基本操作方法及注意事项，供参考使用。

1. 全身熏洗法

将煎好的药液趁热倒入盆内，盆上搁一条形木板，患者坐板上，以布围盖住全身及盆子，让蒸汽熏蒸全身，待药液温度合适后再浸泡、擦洗全身。

2. 坐浴法

将药液趁热倒入木盆内，上置一带孔的木盖，患者暴露臀部，坐在木盖上熏蒸，待药液不烫手时拿掉木盖，臀部坐入盆中泡洗。

3. 四肢熏洗法

将药液趁热倒入盆（桶）内，患肢架于盆（桶）上，外用布围盖患肢及盆（桶）进行熏蒸，待药液不烫手时，揭去布，将患肢浸于药液中泡洗。

4. 眼熏洗法

将煎好的药液倒入热水瓶或茶杯内，患眼对准瓶（杯）口进行熏蒸，待药液不烫手时，用纱布或干净毛巾蘸药液轻轻洗眼。

5. 冲洗法

将药物煎汤，过滤去渣，倒入消毒的小壶或换药碗内，一手持小壶（换药碗）倾汤液冲洗患处，一手持镊子夹消毒棉球轻轻擦洗伤口，直至洗净脓液及腐肉为度，然后视伤口情况换药包扎。

6. 湿热敷法

将药液倒入盆内，用两块纱布轮流蘸药液，趁热敷于患处，稍凉即换，反复数次。

注意事项：①熏洗一般每日 1～2 次，每次 30～60 分钟。②熏洗时应注意保温，亦应避风，以免感受风寒。③熏洗时应注意温度，不可太热，防止烫伤，也不可太冷，以免难以发挥熏洗的效果，产生不良刺激。④熏洗有伤口的部位时，应注意无菌操作，避免感染。⑤孕妇、月经期、高血压患者禁用全身熏蒸法、坐浴法。

（中药事业报，1987 年 11 月 22 日，第 7 版）

三、中药熏蒸疗法养生治百病

中药熏蒸疗法是以中医药基本理论为指导，利用中药煮沸后产生的蒸汽熏蒸肌体，达到治疗疾病、养生保健目的的方法。其应用方法、适用范围、作用机理、特点优势及注意事项在历代文献中均有所论述，现介绍如下。

（一）中药熏蒸疗法治百病

中药熏蒸疗法的应用历史悠久，是中医常用的一种养生保健、防治疾病的方法，其作用机理与治疗病证历代医书均有详细论述。元代《外科精义》提出"溻渍疮肿之法，宣通行表，发散邪气，使疮内消也"，认为熏蒸可发散行表，使邪外散。明代《外科正宗》提出"使气血得疏，患者自然爽快，亦取瘀滞得通，毒气得解，腐肉得脱，疼痛得减……"清代《外科大成》亦提出"使气血疏通以舒其毒，则易于溃散而无瘀滞也"，又说"疏通气血，解毒止痛，去痕脱腐"，认为熏蒸可疏通气血，从而达到活血祛瘀、解毒止痛的功效。

清代医家吴樽的外治专著《理瀹骈文》对熏蒸疗法的作用机理进行了较深入系统的阐述。该书认为"熏蒸渫洗之能汗，凡病之宜发表者，皆可以此法"，熏蒸的基本作用是"枢也，在中兼表里者也，可以转运阴阳之气也"，"可以折五郁之气而资化源"，"可以升降变化，分清浊而理阴阳。营卫气通，五脏肠胃既和，而九窍皆顺，并达于腠理，行于四肢也"，并认为此法"最妙，内外治贯通在此……可必期其效"。由此可见，熏蒸疗法之所以能治病是因其有多种医疗作用。

熏蒸疗法的应用范围相当广泛，涉及内科、外科、妇科、男科、儿科、皮肤科、五官科、骨伤科和肛肠科等数百种疾病，是既可治病又可防病的一种重要手段。熏蒸疗法主要适用于下列疾病。

内科疾病：感冒、咳嗽、哮喘、头痛、痛风、便秘、中风、偏瘫、泄泻、痢疾、腹痛、胃痛、胃肠功能紊乱、高血压、高脂血症、肥胖症、糖尿病、失眠、老年痴呆、冠心病、紫癜、运动性疲劳、癫狂、厥证、盗汗等。

外科疾病：疖肿、软组织感染、下肢浅静脉炎、下肢深静脉炎、下肢静脉曲张、血栓闭塞性脉管炎、下肢深静脉血栓、外伤血肿、肋间神经痛等。

骨伤科疾病：颈椎病、腰椎间盘突出症、肩周炎、风湿性（类风湿）关节炎、强直性脊柱炎、急慢性腰痛、骨质疏松症、骨质增生症、各类骨折、脱位后功能恢复等。

妇科疾病：慢性盆腔炎、盆腔瘀血综合征、盆腔包裹性积液、原发性痛经、宫颈糜烂、子宫肌瘤、急性乳腺炎、产后身痛、产后会阴切口感染、产后缺乳等。

男科疾病：前列腺炎、前列腺增生、性功能障碍、阳痿、早泄等。

五官科疾病：脸腺炎、结膜炎、角膜炎、鼻炎、鼻息肉、面神经炎、腮腺炎等。

［中华养生保健，2012，12（5）：46-47；家庭中医药，2012，20（2）：45］

（二）中药熏蒸疗法的养生保健作用

皮肤是人体最大的器官，除了有抵御外邪侵袭的保护作用外，还有分泌、吸收、排泄、感觉等多种功能。中药熏蒸就是利用皮肤这些生理特性，使药物通过皮肤进入血液循环而发挥药效。药物熏蒸使皮肤毛细血管扩张，促进血液及淋巴液的循环，并能使五脏六腑的"毒气""邪气""寒气"通过汗腺迅速排出体外，既扶元固本，又消除疲劳，给人以舒畅之感，故能疏通经络、益气养血，调节机体阴阳平衡，从而达到治疗疾病之目的。

1. 促进血液循环

热是一种物理因子，可刺激引起周身体表毛细血管网充分扩张、开放，外周血容量迅速增多，导致体内储血重新分布，进而促进全身血液大循环。中药熏蒸疗法在疏通腠理、舒张血管、通达血脉、促进血液循环的同时能增进药物的吸收，而随着红花、丹参、川芎、当归等活血化瘀药物的吸收并发挥药效，又能使因热效应产生的活血化瘀作用更加突出、更加持久，从而发挥出更好的养生保健作用。另有药理实验研究表明，熏蒸疗法有改善模型动物血液流变学、降低血液黏滞度和改善微循环的作用，对人体有很好的保健作用。

2. 促进药物吸收

中药熏蒸的药物治疗作用直接与皮肤相关。皮肤是人体最大的器官，面积大，毛孔多，除具有防御外邪侵袭的保护作用外，还具有分泌、吸收、渗透、排泄、感觉等多种功能，是人体与外界进行交换的器官。对皮肤表面的痈疽疮疡及各种皮肤病，熏蒸药物的有效成分在接触的部位直接产生药效，或在向体内转运的吸收过程发挥抑菌消炎、杀虫止痒、活血化瘀、消肿止痛等作用。

3. 产生"发汗"效应

发汗为中医治病基本方法之一，也是养生保健最常用的方法。通过发汗，可以解表祛邪，祛风除湿，利水消肿，排泄体内有毒有害物质，可有效清洁体内环境，维护机体健康，同时可有效调节体内水液输布、运行和排泄。中药熏蒸疗法所产生的热药蒸汽促使汗腺活动增加，汗液分泌增多，并能恢复部分汗腺、皮脂腺的功能，使机体更健康。

4. 调节神经、经络

人体皮肤分布着无数神经感受器和腧穴，而人体信息的传递正是由这些感受器和腧穴分别通过神经纤维和十二经络组成的信息网络，时刻保持着皮肤 – 内脏 – 大脑间频繁的信息传递与调节过程来完成。因此，临床上常发现内脏病变时，某一区域皮肤痛觉变得敏感起来，还有可能发生牵涉痛或反射性肌痉挛。中药熏蒸疗法可以通过调节神经、经络的传导作用而发挥养生保健和治疗疾病的作用。

5. 抗炎

现代药理研究表明，中药熏蒸疗法可通过下调炎症模型动物血液中异常升高的致炎因子白细胞介素 –1（IL-1）水平，降低血液中异常升高的肿瘤坏死因子（TNF-α）的含量，抑制 TNF-α 的表达，抑制血液黏附分子（ICAM-1）的表达，减轻炎性反应，还能显著改善二甲苯致小白鼠耳郭肿胀度。现代研究还表明，熏蒸疗法能加速炎症致痛介质的清除，促进局部渗出物的吸收。软组织损伤的共同病理变化是在局部堆积了大量的无菌性炎症产物和致痛化学介质，它们在温热作用下，随血液循环加速而被带走，从而达到止痛目的。当软组织损伤时，局部毛细血管破裂，皮下瘀血，大量组织液渗出，形成局部肿胀疼痛。在温热作用下，随着血液循环的改善，静脉和淋巴回流加速，渗出液得以迅速吸收、代谢和排泄，从而使肿胀减轻，疼痛缓解。这也是中药熏蒸疗法的养生保健的作用机理之一。

6. 提高免疫力

中药蒸汽的温热作用能增加体内脑啡肽的含量，使小动脉及毛细血管周围的白细胞总数增加，吞噬细胞的吞噬功能加强，淋巴细胞的转化加强，使机体的免疫功能提高，从而使化脓性炎症病灶早日局限化、成熟，促使坏死物质迅速脱落，代谢排出。

7. 美容

熏蒸疗法是美容的最佳途径。现代研究证明，大多数美容中药中含有生物碱、苷类、氨基酸、维生素等，对皮肤有良好的滋养保护作用，能增强皮肤的免疫力，保护表皮细胞和皮肤弹性，延缓皮肤衰老。而蒸汽的熏蒸能促进皮肤的微循环和代谢，有祛斑和美白作用，故中药熏蒸有增白悦颜、祛斑润肤、香身除臭等美容保健作用。

中药熏蒸疗法已广泛应用于治疗内科、外科、妇科、男科、儿科、皮肤科、五官科、骨伤科和肛肠科等数百种疾病。中药熏蒸疗法最重要也是最突出的特点是它的养生保健功能，对于预防疾病、防治亚健康状态有显著作用。因此，中药熏蒸疗法既可防病治病，又可养生保健，是治未病的一种重要手段。

还应注意的是，老年人在进行熏蒸时应防止晕厥，尤其是高血压病等患者应特别小心，熏蒸时旁边应有人相伴。

（中山日报，2014 年 10 月 29 日，B4 版）

（三）中药熏蒸疗法的特点与优势

1. 中药熏蒸疗法的特点

相对于其他的中医药疗法，本法具有以下特点。

（1）独特的给药途径：熏蒸疗法药物的有效成分通过皮肤、黏膜、经络等进入人体内发挥作用，避免了药物对胃肠道的刺激，也避免了消化酶的分解造成的破坏作用，同时还减轻了肝脏和肾脏的负担，从而提高了药物的疗效，所以熏蒸是一种独特的给药途径。本法尤其适用于打针怕疼、服药怕苦或难于服药的患者。

（2）疗效显著：熏蒸疗法可以通过皮肤直接吸收，或者通过经络的输布、脏腑的调衡，靶向定位，使药物直达病灶，迅速取得良好的效果，有内服药物所不能发挥的医疗作用，尤其对外科和皮肤科的疾病是一种速效快捷的方法。

（3）适用范围广泛：熏蒸疗法在临床上的应用范围不断扩大，不仅对骨伤科、皮肤科、五官科、肛肠科、妇科疾病的治疗具有优势，而且对内科、儿科病证也有显著疗效，与内服法有殊途同归、异曲同工之妙。

（4）安全可靠，无毒副作用：熏蒸疗法属于中医外治法，在患处或体表进行熏蒸，药物不直接与皮肤接触，只利用药雾蒸汽对皮肤熏蒸，避免了对肝脏、肾脏等器官的损害，所以一般不易产生毒副作用。

（5）易学易用：普通老百姓只要按照说明书的指引，就可掌握熏蒸仪器的操作方法，进行熏蒸治疗。

2. 中药熏蒸疗法的优势

中药熏蒸疗法相对于其他各种疗法而言，还具有以下几项独特的优势。

（1）活化细胞：中药熏蒸可使全身细胞活跃，有效改善体质，增强免疫能力。

（2）强化功能：中药熏蒸可刺激人体微循环系统，改善人体各种功能。

（3）消毒杀菌：中药熏蒸可深入皮下组织，杀菌消毒，清除污垢，帮助去死皮，促进皮肤新生。

（4）消除疲劳：中药熏蒸可使全身放松，缓解压力，心情愉快，恢复活力。

（5）净血排毒：中药熏蒸可改善人体新陈代谢，促进血液循环，帮助排除体内废物及肝肾毒素。

（6）美容除斑：中药熏蒸可调节内分泌，预防妇科病，消除色斑，使肌肤美白。

（7）减肥瘦身：中药熏蒸可帮助排汗，消除多余热量，燃烧多余脂肪，使身体苗条，凹凸有形。

（8）改善睡眠：中药熏蒸 20 分钟，相当于 40 分钟的剧烈运动，浴后可进入深度睡眠，醒后倍感轻松、精神。

（中山日报，2014 年 11 月 5 日，B4 版）

（四）中药熏蒸疗法的操作方法及注意事项

传统的中药熏蒸疗法按其熏蒸的部位分为全身熏蒸法和局部熏蒸法。

1. 全身熏蒸法

按病证配制处方，煎煮后将药液倒入较大的容器（如浴盆），容器上放置一木板，让患者裸坐其上，外罩塑料薄膜或布单，露出头面，进行熏蒸治疗。熏蒸次数及时间视病情而定，一般为 20～40 分钟，最长不超过 1 小时，每日 1～2 次。

2. 局部熏蒸法

将中药加热煮沸，倒入容器（如木盆或木桶）中，使药液占容器体积的1/2 以上。让患者将患部置于容器上方，与药液保持一定距离，以感觉皮肤温热舒适为宜，进行熏蒸。可用塑料薄膜或布单围住熏蒸部位与容器，以延长熏蒸时间，减少蒸汽散失，从而提高治疗效果。根据患部的不同又分为头面熏蒸法、手足熏蒸法、眼鼻熏蒸法、坐浴熏蒸法。

传统的中药熏蒸疗法所用设备比较简陋，操作起来也比较烦琐，温度不好控制，蒸汽易走散，疗效发挥不好。近年来，国内有不少科技型企业研制开发出系列中药熏蒸器械，使中药熏蒸疗法操作更加方便、安全，疗效发挥更好。一般的中药熏蒸仪都有详细的操作方法，按说明书即可操作。常规的操作：先加适量水到蒸汽发生器内，将中药包放入水中，接通电源，几分钟后即有中药蒸汽产生，将患部置于仪器中指定的位置进行熏蒸，可用遥控开关调节蒸汽的温度。现代常见的中药熏蒸仪器如下。

折叠式中药熏蒸床：用于熏蒸颈部、腰背部、臀部、大小腿部，对于这些部位的多种疾病有效。

中药手足熏蒸仪：专用于熏蒸四肢部位，特别是对风湿性关节炎、手足麻痹等有较好疗效。

中药面部熏蒸仪：专用于熏蒸面部，对于面部的祛斑、美容有独特疗效。

中药鼻用熏蒸仪：专用于熏蒸鼻部，对于慢性鼻炎、过敏性鼻炎等有较好疗效。

中药坐浴熏蒸仪：专用于熏蒸患者的肛门及女性患者的阴部，对于痔疮、肛裂、肛门瘙痒及妇女阴道炎、外阴瘙痒、湿疹等有较好疗效。

中药熏蒸疗法应注意以下事项：熏蒸时若发现皮肤过敏，应立即停止熏蒸，并给予对症处理。凡是癫痫、急性炎症、传染病、腰椎结核、恶性肿瘤、慢性肺心病、严重高血压、心脏病、心绞痛、重度贫血、动脉硬化症、青光眼、有开放性创口等患者禁用中药熏蒸疗法。妇女妊娠及月经期间以及空腹、过度疲劳者也不宜进行中药熏蒸。应用熏蒸疗法后如无效或病情加重时，应停止熏蒸治疗，及时到医院就医。

（中山日报，2014 年 11 月 12 日，B4 版）

（五）中药熏蒸疗法的典型病种介绍

中药熏蒸疗法在临床应用十分广泛，很多的疾病都适合进行中药熏蒸治疗，特别是一些慢性病，在常规治疗的基础上配以中药熏蒸往往能收到意想不到的疗效。下面介绍几种中药熏蒸疗法治疗效果较好的疾病。

1. 感冒

用中药熏蒸疗法治疗感冒有显著效果，尤其是对风寒感冒效果更好。常用紫苏、柴胡、薄荷等各适量，制成药粉包，用手足熏蒸仪熏蒸四肢部位，有较好的疗效。

2. 痹证

痹证是由风、寒、湿、热等引起的以肢体关节及肌肉酸痛、麻木、重着、屈伸不利等为主症的一类病证，大体包括西医学风湿病、类风湿关节炎、骨质增生症、腰椎间盘突出症、腰肌劳损、痛风、肩周炎、坐骨神经炎、颈椎病及软组织损伤等多种疾病。用伸筋草、透骨草、防风、鸡血藤、细辛、川椒、苍术等制成药粉包，用手足熏蒸仪熏蒸四肢关节，或用熏蒸床熏蒸病变部位，均有较好的效果。

3. 中风偏瘫

中风偏瘫又叫半身不遂。用桂枝、当归、赤芍、红花、白薇、穿山龙、伸筋草、透骨草等制成药粉包，用手足熏蒸仪熏蒸四肢，效果较好。

4. 妇科疾病

熏蒸治疗妇科阴道炎、慢性盆腔炎及虚寒性痛经等均有显著疗效。如阴道炎临床表现为白带增多，外阴、阴道瘙痒、灼烧感，小便疼痛，用蛇床子、苦参、黄柏、黄精、百部、蜀椒、金银花等制成药粉包，用坐浴熏蒸仪熏蒸患者阴部，疗效较好。

5. 痔疮、肛裂、肛门瘙痒

痔疮包括内痔、外痔、混合痔，是肛门直肠底部及肛门黏膜的静脉丛发生曲张而形成的一个或多个柔软的静脉团。用大黄、黄柏、枯矾、地榆、姜黄、蒲公英、丹皮等制成药粉包，用坐浴熏蒸仪熏蒸，效果极佳。

6. 急慢性鼻窦炎、过敏性鼻炎

鼻炎的治疗较为棘手，采用中药熏蒸治疗有显效。用鱼腥草、苍耳子、金银花、白芷、川芎、薄荷、辛夷、黄芩各15g，制成药粉包，用鼻用熏蒸仪熏蒸鼻部治疗急性副鼻窦炎，坚持熏蒸2周以上，有较好效果。

（中山日报，2014年11月19日，B4版）

四、漫话药酒

古代将各种酒类统称为"醪醴"。《黄帝内经》中就有"汤液醪醴论篇"。醪醴，就是用五谷制成的酒类。现代认为，以白酒、黄酒和米酒浸泡或煎煮具有治疗和滋补性质的各种中药或食物，去掉药渣所得的口服酒剂（或药物和食物与谷物、曲共同酿制的酒剂），称为药酒。

药酒在中医药学中占有重要的地位。"医"的繁体"醫"从"酉"（古通酒），就是由于酒能治病演化而来。药酒受到历代医药家的重视和广大劳动人民的欢迎，临床应用数千年，盛誉经久不衰。《黄帝内经》中就有三方为酒剂（鸡矢醴、左角发酒和蜀椒桂酒）。《史记·扁鹊仓公列传》记载了名医淳于意用药酒治愈内科、妇科疾病的两个病案。东汉名医张仲景的《伤寒论》中载有功能和胃降逆、开结散痞的"半夏人参酒"，在《金匮要略》中记载了用"红兰花酒"治"妇人六十二种风，腹中血气刺痛"等。唐代孙思邈的《千金翼方》载有温中散寒止痛的"附子酒"，治妇女暴崩、下血不止的"蓟根酒"等。隋唐以降，医药著作如《太平圣惠方》《圣济总录》《普济方》《万病回春》等均载有大量的药酒方。明代杰出的医药学家李时珍在《本草纲目》中收载了69种不同功效的药酒，其中五加皮酒、人参酒、枸杞酒等沿用至今，盛誉不衰。

药酒不仅可以用于治疗疾病，也广泛用于预防疾病。我国民间有在不同的节日用不同的药酒以预防季节性传染病的习惯，如元旦、春节饮屠苏酒、椒柏酒，端午节饮雄黄酒、艾叶酒，重阳节饮茱萸酒、腊酒、椒酒等。据《备急千金要方》载："一人饮，一家无疫，一家饮，一里无疫。"可见当时人们对饮药酒预防疾病重要性的认识是很深刻的。

利用药酒补虚健身、延年益寿更是我国劳动人民的一项创造，受到历代医家的重视。如《万病回春》载"固本遐龄酒"能大补气血，温肾壮阳，强身体，驻颜色，"回春酒"久服阳事雄壮，须发乌黑，目视不花，轻身延年；《普济方》载"固本地黄酒"能补虚乌发悦容颜，可防治未老先衰；《华氏中藏经》载"延寿酒"能养脏气，久服延年益寿等。

新中国成立后，药酒生产事业得到了很大发展，一些历史悠久的名酒在质量和数量上都有很大提高，许多新型药酒也相继问世。这些药酒在历史来源、处方组成、功能主治及色、香、味等方面都不相同，应根据自己的喜好及病情正确选用。

丁公藤风湿药酒：丁公藤具有祛风湿、消肿止痛的作用。以丁公藤为主药配以桂枝、羌活、当归、香附等25味中药制成的丁公藤风湿药酒，用于治疗急慢性风湿性关节炎、类风湿关节炎、坐骨神经痛、腰肌劳损及外伤性关节炎等有较好的疗效，被《中国药典》（1985年版）载入。

五加皮酒：据《名医别录》载，五加皮能"补中益精，坚筋骨，强意志"。西医学研究也证实五加皮能增强机体抵抗力，调节病理过程，有助于恢复健康，并具有抗风湿作用。适量饮用五加皮酒可收到祛风湿、壮筋骨、强身体之功效。

长白山五味子酒：五味子酒色泽鲜红艳丽，有五味子果实的独特香气。据《神农本草经》载，五味子有养五脏、补虚劳、促进血液循环、治疗神经衰弱之功效。适量饮用五味子酒能助消化，强壮身体，恢复青春活力。

竹叶青：是我国名酒之一，色泽金黄带绿，莹澈透明，柔和爽口，适量饮用竹叶青有调和脏腑、疏气养血、平气消烦、解毒利尿、润肝健脾之功效。

中国养命酒：相传为三国时期华佗所创。该酒系由人参、杜仲、茯苓、熟地黄、首乌等26种地道中药加优质醇酒配制而成，其配方原理是"旨在保元，效在养命"。适量饮用中国养命酒有强筋、壮腰、明目、益神、活络、活血、开胃、健脾等功效。

北京莲花白酒：白莲池所长的白莲花为名贵珍品，用它的花蕊入酒，名曰莲花白酒。此酒创于明万历年间，为宫廷御酒。每年夏季，皇帝于万寿山藕香榭白莲池旁用此酒宴请皇亲国戚，纳凉消夏。莲花白酒中配有黄花、当归、首乌、砂仁、牛膝、五加皮等二十余种名贵药材，经提炼调入陈年高粱白酒，酒坛密封，陈酿而成。此酒具有滋阴补肾、和胃健脾、强筋活血等多种功能。

烟台味美思：酒液呈棕褐色，清亮透明，酒味药味浑然一体，温和爽适。此酒加入了多种名贵药材，如藏红花、龙胆草、公丁香、肉桂、大豆蔻等，适量饮用有开胃健脾、补血及助消化、增食欲之功效。味美思原产于希腊，古称为"加香葡萄酒"，后改称为"味美思"，其中以意大利和法国产的味美思最为有名。这种国外名酒传至我国后，经配入我国特有的名贵中药材后，颇受国内外欢迎。

［武汉医药情报通讯，1988，3（1）：49］

五、少饮则和血行气，痛饮则伤神耗血——酒的自白

常常听到一些人对我评头论足，有些人说我对身体有益，有些人则说我对身体有害，究竟是有益还是有害呢？

早在四百多年前，李时珍就在《本草纲目》中对我进行了十分精辟的评价："少饮则和血行气，壮神御寒。若夫沉湎无度，醉以为常者，轻则致疾败行，甚则丧躯殒命，其害可胜言哉。"可见少量饮酒对人体健康是有益无害的。

我的家族成员众多，如白酒、葡萄酒、啤酒等，其中啤酒被人们誉为"液体面包"，它是家族中的佼佼者。啤酒含有丰富的氨基酸、维生素，一升啤酒的营养价值相当于 0.7L 牛奶，而且酒精含量较低，因此适量饮用啤酒能促进胃肠消化功能，增强体质，并对慢性胃炎、溃疡、脚气病、贫血、高血压、神经衰弱等都有一定的治疗作用。盛夏酷暑，饮用冰镇啤酒还有解渴清热的作用呢。

将中药中的有效成分溶于我的体内，制成药酒，有利于人体对药物的吸收。我的家族中有誉满神州的国公酒、蕲蛇酒等，它们都为防病治病、保障人民的身体健康做出了积极的贡献。

以上是我有益于人体的一面，我对人体的不利影响也应该向大家述说明白。

在一些电影或文学作品里你们一定看到过，那些冷天下水作业的人常说这么一句："喝口酒暖暖身子"。也许生活中人们真以为我能御寒，但我不能昧着良心靠人们的误解来抬高自己的身价。的确，我能使血管扩张、血流量增加，从而提高了代谢率，让人有温暖感，但我并不是御寒妙药。当人体遇到寒冷刺激时，周身血管就会收缩（外在表现为起鸡皮疙瘩）以平衡和保持体温，这是一种保护性反射。而我会使人体血管扩张，导致热量散失，非但没有起到保温作用，反而会引起体温下降。同时，由于我能麻痹人对寒冷的感觉，使人不注意采取保护措施，容易造成感冒或冻伤。

初看起来，我对人体中枢神经系统似有兴奋作用，其实这只是减弱了大脑抑制功能的结果。当我的主要成分——酒精在人体血液中的浓度达到万分之五至千分之二（喝酒过量）时，人就会处于"欣快"状态，多言多语，头晕目眩，伴有恶心，反应迟钝，各种能力（记忆力、辨别力、集中力和理解力）明显降低，视力也常出现障碍，所以这时往往容易出事，如吵骂、落水、翻车、犯罪等。当人体血液中酒精浓度达到千分之四时，人就会陷入重度中

毒，主要表现为嗜睡、呼吸缓慢、瞳孔放大、脉快而弱、皮肤潮湿、体温下降，甚至休克⋯⋯

我对心脏的损害更是严重。长期而密切和我交往的人，心血管系统很容易受到破坏。因心脏扩张，动脉硬化，最终心脏停搏而暴死的不乏其人。因此，患有心血管疾病的人最好别与我结交。

我还能抑制人体胃液的分泌，减弱胃蛋白酶的活性，强烈刺激胃黏膜，使人饮食不佳、恶心呕吐，最后发展为慢性胃炎。

我一旦进入人体，是不经人的胃肠道消化而被直接吸收的，因此人的肝脏在我的长期影响下就会发生脂肪变性而导致肝硬化，即酒精性肝硬化。据统计，我的"老友"死于肝硬化的概率比未与我交往的人要高 8 倍以上。

与我初交"朋友"的人，表面上看起来容光焕发，这是大量的脂肪积聚在皮下组织内的缘故。到了"深交"时期，他们的脸就会显得浮肿，这便说明他们的新陈代谢受到了严重破坏。到了不能自拔的时候，这些人便开始显得消瘦，面色苍白，身体虚弱，办事"心有余而力不足"，对疾病的抵抗力也急剧下降，特别是对于传染病，病情比不饮酒的人要严重得多。

我对人体的性功能也有影响。长期过量地与我打交道能使男子性腺中毒，这不仅使精子、精液减少，而且使约 85% 的精子发生变态，约 70% 的人会出现阳痿不育。而对女子，则会使其卵巢发生脂肪变性，使卵子不能成熟，不活跃并发生变态。若酒后同房，就会育出不健康的胎儿，这一点对于广大育龄夫妇来说是十分重要的。

我今天在此面对大家，剖析自己，目的是告诫人们正确认识我的作用。尽管这将有损我的名声，但为了人类的健康，我也心甘情愿。

（中国医药报，1986 年 1 月 30 日，第 4 版）

六、浓茶解酒不可取

每逢过年过节，家家户户在阖家团聚、以酒助兴、共享天伦之乐时，不免有人贪杯醉酒，这时便会有人提议泡上一杯浓茶喝下以解酒。

浓茶真的能解酒吗？我们不妨先看看李时珍在《本草纲目》中的记载：酒后饮茶伤肾脏，容易引起腰脚重坠、膀胱冷痛、痰饮水肿、消渴痉挛之疾。西医学研究也认为，当人喝酒后，大量的酒精进入人体，使人感到口渴难熬，有些人就大量饮用浓茶。由于茶叶中含有 2%～5% 的咖啡因，能兴奋大脑皮质，使饮酒者更加贪杯，使酒醉加重。酒精是靠肝脏分泌的乙醇脱氢酶和乙醛脱氢酶进行分解的。乙醇脱氢酶把酒精分解为乙醛，乙醛脱氢酶又把乙醛分解成水和二氧化碳，酒精在人体内的这个分解过程是缓慢的，一般人酒醉后乙醛全部分解需要 3～4 小时。如果用浓茶解酒，茶叶中咖啡因具有利尿作用，大量的乙醛还来不及被乙醛脱氢酶分解就通过肾脏从小便排出，使肾脏受到乙醛的刺激，影响肾功能。另外，酒后大量饮茶，由于进水量过大，会增加心脏和肾脏的负担，对于高血压、冠心病患者是非常危险的。可见，用浓茶解酒不仅不能使醉酒的人清醒，相反会对人体健康造成危害。因此，当您周围有人醉酒时，切不要用浓茶解酒。

（中药科技报，1987年1月26日，第4版）

七、健康营养植物油——红花籽油

红花籽油（也称红花油）是以红花种子机榨或浸出制备的一种食用油。红花是一种珍贵的传统药用植物。红花的药用历史颇早，红花在东汉时期就作为药物使用了，然而红花籽油作为重要的商品植物油的时间不长，只是近十几年的事。

红花籽油的脂肪酸组成是软脂酸5.5%～6.4%，硬脂酸1.2%～3.1%，油酸约21%，亚油酸约73%。红花籽油中最重要的营养成分为亚油酸，其亚油酸含量是所有的植物油中最高的，人称"亚油酸之王"。红花籽油是很好的亚油酸来源，所以在半干性油中它的碘值最大，其营养价值也较高。

红花油降低血脂的作用已被国内外众多的药理实验研究所证实。以30%红花油、70%米糠油混合食用对降低人体血清中的胆固醇有明显作用。给高脂血症家兔灌胃红花油实验表明：每日口服红花油1g/kg，可降低血清中总胆固醇、总脂、甘油三酯及非酯化脂肪酸的水平，并可降低大白鼠血清胆固醇。另外，本品对高脂血症的小白鼠，饲喂30天内含4%红花油的普通饲料，发现其血清胆固醇降低36%，肝胆固醇下降30%，还具有防止主动脉及冠状动脉粥样硬化斑块形成的作用。

红花油的降血脂作用主要是由于其所含的大量亚油酸。亚油酸是人体必需的不饱和脂肪酸，人体自身不能合成，必须要从食物中摄取。它的主要作用：在降低对人有害的低密度脂蛋白胆固醇的同时，可使对人体有益的高密度脂蛋白胆固醇升高，对降低血脂、防治冠心病有利。因为低密度脂蛋白胆固醇容易析出胆固醇，而沉积在血管壁上，造成血管壁的增厚，弹性下降，引起结缔组织增生，即血管硬化，引起冠心病、中风、偏瘫等疾病。而高密度脂蛋白胆固醇不仅不易析出胆固醇，还能清除血管壁上沉积的胆固醇，送回肝脏分解。

今天，红花籽油作为一种优质天然食用油已开始风靡世界，世界上经济发达的国家如美国、英国、日本、韩国等，都已把红花籽油作为高级家庭烹调油的首选油品而广泛食用。

（中山日报，2006年10月11日）

第三节　漫话凉茶

所谓凉茶，乃是用茶叶制成的具有寒凉清热、生津止渴作用的一种饮料。因茶叶本身就有这种作用，故凉茶最早是以茶叶为原料的。后来，有人为了增强凉茶的清热生津作用或增加一些其他功效，便在凉茶中添加一些中草药，凉茶虽有茶之名称，其实是些中草药，因此只局限于清热生津、去湿消滞及解表发散等功效，如王老吉凉茶、廿四味凉茶等。

随着凉茶概念的不断延伸，凡是用能起到清热解暑、去湿消滞、生津止渴、提神醒脑或养颜护肤等作用的中草药煲制成汤水，供人们当作茶来饮用的都被人们称为凉茶。广东民间有将中草药汤称作"苦茶"的，将茶作为药水的代名词。今天，人们普遍认为：所谓凉茶，是指将几种具有药用疗效的中草药煎水作为饮料喝，以求消除体内的积热，或解除因季候变化引起的喉咙疼痛、四季感冒等。凉茶的主要成分是夏枯草、冬桑叶、野菊花、绵茵陈、崩大碗、岗梅、车前草、地胆头、水翁花、金银花、紫苏、薄荷、布渣叶等。也有标榜"十八味凉茶"或"廿四味凉茶"的，五花八门，但是实际上大同小异。广东的凉茶历史悠久，品种甚多，有王老吉凉茶、三虎堂凉茶、黄振龙凉茶、大声公凉茶、石岐凉茶、廿四味凉茶、葫芦茶、金银菊五花茶、苦瓜干茶等，甚至连龟苓膏、生鱼葛菜汤、红萝卜竹蔗水等，也成为广东人喜爱的传统老牌凉茶。

一、凉茶的起源、种类及品牌

1. 凉茶的起源

岭南地区是泛指五岭（越城岭、都庞岭、大庾岭、骑田岭和萌渚岭）以南的广大地区，包括广东、海南两省及广西部分地区等。这一地区北靠五岭，南邻大海，属亚热带气候，有着大体相同的自然环境和人文环境。岭南地区日照时间长，气温高，每年有 7～8 个月平均气温高于 22℃，春夏多淫雨，相对湿度高。天热地湿，温高湿重为岭南的气候特征。因此，岭南地区病证有其特点。《太平圣惠方》指出："夫岭南土地卑湿，气温不同，夏则炎毒郁蒸，冬则湿暖无雪，风湿之气易于伤人"。《岭南卫生方》也讲到"岭南号炎热，而又濒海，地卑而土薄。炎方土薄，故阳燠之气常泄；濒海地卑，故阴湿之气常盛"，"人居其间，类其多中湿"，"则居其间之者，宜其多寒热疾也"，故暑湿温热病为岭南常见的多发病。可见岭南医家早认识到地理环境及气候环境对人体的不利影响。

凉茶最早就是起源于岭南地区的。岭南地区属于典型的亚热带气候，夏季炎热，多雨潮湿，而且夏季的炎热时间比较长，使得岭南地区成为疠瘴之地，再加上广东人喜欢食煎炒燥热之品，并习惯夜睡，气候、饮食、作息三方面因素很容易令人生"热气"，即北方人所说的"上火"。先民们为了除湿去热，适应环境，试着采集一些清热解毒、消暑祛湿的草药，煲水饮用，以消除"热气"。这种方法确实有效，遂逐渐在民间流传开来，经过一些具有中医药知识的人的长期实践，创造出各式各样的"凉茶"，随后，一些有经济头脑的医药人员开设了制售凉茶的药店、摊档、作坊。由于凉茶有清凉散热、解暑祛湿、保健止咳的功能，而且不论盛夏隆冬，四时可服，因而长期成为岭南地区各界人士普遍喜爱的饮料，历久不衰。至于凉茶创始于什么时候，查遍现有的资料，尚无确切的记载，但据资料报道，广州王老吉凉茶形成于清代嘉庆年间（1796～1820），距今已有两百多年历史，故凉茶的起源历史悠久。

2. 凉茶的种类

第一类是将凉茶制成大小包或小盒的干品，属于"半成品"，以便于批发给中药店经销。抗日战争以前，广州较负盛名的凉茶有橘香斋的"甘露茶""榄葱茶"，生茂泰的"午时茶"，以及源吉林的"甘和茶"。这些都是将原料加工成碎末，用时以开水泡服，十分便利，人们称为"盒仔茶"。抗战胜利后，市面上出现了常口堂的"快应茶"与神农药店的"神农茶"。这两家药店出售的凉茶原料以草药为主，体积较大，顾客买回后煎水服用。这两家药店还雇了一些平民，每日肩负"虎头牌"，上面大书所售品名，穿街过巷，沿途吆喝，"某茶，发烧发热有揸拿（把握）"，以招揽顾客。

第二类是凉茶店为了方便市民，在通街或大道旁摆摊设肆，贩售已经煎好的现成凉茶，比较有名的凉茶店有"王老吉""葫芦商林"和"三虎堂"等。

第三类是个体摊档凉茶铺制售的凉茶。一般是个体摊贩从药店购回凉茶包，经过加工煎制，然后以瓷碗或水杯出售。也有采购草药回来配制的，主要是夏枯草、冬桑叶、金银花、车前草等，标榜"十八味"或"廿四味"，五花八门，林林总总。

第四类是凉茶颗粒剂。随着社会的发展、科技的进步，不少老字号凉茶商将药茶浓缩成颗粒，装成小包出售，方便冲服，如星群的"夏桑菊"等。

第五类是制成液体饮料，用塑料瓶、纸盒或易拉罐分装出售，如红罐的"王老吉"、黄罐的"黄振龙"、褐色罐的"邓老凉茶"等，不但易于保管、运输，饮用起来也更为方便。

此外，邓老凉茶还把凉茶制成膏状、片型等新剂型，以满足人们的不同需求。

3. 凉茶的品牌

据广解，凉茶市场仅广东一年销售额就达几十个亿。王老吉罐装凉茶年销售额就有 6 个亿，加上冲剂、软包装，不下 10 个亿。由于传统的原因，目前除"黄振龙""王老吉""邓老凉茶"等是以配送浸膏等卫生方式制作凉茶外，许多杂牌的凉茶店仍以手工作坊的形式生产凉茶，而且不同的凉茶店都有自己的"验方"。一些小凉茶店从药材市场买来中药材，一番煎煮后即可上市，既无高温消毒，也没有真空包装，运输途中又不卫生。由于行业管理尚不规范，前些时间还发生顺德等地的凉茶铺在凉茶中掺西药、猪胆等损人事件。目前，有关凉茶的行业标准将正式出台，大多数以"煎煮"为主的小型凉茶铺将受到巨大冲击，行业大洗牌就在眼前。与此同时，品牌凉茶开始加紧圈地，王老吉是这一行业当仁不让的第一品牌，产品有包装凉茶及固体凉茶。而黄振龙、邓老、宝芝林、黎泉、香港春和堂、深圳宝庆堂、东莞杏林春、佛山徐其修等凉茶品牌则是近几十年或近几年推出的品牌。据不完全统计，目前在广东市场，大大小小凉茶品牌不下 60 个。

2004 年，广州中医药大学与养和医药联合推出邓老凉茶，抢占药企开发凉茶的先机。之后，白云山中药厂宣布以"白云山和记黄埔"名义进入凉茶市场。据悉，目前该药厂已经推出"板蓝根""大神口炎清"功能饮料。东莞亚洲制药宣称要在今年 2 月将其君泰罐装凉茶铺货上市。常见的凉茶品牌还有"阿贞凉茶""清心堂凉茶""平安堂凉茶""东一堂凉茶""金葫芦凉茶"等众多的广州凉茶品牌，此外，还有广州之外的凉茶品牌，如"三九下火王""椰树下火茶"、娃哈哈的"宋都凉茶"、肇庆的"剑波凉茶"、广西梧州的"老军医"、三水华力的"二十四味"、佛山市"博健堂凉茶"、顺德"广健堂凉茶"、中山的"沙溪凉茶""石岐凉茶"、惠州"博山凉茶""怀安堂凉茶"、福州孙记养生园凉茶铺、湛江龟老板凉茶世家、南宁郑记本草堂、香港鸿福堂凉茶、梅州尖峰笔真功夫凉茶、台山陈明医生凉茶等。凉茶市场容量之大，凉茶品牌之多，超出许多人的想象。

（中山卫生报，2006 年 9 月 25 日，2006 年 10 月 25 日）

二、凉茶申遗及对中国饮料市场的影响

1. 凉茶申遗工作

2005 年 8 月 29 日，广东省食品文化遗产认定委员会认定凉茶为"广东省食品饮食文化遗产"，同时还有 33 个凉茶配方及其专用术语也得到了认证。这是广东省认定的首批食品文化遗产。

2006 年 5 月 25 日，国务院批准并公布了凉茶为首批国家级非物质文化

遗产，来自粤港澳的 21 家凉茶生产企业拥有的 18 个品牌、54 个秘方及术语，将受到《世界文化遗产保护公约》及我国有关法律永久性保护。这意味着独具岭南特色的"凉茶"产品将在全中国范围内得到保护和认可。

据了解，凉茶是岭南乃至东南亚地区特有的一种功能饮料。"粤人喝凉茶"的历史，有文字记载的可追溯至 200 多年前。据介绍，广东凉茶向国家申报"非物质文化遗产"工作始于 2005 年。当时广东凉茶面临两大危机，首先是有消费者向法院控告"王老吉"含有原卫生部公布的 110 种药食同源的草药之外的草药，即夏枯草；其次，又控告广东凉茶作为普通饮料，却违规在广告中宣传凉茶功效。今年 4 月，有关单位在广州举行的新闻发布会称有52 种广东地区常见中草药可促癌，有人误认为这些中草药被用来制作凉茶，由此演变成广东凉茶会促癌，引起轩然大波，使广东凉茶经历了一次又一次的冲击。为了挽救凉茶产业，去年 5 月，经广东省食品（饮食）文化遗产工作领导小组批准，广东省食品行业协会凉茶分会联合广东多家凉茶生产大企业，向广东省文化厅等相关部门申请开展凉茶作为省食品文化遗产的认定工作。得到认定后，再联合港澳三地共同申报国家级非物质文化遗产名录，终于取得成功。

2. 凉茶——冲击中国饮料市场格局

21 世纪以来，中国饮料市场的格局发生了明显变化，由当年"汽水"一张面孔发展为碳酸饮料、果汁、茶饮料等瓜分天下的局面。随着饮料企业的努力推广与消费者接受度的日益提高，国内庞大的饮料消费群体已经出现，市场份额也以每年两位数的速度递增，但这一领域并未出现绝对强势的领军品牌。

凉茶作为岭南特有的一种饮食文化，起源于广东。岭南的水土和气候决定了当地人需要它来清热排毒。100 多年来，凉茶从传统凉茶铺走出来，发展为简便的冲剂，再发展到今天的易拉罐装。特别是经历"非典"、禽流感的考验以及广东凉茶文化的推广宣传，凉茶已经发展成为适合现代人日常饮用的清火饮料之一，对中国传统饮料市场形成了强有力的冲击。随着凉茶行业的高速发展和可以预期的市场增长，出现越来越多的参与者。目前，超市里仅红色罐装凉茶品种（以王老吉凉茶为主）就能数得上十几种，黄色罐（以黄振龙为代表）和茶褐色罐（以邓老凉茶为代表）的凉茶正在占领全国市场。凉茶已顺利与碳酸饮料、果汁饮料、茶饮料等传统饮料品类站在了同一平台上进行较量，并因为其上百年的悠久文化历史、独特的口感以及对身体健康的调理功效，凉茶市场开始迅速升温，大有后来者居上之势。2005 年广东凉茶产量同比增长 3 倍多，从原来的年产 30 万吨飙升到 100 万吨。

凉茶特有的"防上火"功能符合现代社会对健康饮食习惯的追求。抽烟喝酒易上火，吃油炸食品、吃快餐、吃辣易上火，上夜班、夜生活过多、睡眠不足易上火，工作生活压力大、思想负担重也易上火，野外作业、高温作业易上火，长期处在炎热天气里生活更易上火。因此，以解热气、祛暑湿、清虚火为主要功效的凉茶饮料日渐升温，已成为市场的宠儿。

随着全球气候逐渐转暖，饮料市场销量也将大幅度上升，凉茶必将受到更多欢迎。目前，在两广、浙江等凉茶饮料的传统势力范围，罐装王老吉凉茶的销售势头已经大有赶超"两乐（可口可乐和百事可乐）"之势，成为消费者的首选。因此，凉茶冲击饮料市场，使中国传统的饮料市场格局发生改变已成为一个不争的事实。

（中山卫生报，2006 年 11 月 25 日）

三、广东人饮凉茶与外来人体会广东凉茶

1. 广东人饮凉茶

饮凉茶是广东人常年的生活习惯。民间流传广东三样宝：烧鹅、荔枝、凉茶铺。在广东，无论是大都市还是小城镇，新旧城区、大街小巷都能看见卖凉茶的店铺，甚是奇特。在外地人的眼里，广东人饮凉茶是名副其实的"自讨苦吃"，捧起一碗中草药熬成的又浓又苦的凉茶，饮得有滋有味，简直不可思议。然而广东人却说："良药当茶喝，好处实在多。"尤其在暑热的夏季，喝一碗凉茶真是胜过琼浆玉液啊！

广东的凉茶铺一般讲究"问问讲讲，讲讲问问，饮凉茶"。客人上门，笑容可掬的店主不是急着卖东西，而是先寒暄几句，如问问贵体是否安好，然后再推荐对症的凉茶。凉茶铺往往是通宵服务，喜欢过夜生活的人，卡拉 OK 之后润润喉咙当然非凉茶莫属了。广东人一年四季都要饮凉茶，岭南医学认为：春雨绵绵，湿邪困脾，消化失常，头身困重，饮凉茶清热祛湿，保护脾胃。夏日骄阳，暑热致病，伤津耗液，凉茶祛暑湿，生津止渴，避免中暑、发痧。秋天干燥，燥邪为病，口干舌燥，皮肤瘙痒，饮凉茶润肺防燥。冬日大补，食用羊肉、狗肉、参、茸等温燥之品，饮凉茶，温补不上火。

气候湿热易上火的环境，把广东造就成了一个具有凉茶气质的地区。凉茶成为广东人日常生活中不可缺少的元素。当王老吉凉茶、夏桑菊茶、大声公凉茶、廿四味凉茶、石岐凉茶、三虎堂凉茶、黄振龙凉茶、葫芦茶、健康凉茶、金银菊五花茶、苦瓜干凉茶等品种在街头遍地开花时，你能从那一壶壶、一杯杯的凉茶中感觉到广东人务实的处世态度和斑斓的生活情趣。几块钱换得一杯或苦或甜、配料不同的凉茶，喝下去，在炎热的南方竟然换来一个清凉王国，一个健康世界，是广东人的骄傲，是百姓的幸福。在改革开放之后的一段时间，广州是"银行多过米铺"，可如今却是"银行做不过凉茶铺"了。现在广州比较有名的王老吉凉茶、黄振龙凉茶、黎泉凉茶、阿贞凉

233

茶、邓老凉茶等在近年冒出来的凉茶连锁品牌，业内人士估计至少有 50 种，凉茶店的总数也不会少于 500 家。王老吉凉茶在 2004 年 7 月 26 日这一天正式在广东等地区的近 200 家肯德基餐厅里同时以"广东凉茶"的新面貌问世。肯德基能选中王老吉凉茶作为它的配套饮料，也说明它对凉茶在广东人心目中的地位十分清楚。

以前的凉茶是沿街叫卖的，现在已经是远销国外了。这凉茶的变迁其实也折射着广东的历程、广东人生活的变化，只是不管怎么变化，凉茶不曾被舍弃。有人曾担心咖啡来了，凉茶抵挡得了吗？在别的城市，尤其是上海等地，那咖啡馆之多数不胜数，小资女人们多以玩味咖啡为时髦，布衣一族也大都钟情于各式饮料。尽管广东的咖啡馆林林总总，但凉茶生意照样红火，茶馆依旧人满为患。时髦的先生小姐们还是爱喝茶，爱喝凉茶，老广东人其实还真挺"保守恋旧"，他们近乎偏执地认定凉茶才可以喝得放心，喝得开心，喝出健康。据说在"非典"期间凉茶热卖，居然有不少为防"非典"大喝凉茶的事情，还说广东"非典"控制得好、控制得快，凉茶是一大功臣。是否言过其实不得而知，不管怎么样，都足以说明凉茶在人们心里的分量。

随着社会的发展，凉茶业也发生了改革，不少凉茶摊档除了经营传统凉茶外，更注重品牌经营、特色经营。为了吸引更多顾客，很多凉茶摊档都有自己的招牌茶，如治暗疮的凉茶、防治感冒的凉茶、减肥的凉茶、清补养颜的凉茶等。这类凉茶突破了传统凉茶的疗效，跟随时代的转变而满足现代人的需求，吸引了越来越多的广东人喝凉茶。有的凉茶店以店铺的环境来吸引顾客。过去，人们喝凉茶都是站在路边喝，现在，人们可以悠然自得地坐下来喝凉茶了。一些凉茶店铺的装修还很考究。宽敞明亮的空间，古色古香的装饰，处处营造一种品凉茶的闲适氛围。在车水马龙的大街上，可以舒舒服服地坐在清凉的小店里喝凉茶，也是一种舒心的享受。

2. 外来人体会广东凉茶

很多人第一次到广东是在燥热的夏天，一天冲五六次凉还热得难受。过了一段时间，又出现一些不适，喉咙痛，脸上也起了一些小红点。于是，就一定会有好心的广东朋友就介绍喝凉茶，说退火消热，茶到病除。当你兴冲冲地买来一杯，可惜这东西卖相真差，黑乎乎的像极了可乐。迟疑中喝了一口下去，立刻大呼上当。味道苦且酸涩，哪有半点茶的清香，口感也不清凉，真对不住"凉茶"二字。但是当你硬着头皮把它喝完，还真神了，不到几个小时人就感觉很舒服。朋友说这就是广东凉茶，广东人消暑热、去火气的法宝，不但能清热解毒、祛湿生津、清火明目、散结消肿，还能治疗感冒、咽喉痛、高血压等常见疾病。

一旦有了兴趣，才知道在广东饮茶的门道还真多。凉茶不仅使人们享受清凉滋味，还可以喝出健康来。只是很多凉茶味道很苦，比如癍痧凉茶，可谓苦口良药，有很多功效，如美容养颜、消暑解热等。据说广东人就是喜欢把有苦味、有祛热消暑的东西统称为"凉"，如苦瓜在这里被称为凉瓜，或许凉茶的名字就是这样来的。

最抓人眼球的还是大大小小的凉茶铺。走在广东大城小镇的大街小巷，只要渴了累了想喝凉茶就能喝到，因为几乎每一百米便有一家凉茶铺，大大方便了酷爱凉茶而又不会自己煲制的外来人。逛街累了来一杯，在家渴了还要跑出来买回家里喝。

据说，凉茶历史已经快有两百年了，作用不可忽视。水乡岭南，在传统的汤水糖水之间，在外来的咖啡可乐诸多饮料之间，凉茶仍然以它独有的气质百年不败，仍然雄踞"水的中央"。如清凉出水的莲花仙子，带给人间一片清凉的"爽口悦肺"。难怪广州因其赢得"最具有清凉气质的城市"这样舒服的称号。初到广州的人都因看到这里"脏乱挤"，于是草率评价。当你深入她的内心你会发现，别说其他的，从这杯小小的凉茶，你就会看见这个岭南文化独有的特质、这个地域人民独有的特质。

广东凉茶铺的门面都有很考究的招牌，进门一张柜台，台上靠墙的一头放着一只有点夸张的大茶壶，茶壶的一侧一字排开几只杯子，杯上一律贴有各种名号的标签，花花绿绿的，远看像一只老母鸡带着一溜小鸡仔。在杯子下方的相应位置，还标有不同的价钱。第一次留意那数字，还真让人吃了一惊，一般都是每杯2元、3元，有的竟标出每杯6元、8元。广东人也真敢开价，不就一杯茶么，又不是什么参汤，值吗？就不怕把顾客吓跑？然而让笔者不理解的是，这喝茶的人硬是你来我往，络绎不绝，真是难以理解广东人为什么对凉茶如此情有独钟。

此外，在广东的菜市场也有专门卖中草药的小商贩，各种鲜品、干品，堆得如小山丘似的，都是供市民自己煲凉茶或煲汤用的。广东几乎每个家庭都有煲凉茶的习惯。荔枝是广东的特产，所以这里的荔枝也就特别便宜，但本地人少有问津，买的人多是外地人。广东有句谚语，"一颗荔枝三把火"，足见不吃荔枝是明智的。当年东坡先生屈就广东，吃了荔枝，大声叫好："日啖荔枝三百颗，不辞长作岭南人。"如果真的吃了那么多荔枝，一定得喝上几壶凉茶才能消受得起。

看广东人喝凉茶，头一仰一杯就见了底，半声苦字也不吭，然后再转身看看广州街头小巷随处可见的凉茶铺，你就可以体会到凉茶在广东人的生活中占据了多少空间，想想肯德基都顺应潮流将"王老吉"请了进去，可口可乐也要加盟凉茶行业，作为一个外乡人，还是趁早浸染到凉茶文化中为好。

（中山卫生报，2006年12月25日，第3版；2007年1月25日，第3版）

四、凉茶虽好，但不可滥喝

近年来，有些人对凉茶的认识存在误区，他们不论哪里不舒服均归咎于湿热，认为凉茶能包治百病，无病服之能防病，甚至把凉茶作为日常生活中必不可少的保健药。其实，这种做法是不科学的。

广东常用的凉茶如王老吉、夏桑菊、五花茶，都是由味苦性寒之药物组成，适用于四时感冒、发热头痛、咽喉肿痛、口干口苦、唇红眼红、腹部隐痛、大便秘结或溏而不爽、小便黄赤、舌红苔薄黄或黄腻、脉浮滑数而有力等外感风热、湿热积滞之证。其中王老吉药性最为寒凉，夏桑菊、五花茶相对平和一些。小儿七星茶由味甘淡性寒之药物组成，适用于小儿发热感冒、烦躁咬牙、食滞纳呆、便干尿黄、舌红苔薄或黄、指纹紫、脉浮数等证，它比上述凉茶药性平和。患者在出现上述表现时可以服用，在非常湿热的季节里，若无上述表现也可服用，能起到防病作用。尤其是体质强壮、素来火旺湿盛、经常咽喉肿痛、大便干结、舌红苔黄腻者，不妨经常服用凉茶。但凉茶毕竟是中草药制成的，要因人制宜，不能滥服，更不能作为保健药长期服用。

若体质素来虚弱者和婴幼儿，不分青红皂白地长期用药性苦寒的凉茶，则易损伤人体阳气和脾胃，导致出现神疲体倦、面色㿠白、多汗易感冒、纳差便溏、舌淡苔薄或苔剥、脉弱无力等脾肺气虚证候。尤其是婴幼儿，脏腑娇嫩，形气未充，血少气弱，若长期服用凉茶，攻伐不止，会损伤小儿正气，反而影响小儿健康。有的儿童易感冒咳喘，一个月甚至发病 3～4 次，其中不少病例是由于婴幼儿期间过量服用药性苦寒之凉茶损伤脾肺之气所致。

以下六种情况不宜喝凉茶：一是女性月经期不宜喝凉茶。这是因为女性月经期处于失血状态，会消耗掉不少体内的铁质，体质偏虚，此时喝下过于寒凉的凉茶，容易损伤脾胃，出现口泛清水、头晕、胃痛等不适。二是孕妇不宜喝凉茶。孕妇如果喝下了比较浓的凉茶会影响心跳次数与节律，加重心肾负担。三是产妇不宜喝凉茶。凉茶寒凉，刚生产完的产妇身体最为虚弱，无法承受，会造成许多后遗病痛。四是小儿感冒不宜喝凉茶。小儿感冒通常是受风寒所致，这种情况下如果喝凉茶，反而损伤了中焦脾胃和中阳之气，加重脾胃虚寒。五是睡前不宜喝凉茶。凉茶有利尿作用，如睡前喝凉茶，有的人会出现类似喝浓茶后的亢奋状态，难以入睡。六是空腹时不宜喝凉茶。空腹喝凉茶会冲淡胃液，不利于消化。凉茶性寒，会抑制胃肠活动而降低食欲，影响正餐时的胃口，还容易有反酸、口泛清水的不良反应。长期空腹喝凉茶，还容易引起胃痛及削弱胃肠功能。

（中山卫生报，2007 年 3 月 25 日，第 3 版）

五、把凉茶当饮料喝，当心降火过了火

专家提醒：凉茶可预防疾病，但经常喝会伤脾胃。

许多人爱喝凉茶，却未必知道凉茶应该怎么喝。随着凉茶变成一种文化遗产，成为超市中饮料架上的畅销饮品，凉茶也成为不少人日常解渴的饮料。中山市中医院主任中药师、中山市中医药研究所梅全喜教授提醒：凉茶也有正确的喝法，过量喝、把凉茶当作日常不可缺少的保健药并不科学。

（一）记者调查

天气转热，凉茶热销。

天热地湿，温高湿重是岭南的气候特征。开春后，中山的气温回升得很快，让人感觉湿气重，人们开始喝凉茶，有的人还把凉茶当作日常解渴的饮料喝。记者在一些凉茶店看到，不时有三三两两的客人前来喝凉茶，祛湿解毒的凉茶特别热卖。"春天喝凉茶可以保健啊。"有店家这样告诉记者。

如今，就连一些火锅店也开始卖起凉茶，或者免费送凉茶给客人喝。在广东，春天吃火锅会给人湿热的感觉，店家就用凉茶为客人解除"后顾之忧"。而有了凉茶，近期一些火锅店的生意仍然很火。

中山市中医药研究所梅全喜教授告诉记者，凉茶在广东热卖，全因"上火"。抽烟喝酒易上火，吃油炸食品、吃快餐、吃辣等易上火，上夜班、夜生活过多、睡眠不足易上火，工作压力大、思想负担重易上火，野外作业、高温作业易上火，长期在炎热天气里生活易上火，而广东凉茶正是以祛火为卖点。

（二）专家观点

1. 适量喝，祛火防感冒

梅全喜教授说，广东凉茶有多种类型，概念也在不断延伸。现在凡是能起到清热解暑、祛湿消滞、生津止渴、提神醒脑或养颜护肤等作用的中草药煲成的汤水，都被人们称为凉茶。

从中医学的角度看，凉茶可预防一些轻微的疾病，调整亚健康状态，尤其是对预防感冒、流感都有一定效果。

凉茶是一种功能饮料，大多数凉茶的功能都是清热解毒、祛湿、利咽、散风解表等，与中医治疗初期感冒、流感的方法相近，在感冒、流感初期喝凉茶有防治的效果。凉茶配料中经常采用药食两用之品，如金银花、野菊花、蒲公英、桑叶、薄荷、鸭跖草、淡竹叶等，都是预防和治疗流感的常用中药，这些药物大多有解热、抗炎、抗菌、抗病毒的作用。

喝凉茶可去掉人体内在的风热，消除诱发感冒、流感的内因。中医学认为病毒属于热邪，是热性的，同气相求，所以在暖冬暖春比较容易发生流感，

人体内在有风热表现时也易患流感。经常吃煎炸、辛辣食物会令人喉咙充血，感到不舒服，也就是人们常说的"火气"，喉咙充血会令感冒、流感病毒感染的机会增加，喝凉茶则可以令喉咙充血的症状消失，从而降低了人们感染流感病毒的机会。

2. 长期喝，容易伤脾胃

凉茶可以"下火"，预防感冒、流感，但有些人误认为凉茶能防治百病，甚至把凉茶作为日常生活中必不可少的保健药。梅全喜教授指出，这种做法是不科学的。

广东常用的凉茶是由中草药制成，其中多数是味苦性寒之品。中医学自古以来就认为"是药三分毒"，中医理论也强调用药物治病应"中病即止"。服用凉茶，也要注意因人制宜，不能滥服，更不能作为保健药长期服用。例如体质虚弱的人和婴幼儿，如果长期服用药性苦寒的凉茶，就会损伤人体阳气和脾胃。有的儿童易感冒咳喘，一个月甚至发病三四次，其中就有不少病例是由于婴幼儿期间过量服用苦寒凉茶，损伤脾肺之气导致的。

（三）专家指导

对证下药喝才正确。

梅全喜教授说，服用凉茶的正确方法是有相关症状时才喝，且不要喝过量。在喝凉茶之前，最好是把症状告诉凉茶铺的销售人员，选择相应的凉茶，不要乱喝，不能把什么症状都归结为湿热。比如广东常用凉茶王老吉、夏桑菊、五花茶等，都适用于四时感冒、发热头痛、咽喉肿痛、口干口苦、唇红眼红、腹部隐痛等外感风热、湿热积滞之证。如果出现这些症状，可以服用凉茶三五天，在症状缓解、消失后，就不要继续喝。当然，在非常湿热的季节里，没有特别的症状，也可以适当服用一些凉茶预防疾病。

特别需要提醒的是，凉茶只能预防感冒等疾病，对这些疾病的治疗也只能起辅助作用。如果疾病的症状比较明显，还是要及时到医院就诊。

（四）特别提醒

梅全喜教授特别强调，以下情况不宜喝凉茶。

女性朋友在经期时不宜喝凉茶，因为这一时期女性的体质偏虚，喝性质寒凉的凉茶容易损伤脾胃，出现头晕、胃痛、口泛清水等不适症状。

孕妇不宜喝凉茶，在孕期喝浓度比较高的凉茶会加重心肾的负担。

产妇不宜喝凉茶，因为产后体质虚弱，无法承受凉茶的寒凉，会造成很多后遗病痛。

小儿感冒不宜喝凉茶，小儿感冒多因为受风寒，在这种情况下喝凉茶反而会损伤脾胃，加重脾胃的虚寒。

睡觉之前也不宜喝凉茶，凉茶有利尿作用，有些人喝凉茶会出现亢奋状态，造成难以入睡。

空腹不宜喝凉茶，因为凉茶会冲淡胃液，减少食欲，影响正餐的胃口和餐后的消化。空腹喝凉茶容易发生反酸、口泛清水。长期空腹喝凉茶还会引起胃病。

（中山商报，2009年2月28日，第10版）

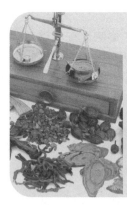

第五章
中医药防瘟抗疫

　　2020 年初，一场瘟疫袭击了湖北武汉，这场瘟疫的罪魁祸首就是新型冠状病毒，由这个新型冠状病毒感染引起的急性呼吸道传染病，就是新型冠状病毒肺炎（corona virus disease 2019，COVID–19，简称新冠肺炎），目前已成为全球性重大的公共卫生事件。临床表现以发热、干咳、乏力为主，部分患者以嗅觉、味觉减退或丧失等为首发症状，少数患者伴有鼻塞、流涕、咽痛、结膜炎、肌痛和腹泻等症状。重症患者多在发病一周后出现呼吸困难和低氧血症，严重者可快速进展为急性呼吸窘迫综合征、脓毒症休克、难以纠正的代谢性酸中毒和出凝血功能障碍及多器官功能衰竭等。极少数患者还可有中枢神经系统受累及肢端缺血性坏死等表现。值得注意的是，重型、危重型患者病程中可为中低热，甚至无明显发热。轻型患者可表现为低热、轻微乏力、嗅觉及味觉障碍等，无肺炎表现。少数患者在感染新型冠状病毒后可无明显临床症状。多数患者预后良好，少数患者病情危重，多见于老年人、有慢性基础疾病者、晚期妊娠和围生期女性、肥胖人群。儿童病例症状相对较轻，部分儿童及新生儿病例症状可不典型，表现为呕吐、腹泻等消化道症状，或仅表现为反应差、呼吸急促。新型冠状病毒感染属突发流行性、传染性疾病，属中医学"瘟疫""疫病"范畴。

　　我们团队在梅全喜教授的带领下积极投入到这场抗击新冠疫情的工作中，参与"防瘟九味饮"的中药预防处方拟定工作中，组织生产 20 多万袋分发给医务人员、新冠密接者用于预防。梅全喜教授还把自己多年应用的以艾叶为主的香囊组方贡献出来，制作了"防瘟九味香囊"5000 多个，分发给医院员工及抗疫一线人员使用。在新冠初期，很多人对于中医药特别是对于艾叶防治新冠肺炎存在许多疑问，梅全喜教授率先于 2 月 6 日在 PSM 药品安全合作联盟的微信公众号上发表了他的科普文章"彼采艾兮，防瘟兮——瘟疫之际话艾叶"，全面介绍了艾叶用于防瘟的历史和应用于防治新冠肺炎有效的依据以及艾叶用于预防新冠肺炎的具体方法，受到了热烈欢迎，被"今日头条"转载后，当日点击量超过 30 万人次，推荐量超过 480 万次。同时梅全喜教授还组织团队人员积极撰写中药防瘟抗疫的科普文章在 PSM 微信公众号上发表，受到专家的好评和读者的欢迎。现汇总如下，以供学习参考。

第一节　中药防瘟抗疫

在这次抗击新冠肺炎的斗争中，国家和各省市发布的防治瘟疫的中药处方中经常可以见到黄芪、连翘、金银花等中药，或者是以这些药为主药的中成药、名方，如连花清瘟胶囊、金花清瘟颗粒、银翘散、双黄连口服液等，以及首个被批准使用的治疗新冠肺炎的名方——广州市第八人民医院的"肺炎一号"。梅全喜教授为提高民众自我防护认知水平，安抚群众焦虑情绪，组织和指导团队撰写各种宣传抗疫的科普文章与学术论文，如"连翘——疮家圣药、防瘟要药""苍术防瘟，内外兼用""解毒驱瘟良药——贯众"等，为普及中医药防瘟抗疫知识发挥了积极作用。

一、连翘——疮家圣药、防瘟要药

> 柴门通草径，茅屋桂枝间。
> 修竹连翘木，高松续断山。
> 仰空青茵密，扫石绿花斑。
> 傍涧牵牛饮，白头翁自闲。

南宋戴昺用药名写诗，生动地描绘了家乡的田园风貌和悠闲自得的农家生活。下面我们就谈一下这首诗里出现的连翘。

连翘作为药物的记载最早见于《神农本草经》，"连翘，味苦平。主寒热、鼠瘘、瘰疬、痈肿、恶创、瘿瘤、结热、蛊毒"。关于连翘的功效，古代医籍中有如下一些记载。《药性赋》载："连翘可以散诸经之热，可以散诸肿之疮疡。"《珍珠囊》载："连翘之用有三：泻心经客热，一也；去上焦诸热，二也；为疮家圣药，三也。"张锡纯的《医学衷中参西录》载："连翘，具升浮宣散之力，流通气血……能透肌解表，清热逐风，又为治风热要药。"由此可见，连翘常为历代医家治疗外感风热和痈肿疮毒之良药。但实际上连翘在历代还有一项重要应用，就是防治瘟疫。今天，它是我们所熟知的银翘解毒片、连花清瘟胶囊、双黄连口服液等诸多中药制剂的主要原料之一。因此我们说连翘不仅是一味疮家圣药，还是一味防瘟要药。

连翘为木犀科植物连翘 *Forsythia suspensa* （Thunb.）Vahl 的果实。我国盛产连翘，其资源丰富，来源广泛，主产于山西、陕西、河南等省，甘肃、河北、山东、湖北等省亦产。

秋季果实初熟尚带绿色时采收，除去杂质，蒸熟，晒干，习称"青翘"；果实熟透时采收，晒干，除去杂质，习称"老翘"。其药味苦，性微寒，归肺、心、小肠经，具有清热解毒、消肿散结、疏散风热的功效，主要用于痈疽、瘰疬、乳痈、丹毒、风热感冒、温病初起、温热入营、高热烦渴、神昏发斑、热淋涩痛。现代药理研究表明，连翘具有解热、抗炎、抗菌、抗病毒、抗内毒素、抗肿瘤、镇吐、保肝、免疫调节和抗氧化等多种药理作用。下面主要介绍其药理作用，并列举几个连翘的防感抗疫方。

（一）现代药理作用

1. 解热作用

现代药理研究表明连翘有显著的解热作用。有研究表明连翘中的主要成分连翘酯苷能延缓酵母发热大白鼠的体温升高，促进内毒素所致发热家兔的体温下降，并可显著降低细菌感染模型动物的死亡数和死亡率，提示连翘酯苷有明显的抗感染和解热作用。

2. 抗炎作用

连翘的抗炎作用与其消肿散结的功效相一致。有研究发现，连翘中含有的主要成分牛蒡子苷元可抑制动物毛细血管通透性增加和增加动物炎症组织白细胞含量，从而达到止痛和抗炎的作用。

3. 抗菌、抗病毒作用

连翘的抗菌、抗病毒作用与其清热解毒功效基本一致。研究表明，连翘抗菌谱广，对多种革兰氏阴性菌、革兰氏阳性菌、结核杆菌等有抑制作用，总体上表现出对金黄色葡萄球菌等革兰氏阳性菌抗菌作用强。并且连翘的多种单体成分（连翘苷、连翘酯苷等）、提取物（挥发油、水提物、醇提物、水提醇沉物）和复方均表现出抗病毒作用，是连翘常用于预防和治疗病毒感染的物质基础。

4. 抗内毒素作用

内毒素常是伴发、加重及影响临床危重疾病的重要因素。中医学常把内毒素看作"热毒""邪毒"的物质基础。有研究表明，连翘体外抗内毒素效力较高，且这种作用是对内毒素的直接摧毁，而不是对其活性的暂时抑制。有研究显示连翘果壳水煎剂、大孔树脂吸附物及连翘多酚具有显著的抗炎、解热和中和内毒素作用。

从这些药理作用可以看出，连翘在抗感染、防治瘟疫方面具有重要的药理学基础，古今应用连翘防治瘟疫是有科学依据的。

（二）连翘的防感抗疫方

中华人民共和国国家卫生健康委员会发布的《流感诊疗方案（2018年版）》中，将连翘列为治疗风热犯卫的基本药材，这更加巩固了连翘作为清热解毒类药材的重要地位。在这次抗击新冠肺炎的斗争中，国家和各省市发布的防治瘟疫的中药处方中经常可以见到连翘，如首个被批准使用的治疗新冠肺炎的名方——广州市第八人民医院的"肺炎一号"，就是以连翘为主药的。

下面列举几个关于连翘的防感抗疫方。

1. 银翘散

组方：连翘 30g，金银花 30g，苦桔梗 18g，薄荷 18g，竹叶 12g，生甘草 15g，荆芥穗 12g，淡豆豉 15g，牛蒡子 18g。

功效：辛凉透表，清热解毒。

主治：温病初起。发热无汗，或有汗不畅，微恶风寒，头痛口渴，咳嗽咽痛，舌尖红，苔薄白或薄黄，脉浮数。

煎煮方法及用法：以上药物粉碎为粗粉，每服 18g，以鲜苇根汤煎，煮沸后继续煎煮 15 分钟，香气大出，即取服。病重者 4 小时服 1 次，白天 3 次，夜晚 1 次；病轻者 6 小时服一次，白天两次，夜晚一次。

2. 桂枝柴胡连翘汤

组方：桂枝 15g，柴胡 15g，连翘 10g，白芍 10g，黄芩 8g，防风 5g，荆芥 5g，杏仁 4g，甘草 10g。

功效：疏风散热，清热解毒，调和营卫，解肌发表。

主治：流行性感冒。

煎煮方法及用法：每日 1 剂，水煎两次共 400mL，分早晚两次服用。

3. 透解祛瘟颗粒（广州市第八人民医院"肺炎一号"）

组成：连翘、山慈菇、柴胡、青蒿、蝉蜕、前胡、金银花、黄芩、苍术、乌梅、黄芪、太子参、茯苓、川贝母、玄参、土鳖虫共 16 味药。

功效：清热解毒，疏风透表，益气养阴。

主治：新冠肺炎轻症。

服用方法：口服，一次两袋，一日两次。

4. "宝纯"防瘟九味饮（深圳市宝安纯中医治疗医院配方）

组方：黄芪 12g，苍术 6g，防风 6g，广藿香 6g，葛根 12g，芦根 6g，板蓝根 9g，连翘 6g，贯众 6g。

功效：益气健脾，芳香辟秽，清热解毒。

主治：预防新型冠状病毒感染、流感。

煎煮方法及用法：每日1剂，水煎两次共400mL，分早晚两次服用。

最后需要提醒的是，连翘虽好，但是也有禁忌。脾胃虚弱、气虚发热、痈疽已溃、脓稀色淡者忌用。《神农本草经疏》载：痈疽已溃勿服，大热由于虚者勿服，脾胃薄弱易于作泄者勿服。

（原文发表于PSM药盾公益微信公众号，2020年2月12日）

二、苍术防瘟，内外兼用

古香古色的宝安纯中医治疗医院药研楼里飘出一缕缕特别的香烟，让人仿佛置身于中国传统端午节，挂艾蒲，戴香囊，烧苍术，辟邪驱瘟，熏炉祛病。这缕清香让人在当下紧张的全民抗战新型冠状病毒疫情中舒缓下来。这香气正是一种中药——苍术焚烧后产生的，可在特定环境里起到驱除瘴疟、杀菌消毒、醒神益智等作用。2003年SARS期间已有众多的医院利用熏烧苍术来消毒空气。北京大学深圳医院曾在抗击SARS的战斗中采用了苍术烟熏空气消毒法结合化学、物理空气消毒法，发挥了重要作用，发现运用此法消毒后在疫情中无一例SARS院内感染。而在这次新型冠状病毒肺炎的中医药防治方案中也见到了苍术的身影。

（一）苍术的古代防治瘟疫应用

苍术，别名赤术、仙术、茅术、关南术、仙姜等。因其根干、枝叶的形态似"术"字篆文，故得此名。清代《本草正义》载："苍术气味雄厚，较白术愈猛，能彻上彻下，燥湿而宣化痰饮。最能驱除秽浊恶气，故时疫之病多用之。茅术一味，最为必需之品，是合内外各病，皆大有用者。"可见在古代苍术就是防治瘟疫的重要药物，苍术在历次中医药对抗瘟疫斗争中发挥了重要的作用。古代用苍术防治瘟疫，既内服，也外用。如宋代《太平惠民和剂局方》中的仙术汤以苍术为主药，配合干姜、枣、杏仁、甘草而成，水煎内服有很好的"辟瘟疫，除寒湿，温脾胃，进饮食"效果；清代太医院秘方的《太医院秘藏膏丹丸散方剂》中记载有一味避瘟丹，就是由苍术、细辛、川芎、甘草等组成，"此药烧之能令瘟疫不染，空房内烧之可避秽气"。可见，苍术的确是一味内外兼用的防治瘟疫的要药。

（二）苍术的现代药理研究

《中国药典》2015年版一部中收录的苍术为菊科植物茅苍术 *Atractylodes lance*（Thunb.）DC. 或北苍术 *Atractylodes chinensis*（DC.）Koidz. 的根茎。苍术味辛、苦，性温，归脾、胃、肝经，具有燥湿健脾、祛风除湿的功效，主要用于脘腹胀满、泄泻、水肿、脚气、风湿痹痛、风寒感冒、夜盲、眼目昏涩等。苍术的主要化学成分是挥发油，挥发油中主要含有苍术醇、苍术酮、苍术素等。其主要的药理作用如下。

1. 抗病毒

苍术提取物及其所含的苍术酮对 H3N2、H5N1 病毒和乙型流感病毒均有杀灭作用，苍术所含 β–桉油醇、茅术醇也是抗病毒作用的有效成分。

2. 抗菌

苍术水煎剂及挥发油对结核杆菌、金黄色葡萄球菌、大肠杆菌、枯叶杆菌、绿脓杆菌、表皮葡萄球菌、溶血性链球菌、肺炎双球菌等均有明显的抑菌作用。

3. 增强免疫功能

苍术多糖经腹腔注射，可增加小白鼠腹腔巨噬细胞数量，显著促进小白鼠巨噬细胞的吞噬功能，还可对抗泼尼松或环磷酰胺对吞噬功能的抑制作用，促进网状内皮系统的吞噬功能，并能提高红细胞免疫小白鼠血清中溶血素的浓度，诱导白细胞介素的产生。

4. 抗炎

苍术提取物、苍术粗多糖、苍术挥发油均有明显的抗炎作用，其抗炎作用机制与抑制组织中的前列腺素 E2 生成有关。这些现代药理研究结果为苍术防治瘟疫类疾病提供了理论基础。

5. 对悬浮在空气中的细菌及病毒有很好的抑制和杀灭作用

国家卫生健康委员会公布的新型冠状病毒的人传人途径有三种：直接传播、接触传播、气溶胶传播。气溶胶传播指含有病毒的飞沫混合在空气中，形成气溶胶，被吸入后导致感染。气溶胶传播的作用距离和范围显著大于直接传播，既容易发生在室内空间或者狭小密闭空间里，也可以发生在室外的空间。在目前新型冠状病毒肺炎流行期间，口罩等防护物资非常紧缺，消毒器具和用品也相对不足，寻求可以阻断气溶胶传播途径的方法是一个应当关注和研究的重点。研究表明苍术对悬浮在空气中的细菌及病毒有很好的抑制和杀灭作用。

有研究表明，采用苍术烟熏剂点燃与紫外线照射消毒，比较消毒前后的细菌总数，发现前者比后者的菌落数明显少，显示出苍术的灭菌作用优于紫外线，而且效果更持久。用苍术、艾叶、白芷等药物烟熏消毒实验证明，对结核杆菌、金黄色葡萄球菌、枯草杆菌、大肠杆菌、绿脓杆菌等有显著灭菌效果，且以苍术为主药的复方烟熏剂对多种病毒，如腮腺炎病毒、流感病毒、核型多角体病毒以及支原体、黄曲霉菌、其他致病真菌均有显著的杀灭作用。细菌经苍术、艾叶的烟熏后发生变形，呈现退行性变化。

（三）苍术防治瘟疫的内服外用方法

1. 内服法

（1）新冠肺炎寒湿郁肺方［《新型冠状病毒感染的肺炎诊疗方案（试行第五版）》］

组方：苍术 15g，陈皮 10g，厚朴 10g，藿香 10g，草果 6g，生麻黄 6g，羌活 10g，生姜 10g，槟榔 10g。

功效：燥湿健脾，宣肺散寒。

主治：新型冠状病毒感染的肺炎初期，寒湿郁肺。

用法：每日 1 剂，水煎两次共 400mL，早晚两次分服。

（2）新冠肺炎疫毒闭肺方［《新型冠状病毒感染的肺炎诊疗方案（试行第五版）》］

组方：杏仁 10g，生石膏 30g，瓜蒌 30g，生大黄 6g（后下），生麻黄、炙麻黄各 6g，葶苈子 10g，桃仁 10g，草果 6g，槟榔 10g，苍术 10g。

功效：清热止咳，理肺化痰。

主治：新型冠状病毒感染的肺炎中期，疫毒闭肺。

用法：每日 1 剂，水煎两次共 400mL，早晚两次分服。

（3）新冠肺炎预防 1 号方（湖北省卫生健康委员会）

组方：苍术 3g，金银花 5g，陈皮 3g，芦根 2g，桑叶 2g，生黄芪 10g。

功效：清热燥湿，益肺固表。

主治：预防新型冠状病毒感染。

用法：开水泡，代茶饮，7～10 天。

（4）新冠肺炎预防方（广州医科大学第一附属医院）

组方：柴胡 10g，黄芪 10g，薏苡仁 15g，苍术 10g，麦冬 15g，北沙参 15g，生甘草 10g，金银花 15g，僵蚕 10g，蝉蜕 5g，大黄 5g，姜黄 10g。

功效：益气健脾，芳香化湿，清热解毒。

主治：预防新型冠状病毒感染、流感。

用法：以水 1.5L，煎取 1L，每人每次饮用 200mL，每周 2～3 次。

2. 外用法（熏烧或香囊）

（1）预防新型冠状病毒肺炎的中医药外用方（《新型冠状病毒肺炎中医诊疗手册》）

组方：藿香 20g，制苍术 20g，菖蒲 15g，草果 10g，白芷 12g，艾叶 10g，苏叶 15g，贯众 20g。

功效：燥湿化浊，芳香辟秽。

用法：水煎室内熏蒸，或研末制成香囊佩戴。

（2）苍艾熏

组方：苍术 50g，艾叶 50g。

功效：辟秽化浊。

用法：研末用于室内熏烧。

（3）防瘟九味香囊（深圳市宝安纯中医治疗医院）

组方：艾叶、苍术、广藿香、肉桂、丁香、八角茴香等。

功效：芳香避疫。

用法：研末制成香囊佩戴。

（四）苍术使用的注意事项

明代《医学入门》载："血虚怯弱七情气闷者慎用。误服耗气血，燥津液，虚火动而痞闷愈甚。"故苍术作为内服药使用时，对于血虚气弱、津亏液耗、表虚自汗者忌服。外用法熏烧时，正常使用较为安全，但要注意烟熏时应该在没有人的房间进行，避免让人直接吸入烟雾。

（原文发表于 PSM 药盾公益微信公众号，2020 年 2 月 29 日）

三、柴胡：疏肝解热常用药，驱瘟防瘟今用之

《红楼梦》八十三回讲到黛玉痨病愈发严重，痰血上涌，面无血色，御医王大夫医术精湛，用药得当，然而贾琏却对处方产生怀疑，这到底是怎么回事？原来黛玉素体积郁化火，肝火犯肺，迫血外溢，王大夫开了黑逍遥散，方中以柴胡为主药，柴胡善于调达肝气，疏解肝郁，黛玉肝郁不疏，用此药可谓恰到好处。不过柴胡还有一个"升发之性"，黛玉血气上冲，已经吐血，用升发之柴胡岂不是火上浇油？可谓用之又忌之，王大夫不愧是御医，他想到用鳖血拌炒柴胡。鳖血有滋阴润燥、补血养血的作用，对阴虚内热、血虚出血的病证有效。鳖血拌炒柴胡，使之被柴胡吸收，用鳖血之滋阴缓和柴胡的升发之性，还能补黛玉的阴血不足，并有一定的止血作用，可谓一举三得，使黛玉病情好转。

此虽是文艺作品，但书中讲到的柴胡两个功效确实是中医学上柴胡的重要功效：疏解（疏肝解郁）和升发（升阳举陷）。今天我们要重点介绍柴胡的另一个重要功效：和解（和解少阳），即柴胡的解热作用。柴胡的解热作用是其最重要的功效，柴胡自古以来就广泛应用于外感发热，或邪入半表半里的寒热往来、疟疾寒热，以及各种瘟疫发热的治疗，如《伤寒论》小柴胡汤、柴葛解肌汤等。

有关柴胡最早的记载见于《神农本草经》，载其"主心腹肠胃中结气，饮食积聚，寒热邪气，推陈致新"。《名医别录》载："除伤寒心下烦热，诸痰热结实，胸中邪逆，五脏间游气，大肠停积，水胀，及湿痹拘挛。亦可作浴

汤。"《滇南本草》对柴胡用于热证做了总结:"伤寒发汗解表要药,退六经邪热往来,痹痿,除肝家邪热、痨热,行肝经逆结之气,止左胁肝气疼痛,治妇人血热烧经,能调月经。"可见柴胡自古以来就是用于治疗外感表热证、六经邪热、肝热、痨热、妇女血热等各种热证的。古代医家创立的以柴胡为主药的治疗各种热证的名方很多,如《伤寒论》小柴胡汤,治疗伤寒少阳病证,邪在半表半里,症见往来寒热,胸胁苦满,默默不欲饮食,心烦喜呕,口苦,咽干等;《伤寒六书》柴葛解肌汤,治疗外感风寒,郁而化热证;《太平惠民和剂局方》柴胡石膏散,治时行瘟疫,壮热恶风等。这些都是重用柴胡以解热治瘟的名方,至今仍然广泛应用于感冒、流感、疟疾、肺炎、慢性肝炎、急慢性胆囊炎、急性胰腺炎、胸膜炎、中耳炎、牙龈炎、急性结膜炎等感染性疾病以及各种瘟疫的救治,均取得了较好的疗效。可见柴胡自古以来就是一味解热良药、驱瘟要药。

柴胡为伞形科植物柴胡 *Bupleurum chinense* DC. 或狭叶柴胡 *Bupleurum scorzonerifolium* Willd. 的根,味苦、辛,性微寒,归肝、胆经,具有解表退热、疏肝解郁、升举阳气的功效,用于表证发热、少阳证、肝郁气滞、气虚下陷、脏器脱垂、退热截疟,现代主要用于感冒发热、寒热往来、胸腹胀痛、月经不调、子宫脱垂、脱肛等病证的治疗。现代研究表明柴胡具有解热镇痛、镇静、抗炎、抗内毒素、抗菌抗病毒及增强免疫功能等作用。这些都是柴胡临床上解热、抗感染及防治瘟疫应用的药理学基础。

(一)柴胡的药理作用

1. 抗菌、抗病毒作用

柴胡体外实验证明对溶血性链球菌、金黄色葡萄球菌、霍乱弧菌、结核杆菌的生长有抑制作用。柴胡对流感病毒、肝炎病毒、钩端螺旋体及牛痘病毒等均有抑制作用。柴胡中含有多种抑制乙肝病毒的组分,这些组分能够较好地与乙肝病毒核蛋白结合,并能抑制 I 型脊髓灰质炎病毒引起的细胞病变。柴胡还对疟原虫有抑制作用,可能有阻止其发育使之消灭的作用。

2. 解热、镇痛、镇静作用

用柴胡挥发油 100mg/kg 给大白鼠腹腔注射,对啤酒酵母致热大白鼠有明显的解热作用,该作用比同剂量的氨基比林平稳。柴胡煎剂或浸膏对热刺激发热或由三联菌苗所致家兔、大白鼠发热有明显的解热作用,柴胡水煎液和柴胡皂苷能使干酵母致热大白鼠体温降低。柴胡及其所含的柴胡皂苷还有很好的镇痛和镇静作用。

3. 抗炎作用

柴胡及其所含的柴胡皂苷、α–菠菜甾醇、柴胡挥发油等均有显著的抗炎作用。柴胡 α–菠菜甾醇能抑制前列腺素 E2 和缓激肽的合成或释放。柴胡皂苷既有直接的抗炎作用，又有间接的通过肾上腺皮质产生的抗炎作用。研究表明，柴胡挥发油能减轻二甲苯所致小白鼠耳肿胀，降低毛细血管通透性，说明有较强的抗炎作用。

4. 增强免疫功能作用

柴胡能促进健康人淋巴细胞转化，降低家兔白细胞移动指数，促进羊红细胞免疫小白鼠血清抗体增加。柴胡及小柴胡汤能使巨噬细胞活化，促进白细胞介素–1（IL–1）的产生，然后诱导 T 细胞产生 IL–2 及促进抗体产生。柴胡提取物及柴胡皂苷有免疫调节作用，能刺激 IL–1 的诱生。柴胡多糖能促进巨噬细胞的吞噬功能，但对补体激活产物诱导的巨噬细胞吞噬功能增强有抑制作用。

5. 抗内毒素作用

柴胡总皂苷有显著的抗内毒素活性，将 50mg/mL 柴胡总皂苷溶液稀释至 32 倍后仍有直接破坏内毒素的作用。正柴胡饮颗粒能解内毒素引起的家兔发热。

（二）柴胡用于新冠肺炎的预防方剂

柴胡现代常用于一些瘟疫的救治，之前的"非典"、禽流感以及这次的新冠肺炎，柴胡在救治过程中都发挥了重要作用。特别是这次新冠肺炎，诸多的救治处方中均用到柴胡，且大都是以柴胡为主药，可见在这次瘟疫的防治中柴胡也是一味重要的中药。

下面介绍几个有关柴胡用于这次新冠肺炎的预防方剂，供大家参考应用。

1. 预防新冠肺炎凉茶处方（广州医科大学附属第一医院中医新冠病毒防治组）

组成：柴胡 10g，黄芪 10g，薏苡仁 15g，苍术 10g，麦冬 15g，北沙参 15g，生甘草 10g，金银花 15g，僵蚕 10g，蝉蜕 5g，大黄 5g，姜黄 10g。

功效与应用：调理脾胃，祛邪避秽。以上药物 1 剂，以水 1.5L，煎取 1L，每人每次饮 200mL，每周 2～3 次。如果是居家使用，以上药物 1 剂，以水 1.5L，煎取 1L，3～4 人分服，每周 2～3 次。

2. 常规人群预防方（贵州）

组成：柴胡 10g，葛根 12g，穿心莲 6g，防风 12g，前胡 9g，苏梗 10g，党参 9g，青皮 6g，大枣 3g，生姜 1 片，西洋参 3g，黄芩 10g，肿节风 9g，藿香 3g。

功效与应用：散寒和解，化湿导滞。水煎服，1 日 1 剂，分早中晚服用，10 岁以下儿童减半。本方虚实体质者皆可使用。

3. 湿热体质者预防方（山西）

组成：柴胡 6g，黄芩 6g，半夏 6g，党参 6g，防风 6g，连翘 6g，沙参

6g，金银花 6g，生姜 6g，甘草 6g。

功效与应用：调和表里，扶正解毒。水煎服，每日 1 剂，早晚两次分服。

4. 疫区疫点人群和居家自行隔离人群预防方（贵州）

组成：柴胡 12g，藿香 12g，苏叶 8g，桔梗 9g，炙麻黄 6g，玉竹 12g，白薇 6g，苍术 6g，厚朴 12g，槟榔 9g，知母 12g，赤芍 15g，黄芩 15g，浙贝 15g，川贝 6g，草果 4g，荷叶 15g，青皮 9g，麦芽 15g，杏仁 12g，建曲 9g，肿节风 15g，羌活 10g。

功效与应用：芳化湿浊，养阴解毒。水煎服，日 1 剂，分早中晚服用，或制成颗粒剂使用，10 岁以下儿童减半。

5. 密切接触人员预防方（天津）

组成：柴胡 18g，黄芩 12g，枳壳 12g，桔梗 10g，厚朴 12g，槟榔 18g，金银花 15g，贯众 10g，草果 6g，青皮 6g，佩兰 10g，荷梗 6g，生黄芪 18g，炙甘草 6g。

功效与应用：预防密切接触者感染。水煎服，日 1 剂，连服 7 日，无不适可继服 7 日。

柴胡用途非常广泛，临床应用经常以配伍组方的形式出现，但正如文章开头所提到的，柴胡虽好，也要考虑其副作用。柴胡性升散，古人有"柴胡劫肝阴"之说，阴虚阳亢、肝风内动、阴虚火旺及气机上逆者忌用或慎用。

（原文发表于 PSM 药盾公益微信公众号，2020 年 3 月 11 日）

四、广藿香——芳香化湿正当时

春天到了，岭南大地万物复苏。所谓一方水土生一方本草，岭南地区地势较低，地形多样，气温较高，雨水充沛，盛产了许多品质优良的中药材，其中以"十大广药"家喻户晓。广藿香作为"十大广药"之一，在我国悠久的药用历史中具有极其宝贵的药用价值。

随着春季的到来，岭南地区的雨量逐渐增多，到了春夏交接之际，雨水常连绵不绝，相对湿度较高，人体对外界湿度变化的调节能力降低，容易被湿所困，出现困倦乏力、肢体沉重、食欲减退等不适，因此"祛湿"是岭南人重要的养生话题。广藿香是芳香化湿的代表性中药，被历代医家视为暑湿时令的要药，既可入药，也可制成凉茶，深受民众喜爱。

广藿香为唇形科植物，以"藿香"之名始载于东汉《异物志》，首次明确了藿香的产地交趾，三国时期《吴时外国传》又提及藿香的另一产地都昆。自宋代开始广泛使用，并普遍种植于岭南一带，仍称之为"藿香"，于明代定名为"广藿香"，以示道地。经本草学者推定，明代以前各本草所载之藿香均为今之广藿香 *Pogostemon cablin*（Blanco）Benth.。广藿香原产于东南亚，后移栽于岭南，先在广州石牌、棠下一带种植，以石牌广藿香最优，称为道地药材。随着广州城市建设的发展，广州近郊已无广藿香种植，"石牌广藿香"成为濒危品种。在 20 世纪 50 年代末，广东肇庆、高要一带开始大规模种植广藿香，被称为"肇香、枝香"，品质较好，可供药用。目前认为以广东肇庆、高要及西江周边地区作为广藿香的道地产区。

广藿香为多年生芳香草本，喜高温，忌严寒，最适宜生长气温为 25～28℃，忌干旱，喜雨量充沛、分布均匀、湿润的环境。广藿香植株茎略呈方柱形，多分枝，枝条稍曲折，表面被柔毛；质脆，易折断，断面中部有髓。叶对生，皱缩成团，展平后叶片呈卵形或椭圆形，两面均被灰白色绒毛，先端短尖或钝圆，基部楔形或钝圆，边缘具大小不规则的钝齿；叶柄细，被柔毛。气香特异，味微苦。广藿香饮片以全草入药，以茎粗、叶厚柔软、香气浓厚者为佳。性微温，味辛，归脾、胃、肺经，有芳香化湿、和中止呕、解暑发表的功效。临床上广藿香用于治疗湿浊中阻、脘痞呕吐、暑湿表证、湿温初起、胸闷不舒、寒湿闭暑、腹痛吐泻等。

当下我国各地正积极抗击新型冠状病毒肺炎疫情，随着对疾病认识的深入和诊疗经验的积累，中医药已成为防治疫情的一支重要力量。此次新型冠状病毒肺炎属中医疫病范畴，病因为感受乖戾之气。目前国内大多数专家认为本病属"寒湿疫"，是感受寒湿疫毒而发病，因此这次各省市使用中医药防治新型冠状病毒肺炎的防瘟汤、香药熏蒸、辟疫香囊等作为防疫和治疗手段，这些方法以益气固表、芳香辟秽化浊为主要功效，大都应用了广藿香。这些方法既能治病，也可以提高身体的抗病能力，适用于不同时期的新冠肺炎的治疗，也适用于普通的易感人群和抗疫一线工作人员。

古人认为"香能散疫气"，《神农本草经》载："香者，气之正，正气盛则除邪辟秽也。"香药熏蒸、辟疫香囊也逐渐被大家所青睐。其实细菌也罢，病毒也罢，在中医看来都是邪气所生，香气就是正气，它弥散在空气中，邪气就无处可藏。作为临床常用的芳香化湿药，广藿香多配伍成方，发挥协同作用。

现代研究也证实，广藿香主要含有挥发油成分，具有抗病原微生物的药理作用。体外实验表明，藿香具有较强的抗菌作用。其水提物及所含广藿香酮可抑制金黄色葡萄球菌、肺炎双球菌、溶血性链球菌、大肠杆菌、痢疾杆菌、绿脓杆菌、枯草杆菌、肠炎球菌、产气杆菌等。用水蒸气蒸馏提取的广藿香精油具有一定的抑制真菌和细菌的作用。藿香中的黄酮类物质有抗病毒作用，可抑制消化道、上呼吸道鼻病毒生长繁殖。藿香煎剂对钩端螺旋体有抑制和杀灭作用。含有广藿香的香菊感冒冲剂对多种病毒均有抑制作用，对小白鼠静脉滴注致死量内毒素有保护作用。藿香所含挥发油能刺激胃黏膜，促进胃液分泌，增强消化能力，还有平喘、祛痰、镇痛以及消炎防腐作用。这些都是广藿香抗感染及防治瘟疫的药理学基础。

说起广藿香，大多数人最熟悉的还是藿香正气水。夏季天气炎热，伤津耗气且多夹湿，人体五脏六腑的阳气外散，导致中阳不足，抵抗力减弱，加之夏季人们多吹空调，喜冷饮冷食，容易被寒湿之邪侵犯，继而出现怕冷发热、恶心呕吐、腹胀腹泻、胸闷、头昏头痛等不适症状，这就是所谓的"胃肠型感冒"，相信大家都知道可以服用藿香正气水。藿香正气水原方出自《太平惠民和剂局方》，其组成药物有广藿香、白芷、紫苏、大腹皮、茯苓、半夏、白术、陈皮、厚朴、桔梗、甘草，是解表化湿、理气和中的经典方剂，适用于外感风寒、内伤湿滞或夏伤暑湿所致的感冒。藿香正气水作为一种酊剂，由于含有酒精，口感较差，不适宜儿童、老年人和酒精过敏者。儿童可以选择不含酒精、口感偏甜的口服液，成年人可以选择丸、胶囊等剂型。但是如果您出现"喉咙痛，流黄涕，发热恶寒"等外感风热的症状，就千万不可服用藿香正气水。藿香正气水作为多数人夏季的"家庭常备药"，一定要对证用药，服用前建议咨询医生或药师。藿香正气水（口服液、丸、胶囊）也是这次国家卫生健康委员会和国家中医药管理局推荐的中成药，用于治疗出现乏力并伴有胃肠不适的处于医学观察期的新型冠状病毒感染的肺炎患者。

其实，广藿香及藿香正气制剂还有很多新的用途，有需要的人不妨试一试。

1. 无黄疸型肝炎（湿困型）

广藿香、苍术、制香附、郁金各10g，板蓝根、蒲公英各15g，厚朴、陈皮各6g，水煎服。

2. 糖尿病胃轻瘫

选用藿香正气软胶囊治疗糖尿病胃轻瘫患者30例，取得较好疗效：藿香正气软胶囊每粒0.5g，每次2粒，每天3次，口服，疗程为4周，结果30例患者中治愈19例，好转11例，有效率100%。

3. 功能性消化不良

选用藿香正气软胶囊治疗功能性消化不良52例，取得满意疗效：52例门诊就诊官兵，均为男性，年龄18～24岁，平均20.5岁。服用藿香正气软胶囊，每次3粒，每天两次，口服，疗程为4周，病情严重者用4～6周，结果显效39例，有效9例，无效4例，总有效率92.31%。

2016年4月，广东省颁布了《广东省岭南中药材保护条例》，广藿香入选为首批8种岭南道地药材之一，将进一步从种源、产地、种植、品牌四个环节保证岭南广藿香等8种中药材的质量和产量。相信随着这些制度和政策的实施，广藿香将迎来更美好的前景，它的芳香将一直存在，伴随着我们度过更为悠久的岁月。

（原文发表于 PSM 药盾公益微信公众号，2020 年 3 月 7 日）

五、解毒驱瘟良药——贯众

在东汉时期，邳彤率领部属巡视，发现河北安国被瘟疫笼罩。从小爱好医术、精读《黄帝内经》的他面对铺天盖地的特大瘟疫，却一时想不出良策。后来他遇到一位老人，发现老人家中及邻居却安然无恙，细细询问才知道这位老人把贯众泡在水缸里，喝了缸里水，因此没有感染瘟疫。邳彤恍然大悟，原来贯众水可以抗瘟疫。于是，邳彤急忙下令，全县总动员，下地挖贯众，用缸泡贯众水喝。这一片人喝了贯众水，果然就从瘟疫中走了出来。从此安国就流传下"家家水缸泡贯众"的习惯，每当有瘟疫流行时，老百姓都会自己采挖或者到药店购买一些贯众放入家里的水缸中，以预防瘟疫的传染。到今天，东北、西南及中原部分地区的百姓仍有在流感、"非典"等瘟疫流行期间用少量贯众放入水缸以预防传染的习惯。

贯众，现版《中国药典》把鳞毛蕨科植物粗茎鳞毛蕨 *Dryopteris crassirhizoma* Nakai 和紫萁科植物紫萁 *Osmunda japonica* Thunb. 根茎和叶柄残基分别以"绵马贯众"和"紫萁贯众"之名列条收载。绵马贯众清热解毒，驱虫，用于虫积腹痛、疮疡；紫萁贯众清热解毒，止血，杀虫，用于疫毒感冒、热毒泻痢、痈疮肿毒、吐血、衄血、便血、崩漏、虫积腹痛。现代贯众常用于治疗流行性感冒、乙型肝炎、病毒性肺炎、功能性子宫出血、高血压头晕、头痛、慢性铅中毒、虫积腹痛等症，有较好的疗效。

贯众药用历史悠久，始见于《神农本草经》，载其"味苦，微寒，主腹中邪热气，诸毒，杀三虫"。明代《滇南本草》记载贯众"祛毒，止血，解水毒。二、三月间，泡水盆中。"这与民间用贯众泡在水缸中以解毒防瘟的说法是一致的。明代《本草纲目》载其"治下血崩中，带下，产后血气胀痛，斑疹毒，漆毒，骨鲠"。明代缪希雍《神农本草经疏》对贯众的功效应用做了较为全面的总结："贯众，以其苦寒，故主腹中邪热气诸毒。苦以泄之，亦兼有散之义，故破癥瘕。苦寒能除风热，故止头风。金疮出血后必发热，泄热散结，则金疮自止。"由此可见，贯众是历代医家治疗风热感冒、温毒发斑、虫疾和金疮出血的常用药，既是一味解毒要药，也是一味驱瘟良药。

（一）贯众的药理作用

现代药理研究从科学的角度证明了贯众具有防治瘟疫、抗感染的疗效。

1. 抗菌作用

贯众对金黄色葡萄球菌、大肠埃希菌、绿脓杆菌、凝固酶阴性葡萄球菌、链球菌、巨型球菌、吉氏库特菌、芽孢杆菌、阴沟肠杆菌、鲁氏不动杆菌、产吲哚金黄杆菌、单胞菌属等均有较强的抑制作用。

2. 抗炎镇痛作用

药理实验表明绵马贯众具有抗炎镇痛的作用。

（二）贯众古今秘方、验方的应用

贯众用于清热解毒、防治瘟疫的古今秘方、验方较多，本次新冠肺炎的防治工作中应用到的中成药连花清瘟胶囊（颗粒）和各地公布的中药方剂中也都有用到贯众。这里介绍几个供大家参考应用。

1.《普济方》中收录的贯众散

可以解一切热毒，或中食毒、酒毒、药毒等。取贯众、黄连、甘草各9g，骆驼峰15g，研为细末，每服9g，冷水调下。

2. 清化解毒方

用于清热化湿解毒，凉血活血。平地木 12 ～ 20g，虎杖 12 ～ 20g，红藤 12 ～ 20g，土茯苓 12 ～ 15g，贯众 5 ～ 10g，黑料豆 12g，生甘草 2 ～ 3g，升麻 3 ～ 5g。每日 1 剂，水煎两次，早晚分服。

3. 民间防治流行性感冒方

（1）贯众连翘汤，贯众 12 ～ 18g，连翘 9 ～ 15g，金银花 6 ～ 9g，甘草3g，糖适量。水煎服，成人服 150mL，连服 4 ～ 5 日。

（2）贯众水，贯众每天 9g，水煎，分两次服，儿童酌减。

（3）贯众 30g，板蓝根 9g，水煎服。

（4）贯众 9g，南瓜蔓一尺，水煎服，连服 3 日。

4. 贯众蛋

用于预防感冒、流感。将贯众与鸡蛋同放锅中，加水 300mL，煮至蛋熟，去药渣。每日 1 次，饮汤吃蛋，连服 5 ～ 7 日。

5. 湖北省预防新型冠状病毒感染的肺炎二号方

黄芪 15g，炒白术 10g，防风 10g，贯众 6g，金银花 10g，陈皮 6g，佩兰10g。水煎服，每天 1 剂，分两次服用，共服 7 ～ 10 天。

6. 贵州省中医药管理局公布的中医药预防新冠肺炎建议处方

北沙参 10g，玉竹 20g，石斛 20g，贯众 20g，苍术 10g，石菖蒲 10g。水煎服，每日 1 剂，分早中晚服用，10 岁以下儿童用量减半。

7. 甘肃省卫生健康委员会公布的普通人群预防新冠肺炎基本方药

贯众 9 ～ 12g，苏梗 12 ～ 15g，淡豆豉 3 ～ 6g，酒大黄 3 ～ 6g，苍术6 ～ 9g。以上加水 500mL，水煎两次，每次 30 分钟，煎取 200mL，不拘时服。

8. 江西省新型冠状病毒感染的肺炎中医药防治方案

玉屏风散加味，组成如下：生黄芪 12g，防风 10g，白术 10g，金银花

10g，连翘 10g，贯众 6g，佩兰 10g，陈皮 10g，苍术 10g，桔梗 10g。水煎服，每日 1 剂，早晚分服。

9.同济医院中医科专家制定的预防新冠肺炎居家调护方案二——中药熏蒸方

板蓝根 10g，石菖蒲 10g，贯众 10g，金银花 15g。以上加水 1000mL，泡10 分钟，小火慢煮 30 分钟，浓缩药液至 150mL，将药液加入洗净的家用空气加湿器中通电熏蒸，或者在锅中持续蒸煮挥发，每日 1 ～ 2 次。

温馨提示：贯众有小毒，服用时忌油腻，脾胃虚寒者及孕妇慎用。

（原文发表于 PSM 药盾公益微信公众号，2020 年 3 月 7 日）

六、解热要药，防瘟重器——石膏

2 月 6 日，国家中医药管理局官网发布了一篇名为《中医药有效方剂筛选研究取得阶段性进展》的文章，文章中说 4 个试点省份临床观察显示：清肺排毒汤治疗新冠肺炎总有效率可达 90% 以上。无疑，这是一个让人非常振奋的消息。文章明确指出："清肺排毒汤由汉代张仲景所著《伤寒杂病论》中的多个治疗由寒邪引起的外感热病的经典方剂优化组合而成，组方合理，性味平和，可用于治疗新型冠状病毒感染的肺炎轻型、普通型、重型患者，在危重症患者救治中也可结合患者实际情况合理使用。该方也可用于普通感冒和流感患者。"国家卫健委和国家中医药管理局联合发文推荐在新型冠状病毒肺炎的救治中应用这个方剂，而在这个清肺排毒汤中有一味重要的药物就是石膏。

首先我们来看看清肺排毒汤的组成：麻黄 9g，炙甘草 6g，杏仁 9g，生石膏 15 ～ 30g（先煎），桂枝 9g，泽泻 9g，猪苓 9g，白术 9g，茯苓 15g，柴胡 16g，黄芩 6g，姜半夏 9g，生姜 9g，紫菀 9g，款冬花 9g，射干 9g，细辛6g，山药 12g，枳实 6g，陈皮 6g，藿香 9g。

在这个方剂后面的使用说明中有这样一段话：务必使用传统中药饮片，水煎服，每天 1 剂，早晚两次（饭后 40 分钟）温服。如有条件，每剂药服用后服大米汤半碗，舌干津液亏虚者可多服至一碗。3 剂为 1 个疗程。（注意：如果患者不发热，则生石膏的用量要小，发热或壮热，则加大生石膏的用量）从这里可以看出这个由 21 味中药组成的方剂里石膏的重要性了，可以说，石膏在这个方剂的治疗中起到了很重要的清热退热作用。下面我们来谈谈这个具有重要退热作用的石膏。

石膏为中医临床常用药，最早记载见于《神农本草经》，载："味辛，微寒。主治中风寒热，心下逆气，惊喘，口干舌焦不能息，腹中坚痛，除邪鬼，产乳，金创。"《名医别录》对石膏的解热作用做了较为深入的描述："味甘，大寒，无毒。主除时气、头痛、身热、三焦大热、皮肤热、肠胃中膈热。解肌，发汗。止消渴，烦逆，腹胀，暴气喘息，咽热。"明代医家缪希雍在《神农本草经疏》对石膏药性与功效的关系做了阐述："辛能解肌，甘能缓热，大寒而兼辛甘则能除大热。"历代中医治疗温病的常用要方均以石膏为主药之一，如麻杏石甘汤、白虎汤、清瘟败毒饮及竹叶石膏汤等。这些方剂对于有效控制历次温病及瘟疫的流行均发挥了重要作用。

现代认为中药石膏为含水硫酸钙（$CaSO_4 \cdot 2H_2O$）的矿石。临床用药分为生、熟两种，生用具有清热泻火、除烦止渴之功效，多用于汤剂内服；熟（煅）用具有敛疮生肌、收湿、止血之功效，多用于外用。常用于外感热病、高热烦渴、肺热喘咳、胃火亢盛、头痛、牙痛。现代研究表明石膏主要有解热、镇静、镇痉、止渴、增强免疫力和抗病毒作用，这些都是石膏临床治疗热病重症以及防治瘟疫的药理学基础。

1. 解热作用

生石膏可抑制发热时过度兴奋的体温调节中枢，有强而快的减热作用。单味石膏及白虎汤对实验性致热家兔均有一定退热作用，石膏是白虎汤退热作用的主要药物，Ca^{2+}是石膏退热的主要成分。天然石膏 1∶1 煎剂，兔直肠给药 4mL，对牛乳及疫苗发热的兔有解热作用。

2. 镇静、镇痉作用

生石膏内服，经胃酸作用，一部分变为可溶性钙盐而被吸收，使血钙浓度增加，而抑制肌肉的兴奋性，起到一定的镇静、镇痉作用。

3. 止渴作用

对因禁止饮水、内毒素引起发热、利尿剂引起脱水或高渗盐水引起脱水及辐射热等方法造成的动物口渴状态，给动物饮用石膏上清液可减少动物饮水量，即有止渴作用。

4. 增强免疫力的作用

石膏能增强体外培养的家兔肺泡巨噬细胞吞噬白色葡萄球菌和胶体金的能力，并促进吞噬细胞的成熟。石膏的上述作用可能与其所含的钙离子有密切关系。石膏及白虎汤均能增强小白鼠腹腔巨噬细胞的吞噬率及吞噬指数，在体外对白细胞吞噬金黄色葡萄球菌的功能也有促进作用，能增强淋巴细胞转化率，促进小白鼠抗体生成及血清溶菌酶含量。石膏及白虎汤的促吞噬作用是其治疗感染性疾病的药理学基础之一。

5. 抗病毒作用

有研究表明，石膏有一定的抗病毒作用，石膏中的金属离子可能为其抗病毒的有效成分。

在上面提到的这次防治新冠肺炎的重要药剂"清肺排毒汤"及其使用说

明中，我们看到了石膏的两个重要信息：一是强调了石膏用量的变化，最大达到了 30g，而且还明确指出在"发热或壮热"的情况下，还可以加大生石膏的用量；二是明确了要用生石膏。石膏是中医治疗温病、急性热病的常用药，对于多种原因所致之高热不退、大热烦渴有较好疗效。那么石膏的用量和生熟石膏应用的区分对于临床疗效有哪些影响呢？

首先看看石膏的剂量，历代名医在用石膏治疗热证时均强调要重用。名医张锡纯尤其擅长应用石膏，曾被称为"石膏先生"，他在著作《医学衷中参西录》中用了 20 多页的篇幅详细介绍了石膏在临证治疗中的运用，并视"石膏为寒温实热之金丹，救颠扶危之大药，为药品中第一良品，真起死回生之功"。他还开创了石膏与阿司匹林合用的先河。张锡纯眼中的生石膏：①外感实热，放胆用之，直胜金丹。②《神农本草经》谓其微寒，则性非大寒可知，且谓其宜于产乳，其性纯良。③救危扶颠之大药。张锡纯在临证中对于石膏的用量是经验丰富、体会深切的，他用石膏少则两许，常用至四五两，多则七八两，可见他用起石膏来是非常大胆的。实际上在张锡纯所处的时代，普通医生不敢放胆用石膏，甚至畏其大寒，而用煅石膏，而到了张锡纯手中，石膏成了金丹灵药，发挥了活人救逆的大用处。可见石膏的确是一味解实热危证的良药，其用量是至关重要的。现代也有研究证明，汉代张仲景《伤寒论》中的经典名方"麻杏石甘汤"若减去石膏则解热作用非常轻微，加用石膏后解热作用迅速增强，且在一定范围内随着石膏的用量增大，解热作用增强。

其次是石膏的生熟应用，一般医院药房里应该有生、熟石膏两个品种，但内服用于热证的一定要用生石膏，煅（熟）石膏仅供外用。正如张锡纯在《医学衷中参西录》指出的那样："煅石膏，外敷止金疮出血，盖煅后与石灰相近，不可内服。"白虎汤是治疗气分实热证的一个名方，对于气分热盛证，症见壮热面赤、烦渴引饮、汗出恶热、脉洪大有力等，有显著疗效，对于儿童发热证也有很好的疗效。笔者曾见一老中医介绍，他在治疗一气分实热证的患者时给予白虎汤，药证相符，但患者用药后退热效果并未出现，他仔细检查药物，发现药房将熟石膏代替生石膏发给患者了。他当即改用生石膏并亲自煎药给患者服用，一小时后患者退热了。可见石膏的生熟应用也是十分重要的。

而现在药房和药店的生熟石膏往往都是已粉碎成粉末，容易混淆，难以辨别清楚。梅全喜教授早在 30 多年前就介绍过生熟石膏的简易鉴别方法：把 10g 石膏粉末和 15g 水混合搅拌，10 分钟之后观察。如果混合物是干的黏团，那就是熟石膏；如果呈现的是散渣状湿性的，就是生石膏了。

了解了石膏的知识后，我们再来看看石膏在古今防治瘟疫中发挥了哪些重要作用。在张仲景《伤寒论》与《金匮要略》中用到了石膏的方剂共有 19 个，《伤寒论》含"石膏"方 7 个：白虎加人参汤、白虎汤、竹叶石膏汤、麻黄杏仁甘草石膏汤、大青龙汤、桂枝二越婢一汤、麻黄升麻汤。《金匮要略》含"石膏"方 12 个：木防己汤、越婢加术汤、越婢加半夏汤、越婢汤、厚朴麻黄汤、大青龙汤、文蛤汤、续命汤、小青龙加石膏汤、白虎加桂枝汤、风引汤、竹皮大丸。在这些方剂中，石膏依然发挥着它的清热泻火、除烦止渴之功，或为君药，或为臣药，或为佐使药。这些方剂大多依旧在今天的温病治疗和瘟疫的防治中使用。

在这次新型冠状病毒肺炎的中医辨证主要是"寒湿"证为主，而且其中一个主要的、典型的症状是发热，因此在这次国家及各省市推荐的防治新冠肺炎处方中，石膏仍是一味重要的药物。如本文前面提到的"清肺排毒汤"就是重用石膏的代表性的处方，现已被国家卫健委公布的《新型冠状病毒肺炎诊疗方案（试行第六版）》作为首选中医药治疗用药。此外，在这个最新版的诊疗方案中，在新冠肺炎轻型的"寒湿郁肺证"、普通型的"湿毒郁肺证"、重型的"疫毒闭肺证""气阴两燔证"等多个证型的处方中都是重用石膏的。在各省市推荐的治疗新冠肺炎的处方中大多也都用到石膏。可见在新型冠状病毒肆虐的今天，石膏无疑在抗瘟治疫中发挥了很重要的作用。

以石膏为主药之一的其他方剂或验方内服、外用治疗多种急性热病及常见病也有良好疗效。现介绍如下。

1. 小儿上呼吸道感染、感冒及肺炎等发热

（1）用 50% 石膏煎剂，1 日口服 3～5mL/kg 体重，治疗小儿肺炎、上呼吸道感染、败血症及其他发热 128 例，药后 4 小时内退热 1℃以上者 72.2%。

（2）石膏 12～40g，柴胡 9g，黄芩 6g，金银花 12g，荆芥 6g，贯众 6g，薄荷 6g，甘草 6g。水煎服，每日 1 剂，分 3～4 次口服，3 日为 1 个疗程。治疗小儿外感发热 117 例，痊愈 73 例，显效 24 例，有效 15 例，无效 5 例，总有效率 95.7%。

2. 小儿高热

用 10% 石膏液滴鼻治疗小儿高热 80 例，有显著即刻退热效果。以石膏配伍金银花、玄参、荆芥等治疗 175 例发热患儿，71 例于 12 小时内体温复常，42 例 24 小时内体温复常，52 例 48 小时内体温复常，分别为 40.6%、24% 及 29.7%。

3. 外感发热

石膏 120g，麻黄、桂枝各 3g，研末，水煎多次分服，治外感发热患者 200 例，疗效满意。

4. 胃火牙痛

用二石汤，生石膏 50g，代赭石 30g，生地黄 50g，川牛膝 30g，大黄 10g（后下），甘草 6g，水煎服，每日 1 剂，治疗 168 例胃火牙痛患者，总有效率达 97.6%。

5. 褥疮

对 46 例 Ⅲ 期褥疮患者，用 0.9% 生理盐水冲洗溃疡面后，用消毒棉棒外涂石膏参柏散（煅石膏 40g，苦参、黄柏、五倍子、大黄各 30g，青黛 10g）进行治疗。结果：1 个疗程后痊愈 36 例，占 78.26%；2 个疗程治愈 5 例，占 10.86%；3 个疗程治愈 3 例，占 6.5%；4 个疗程治愈 2 例，占 4.34%。

6. 甲沟炎

采用石膏加酒精甘油合剂（每 100g 熟石膏加 70% 酒精 80mL，再加纯甘油 40mL）局部涂敷的方法治疗甲沟炎患者 66 例，取得满意疗效。

使用注意：有报道说服用含高量砷的石膏导致中毒死亡的例子，值得我们注意。符合《中国药典》规定的质量标准的石膏毒性甚小，临床用至每剂 250g 也未见毒性反应。使用时应注意生石膏内服，煅（熟）石膏外用。生石膏一般对于脾胃虚弱及阴虚内热者忌用或慎用，具体临床应用还须在中医理论指导下辨证用药。石膏用时须打碎，一般先煎 20～30 分钟。

（原文发表于 PSM 药盾公益微信公众号，2020 年 3 月 14 日）

七、盘中脆嫩鱼腥草，早露田坎折耳根

鱼腥草是三白草科蕺菜属多年生草本植物，有很多别名，如蕺菜、猪鼻拱、狗贴耳等。鱼腥草性喜阴湿，因此多长于山坡、溪旁、塘边、田埂等地方，中国长江流域以南均有分布。在我国的南方，鱼腥草是人们饭桌上常见到的菜。历史上，有一个人吃鱼腥草吃出了一个千古流传的故事。这个人就是鼎鼎大名的越王勾践，他带领越国人打败吴王夫差的故事一直为后人所称道。在这个众所周知的勾践发愤图强的故事里，除了卧薪、尝胆之外，还包括勾践采蕺食蕺的故事。至今在越国的古都绍兴还有一座蕺山，就是当年勾践采蕺菜的地方。唐代诗人陆龟蒙在其思念家乡的诗句中直言："至今思秃尾，无以代寒菹。"寒菹即凉拌鱼腥草。

鱼腥草作为药用是以"蕺"为名，始载于《名医别录》。唐代苏颂《本草图经》载："生湿地，山谷阴处亦能蔓生，叶如荞麦而肥，茎紫赤色，江左人好生食，关中谓之菹菜，叶有腥气，故俗称鱼腥草。"中医学认为鱼腥草味辛，性微寒，入肺、膀胱、大肠经，具有清热解毒、消痈排脓、利尿通淋的作用，临床常用于肺痈吐脓、痰热喘咳、热痢、热淋、痈肿疮毒等，有较好的疗效。现代药理实验表明，鱼腥草具有抗菌、抗病毒、提高机体免疫力、

利尿等作用，被称为"天然而又安全的抗生素"。数百年来鱼腥草一直用于治疗肺部疾病，如肺脓肿、呼吸道感染所致咳嗽和呼吸困难，可有效治疗肺炎、传染性疾病、难治性咯血以及恶性胸腔积液。一些科学研究数据也表明鱼腥草具有提高机体免疫力、抗菌、抗病毒、利尿、抗炎及抗过敏作用，这些作用为鱼腥草防治瘟疫、抗感染的应用提供了药理学基础。

（一）鱼腥草的药理作用

1. 提高机体免疫力

鱼腥草可以增强白细胞的吞噬能力，提高血清备解素，在治疗慢性气管炎时，合成鱼腥草素可使患者对白色葡萄球菌的吞噬能力明显提高，血清备解素明显升高。家兔每日肌肉注射鱼腥草素 8mg，连续给药 3 天后，血清中备解素也明显升高。鱼腥草提高机体免疫力对感染性疾病的治疗有着重要的意义。

2. 抗菌

从鱼腥草中提取的一种黄色油状物对各种微生物（尤其是酵母菌和霉菌）均有抑制作用，对溶血性链球菌、金黄色葡萄球菌、流感杆菌、卡他球菌、肺炎球菌有明显的抑制作用，对大肠杆菌、痢疾杆菌、伤寒杆菌也有一定的抑制作用。

3. 抗病毒

鱼腥草提取物对流感病毒感染的小白鼠有明显预防保护作用，对亚洲流感病毒有抑制作用，鱼腥草煎剂能延缓病毒的生长。研究发现并证明鱼腥草抗流感病毒成分不在挥发油部分，而在非挥发物中。

4. 利尿

用鱼腥草提取物灌流蟾蜍肾或蛙蹼，能使毛细血管扩张，增加血流量及尿液分泌，从而具有利尿的作用；亦能推迟人工感染钩端螺旋体的豚鼠的发病期。

（二）鱼腥草的临床应用

在 2003 年的 SARS 暴发期间，世卫组织报告了 8000 多例疑似病例，其中国发现了 7000 多例。国家中医药管理局于 2003 年 4 月 24 日向公众公布了 6 个中药配方，作为预防感染的措施。值得关注的是，常用于治疗肺炎的鱼腥草被列入其中一种清热解毒的中药配方中。香港中文大学有学者对鱼腥草预防 SARS 冠状病毒的机制进行研究，认为鱼腥草水提物对 SARS 可能具有双重作用效果。在 SARS 冠状病毒感染前，鱼腥草水提物可激活细胞免疫，预防病毒感染；在感染后，鱼腥草水提物可能通过抑制关键酶来减缓病毒复制过程，并触发免疫系统的负反馈控制，起到一定治疗效果。在这次国家及各省市公布的预防和治疗新型冠状病毒感染肺炎的处方中也常常见到鱼腥草的名字。下面介绍一些含有鱼腥草的用于预防和治疗新冠肺炎的中药方剂，供大家参考应用。

1. 湖北省中医院预防新型冠状病毒肺炎推荐方

组方：麦冬 3g，桑叶 3g，菊花 3g，陈皮 2g，鱼腥草 5g。

功效与应用：用于流行期间普通人群的预防（成人）。以沸水冲服，不拘时。

2. 湖北省武汉协和医院预防新型冠状病毒肺炎推荐方

组方：鱼腥草 15g，生黄芪 15g，北沙参 10g，白术 5g，甘草 5g，防风 5g，藿香 5g，连翘 10g，贯众 10g，苍术 10g，桔梗 10g，薏苡仁 30g，茯神 15g。

功效与应用：用于预防新冠病毒感染，增强体质，清热解毒。水煎服，每日 1 剂，也可代茶饮，服用 3 ～ 7 天。

3. 国家卫生健康委员会治疗新型冠状病毒肺炎推荐方

组方：桑白皮 15g，百部 10g，鱼腥草 30g，连翘 15g，败酱草 15g，薏苡仁 15g，麦冬 15g，芦根 15g，冬瓜仁 10g，桔梗 10g，黄芩 15g，柴胡 10g，苦杏仁 10g，厚朴 15g。

功效与应用：去湿化痰，泻肺平喘，升清降浊。水煎服，每日 1 剂，服用 7 ～ 15 天。

4. 黑龙江省中医药管理局治疗新型冠状病毒肺炎推荐方

组方：麻黄 9g，杏仁 10g，生石膏 30 ～ 50g，甘草 10g，浙贝母 15g，瓜蒌 15g，黄芩 15g，桔梗 15g，枳壳 15g，茯苓 20g，葶苈子 15g，鱼腥草 30g，白术 15g，苍术 15g，陈皮 10g，清半夏 10g，大便秘结者加生大黄。

功效与应用：化湿解毒，宣肺透邪。水煎服，每剂加水适量，煎煮 2 次，合并煎液约 600mL。每次 200mL，日服 3 次。

5. 治疗感冒发热

细叶香茶菜 20g，鱼腥草 16g，水煎服。

6. 预防流感

取野菊花 60g，鱼腥草 30g，忍冬藤 30g，加水 500mL，煎至 200mL，1 次服 40mL，1 日 3 次。

7. 治疗扁桃体炎、风热感冒

鱼腥草 15g，野菊花 6g，茵陈 15g，佩兰 10g，草果 3g。水煎服，每日 1 剂，当茶频饮。

（三）鱼腥草民间应用食疗方法

1. 生吃

鱼腥草最好是生吃，可防治各种细菌、病毒感染，如风热感冒、疱疹、泌尿系统感染等。若不习惯味道也可炒着吃，适合体弱的人日常食用。

蒜泥拌鱼腥草

材料：大蒜 30g，鱼腥草 100g，白糖 20g，醋 10g，芝麻油 10g，盐 5g。

做法：把大蒜去皮，捣成蒜泥，鱼腥草洗净，除去黄叶、老根。把鱼腥草放盆内，加入大蒜泥、白糖、醋、芝麻油、盐，拌匀即成。

功效：清热解毒。

适应证：高脂血症、肺脓肿、上呼吸道感染、尿路感染、中耳炎、乳腺炎、肠炎等。

2. 炖汤

鱼腥草性寒凉，老人和体弱的人可以用鱼腥草炖鸡食用，放点香油，还有润心的作用，对于缓解夏季心情烦躁很有帮助。产妇在月子里第一次吃鸡的时候，放些鱼腥草，可以预防产后受风。

鱼腥草煲猪肺

材料：鱼腥草 30g，猪肺 250g，罗汉果 1/4 个。

做法：猪肺洗净切块，在铁锅中煮透，捞起沥干水。所有材料放入锅中，加适量水同煮，煎至 2～3 碗水即可，分 2～3 次饮用。

功效：清热、化痰、止咳。

适应证：小儿风热咳嗽等。

3. 代茶饮、甜品

鱼腥草 5～10g，用白开水浸泡 10～12 分钟后代茶饮，可防治习惯性便秘。治疗期间停用其他药物，10 天为一个疗程。

鱼腥草雪梨羹

材料：生梨 200g，鱼腥草 100g（鲜者 250g），冰糖适量。

做法：鱼腥草水煎取汁，加入梨块、冰糖，文火炖至梨熟烂即可。每日分 2 次服，连用 5 天为一个疗程。

功效：清热解毒、止咳化痰、滋阴降火、润肺祛燥。

适应证：肺热咳嗽等。

（四）鱼腥草使用禁忌

虚寒证及阴性疮疡患者忌服；不可多食及长时间服食，否则有致虚弱、损阳气、伤脾胃等不良影响；孕妇慎用；不可久煎，煮沸 3 分钟即可。

（原文发表于 PSM 药盾公益微信公众号，2020 年 3 月 1 日）

八、抗感防瘟要药——板蓝根

奇芳非自诩，功照杏林恩。

龙使传佳药，良工辟毒瘟。

身归除热剂，名赋大青根。

千古岐黄事，诚宜继子孙。

这是医学诗人王宥先在他的《本草诗画》中的一首诗，描述的大青根正是本文所要介绍的主人公——板蓝根。诗中讲述的是板蓝根防治瘟疫的故事。相传东海龙王和南海龙王在从天宫返回龙宫的路上，看见人间尸横遍野，得知竟是由瘟疫造成的，便派使者扮作郎中来到人间救治患瘟疫重病的人。使者送给人们一种神药，并教人们用这种药熬汤给患者喝，患者喝了以后纷纷康复。人们都希望能获得这种药物，使者便送来了神药种子，遍地播撒，又教人们精心护理药苗、种植采收。有了这个药物的护佑，人们再也不怕瘟疫的侵害了。为了纪念龙王的使者，人们便将这个药命名为"龙根"，后世医家辨认出这种神奇的药就是板蓝根。从这首诗和故事中可以看出板蓝根是因防治瘟疫而出名的。

板蓝根又叫靛青根、蓝靛根、大青根，为十字花科植物菘蓝的干燥根，性味苦寒，归心、胃经，功能清热解毒，凉血利咽，用于治疗温病发斑、舌绛紫暗、痄腮、喉痹、烂喉丹痧、大头瘟疫、丹毒、痈肿等。板蓝根生于山地林缘较潮湿的地方，主产于河北、江苏、安徽、河南等地。现以种植为主，喜湿暖环境，耐寒、怕涝，宜选排水良好、疏松肥沃的砂质壤土种植。通常在秋季进行采挖，炮制后入药。

（一）板蓝根的古今应用

板蓝根入药历史悠久，最早的记载见于《本草纲目》"草部"药物"蓝"条中，其功效主治"时气头痛、火热口疮、热病发斑、热毒下痢、喉痹……"《本草便读》对板蓝根功效做了总结："能入肝胃血分，不过清热、解毒、辟疫、杀虫四者而已。"《分类草药性》记载：板蓝根"解诸毒恶疮，散毒去火，捣汁或服或涂"。由此观之，板蓝根具有很好的清热解毒作用。近代板蓝根主要用于温病发热、发斑、风热感冒、咽喉肿烂以及流行性感冒、流行性乙型脑炎、肝炎、腮腺炎等传染性疾病的治疗，取得了显著的疗效，特别是在 2003 年非典防治中发挥了巨大作用。今天在百度词条"板蓝根"中还可以看到这样的描述："板蓝根深入人心，是因为它在消灭'非典'病毒中立了大功，中国 13 亿人口中了解板蓝根功效者至少有 80%。"可见，板蓝根是一种非常有名的抗感防瘟中药，其防治瘟疫的功能和疗效绝对是不容小觑的。

（二）板蓝根的药理作用

现代研究表明板蓝根的主要成分含靛苷、靛红、板蓝根结晶（乙、丙、丁）、植物性蛋白、树脂状物、糖类、β - 谷甾醇、多种氨基酸，还有芥子苷等成分。板蓝根具有广泛的药理作用，其中尤以抗菌、抗病毒、抗内毒素、抗炎、增强免疫功能等最为显著，这些都是板蓝根抗瘟疫、抗感染作用的药理学基础。

1. 抗菌作用

板蓝根水浸液及其提取物对金黄色葡萄球菌、表皮葡萄球菌、枯草杆菌、大肠埃希菌、绿脓杆菌、伤寒杆菌、甲型溶血性链球菌、乙型溶血性链球菌、肺炎球菌、流感杆菌、脑膜炎链球菌、卡他球菌、白色念珠菌等均有抑制作用，是一种具有广谱抗菌作用的中药。

2. 抗病毒作用

实验表明板蓝根对肝炎病毒、甲型流感病毒、乙型流感病毒、腺炎病毒、乙型脑炎病毒、肾病出血热病毒、单纯疱疹病毒、人巨细胞病毒、柯萨奇病毒等均有抑制作用。

3. 抗内毒素作用

在急性感染性疾病的发病和发展过程中，内毒素具有重要的影响，众多学者对板蓝根的抗内毒素作用进行了深入的研究，结果表明板蓝根提取物及其所含的多种成分均具有显著的抗内毒素作用。

4. 抗炎作用

板蓝根对多种慢性炎症模型也表现出一定的抗炎作用。在筛选抗 SARS 中成药的药理实验中，证实了板蓝根能显著拮抗细菌、病毒引起的炎症反应。

5. 免疫功能促进作用

板蓝根多糖对特异性免疫、非特异性免疫、体液免疫和细胞免疫均有一定的促进作用，并能有效对抗氢化可的松所致免疫功能抑制。

（三）板蓝根在防治新冠肺炎中的应用

板蓝根在这次新型冠状病毒感染肺炎的防治中也发挥了重要作用，很多治疗方案中都用到了板蓝根，现介绍几则以供选用。

1. 普济消毒饮

组方：黄芩（酒炒）15g，黄连（酒炒）15g，陈皮（去白）6g，甘草（生用）6g，玄参 6g，柴胡 6g，桔梗 6g，连翘 3g，板蓝根 3g，马勃 3g，牛蒡子 3g，薄荷 3g，僵蚕 2g，升麻 2g。

功效与应用：清热解毒，疏风散邪。主治大头瘟，症见恶寒发热，头面红肿焮痛，目不能开，咽喉不利，舌燥口渴，舌红苔黄，脉浮数有力。水煎，每日 1 剂，分两次服。

2. 防感汤（海南预防方第 2 版）

组成：黄芪 20g，白术 15g，防风 10g，赤芍 10g，连翘 10g，板蓝根 15g，甘草 10g。

功效与应用：健脾益气，扶正解表，清热解毒。用于易感人群的预防。水煎，一日 1 剂，分两次服。

3. 防瘟九味饮（深圳市宝安纯中医治疗医院）

组方：黄芪 12g，苍术 6g，防风 6g，板蓝根 9g，藿香 6g，葛根 12g，芦根 6g，连翘 6g，贯众 6g。

功效与应用：益气健脾，芳香化湿，清热解毒。用于有密切接触史的重点人群的预防。水煎服，每日 1 剂，早晚各一次，连服 3 天。

4. 防感汤（深圳市中医院）

组方：黄芪 15g，白术 10g，防风 10g，陈皮 5g，连翘 15g，柴胡 10g，板蓝根 10g，甘草 5g，藿香 10g，佩兰 10g。

功效与应用：健脾益气，扶正解表，清热解毒，芳香祛湿。用于新冠肺炎易感人群的预防。水煎服，每日 1 剂，早晚各一次，连服 3 天。

5. 熏洗足浴方（山东省外用预防方）

组方：金银花 15g，桑叶 30g，菊花 30g，板蓝根 30g，柴胡 15g，薄荷 10g，荆芥 10g，防风 10g，苏叶 10g。

功效与应用：预防新冠肺炎，适用于发热患儿。水煎外洗。

（四）板蓝根的其他应用

此外，板蓝根及其制剂也常用于下列多种疾病的治疗，有较好的疗效。

1. 乙型脑炎

用板蓝根水煎或用板蓝根注射液肌注治疗 190 例，治愈率达 90% 以上，绝大多数病例于 3 天内退热。

2. 乙型肝炎

用板蓝根单味或配蒲公英水煎服治疗 58 例，总有效率达 92% 以上。

3. 暴发性红眼病

用 10% 板蓝根滴眼液每日滴眼 4 次，治疗 253 例，4 天内治愈率达 94.9%。

4. 单纯性疱疹、扁平疣

用 50% 板蓝根注射液反复轻擦患处，每日 3～4 次，治疗单纯性疱疹 35 例，均痊愈。用 50% 板蓝根注射液患处肌注治疗扁平疣 45 例，治愈或进步 39 例。

5. 流行性腮腺炎

用板蓝根 60～120g，每日 1 剂煎服，同时用 30% 板蓝根溶液涂患处。观察 387 例，377 例痊愈，5 例好转，5 例无效。

6. 急性喉炎

将板蓝根注射液装入雾化容器内雾化，每次 10～15 分钟，每日两次，6 天为 1 个疗程，治愈 30 例，好转 20 例，无效 2 例。

7. 泌尿系结石

使用单味鲜板蓝根治疗泌尿系结石 36 例，不但无毒副作用，而且其药源广，疗效显著。一般成人用鲜板蓝根 80g，水煎顿服，小儿酌减。

8. 带状疱疹性神经痛

用板蓝根注射液 10mL+ 地塞米松 5mg+0.75% 罗哌卡因 4mL，加生理盐水至 20mL，将上述混合液沿病变部位的神经节段在背部行椎旁及病变区皮下组织浸润注射，每周 1 次，2 次为 1 个疗程，总有效率 87%。

（五）板蓝根使用注意

风寒感冒者不宜使用，体虚无实火热毒者忌用，脾胃虚寒者慎用，儿童不宜大量长期服用。

（原文发表于 PSM 药盾公益微信公众号，2020 年 2 月 27 日）

九、忍冬清馥蔷薇酽，薰满千村万落香

春晚山花各静芳，从教红紫送韶光。

忍冬清馥蔷薇酽，薰满千村万落香。

宋代诗人范成大这首《余杭》借整个山野乡村随处可见的忍冬清香悠悠，展现了一派江浙优美的田园风光。诗中的忍冬即为金银花的植物名。

相传于明初，崂山脚下有一苏姓山民路遇一位衣衫褴褛、蓬头垢面、举止疯癫的道士，村民皆嫌弃。苏氏见状，顿生怜悯之心，便予之饭赠其衣。而后至隆冬时节，此道士忽然来访，自称姓张，受苏氏恩情无以回报，遂于庭院种野花一株。道士说："吾年事已高，此花名为'耐冻'，寓意残年独守，如我心境，望君善待。"说完便告辞而去。不久，有官兵奉圣旨进村寻找张三丰，苏氏恍然大悟，原来那老道就是鼎鼎大名的张真人。此花初夏花色白黄，似金银点点；冬日叶色苍翠，如松竹般凌寒傲雪。问询有识之士，此花名为"忍冬"。后官员将此禀告皇帝，皇帝听闻张三丰"残年独守"言论，便不再强求相见。而这株仙人亲手栽植的忍冬，依然年复一年地开出由白渐黄的花。

金银花在宋代以前只用茎、叶，名为"忍冬"。忍冬（茎叶）一药始载于《名医别录》，列为上品，载："忍冬，味甘，温，无毒。主寒热身肿。久服轻身，长年益寿。十二月采，阴干。""金银花"之名则始见于南宋《履巉岩本草》，明代《本草品汇精要》载："金银花，三月开花，五出，微香，蒂带红色，花初开则色白，经一二日则色黄，故名金银花。"此后金银花之名一直沿用至今，此外，尚有"银花""双花""二花"等别名。1962 年金银花正式收载入《中国药典》（1963 年版），当时其来源只有 1 种植物，即忍冬科植物忍冬带初开花的干燥花蕾。《中国药典》1977 年版在金银花标准中增收了其他 3 个植物来源，分别是山银花（华南忍冬）、红腺忍冬和毛花柱忍冬。鉴于实

践中金银花、山银花药材在药用历史、来源、性状、化学成分等方面的差异，《中国药典》2005年版开始把以前的金银花的多种来源分列成金银花和山银花两个药物收载。山银花的来源为忍冬科植物华南忍冬、灰毡毛忍冬、红腺忍冬和黄褐毛忍冬，至今在《中国药典》（2015年版）仍是金银花和山银花分立，但所述金银花与山银花的"性味与归经""功能与主治"以及"用法与用量"是完全一致的。

金银花味甘，性寒，入肺、心、胃经，具有清热解毒，凉散风热的功效，用于痈肿疔疮、喉痹、丹毒、热毒血痢、风热感冒、温病发热等，效果显著。对于金银花的功效和应用，我国古代的医药学家多认为是清热解毒之要药、痈疽疮疡之圣药，如明代名医张景岳在《本草正》中指出"金银花，善于化毒，故治痈疽、肿毒、疮癣、杨梅、风湿诸毒，诚为要药。毒未成者能散，毒已成者能溃，但其性缓，用须倍加"，明代《滇南本草》记载其能"清热，解诸疮，痈疽发背，丹流瘰疬"，清代名医张璐在其《本经逢原》载"金银花，解毒去脓，泻中有补，痈疽溃后之圣药"。今天金银花清热解毒不仅应用于痈疽疮毒，还广泛应用于多种瘟疫包括"非典"、禽流感以及这次的新冠肺炎的防治，取得了显著疗效。

对于金银花防治瘟疫，不仅古今临床应用证明了其疗效，现代药理研究也印证了金银花的作用。药理研究表明金银花具有抗菌、抗病毒、抗内毒素、抗炎、解热、促进炎症细胞吞噬功能的作用。体外实验表明，金银花煎剂及醇浸液对金黄色葡萄球菌、白色葡萄球菌、溶血性链球菌、肺炎杆菌、脑膜炎双球菌、伤寒杆菌、副伤寒杆菌、大肠杆菌、痢疾杆菌、变形杆菌、百日咳杆菌、铜绿假单胞菌、结核杆菌、霍乱弧菌等多种革兰阳性和阴性菌均有一定的抑制作用。金银花的水煎剂、水浸液和提纯液，用平板打洞法，对致龋齿的变形链球菌具有较好的杀灭和抑制作用，抑菌效果随浓度增大而明显增强。金银花具有良好的抗病毒作用，研究表明金银花对流感病毒特别是甲型流感病毒、单纯疱疹病毒、合胞病毒、柯萨奇病毒、肠道病毒等均具有良好的抑制作用。金银花还具有抗炎、解热、抗内毒素等作用。此外，金银花煎剂稀释至1∶1280浓度，仍能促进白细胞的吞噬功能。小白鼠腹腔注射金银花注射液，也有明显促进炎症细胞吞噬功能的作用。从这些药理作用可以看出，金银花在抗病毒、防治瘟疫方面具有重要的药理学基础，这也是古今应用金银花防治瘟疫的科学依据。

在这次抗击新型冠状病毒感染肺炎的斗争中，国家和各省市发布的防治瘟疫的中药处方中经常可以见到金银花，下面介绍几则以供参考应用。

1. 连花清瘟颗粒（胶囊）

组成：连翘、金银花、麻黄（炙）、苦杏仁（炒）、石膏、板蓝根、绵马贯众、鱼腥草、广藿香、大黄、红景天、薄荷脑、甘草。

功效与应用：清瘟解毒，宣肺泄热，治疗流行性感冒属热毒袭肺证。口服，一次 1 袋，一日 3 次。

2. 金花清瘟颗粒

组成：金银花、浙贝母、黄芩、牛蒡子、青蒿等。

功效与应用：疏风宣肺，清热解毒，用于外感时邪引起的发热，恶寒轻或不恶寒，咽红咽痛，鼻塞流涕，口渴，咳嗽或咳而有痰等，舌质红，苔薄黄，脉数，适用于各类流感，包括甲型 H1N1 流感所引起上述症状者。开水冲服，一次 1 袋，一日两次，连服 3 ~ 5 日，或遵医嘱。

3. 肺炎一号方 [《湖北省新型冠状病毒感染的肺炎诊疗方案（试行第一版）》]

组成：苍术 3g，金银花 5g，陈皮 3g，芦根 2g，桑叶 2g，生黄芪 10g。

功效与应用：预防新型冠状病毒感染。开水泡，代茶饮，连用 7 ~ 10 天。

金银花也是药食两用的中药，民间经常用其做茶饮，下面我们就介绍金银花的几种常用的饮用方式。

1. 金银花露

在很多药店可以买到的这种非处方药（OTC）金银花类饮品，它是提取成金银花蒸馏液的一种中药制剂，清热解毒，每 500g 相当于金银花 31.25g。口服，一次 60 ~ 120mL，一日 2 ~ 3 次。

2. 金银花茶

取金银花和茶叶用滚烫的开水泡，放温即可饮用。金银花茶可以起到美容护肤、散热解毒、消暑的作用。

3. 金菊茶

将金银花和菊花放进杯子，用滚开水冲泡即可，能够消暑除烦、清热解毒。

4. 金荷茶

用开水冲泡好金银花后，再放入适量的薄荷，待温后饮用。金荷茶对于风热感冒引起的发热、头痛、咽喉肿痛，可以疏风散热、清凉身体，帮助身体康复。

最后小提醒，金银花虽然有诸多好处，但性寒，不能长期过量饮用。如果服用太多会使肠胃不舒服，甚至发生腹泻。女性经期、脾胃虚寒者、寒冷季节慎用且不宜冷服。金银花通常被用于治疗热毒、风热感冒、泻痢等急性热病，比较适合体质趋于内热的患者服用，非实热患者慎服。要结合自身情况，在医生或药师的指导下判断自己是否可以饮用，否则会适得其反。

（原文发表于 PSM 药盾公益微信公众号，2020 年 4 月 11 日）

十、金盏银盘菊花心，功善补气是黄芪

> 香火多相对，荤腥久不尝。
> 黄耆数匙粥，赤箭一瓯汤。
> 厚俸将何用，闲居不可忘。
> 明年官满后，拟买雪堆庄。

——唐·白居易《斋居》

诗中所提及之"黄耆"，便是现今中医临床常用的中药"黄芪"，更是此次中医防治新冠肺炎处方中出现概率较大的一味中药。

黄芪，原名黄耆，又名戴椹、王孙、北芪等。其最早的文字记载见于马王堆汉墓出土的《五十二病方》，载为"黄耆"，用于治疗"睢病"，即痈疽。我国现存最早的本草著作《神农本草经》也以"黄耆"之名对其进行记载："味甘，微温。主治痈疽，久败疮排脓止痛，大风癞疾，五痔，鼠瘘，补虚，小儿百病。"并且首次提到了黄芪的补益作用。《名医别录》对黄芪的补益作用做了补充："补丈夫虚损，五劳羸瘦……益气，利阴气。"金元四大家之一的张元素提到黄芪补肺气："治虚劳自汗，补肺气，泻肺火心火，实皮毛，益胃气，去肌热及诸经之痛。"明代李时珍《本草纲目》提及黄芪："耆，长也。黄耆色黄，为补药之长，故名。"

可见中医传统上认为黄芪是补气之要药，且善补肺气，因此也就奠定了黄芪在此次防瘟的战场上必将成为不可或缺的利器的重要基础。

（一）黄芪的功能主治

《中国药典》（2015 版）收载黄芪味甘，性微温，具有补气升阳、固表止汗、利水消肿、生津养血、行滞通痹、托毒排脓、敛疮生肌的功效，常用于治疗气虚乏力、食少便溏、中气下陷、久泻脱肛、便血崩漏、表虚自汗、气虚水肿、内热消渴、血虚萎黄、半身不遂、痹痛麻木、痈疽难溃、久溃不敛。炙黄芪味甘，性温，具有益气补中的功效，常用于治疗气虚乏力、食少便溏。

黄芪作为李时珍认可的"补药之长"，生品入药以升发为主，可治气虚乏力、中气下陷，补肺气，泻阴火；炙品入药以补益为主，可补中气，益元气，润三焦，壮脾阳。国医大师邓铁涛教授善用黄芪，他认为黄芪能陷者举之，"升"者平之，攻可补之，瘫者行之，表虚固之。黄芪既能补三焦，又能实卫固表抵御外邪，生品还善补肺气。现代药理学研究也表明，黄芪具有增强机体免疫功能、抗病毒、抗炎镇痛、强心等作用，用于防治感冒，治疗小儿呼吸道感染、过敏性鼻炎、病毒性心肌炎、慢性乙型肝炎等有很好的疗效。因此，目前多数的中医药防治新冠肺炎的方剂都会使用黄芪。

（二）药食同源——黄芪

两广地区喜爱煲汤养生，汤中不可或缺的便是中药，其中最受欢迎之一的就是黄芪，用其以补气健脾，提升机体免疫力。

其实不仅现代，自古就有应用黄芪食补的记载。本文开篇所载的白居易《斋居》一诗便是描述他自己在斋戒素食期间进食黄芪粥食补的情况。

宋代大文豪苏轼也喜食黄芪粥，不仅写有《立春日病中邀安国仍请率禹功同来仆虽不能饮》，以记载他卧病斋居时，常用黄芪粥来补养身体，还在写给书画家米芾的书信《与米元章尺牍》中直述通过黄芪粥补养因为泄泻而虚弱疲惫的身体。

那么，用中药黄芪做药膳以日常食用，是否有依据？

2018年4月27日，国家卫健委发布的《关于征求将党参等9种物质作为按照传统既是食品又是中药材物质管理意见的函》中，将"黄芪"增补为药食同源的中药材。因此，黄芪作为一味中药，日常生活中用以食用也是有依据的。

（三）黄芪的药材鉴别

黄芪，无论作为药品还是食品，日常用量都很大，价格也不算便宜，难免会有假冒伪劣。黄芪为豆科植物蒙古黄芪 *Astragalus membranaceus*（Fisch.）Bge.var.*mongholicus*（Bge.）Hsiao 或膜荚黄芪 *Astragalus membranaceus*（Fisch.）Bge. 的根，所以味略甜，嚼之会有一点豆腥气。

其鉴别特征：外表皮黄白色至淡棕褐色，具纵皱纹或纵沟。横断面皮松肉紧（皮部疏松，木部较为结实），可见菊花心（放射状的纹理及纵向裂隙，形如菊花），金盏银盘（木部黄色，皮部白色）。质坚韧，不易折断，断面纤维性，并显粉性。

（四）黄芪之防治新冠肺炎

一线中医专家们根据采集的四诊信息，判断出2019新型冠状病毒感染的新型肺炎属于瘟疫范畴，主要病证为湿毒，可称之为湿毒疫。其病位在肺脾，基本病机特点为"湿、毒、瘀、闭"。

黄芪善补肺气、益胃气，能实卫固表，抵御外邪，治热毒，泻肺火，适用于防治新冠肺炎，所以大部分防治新冠肺炎的方剂都应用了黄芪，并作为主药之一。甚至《新型冠状病毒肺炎诊疗方案（试行第七版）》中用于治疗新冠肺炎重型属疫毒闭肺证的"化湿败毒方"也用到了黄芪，这也是国家卫健委、国家中医药管理局筛选出的有明显疗效的中医药抗疫"三药三方"之一。以下摘录部分方剂供大家选用。

1. 化湿败毒方

组成：生麻黄6g，杏仁9g，生石膏15g，甘草3g，藿香10g（后下），厚朴 10g，苍术 15g，草果 10g，法半夏 9g，茯苓 15g，生大黄 5g（后下），生黄芪 10g，葶苈子 10g，赤芍 10g。

用法：每日 1～2 剂，水煎服，每次 100～200mL，1 日 2～4 次，口服或鼻饲。

本方适用于新冠肺炎重型属疫毒闭肺证患者。

2. 北京市预防新冠方（处方三）

组成：生黄芪 9g，北沙参 9g，知母 9g，金银花 5g，连翘 9g，苍术 9g，桔梗 6g。

用法：以上 7 味以水煎服，每日 1 剂，可连续服用 6 天。

本方适用于与新型冠状病毒肺炎患者有密切接触或有慢性基础病的成人患者的预防。

3. 湖北省预防新冠方（肺炎二号方）

组成：生黄芪 10g，炒白术 10g，防风 10g，贯众 6g，金银花 10g，佩兰 10g，陈皮 6g。

用法：水煎服，每日 1 剂，分两次服用，可连续服用 7～10 天。

本方适用于与新冠肺炎患者有密切接触者的预防。

4. 河南省预防新冠方

组成：生黄芪 9g，射干 5g，北沙参 9g，金银花 9g，苍术 9g，藿香 6g，贯众 5g。

用法：一日 1 剂，水煎服，分两次服用，可连服 6 天。

本方适用于与新型冠状病毒肺炎患者有密切接触或有慢性基础病的成人患者的预防。

注意事项：孕妇慎用。

5. 江西省预防新冠方

组成：生黄芪 12g，防风 10g，白术 10g，金银花 10g，连翘 10g，贯众 6g，佩兰 10g，陈皮 10g，苍术 10g，桔梗 10g。

用法：水煎服，每日 1 剂，分早晚 2 次服，连服 7 天。

本方适用于与新冠肺炎患者有密切接触者的预防。

（五）黄芪、北芪、南芪、红芪

看到这么多"芪"，会不会有点糊里糊涂，不知所以？

北芪与南芪：北芪就是黄芪，是相对于"南芪"五爪龙（民间亦称五指毛桃）来说的。"南芪"五爪龙为桑科植物粗叶榕 *Ficus hirta* Vahl 的根或枝条，首载于清代何谏的《生草药性备要》，主产于广东、海南、广西等地，处于秦岭以南。"北芪"黄芪主产于山西、内蒙古、河北、吉林等地，处于秦岭以北。五爪龙性平，味甘、微苦，具有益气固表、祛风除湿、祛瘀消肿的功效，近似于黄芪，民间常用来替代黄芪，用于补气健脾的食疗。也是因为如此，民间常称五爪龙为"南芪"，称黄芪为"北芪"。

黄芪与红芪：红芪为豆科植物多序岩黄芪 *Hedysarum polybotrys* Hand.-Mazz. 的根，表面灰红棕色，区别于黄芪的淡棕黄色至棕褐色。《中国药典》1977 年版曾将红芪列作黄芪的基原之一，随后《中国药典》1985 版开始分列至今。红芪味甘，性微温，具有补气升阳、固表止汗、利水消肿、生津养血、行滞通痹、托毒排脓、敛疮生肌的功效，常用于治疗气虚乏力、食少便溏、中气下陷、久泻脱肛、便血崩漏、表虚自汗、气虚水肿、内热消渴、血虚萎黄、半身不遂、痹痛麻木、痈疽难溃、久溃不敛等。红芪的功效主治与黄芪相同，但二者的化学成分是否一致，药理作用是否相同，是否可以相互替代，还需进一步实验论证。

背景小知识：《中国药典》1953 年版无黄芪，无红芪;《中国药典》1963 年版有黄芪，无红芪;《中国药典》1977 年版有黄芪，有红芪，但红芪被作为黄芪的一个基原;《中国药典》1985 年版至今有黄芪，有红芪，且分列为两种药材。

（原文发表于 PSM 药盾公益微信公众号，2020 年 4 月 15 日）

第二节　艾叶及凉茶防瘟抗疫

艾叶为菊科植物艾 *Artemisia argyi* Levl.et Vent. 的干燥叶，内服可温经止血、散寒止痛，用于治疗吐血、衄血、崩漏、月经过多、胎漏下血、少腹冷痛、经寒不调、宫冷不孕;外用可祛湿止痒，用于治疗皮肤瘙痒。艾叶自古就被人们用于预防瘟疫，民间使用广泛，古代医家也有应用艾叶和艾灸疗法预防瘟疫取得成功的例子。在欧洲导致超过百万甚至千万人死亡的各种瘟疫（包括流感等）大流行，为什么在中国没有出现过呢？这里面的因素很多，但可以肯定，我国民间广泛流行的端午节挂艾叶、熏艾烟、洗艾澡的习俗是发挥了重要作用的。

一、彼采艾兮，防瘟兮——瘟疫之际话艾叶

艾是我国劳动人民认识和使用较早的植物，收载我国西周初年至春秋中叶（前 11 世纪—前 6 世纪）约 500 年间诗歌的《诗经》中就载有艾，《诗经·国风·王风·采葛》："彼采艾兮，一日不见，如三岁兮。"在三千多年前的先民采艾干什么呢？他们采艾的目的就是用于"避邪"（预防瘟疫），因为我国古代先民就有在端午节悬艾或熏艾以"避邪"的习俗。

为什么古代人民对艾叶能避邪是那样深信不疑呢？艾叶避邪有科学道理吗？在新型冠状病毒肆虐的今天，艾叶有防瘟作用吗？如何应用艾叶来预防新冠瘟疫？带着这些问题，我们今天来介绍一下古代预防瘟疫的要药——艾叶。

（一）认识艾叶避邪作用的缘起

古代对艾叶避邪的认识是经历漫长的社会实践积累而成的。远古时代到奴隶制社会，火是人类生活中的一个重要的东西，火的利用给人类的生活带来很大的变化，例如火能用来照明、烤熟食物、温暖身体、驱走猛兽、保护安全等。人们最早使用的是天然火，逐步学会了用火，同时也逐渐掌握了取火技术。古代人们发现了艾绒是一种很好的易燃物，因此用其作为取火材料，古代的钻木取火、钻石取火等取火物料用的就是艾绒。用冰取火是古代劳动人民的聪明才智的体现。在冬天里，人们把冰块磨成椭圆形（类似凹凸镜），对着太阳进行聚光，并用艾绒作为取火物取火，因此艾在古代还有一个别名"冰台"（《尔雅》）。西晋张华编撰的《博物志》中就有记载："削冰令圆，举以向日，以艾承其影，则得火。"。

同时，先民还发现艾绒对于保存火种也是一种很好的材料。因此，古代人们不仅在取火过程中使用艾绒，而且在保管火种以及火种迁徙过程中也大量使用了艾绒。进入到氏族社会，劳动生产开始有了分工。作为保管火种这么重要的事情就必须由一个认真负责的人来承担，人们称其为"火神官"或"祝融"。到后来，各个部落、各个村庄都有专门保管火种的人。因那时保管火种或传递火种用的就是艾叶，所以保管火种的人还要经常上山采集艾叶，晒干制成燃火材料艾绒，用来取火或保存延续火种。

其后，人类不断受到疾病和瘟疫的攻击，当瘟疫肆虐时，一个部落或村庄里往往有很多人因感染瘟疫而死亡，人们无法理解其原因，认为是"中邪""撞鬼"或"中毒气"。但人们发现，在每次灾祸发生时总是有一些人能安然无恙。历经无数次的反复观察，人们终于发现负责掌管火种的这家人，甚至在这家人附近住的人都可以没事。人们仔细检查了这家人与其他人家的不同之处，发现这家人居住的土洞或土屋的墙上挂满了艾叶。难道是这些妖魔鬼怪怕艾叶吗？人们又经过反复实践，终于确认了悬挂艾叶是可以免受妖魔鬼怪侵害的，慢慢就有了"艾叶避邪"的认识。各地的人也有了在春夏之交时节采摘艾叶悬挂于自家房屋墙上或门窗之上的做法，到后来也就逐渐形成了端午节悬挂艾叶的习俗，再发展到后来，甚至有了在端午节"悬艾叶、戴艾虎、食艾糕、饮艾酒、熏艾烟、洗艾澡"的多种用艾避邪的习俗。

（二）艾叶避邪作用的科学道理

"艾叶避邪"在过去曾被视作迷信，在今天看来是很有科学道理的。在古代，当一种瘟疫（烈性传染病）大流行时，往往是整个村子的人都会染病死亡的，而造成这些瘟疫传播的根源就是病毒和细菌，但古人无法认识到这些，只好认为是妖魔鬼怪邪气侵害造成的。用西医学理论来解释，这种妖魔鬼怪邪气就是病毒和细菌。而西医学研究表明，艾叶中的挥发油（香味成分）对多种致病细菌及病毒均有抑制或杀灭作用。据梅全喜编著的《艾叶》专著记载，上海等地用艾叶为主制成的消毒香进行抑菌抗病毒实验，结果发现艾香（主要为挥发性成分）对乙型溶血性链球菌、肺炎球菌、流感杆菌、金黄色葡萄球菌、绿脓杆菌有杀灭作用，对枯草杆菌、变形杆菌、白喉杆菌、伤寒及副伤寒杆菌、结核杆菌及多种皮肤致病真菌等也有抑制作用，对流感病毒、腺病毒、鼻病毒、腮腺炎病毒及疱疹病毒均有抑制作用，用其对空气消毒，可明显降低流行性感冒的发生率。

上海第二医学院（现更名为上海交通大学医学院）附属第三人民医院用艾叶、苍术制成蚊香，在一些感冒流行的单位和 5 个托儿所进行成人和儿童预防感冒的观察。其中成人 1281 名，分成两组，一组在每晚睡眠时点香一盘，另一组不点香，连续观察 20 天，结果点香组感冒发病率为 15.6%，不点香组发病率为 24.3%。另对托儿所大班的 336 名儿童分甲乙两组进行观察，甲组活动室每日点香 6～8 小时，乙组活动室不点香作为对照，观察 15 天，结果点香组感冒发生率为 12.8%，未点香组发病率为 24.7%。

还有人在流感流行时，把流感密切接触者随机分成点艾叶苍术香组和点普通蚊香组进行观察，结果点艾叶苍术香组的发病率为 15.38%，而点普通蚊香组发病率为 33.33%，明显高于点艾叶苍术香组，说明艾叶烟熏确有预防流感的作用。为了进一步证明其预防流感的作用，有人研究了艾叶苍术烟的抗病毒作用，结果表明其对腺病毒、鼻病毒、副流感病毒和流感病毒（甲型）都有抑制作用，特别是对甲型流感病毒具有高效和速效的抗病毒作用。单独用艾叶烟熏观察其抗病毒作用，结果也表明对甲型流感病毒等 4 种病毒有明显的抗病毒作用。此外，还研究了苍术、艾叶单独提取液的抗流感病毒作用，结果表明二者的提取液均有抑制甲型流感病毒的作用，且以艾叶提取液的效果更好。

有研究表明，艾叶的香味成分（挥发油）挥发出来后，不仅能抑制或杀灭房屋周围环境中的细菌和病毒，还可分布于人口鼻呼吸道中，能杀灭进入其中的细菌、病毒，还可在口鼻中形成一道微膜屏障，阻止细菌、病毒的侵害。若通过燃烧艾叶烟熏或煎煮艾叶洗浴，则由于高温的作用，其香味成分挥发更彻底，效果会更好。

同时，研究表明艾叶还有一定的免疫增强作用。艾灸能增强小白鼠单核巨噬细胞的吞噬功能，提高机体免疫力，此点已被众多的药理实验所证实。

以艾叶为主制成的消毒香能显著提高健康人鼻分泌液中特异性免疫球蛋白A的含量，长期应用艾叶洗浴也能增强人体的免疫功能，提升抗病能力，可明显降低流感的发病率，说明艾叶洗浴也有一定提高免疫力的作用。

由此可见，古代民间认为艾叶有防病、避邪（防瘟疫）的作用是有科学根据的。其实，我国古代医家早就认识到艾叶有预防瘟疫传染的作用，东晋著名的医药学家葛洪在他的《肘后备急方》中就介绍了用艾叶烟熏消毒以预防瘟疫传染的方法：在瘟疫流行时"以艾灸病人床四角，各一壮，令不相染"，而且认为用这种方法预防疫病传染，效果极"佳"。

（三）艾叶对于预防新型瘟疫（新型冠状病毒）传染有效

在这次的新型瘟疫（新型冠状病毒）流行的时间里，我接到艾叶（艾灸）爱好者们给我的数十次电话、微信，都是问我同一个问题：艾叶（艾灸）对这次流行的瘟疫（新型冠状病毒）是否有效？我只能明确如实地回答他们：艾叶是我国古代用于预防瘟疫的重要药物，现代研究也表明其对多种细菌和病毒有抑制和杀灭作用，但这次是新型冠状病毒，到目前为止没有人研究过艾叶（艾灸）对于这种新型病毒的作用。虽然没有艾叶（艾灸）对于这种新型病毒抑制作用的研究数据，但这并不代表艾叶（艾灸）对于预防这次的瘟疫是没有效果的，我认为艾叶（艾灸）对于预防这次瘟疫（新型冠状病毒）是有效的。提出这个观点是基于以下几点考虑的。

1. 中医药预防瘟疫从来就不是从某一个点出发的，而是从整体作用来认识的。艾叶是自古就被人们用于预防瘟疫（避邪）的一个重要的药物，民间广泛使用（端午节挂艾避邪），古代医家也有应用艾叶和艾灸疗法预防瘟疫取得成功的例子，所以我们认为从中医理论和病因病机分析，艾叶（艾灸）对这次瘟疫的预防应该是有效的，只是需要我们在实践中进一步证实。

2. 现代的一些研究已证明艾叶提取物、艾叶挥发油和艾叶燃烧的烟对多种细菌和病毒都有抑制和杀灭作用，艾叶是一种广谱的抗菌抗病毒药物。

3. 在2003年爆发的"非典"和后来的禽流感流行之际，就有大量的医药专家运用艾叶（包括艾叶烟熏、艾叶洗浴及艾灸）进行消毒预防的实例，也都取得了较好的效果。

4. 艾灸或艾叶煎水洗浴可以提高人体的免疫力，有很好的预防和治疗感冒、流感作用。这个对于保护易感人群是有显著作用的，能保护易感人群就是有预防瘟疫传染的作用。

5. 这次新型冠状病毒肺炎的中医辨证主要是"寒湿"证为主，而艾叶（艾灸）恰恰是有很好的驱寒祛湿作用，早在400多年前，我国伟大的医药学家李时珍就在《本草纲目》中记载了艾叶的功效："服之则走三阴，而逐一切寒湿，转肃杀之气为融和。灸之则透诸经，而治百种病邪，起沉疴之人为康泰，其功亦大矣。"中国科学院院士仝小林教授在武汉治疗新冠时就已提出用艾灸预防和治疗新型冠状病毒肺炎的方案。

（四）艾叶预防瘟疫的应用方法

艾叶用于预防瘟疫的方法是多种多样的，可以外洗、艾灸、制作成香囊佩戴、香精（挥发油）香薰、工作和生活环境的烟熏、空气清新剂的喷雾等。

1. 艾叶烟熏法

在瘟疫流行期，在工作或生活的房间里，在人离开时用艾条（最好是蕲艾条）点燃，燃烧并烟熏大约 0.5 小时（一般每 10 平方的房间用一根常规艾条燃烧结束即可），继续密闭 1 小时，再打开门窗通风，隔天一次。

2. 艾叶洗浴法

每天晚上下班回家后用净艾叶加水煮沸 5 分钟，放温后洗脚，每日 1 次，或用净艾叶加水煮沸 5 分钟，放温后洗澡。若没有艾叶，可以用市售的艾叶泡足片、艾叶饼泡水洗浴，或者用市售的艾叶浴剂或艾叶香精（艾叶挥发油），在洗脚、洗澡时加入泡浴也可以。

3. 艾灸防瘟法

选用艾条、艾炷或艾灸盒灸疗，最好选择蕲艾为原料制作的灸材，选穴大椎、肺俞、关元、膻中、足三里，按顺序轮流温灸，每穴灸 15 ～ 20 分钟，前 3 天每天一次，3 天后可以隔天灸一次。

4. 香囊佩戴法

用蕲艾叶 50g，苍术 30g，广藿香 20g，肉桂 10g，丁香 10g，八角茴香 10g，共捣成粗粉，制作成香囊两个，随身佩戴或悬挂于书桌、床头。

5. 艾叶洗手法

每天下班时、大小便后及饭前用艾叶水煎液洗手，没有艾叶的也可以用市售艾叶洗手液或艾叶除菌香皂洗手。

今天，我们在瘟疫流行的季节里，不仅要保持和发扬传统的挂艾叶、熏艾烟、洗艾澡、做艾灸的优良习俗，来应用于瘟疫的预防，而且更应该深入研究艾叶抗菌、抗病毒的作用和机理，研究艾叶在防治 SARS、禽流感、小儿手足口病以及今天的新型冠状病毒感染肺炎等当代重大传染性疾病上的作用和效果，并能在此基础上研制开发出使用方便、高效、无毒的艾叶预防及治疗制剂，为人民健康保驾护航。

（原文发表于 PSM 药盾公益微信公众号，2020 年 2 月 6 日）

二、艾叶防治流感、人禽流感

艾是我国劳动人民认识和使用较早的植物，在公元前就已成为重要而常用的治病药物，而且应用了艾烟熏的治疗方法。我国古代民间在端午节有悬艾或熏艾的习俗，认为这样能避邪。

为什么古代人民对艾叶能避邪是那样的深信不疑呢？这是因为经过千百年的实践证实艾叶的确有"避邪驱鬼""攘毒气"的作用。在古代，当瘟疫肆虐时，一个村庄里往往有很多人因感染瘟疫而死亡，这些被瘟疫感染的人则被村民认为是"中邪""撞鬼"或"中毒气"。而那些在家里悬挂艾叶或熏艾的村民都没有被瘟疫感染，因而他们坚信艾叶有避邪作用。艾叶的这种"避邪"作用实际是发挥了空气消毒达到预防瘟疫传染的作用。

现代研究表明艾叶燃烧的烟对引起不同的传染性、流行性疾病的多种致病细菌、真菌和病毒都有明显的抑制作用。艾叶烟熏可以在室内形成空气药分子膜层，而悬挂的艾叶通过其挥发性物质的挥发，在人体周围空气中也能形成天然消毒气幕，经呼吸系统侵犯人体的细菌、病毒最易蓄积于鼻窦腔与咽喉，艾草中天然杀菌、抗病毒成分可于鼻窦腔、喉头与气管中形成"药膜"，大量积聚抗体，达到灭菌、杀毒、防止染病的效果，故悬挂艾叶及燃烧艾叶的确有预防瘟疫流行的作用。今天艾叶烟熏防疫法依然是广大农村预防传染病的方法之一。

自 20 世纪 60 年代开始，上海、河南、沈阳、湖南、浙江等地的一些医疗单位进行了用苍术、艾叶烟熏预防流行性感冒的实验，结果表明确有一定的效果。为了进一步证明其预防流感的作用，有人研究了苍术艾叶烟的抗病毒作用，结果表明其对腺病毒、鼻病毒、副流感病毒和流感病毒（甲型）都有抑制作用，特别是对甲型流感病毒具有高效和速效的抗病毒作用。单独用艾叶烟熏观察其抗病毒作用，结果也表明对甲型流感病毒等 4 种病毒有明显的抗病毒作用。此外，还研究了苍术、艾叶单独提取液的抗流感病毒作用，结果表明二者的提取液均有抑制甲型流感病毒的作用，且以艾叶提取液的效果为更好。

人禽流感是由 H5N1 型禽流感病毒感染所引起的，它与过去在人身上发现的 H1、H2、H3 型流感病毒同属于甲型流感病毒。艾叶无论是烟熏还是提取液对于甲型流感病毒都是有抑制作用的。肆虐欧洲的禽流感大流行为什么在中国没有如此猖獗呢？笔者觉得这与中国民间的风俗与卫生习惯有关。风行于广大中国乡村的悬挂艾叶、菖蒲，熏艾叶、熏苍术、熏雄黄，饮屠苏酒、艾叶酒等，这些习俗对于防止流感等瘟疫的大流行确实起到了有效的作用，而这些习俗中应用最多的还是艾叶。

在还没有找到预防和治疗人禽流感的特效药物之前，对于人禽流感的防治只能是参照流行性感冒来进行，而用艾叶预防流行性感冒是既简便而又行之有效的方法，因此我们认为艾叶对于预防人禽流感也是有一定作用的。在目前状况下，艾叶烟熏法不失为广大农村可取的一种防治人禽流感流行的简便易行的方法。具体的用法是在人禽流感流行的疫区用艾叶烟熏人们工作和休息的地方，每天熏 30 分钟，熏后开窗通风，用市面上销售的艾叶空气消毒剂喷洒也会有一定效果。

[家庭中医药，2006（3）：64]

三、凉茶可以预防流感

凉茶起源于广东，广东地处岭南，是典型的亚热带气候，冬暖夏热，多潮湿炎热天气。由于气候炎热潮湿，加之饮食不当、睡眠不足，很容易令人生"热气"，即所谓的"上火"，所以广东人习惯喝凉茶以消除热气。广东人爱喝凉茶是不争的事实，在广州及珠江三角洲地区的一些城市，无论是大街小巷都能见到凉茶铺。广东人认为喝凉茶不仅能"消火"，还可以除去人体的毒素，抵御细菌、病毒的感染，增强人体免疫能力，预防感冒，平衡阴阳，柔润肌肤。我们认为凉茶不仅能预防感冒，而且对预防流感也有一定的效果，主要有以下四个方面的认识。

1. 凉茶的功能与流感的中医主治法则相近。凉茶是一种功能饮料，虽然不同的凉茶功能不尽相同，但大多数都是清热解毒、祛湿、利咽、散风解表之类，而中医对于流感初期的治疗法则就是以清热解毒、疏散风邪、利咽等为主的。因此，在流感流行期和流感初期喝凉茶也能起到一定的防治作用。

2. 凉茶中所用的植物与中医治疗流感的中药大多相同。凉茶配料中经常采用的药食两用的植物有金银花、野菊花、蒲公英、桑叶、薄荷、鸭跖草、淡竹叶等，都是中医预防和治疗流感的常用中药。现代药理研究表明这些药物大多有解热、抗炎、抗菌、抗病毒作用，无论是针对流感的病因还是流感的症状都有预防和治疗效果。

3. 喝凉茶可去掉人体内在的风热，消除诱发流感的内因。中医学认为病毒属于热邪，是热性的，同气相求，所以在暖冬暖春比较易发流感，人体内在有风热表现时也易患流感，若人体的内在环境没有风热，就不易患病。禽流感也是如此，古人认为禽类属火性，跟着太阳走的候鸟也属火性，人体内在有风热表现时也易患禽流感。所以，有专家建议喝绿豆汤来去掉内在的风热，以预防流感、禽流感的发生。事实上，我们认为以喝凉茶的方式来去掉人体内在的风热，预防流感、禽流感的效果更好。

4. 经常吃煎炸、辛辣食物会令人的喉头充血，黏膜表面伤口增多，使人感到咽喉不适或疼痛，这就是人们常说的"火气"，有研究表明喉头充血、黏膜表面伤口增多时感染流感病毒的机会增大。而喝凉茶可及时消除"火气"，使喉头充血、黏膜表面伤口增多的状况不出现，或即使出现也能在短时间内消失，从而大大降低了感染流感病毒的机会，加之凉茶中的药物本身就有抗病毒作用，因此喝凉茶的确能起到有效预防流感发生的作用。

（中山卫生报，2007 年 2 月 25 日，第 3 版）

第三节　对中医药防瘟抗疫的认识

自古以来，中医药就是防治瘟疫的有力武器，从古到今，每一次的瘟疫都不是一模一样的，其导致瘟疫的致病细菌和病毒也是在不断变异的，但几千年来，我国劳动人民就是依靠中医药与瘟疫作斗争，并战胜数百次大大小小、类型不同的瘟疫。在 21 世纪初发生的"非典"、禽流感以及这次的新冠肺炎就是不同的瘟疫，采用中医药防治这些瘟疫是有显著效果的。但在瘟疫发生之初，总是有人对中医药的疗效表示怀疑，为了提高广大民众对中医药防治瘟疫的信心，普及中医药防治瘟疫的知识，梅全喜教授积极撰写中医药防治瘟疫的科普文章，为坚定中医药防治瘟疫的信心、推动中医药防治瘟疫工作的开展发挥了积极作用。

一、我们建议——加强中医防治禽流感研究

禽流感是一种由甲型流感病毒的一种亚型（也称禽流感病毒）引起的传染性疾病，被定为甲类传染病，又称真性鸡瘟或欧洲鸡瘟。按病原体类型的不同，禽流感可分为高致病性、低致病性和非致病性禽流感三大类。高致病性禽流感最为严重，发病率和死亡率均高。禽流感病毒可以通过感染的鸡群传染给人类。

1. 中医对禽流感早有认识

祖国医学对类似于流感和禽流感的瘟疫早有认识，认为与其他病毒一样，禽流感病毒与人类共存了几千年，没有环境条件就相安无事，一旦环境条件具备就会爆发。最早明确提到禽流感（鸡瘟、鸭瘟）的是在明代。在 1642 年我国明代医药学家吴有性在其传染病专著《瘟疫论》中就有关于"杂气"不同所引起的疾病也不同，对人类和禽兽是否致病的情况也不一样的记载。中医药对流感的防治是行之有效的，历史上在欧洲导致数千万人死亡的流感大流行（有人认为 1918 年全球性流感大流行就是一种禽流感）在中国都没有出现这样严重的情况，这与中医药对流感的有效防治是分不开的。1959 年乙型脑炎流行，中医治疗靠的主要是白虎汤；2003 年 SARS 流行，中医药的作用得到了世界卫生组织的充分肯定。

2. 中医药对"非典"的有效防治为防治禽流感提供了思路

2002 年底出现的传染性非典型肺炎严重威胁人民的健康。采用中医药方

法参与对"非典"患者的治疗，早期介入恢复快，中医药发挥了重要作用。广州第八医院采用中西药结合治疗，在确诊的 60 例中，病发中期治愈 46 例，当时无 1 例死亡。广州中医药大学第一附属医院收治 37 例，全部治愈和明显好转，无 1 例恶化或出现呼吸窘迫症。广东省中医院收治 112 例，108 例治愈康复，病死率为 3.57%，低于全国综合治疗平均病死率。中医药治疗"非典"的疗效得到国内外医药专家和世界卫生组织的充分肯定。"非典"和禽流感都是由于病毒感染引起并经口鼻传染的急性呼吸道传染病，中医都称作"瘟疫"或"疫病"，并把这种具有强烈传染性的病毒邪气都称为"疠气"或"疫气"，在预防和治疗上相互借鉴。所以说，中医药对"非典"的有效防治为中医药防治禽流感提供了思路，增强了信心。

3. "中医药防治人禽流感预案"是可行有效的

2005 年 10 月，国家中医药管理局组织专家讨论人禽流感的中医预防方案，参考人流感防治经验，根据不同临床症状初步确定了 4 种中医药方，预防可能发生的人感染禽流感疫情。从传统瘟病学理论看，中医药治疗流感或瘟疫非常有效，应发挥中医学预防疫病的优势，积极开展对人禽流感的防治研究，未雨绸缪，积极应对，疫情一旦发生，中医药应早期介入。2005 年 11 月，原卫生部、国家中医药管理局颁布了《人禽流感诊疗方案（2005 版）》的修订版，《方案》收载了人禽流感的中医预防方案，强调参照流行性感冒及风温肺热病进行辨证治疗。另外，还主张对症治疗，建议应用解热药、缓解鼻黏膜充血药、止咳祛痰药等中药、抗流感病毒药品进行治疗，并建议在发病 48 小时内试用，其可行性和有效性是不容置疑的，我们应当参考应用。

4. 预防治疗建议

（1）预防：在禽流感未流行时应进行增强免疫力的保健预防工作，可适当服用玉屏风散等药物，提高抵御感冒的能力。

（2）起居：在流行期除避免接触水禽、候鸟、注意饮食卫生、养成洗手、通风等良好生活习惯。

（3）保健：早期服中成药预防，例如抗病毒口服液、板蓝根冲剂等清热解毒、凉血排毒的验方都适应此证。多喝一些凉茶如邓老凉茶、王老吉凉茶、石岐外感凉茶等以驱除人体内的风热，也有预防保健作用。

（4）初起治疗：早期表现虽类似普通感冒，有发热、咳嗽、咽痛、鼻塞、流涕、头痛、全身不适等主要症状，但发热多持续在 39℃以上，发热期 1～7 天，可用银翘散或普济消毒饮加减，以清热解毒、疏散风邪。

（5）肠胃型症状：如出现恶心、呕吐、腹泻、腹痛等肠胃型症状的，可用葛根黄芩黄连汤加半夏、木香、白芍等，以清热解表和里。

（6）肺炎治疗：患者感染禽流感后，一般并发肺炎的概率较高，半数以上病例有肺部实变体征，胸部 X 线摄像显示单侧或双侧肺炎，少数伴胸腔积液。并发肺炎可用麻杏甘石汤加味治疗，以辛凉宣肺、清热平喘。

（7）败血症的治疗：随着病情的发展，患者可出现严重的败血症甚至发生休克，属于中医瘟疫热毒、气血两燔证，可用清瘟败毒饮以清热解毒、凉血泻火。

（8）虚脱、休克症的治疗：人禽流感如不能有效控制，发展到最后会出现虚脱、休克症状，可用生脉散合四逆汤加味，以益气固脱、回阳救逆。

5. 结语

历史上中医药治疗热病及瘟疫方面积累了丰富的临床经验和诸多理论，在防治乙脑、流脑、出血热及"非典"等传染病中发挥了重要作用，目前仍有许多有效方药在临床中应用。对于人禽流感的治疗中医药具有优势，中药治疗并非只针对病原体，而是通过整体调节治疗，使免疫功能恢复正常，抑杀病毒，中医治疗病毒性疾病不是强调单纯与病毒对抗，而是既注重驱邪，也注重调护病人的正气，并使邪有出路。充分发挥中医药的优势，在把握禽流感总体发病的基础上，结合中医辨证论治，方能发挥中医药的特色和优势。

中医药在防治禽流感的过程中可以达到以下目的：①早期干预，阻断病程。②明显减轻症状。③缩短发热时间和住院时间。④促进病情稳定过渡，减轻后遗症。⑤减少并发症和西药的毒副作用。⑥中西医结合可以有效整合医疗资源，降低死亡率，减少并发症，降低医疗费用。

为此，我们再次呼吁和建议各级医疗卫生部门加强中医药防治禽流感的研究。

（中国中医药报，2006 年 2 月 27 日，第 4 版）

二、我对这次瘟疫防治的一些认识

编者按：梅全喜教授系深圳市宝安纯中医治疗医院药学部中药学科带头人、广东省药师协会副会长。在这次抗击新型冠状病毒肺炎疫情的工作中，他作为一个中医药人一直站在这场战争的第一线，年前取消回家乡探亲的机票和预订的神州专车及酒店，投身于预防瘟疫的工作中。他与医院几位知名中医专家一道拟定了深圳市宝安纯中医治疗医院独特的"防瘟九味饮"，到目前为止已制出 3 万多人次的防瘟九味饮，供奋战在一线的抗疫人员使用。同时他也把自己多年应用的以艾叶为主的香囊组方贡献出来，供医院制作了1000 多个防瘟九味香囊，分发给医院员工及抗疫一线人员使用。他个人放弃春节期间的休假，连续上班制作、分发防瘟九味饮和防瘟九味香囊，为抗疫做出了应有的贡献。

他还积极推动广东省药师协会发起募捐倡议，向重灾区湖北省黄冈市蕲春县捐款和捐赠防疫物资。他本人积极响应倡议，个人已向蕲春慈善会捐款 1 万元，同时积极发动同事、朋友十多人向灾区捐款 3 万多元。

在这个关键时刻，他积极利用自己的专业知识宣传抗疫科普知识，连夜加班撰写出抗疫科普文章"彼采艾兮，防瘟兮——瘟疫之际话艾叶"，系统全面介绍古今应用艾叶预防瘟疫的做法和机理，以及在这次新型瘟疫中艾叶预防的价值及具体方法，被由中国非处方药协会、中国药学会、中华医学会等共同发起和成立的公益性组织——PSM 药品安全合作联盟发表并作为重要科普文章推荐到"今日头条"发布，当日阅读量达到 30 多万人次，为普及中医药防疫知识发挥了积极作用。

以下是梅全喜教授对这次瘟疫防治的一些认识。

1. 关于这次新型瘟疫的中药预防方案的看法

本次瘟疫（新型冠状病毒感染肺炎）属于中医疫病范畴，病因为感受疫戾之气。中医传统上就有用中医药方法来防治瘟疫的，这次全国大部分省市都公布了中医药的治疗方案，也有部分省市公布了中医药的预防方案，对于其中的中药处方，个人觉得还是存在一些问题的。公布的中医药预防方案大部分都是以益气健脾固表为主，这一点是正确的，通过益气健脾固表来提高人体的正气，增强其防病能力。在辅助药方面，一部分方剂用了芳香化湿药，没有用清热解毒药，而另一些方剂用了清热解毒药，没有用祛湿药，我认为这样的中药处方是不完善的，特别是不适合岭南地区的人群。例如某单位公布的预防方中有柴胡、僵蚕、大黄、姜黄等治疗用药，个人认为这个不太适合预防用药的原则，还有某单位公布的预防方为黄芪、白术、茯苓、麦冬、金银花、连翘、菊花等，但缺少芳香化湿药物。

我们知道这次瘟疫虽然是新型冠状病毒感染的肺炎，当属"寒湿（瘟）疫"，是感受寒湿疫毒而发病。仝小林院士团队在武汉金银潭医院等地对患者发病情况、发病时的症状、病情演变、舌苔和脉象的变化进行了详细诊察，发现无论是住在 ICU 的危重症患者，还是住在普通病房的轻症患者，不管舌苔偏黄还是偏白，总体呈现厚腻腐苔，湿浊之象非常重。所以在治法上，一定是针对寒和湿。治疗寒邪要温散、透邪，用辛温解表之法，治疗湿邪要芳香避秽化浊，这是一个大的原则。预防用药时也要考虑到这一特点，同时岭南地区地处亚热带，大多数人的体质是湿热的，故在预防用药时配以适当的清热解毒药也是必要的。所以，我认为广东地区的针对这次瘟疫的预防应该以益气健脾固表、芳香化湿、清热解毒为出发点。

在 1 月 21 日我院就拟出了符合"益气健脾固表、芳香化湿、清热解毒"治则的防瘟九味饮处方，本人作为中药专家参与了整个拟方过程，并发表了一些重要意见。这个处方经我们制作、分发给 3 万多人次应用，取得较好的效果。现把我们的防瘟九味饮处方公布出来，希望能有益于这次的防瘟工作。

"宝纯"防瘟九味饮处方组成：黄芪、苍术、防风、广藿香、葛根、芦根、板蓝根、连翘、贯众。

2. 艾叶对于预防瘟疫传染是有效的

艾叶是我国古代预防瘟疫的一个重要药物，在现代的几次重大瘟疫中都发挥了很好的预防作用。在这次的新型瘟疫（新型冠状病毒）流行的时间里，我接到艾叶（艾灸）爱好者们给我的数十次电话、微信，都是问我同一个问题：艾叶（艾灸）对这次流行的瘟疫（新型冠状病毒）是否有效？我只能明确如实地回答他们：艾叶是我国古代用于预防瘟疫的重要药物，现代研究也表明其对多种细菌和病毒有抑制和杀灭作用，但这次是新型冠状病毒，到目前为止没有人研究过艾叶（艾灸）对于这种新型病毒的作用。虽然没有艾叶（艾灸）对于这种新型病毒抑制作用的研究数据，但这并不代表艾叶（艾灸）对于预防这次的瘟疫是没有效果的，我认为艾叶（艾灸）对于预防这次瘟疫（新型冠状病毒）是有效的。提出这个观点是基于以下几点考虑的。

（1）中医药预防瘟疫从来就不是从某一个点出发的，而是从整体作用来认识的。艾叶是自古就被人们用于预防瘟疫（避邪）的一个重要的药物，民间广泛使用（端午节挂艾避邪），古代医家也有应用艾叶和艾灸疗法预防瘟疫取得成功的例子，所以我们认为从中医理论和病因病机分析，艾叶（艾灸）对这次瘟疫的预防应该也是有效的，只是需要我们在实践中进一步证实。

（2）现代的一些研究已证明艾叶提取物、艾叶挥发油和艾叶燃烧的烟对多种细菌和病毒都有抑制和杀灭作用，艾叶是一种广谱的抗菌抗病毒药物。

（3）在2003年爆发的"非典"和后来的禽流感流行之际，就有大量的医药专家运用艾叶（包括艾叶烟熏、艾叶洗浴及艾灸）进行消毒预防的实例，也都取得了较好的效果。

（4）艾灸或艾叶煎水洗浴可以提高人体的免疫力，有很好的预防和治疗感冒、流感作用。这个对于保护易感人群是有显著作用的，能保护易感人群就是有预防瘟疫传染的作用。

（5）这次新型冠状病毒肺炎的中医辨证主要是"寒湿"证为主，而艾叶（艾灸）恰恰是有很好的驱寒祛湿作用，早在400多年前，我国伟大的医药学家李时珍就在《本草纲目》中记载了艾叶的功效："服之则走三阴，而逐一切寒湿，转肃杀之气为融和。灸之则透诸经，而治百种病邪，起沉疴之人为康泰，其功亦大矣。"中国科学院院士仝小林教授在武汉已提出用艾灸预防和治疗新型冠状病毒肺炎的方案。所以在治法上，一定是针对寒和湿。治疗寒邪要温散、透邪，用辛温解表之法，治疗湿邪要芳香避秽化浊，这是一个大的原则。

今天，我们在瘟疫流行的季节里，不仅要保持和发扬传统的挂艾叶、熏艾烟、洗艾澡、做艾灸的优良习俗，来应用于瘟疫的预防，而且更应该深入研究艾叶抗菌、抗病毒的作用和机理，研究艾叶在防治 SARS、禽流感、小儿手足口病以及今天的新型冠状病毒感染肺炎等当代重大传染性疾病上的作用和效果，并能在此基础上研制开发出使用方便、高效、无毒的艾叶预防及治疗制剂，为人民健康保驾护航。

3. 艾叶预防瘟疫的常用方法

艾叶用于预防瘟疫的方法是多种多样的，可以外洗、艾灸、制作成香囊佩戴、香精（挥发油）香薰、工作和生活环境的烟熏、空气清新剂的喷雾等。

（1）艾叶烟熏法：在瘟疫流行期，在工作或生活的房间里，在人离开时用艾条（最好是蕲艾条）点燃，燃烧并烟熏大约 0.5 小时（一般每 10 平方的房间用一根常规艾条燃烧结束即可），继续密闭 1 小时，再打开门窗通风，隔天一次。

（2）艾叶洗浴法：每天晚上下班回家后用净艾叶加水煮沸 5 分钟，放温后洗脚，每日 1 次，或用净艾叶加水煮沸 5 分钟，放温后洗澡。若没有艾叶，可以用市售的艾叶泡足片、艾叶饼泡水洗浴，或者用市售的艾叶浴剂或艾叶香精（艾叶挥发油），在洗脚、洗澡时加入泡浴也可以。

（3）艾灸防瘟法：选用艾条、艾炷或艾灸盒灸疗，最好选择蕲艾为原料制作的灸材，选穴大椎、肺俞、关元、膻中、足三里，按顺序轮流温灸，每穴灸 15～20 分钟，前 3 天每天一次，3 天后可以隔天灸一次。

（4）香囊佩戴法：用蕲艾叶 50g，苍术 30g，广藿香 20g，肉桂 10g，丁香 10g，八角茴香 10g，共捣成粗粉，制作成香囊两个，随身佩戴或悬挂于书桌、床头。

（5）艾叶洗手法：每天下班时、大小便后及饭前用艾叶水煎液洗手，没有艾叶的也可以用市售艾叶洗手液或艾叶除菌香皂洗手。

（原文发表于广东省药师协会微信公众号，2020 年 2 月 9 日）

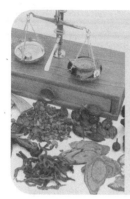

第六章
中药传统鉴别、炮制与制剂

中药传统鉴别、炮制与制剂是中药学传统上的三个主要方向。梅全喜教授十分重视这方面的工作,早期在家乡蕲春县李时珍医院、蕲春县药品检验所工作时围绕这三个方面做了大量工作,在发表众多学术论文的同时也发表了不少科普文章,现汇总如下,以供学习参考。

第一节 中药传统鉴别与炮制

一、蜂蜜质量的经验鉴别法

(一)外观检查

一般蜂蜜为稠厚状液体,白蜜为白色至淡黄色,黄蜜为黄色至琥珀色。夏蜜稍稀,呈清油状,半透明,有光泽,不起珠粒状。冬蜜则浓稠,不透明,起珠粒状(为葡萄糖结晶析出,状如鱼子),多沉于下部。以含水分少、有油性、稠如凝脂,用木棒挑起时蜜丝不断并成叠状,味甜纯正、无异臭杂质者为佳。

(二)杂质检查

1.用长竹片或长勺将蜂蜜适当搅一下,观察是否夹杂有泥沙、昆虫、杂草等杂质。

2.取蜂蜜一份,加水六份,搅拌溶化,静置,观察是否有上浮杂质及下沉异物。

3. 取蜂蜜一份，加水一份和 95% 酒精四份，混匀后静置一夜，沉淀越多，说明含杂质越多。

4. 取铁棒烧红后，插入蜜中片刻立即提出，闻其蒸汽应无焦臭味，若起烟状焦气则表明混有杂质。

（三）水分检查

1. 将蜂蜜涂在纸上，用火点燃，若在燃烧中发出爆声说明掺有生水。

2. 用木棒挑起蜂蜜，若一滴滴迅速下落而不呈丝状，表明蜜中掺了水。

3. 取少许蜜涂于吸水纸或滤纸上，1～2 分钟后可发现水斑扩散，范围越大，掺水越多。

4. 取一透明的玻璃瓶，盛蜜至容积的三分之二，盖紧盖子，将瓶倒转过来，如气泡上升很快，说明掺有一定量的水。

5. 用波美比重计缓缓插入室温下的蜂蜜中，测其比重。比重越低，含水量越多，最低不得低于法定标准比重 1.349。

（四）麦芽糖及其他糖的检查

1. 若掺入糖的蜂蜜品尝有明显的糖水味。

2. 凡蜜中掺有麦芽糖或其他糖以及人工蜂蜜，冬季则沙粒颗粒（葡萄糖结晶）不明显，滴在纸上能透过背面。夏季气温高，可取一杯蜂蜜置冰箱中（5℃）放置一会再观察。

3. 鉴别是否掺入饴糖，可取蜂蜜一份，加水四份，稀释摇匀，然后徐徐滴入酒精，如有许多絮状物证明掺有饴糖。

（五）淀粉、糊精的检查

取蜂蜜适量，加 5～6 倍量的水，搅匀，加热至冒泡放冷，加碘液一滴，摇匀，如显蓝色或棕褐色，说明掺有淀粉或糊精。

（六）发酵、毒物及金属离子的检查

若蜂蜜表面泡沫较多，具酒糟样臭气，口尝味酸，说明蜜已吸湿潮解，受热发酵。若蜂蜜色泽较深，常带茶褐色，嗅之有异味，尝之有苦味且有麻舌感，说明蜜源为有毒植物或久贮于某些金属容器引起变质。用浓茶少量加入蜂蜜水中搅拌后，若生成黑色物质，说明在金属容器中久贮以致蜂蜜含有游离金属。

（中药科技报，1986 年 4 月 10 日，第 3 版）

二、蕲蛇的鉴别

蕲蛇又名白花蛇，是一种常用的动物中药，药用为蝰科蝮蛇属动物五步蛇除去内脏的干燥体。据《本草纲目》记载："花蛇，湖、蜀皆有，今惟以蕲蛇擅名"，"入药独取蕲产者也。"可见蕲蛇作为药用优于其他地产的白花蛇，

今天蕲蛇已成为闻名全国的蕲春四宝（蕲蛇、蕲竹、蕲艾和蕲龟）之一。

近年来，由于货源紧缺，供不应求，市场上出现了许多伪品，应注意鉴别。蕲蛇干燥体多卷成圆盘形，头在中央，呈三角形而扁平，鼻尖向上，习称"翘鼻头"，口较宽，俗称"龙头虎口"。其眼睛特殊，如《本草纲目》载：白花蛇"出蕲地者，虽干枯而眼光不陷，他处则否矣"。背部棕褐色，有纵向排列的 24 个方形灰白色花纹，习称"方胜纹"。腹部白色，杂有多数黑斑，习称"念珠斑"。尾渐细，末端呈三角形，角质，习称"佛指甲"。气微腥，味微咸。一般以身干、个大、头尾齐全、花纹斑点明显者为佳。

此外，眼镜蛇科银环蛇（商品名金钱白花蛇）和游蛇科白花锦蛇（商品名广西花蛇）也有混作蕲蛇入药，应注意和正品鉴别。

（中药科技报，1986 年 3 月 10 日，第 3 版）

三、试谈中药炮制的季节性

中药炮制质量的优劣直接影响到临床疗效。要保证中药炮制质量，除了严格执行《中国药典》和《炮制规范》的操作规程外，四时季节气温、湿度的变化对炮制质量也有重要影响。了解和掌握炮制的季节性，对于保证药物炮制质量、提高药物临床疗效、提高炮制合格率、缩短生产周期、降低劳动强度、提高炮制成品收率以及便于炮制品的贮藏和保管都有重要意义。下面就一些炮制方法的季节性作一简介，供参考。

1. 水处理的季节性

水处理方法有淋、淘洗（抢水洗）、泡、漂、浸润等法，其中泡、漂、浸润法与季节有密切关系。一般来说，夏秋季气温高，水渗入药材内部较快，药材易于软化，水处理时间宜短。冬春季气温低，水不易渗入药材，药材软化缓慢，水处理时间宜长。如漂龟甲，冬季需 20 天以上，夏季只需 8～10天。泡漂法要求换水的，根据季节不同，换水次数也不相同。在冬季换水次数少，一般是每 1～3 天换水一次，在夏季换水次数多，每天换水 1～3 次，以防酸败变质。但夏季气温高，泡漂药物时，药物易于腐烂、变质，必要时应加明矾（2%～6%）于水内防腐。冬季气温低，水易结冻或渗透缓慢，以致水处理时间太长，影响药材质量。因此，泡漂药材最好不要在冬、夏季进行。

2. 切制的季节性

夏季气温高，含挥发油类药物饮片易出现泛油或丧失香气现象，若药材饮片贮存在密闭的容器中，可减少或避免这类现象的发生。但若在夏季切制这类药材，在高温环境下，药材表面积突然增大，受热面积也增大，且切制后又不能立即密闭保存，尚需若干天干燥，这就会导致严重的泛油或丧失香气的现象，使药效降低甚至丧失。因此，含挥发油多的药材如当归、川芎、

287

荆芥、薄荷、木香等，皆不在夏季高温期切制为宜。含糖及黏液质多的药物如黄精、生地黄、天冬、党参等不宜于梅雨季节切制，因梅雨季节阴雨不断、湿度大，药物切制后不易干燥，且极易受潮，滋生霉菌，使药物出现霉烂现象，影响疗效。

3.炙法的季节性

加入定量液体辅料拌炒，使辅料逐渐渗入到药物组织内部的炮制方法叫炙法。炙法与季节也有密切关系。如蜜炙黄芪，用同样浓度的炼蜜，同样大小厚薄的饮片，同样的工序、时间、火候炮炙，结果在冬、夏两季炮制品的质量、光泽、颜色、黏手与否以及是否有利于贮藏保管等，都有很大的区别。这主要是因为季节不同，气温、湿度差异大，这对辅料的浓度、饮片的含水量、辅料渗入药物组织内部的速度、炮制操作工序及火候都有一定的影响。若不根据季节进行适当调整，就会因此而影响药物的炮制质量。我们在实践中体会到，一般常用辅料如蜜、醋、盐、酒在冬季的用量应比夏季略低。在冬季炙药时，药物与辅料拌匀后封闷的时间应比夏季稍长，以使药物将辅料吸尽（辅料逐渐进入药物组织内部后再炙）。否则，很难达到应有的炮制目的，以致影响炮制质量。如常山，生品有致吐作用，《得配本草》指出："生用则吐，熟用稍缓……非好酒浸透炒熟，禁用。"实际工作中的经验教训使我们真正体会到，炙常山与季节特性有很大关系。我们曾先后在冬、夏季两次以同样工序炙常山，结果却大不一样。第一次（夏季）将常山饮片加规定量的黄酒拌匀，闷半小时，酒便基本被吸尽，倒入锅内炒干，取出晾凉，该炮制品在临床应用数月，未见任何不良反应。第二次（冬天）也是将常山饮片加规定量的黄酒拌匀，闷半小时，便倒入锅内炒干，此炮制品在临床应用仅半个月，便引起三例呕吐。为何同样工序操作，炮制品质量不一样呢？原来是季节不同所致。在夏天，气温高，酒较易进入常山内部，故闷半小时酒被吸尽，在冬天闷半小时，常山饮片仅表面被酒湿润一下，酒并没有渗入药物内部，大量未被吸尽的酒在锅内受热而迅速挥发掉。因此，没有达到炙透的要求，其炮制品也达不到消除呕吐的副作用。后经重新炮制（约闷一个半小时，酒才吸尽）应用于临床，未见有副作用。

某些液体辅料在不同的季节应调制成不同的浓度进行炙药。如蜂蜜，炙药用的蜂蜜都要先加热炼过，而称为炼蜜，在不同的季节有不同的浓度要求，一般在夏季要求炼蜜稍老（炼蜜温度控制在 120℃以上），浓度稍高；冬季要求炼蜜稍嫩（炼蜜温度在 110℃以下），浓度稍低；春、秋季一般要求适中。

盐炙的药物很容易吸收空气中的水分而变潮，也易受高温影响使盐分从药物中析出。在梅雨季节，湿度大，空气中含水分多，若在此时盐炙药物，药物极易吸收空气中的水分受潮，故不易干燥，也不利于保管。随即又进入夏季高温时节，盐分受高温影响易从药物中析出，使炮制品质量降低，影响疗效。因此，盐炙类药物如车前子、知母、巴戟天、益智仁等，以不在梅雨季节和夏季炮制为宜，若非炙不可，也应即炙即用，不得多炙。

蜜炙药物如甘草、款冬花、紫菀、百部等经炮制后糖分大，较难干燥，又特别易受湿度的影响而变软或黏结成团、潮解，或因温度过高而使蜜重新溶化。一经潮解、溶化后，空气中的霉菌就生长在药物表面而霉变，这种情况尤其好发于梅雨季节及夏季高温期。因此，蜜炙药物最好也不要在梅雨季节及夏季进行，或炙也应即炙即用，不可存放。

4. 其他制法的季节性

如制霜法的季节性，西瓜霜的制备一般是将切碎的西瓜与芒硝混放于瓦罐内，封口，悬于阴凉通风处，析出结晶物。西瓜霜的生产周期、收率与季节有密切关系。冬春季气温偏低，空气湿度大，不易析出结晶，故收率低，生产周期也长，且冬春季也难以得到西瓜。夏季气温过高，亦不是加工西瓜霜的适宜季节。只有秋季，气温适中，空气干燥，风大，容易析出结晶，此时加工西瓜霜，收率高，生产周期短。因此，加工西瓜霜一般宜在秋凉季节进行。

5. 提净法的季节性

芒硝的提净系将萝卜切片、煮透，加芒硝共煮溶化，滤取溶液置阴凉处析晶，捞取结晶干燥即得。据研究表明，温度 $10 \sim 15^{\circ}\text{C}$ 时为结晶盛产期，故芒硝的提净以春初、秋末为宜，此时温度适宜，得率高。若在冬季，气温低，液温下降过快，结晶析出不完全；夏季气温高，液温无法自然下降到 $10 \sim 15^{\circ}\text{C}$，亦难以析晶。因此，若在冬、夏这两个季节提净芒硝，应进行适当的温度调节，如在冬季保温、在夏季降温等，否则收率偏低。风化硝的制备则同西瓜霜一样，也应在秋凉季节进行。冬春季气温低，湿度大，得率不高，生产周期长，夏季气温高，32°C 以上结晶易液化。

此外，发酵法一般要求室温在 $30 \sim 37^{\circ}\text{C}$ 之间，经 $4 \sim 6$ 天即能发酵，故在夏天发酵最好，无须加热便可自行发酵。若在冬天则应加热，不仅耗费燃料，且生长周期延长。

发芽法一般要求有适宜的温度和湿度。发芽前，种子应先用水浸泡。一般冬天约浸 8 小时，夏天不超过 4 小时。谷芽发芽需要的最低温度是 $10 \sim 12^{\circ}\text{C}$，大麦是 4°C，温度过高（38°C 以上）则停止发芽生长。因此，在冬天气温低时，种子上应加覆盖物，并可适当浇些 35°C 左右的温水。夏季气温高，不可浇灌冷水骤然降温，应置阴凉通风处逐渐降温，否则会使芽发生"感冒"而停止生长，继而会产生部分腐烂现象。而在初春时节，万物复苏，温度和湿度皆符合发芽的要求，此时发芽，发芽率高，发芽均匀，操作简便省功，为发芽法的最宜季节。

（中药事业报，1987 年 11 月 30 日，第 6 版；1987 年 12 月 7 日，第 3 版；1987 年 12 月 15 日，第 3 版）

四、千锤百炼艾成绒 一闻二搓三看识"上品"

近年来，艾灸在家庭保健中的应用越来越广泛。同时，市场上的灸疗产品鱼龙混杂。怎样选到优质的艾灸产品？让我们从制作各种艾灸产品的原料——艾绒说起。

在过去，人们将采集到的艾叶充分晒干后，放入石臼或打筒中反复春捣，使之细碎如棉絮状，再筛去灰尘、粗梗和杂质，就成了淡黄色、洁净柔软的艾绒。捶打的遍数越多，除去的杂质也越多，留下的艾绒就越少、越纯净。当然，现在已经不再采用这种传统的制作方法了，因为效率太低。现在是用专业的艾绒提取机（粉碎机）来自动制绒、除杂质。

（一）"三年之艾"为上品

艾绒的质量直接影响施灸的效果，而艾绒的质量首先与艾叶的新陈有密切关系。

凡采收一年之内的艾叶称为新艾。它性燥、烟大、味烈、燃烧速度快、火力暴猛，不仅易灼伤皮肤，而且易伤及经脉、耗损元气，不能长期灸用。因此，养生治疗尽可能不用或少用新艾。

艾叶存放两年时间以上者，谓之陈艾。它火力温和、温度平缓、烟少、渗透力强、热能堆积效果明显。研究证明，艾叶在长期的存放过程中，由于氧化的作用，化学成分发生变化，叶绿素转化为叶黄素，挥发油中的有害物质醛类发生醇化、酯化而减少，气味由烈转纯。

陈艾和新艾在燃烧时的红外线成像也有极大差异。陈艾在燃烧时产生的红外线以近红外为主，与人体皮肤的红外谱峰一致，能激活人体细胞中的线粒体，令细胞保持最高的活跃状态，能改善人体细胞的微循环，提高机体免疫能力。

所以说，陈艾是艾灸中的上品，古人有"犹七年之病，求三年之艾"之说。但陈艾也是有一定的时间限制，并不是越陈越好，一般 3～5 年的陈艾较好，超过 6 年的质量下降。

（二）选购艾疗产品三要点

艾绒一般不直接用于灸疗，需制成艾条、艾炷。如何鉴别艾绒也就是其艾疗产品的质量，以下几点原则供参考。

1. 务必挑选"三年艾"

上文说过，用来养生治病的艾绒最好由 3 年以上（6 年以下）的艾叶制成。不过大多数人都是直接购买艾疗产品，看不到加工过程，难以判断艾绒的年份。这里有两个基本鉴别法。

（1）闻气味：陈艾制作的艾绒气味并不强烈，新艾则气味很浓，比较刺鼻。因此，千万不要认为"香味不强烈"的艾绒是质量不好的，相反，气味很浓、甚至有霉味的才是应当拒绝使用的。

（2）看色泽：陈艾制作的艾绒颜色发黄，类似干燥的黄土，纯度越高就越黄，而新艾制作的艾绒则黄中夹杂浅绿，尤其是当年的艾叶做的艾绒，绿色就更多一些。

2. 不必追求"极品艾"

艾绒的质量还与纯度有关，一般出售时会标注 5∶1、8∶1、10∶1、20∶1，甚至 30∶1、40∶1 等。5∶1 是指 5kg 艾叶制作出 1kg 艾绒，以此类推，比例越高说明纯度越大、杂质越少。在辨别时，可以用手指搓一下艾绒，感觉一下其中的杂质含量。纯度高的艾绒像棉花一样柔软，感觉不出有杂质，而纯度差的一搓就会发现细小的硬物。

用于养生保健的艾绒至少要 3∶1，日本常用的比例是 8∶1 或 10∶1。如果是用于皮肤直接灸，则要求 10∶1 以上，否则会很疼，最好是 20∶1 ～ 30∶1 的精纯"黄金绒"（土黄色或金黄色）。现在也有用黄金绒做艾条的。

但是，艾绒并不是越纯越好。因为艾绒越精细，其火力越柔和，但艾灸毕竟是对穴位进行温烤，需要一定的火力，过于精细的艾绒火力柔和，反而效果不好。现在有所谓的 40∶1 或 50∶1 的极品艾条，其灸疗效果不一定好。

3. "轻烟白雾灰成形"

另外，观察艾绒的燃烧情况也是鉴别其质量的重要方法。质量好的艾绒燃烧时冒出的烟比较白，不呛人，烧完后灰烬形状固定，将灰烬弄碎后，中间呈白色。质量差的艾绒燃烧时烟很大，发黑，并且有响声（这是杂质燃烧时爆裂发出的声音），艾烟比较呛人，令人流泪，烧完后灰烬形状不规则，中间不白而偏黑。

[大众医学，2014（8）：66-67]

第二节　中药制剂

一、熬炼黑膏药的体会

1. 对基质的要求

植物油一般选用麻油，在没有麻油的情况下，菜油、豆油也可以。铅丹又名黄丹、广丹、东丹或章丹，为橘红色，质重，粉末状。主要成分为四氧化三铅，要求纯度在 95% 以上，用前最好炒干或晒干，以除水分，并过 60 目筛，使油与丹能更好地化合。

2. 熬药炼油

按药物质地不同分批投入油锅加热煎炸。坚硬的、肉质的及鲜药宜先炸，疏松的花、草、叶、皮等宜后下，并不断搅拌，待油温升至 200℃ 左右，锅内药料熬至外表深褐色、内部老黄时，捞取药渣，将油过滤，取油再炼。炼油的火力不可太大，待油温上升至 320℃ 时，准备离火下丹。判断标准：①油烟由青而浅转为黑而浓，最后变白。②药油沸腾，油花向锅中央集聚。③滴水成珠不散。

3. 下丹成膏

油量不可超过锅容量的一半，以防"起锅"时溢出药油。趁热将铅丹筛入油中，同时用桑木棍不断搅拌，并用扇子扇风。丹入油后反应剧烈，锅内沸腾，烟直上，称为"起锅"。此时必须加快扇风以驱赶烟雾，仍不断搅拌。"黑如漆"之"黑"，功在于"搅"；"明如镜"之"明"，功在于"扇"。待泡沫及油烟减少时，取少量凉水喷入锅内，不断搅拌，此时的丹称为"死丹"。油与丹的比例以 1 :（0.3 ~ 0.5）为宜，冬季用丹量稍少，夏季稍多。

4. 去火毒

将熬好的膏药置于阴凉处 3 ~ 6 个月，或浸入水中 4 ~ 7 天（每天换水），捞出即可。

5. 摊膏

将去火毒的膏药熔化至竹扦挑起不会很快流下来即可，加入细药料搅匀，摊涂于裱褙材料上，贮在阴凉地方。

6. 质量检查

黑膏药的质量检查全凭经验，一般要求"黑如漆、明如镜、贴之粘、揭之起"，贴于患部不瘙痒、不自由移动者为佳。用手试之，粘手不离，起丝不断，一般认为太嫩；试之不粘手，或丝易断，则认为过老。

7. 过老与过嫩的补救

过老，需取适量相同的植物油，炼至"滴水成珠"后加入膏药中混合。过嫩，只需将膏药置火上继续炼，要求"滴水成珠"，以"珠"居水"中"、不浮不沉为最佳。

（中药科技报，1986 年 6 月 10 日，第 3 版）

二、安瓿口服液好处种种

口服安瓿剂是以中药汤剂为基础，提取药物中有效成分，参照糖浆剂加一些矫味剂、抑菌剂，再按注射剂安瓿灌封处理工艺要求制成的一种无菌或半无菌的口服液体制剂，是汤剂、糖浆剂和注射剂三种剂型相结合的一种新型制剂。大约在 20 世纪 60 年代初，竹沥水等被灌封于安瓿中制成口服安瓿剂。近年来，口服安瓿剂在制备方法、质量控制等方面均有提高。

市面上较多见将一些有强壮滋补作用、增强人体抵抗力、能防病治病的名贵药材制成的口服安瓿剂，也颇受欢迎。安瓿剂服用剂量小、味道好，易为患者尤其是儿童患者所接受。同时，它为液体制剂，吸收快，奏效迅速，而且呈无菌状态密封于安瓿中，质量稳定，卫生又安全，服用、携带方便，易于保存，又能保持中医用药特点。鉴于上述特点，笔者认为口服安瓿剂除了用于强壮滋补方面，还可用于下列几种情况。

1. 婴幼儿及儿童患者。汤剂量大味苦，一般不易为小儿接受，选用口服安瓿剂作为婴幼儿及儿童给药可克服量大味苦的缺点。

2. 治疗急性病。汤剂不可能预先制备，因此不利于急性病。而注射剂工艺复杂，质量要求高，且中药复方成分复杂，有效成分不明，产品质量难以控制，临床应用不安全，注射后易产生局部疼痛或结硬块。安瓿剂恰好可以克服汤剂和注射剂的缺点。

3. 治疗多发病、常见病的单方、验方制成口服安瓿剂也是很适宜的。

4. 组方中有效成分为挥发油的方剂制成口服安瓿剂，可使挥发油得到充分利用。

总之，口服安瓿剂具有广泛的应用范围，是极有发展前途的一种新剂型。

（中国医药报，1985 年 5 月 13 日，第 4 版）

三、为橡皮膏鼓与呼

看了《中国医药报》1 月 9 日一版报道蟾酥膏获医药卫生重大科技成果甲级奖后，颇有感触。上海中医学院（现上海中医药大学）附属龙华医院与上海中药三厂将外敷治疗肿瘤疼痛的蟾酥消肿膏改制成新型的橡皮膏剂型，为打开我国橡皮膏剂的研制新局面做出了积极的贡献。

橡皮膏（治疗性贴膏）剂是国外自 20 世纪 60 年代以来，根据药物具有透皮吸收特性而设计研制并逐渐应用于临床的一种新剂型。它能避免药物的首过效应及胃肠因素的干扰和灭活，维持恒定血药浓度，增强治疗效果，延长药物作用时间，减少给药次数和总剂量，降低毒副作用，方便患者使用。在国外，膏剂深受患者欢迎，大有取代针、片、水等剂型之势，目前已有东莨菪碱、硝酸甘油、强的松、消炎痛等若干品种在临床应用，而新的品种仍在不断问市，市场销量逐年翻番，可见橡皮膏剂的潜力是很大的。

相对而言，国内橡皮膏剂的研制生产工作并没有引起足够的重视，迄今为止，这类新型橡皮膏剂还少有生产。其实，橡皮膏剂的原理与我国传统膏药剂是相近的，我国早在两千年前即已掌握。但两千年后的今天，生产应用却落后于人，这种现象使我们从事医药事业的人员感到脸上发热。

上海龙华医院、中药三厂为我国橡皮膏剂的研制工作打响了第一炮，我们为此感到高兴。但高兴之余，希望医药研制生产企业在橡皮膏制剂上多花些力气，研制出更多更好的新品种，迎头赶上并超过国外。希望有关部门对这项工作予以高度重视，借蟾酥膏这股东风，把我国的橡皮膏剂生产搞上去，使这个大有作为的新剂型早日应用于临床，为人民健康做出贡献。

（中国医药报，1986 年 2 月 3 日，第 2 版）

四、鼻腔给药大有可为

鼻子是人体重要的呼吸器官和嗅觉器官，既是细菌侵袭人体的天然入口，又是人体抗病斗争的一个重要的前哨据点，鼻腔黏膜上浓密的鼻毛对于阻挡吸入空气中的灰尘和细菌起了重要作用。近年来，随着医学科学事业的发展，人们逐渐发现鼻腔黏膜上丰富的血管对于药物的吸收是十分有利的。基于这一原理，国内外医药科研人员将疫苗和药物通过滴鼻、气溶胶吸入或热蒸汽喷入等鼻腔给药形式，进行了大量的临床试验研究，发现鼻腔给药不仅可用于治疗局部疾病，还可治疗和预防全身性疾病。

国内有人用柴胡注射液滴鼻治疗因上呼吸道感染、急性支气管炎、消化不良、化脓性脑膜炎及霉菌性肠炎等引起的高热（体温超过 39℃）患儿 218 例，凡体温在 2 小时内下降 0.5℃以上者为有效，体温在 2 小时内下降 1℃以上者为显效，结果有效 190 例，有效率达 87.2%，显效 55 例，显效率 25.2%，未见有任何副作用。

湖北省中医急症协作组用清开灵Ⅰ滴鼻剂（由郁金、麝香、冰片、薄荷脑等组成），以每侧鼻孔滴 3～4 滴，隔 4 小时滴一次，治疗昏迷、抽搐等危急重症，获得了较好的疗效。

日本山本医生曾试着在鼻腔用麻疹疫苗预防麻疹，并取得了满意效果。美国密执安大学（即密歇根大学安娜堡分校）翰·马桑拜博士以甲型流感病毒在低温下用分子生物学的方法研制成流感新疫苗滴鼻剂，它既不妨害人体健康，又能直接刺激上呼吸道组织产生抗体，发挥抗病毒作用。它的特点是产生免疫力持续时间长达 3～5 年，比常规疫苗长三倍多，此外，还有使用方便、价廉安全、作用迅速等特点。目前，世界卫生组织打算对墨西哥儿童通过这种鼻腔给药的新方法使用疫苗。

美国贝勒医学院的纳特医生发明了一种与手提式英文打字机大小相仿的气雾机，能将药液变成气雾状，气雾的颗粒小至红细胞的几分之一，能弥散到鼻腔至肺基底部的所有呼吸道组织内，用这一方法给予抗病毒药物能发挥最大的作用。

美国波士顿的一家医院将胰岛素以鼻喷雾方式给药，在喷雾前加入一种促进胰岛素渗入鼻黏膜的物质，以达到治疗糖尿病的目的，这对于需要长期用药的糖尿病患者来说是一个可喜的消息。此外，还有用类固醇鼻腔给药治疗变态反应性疾病等。

加拿大出版的《肺和上呼吸道免疫学》一书中提出了以鼻腔和全身联合用药的方式来增强人体抗病能力。例如，在抗病毒干扰素鼻喷雾给药的同时，给予其他抗病毒药，从而使鼻腔局部和全身都产生强大的抵抗力。

从上述研究中可以看出，鼻腔给药与其他给药途径相比具有不经消化道吸收、可避免胃肠消化液对药物的破坏、给药剂量小、奏效迅速、使用方便、价廉安全、副作用小、患者易于接受等特点，是值得提倡的一种新型给药途径。目前，国内外许多专家正在对鼻腔给药进行大量的研究，相信随着这一研究的深入开展，将会有数量更多、疗效更好、应用范围更广的鼻腔给药剂应用于临床，鼻腔给药这一新的给药途径将会为防病治病、保障人民健康做出重要贡献。

（中药科技报，1988 年 7 月 6 日，第 3 版）

五、值得推广的中药灌肠剂

中药灌肠剂是将中草药或中成药制成液体制剂，直接灌入或滴入直肠而起全身治疗作用的一种剂型。灌肠剂可用于高热、心衰、尿毒症、急性肾衰、流行性出血热、急性肺炎、感染性休克、咳血等多种疾病，是治疗中医急症、儿科疾病等的有效给药途径。然而到目前为止，中药灌肠剂仍没有得到应有的重视。

中药灌肠剂具有许多优点。首先，它作为直肠给药和栓剂一样，大部分不经肝脏而直接进入体循环，可防止或减少药物在肝脏被破坏，也能防止胃肠消化液对药物的破坏作用和药物对胃肠的刺激，具有吸收快、显效迅速的特点，适于治疗急性病。现代研究证明，中药灌肠剂在吸收、显效速度上比丸、片、汤、栓和肌肉注射等剂型均快，可与静脉注射剂相媲美。灌肠剂保持了传统中药汤剂的特点，可根据病情变化加减化裁、灵活变通，适应中医辨证施治的要求。同时，它应用范围广泛，一般不受药物和疾病的限制。凡能内服的中药剂型均可直接或化水后灌入或滴入，凡能通过口服而达到治疗效果的疾病均可用中药灌肠剂治疗，对于不能吞服药物的患者尤其是小儿更适宜。此外，它制备简单，操作容易，便于推广，是一种无创伤性的安全治疗方法。

总之，中药灌肠剂是一条传统药物发展的新路，对改变中医药不能救治急症的状况将起积极的作用，我们应提倡、推广。

（中国医药报，1985年10月7日，第4版）

六、中药灌肠剂治疗慢性肾衰竭的现状及展望

慢性肾衰竭（包括尿毒症）是指多种慢性肾脏疾病晚期的严重综合征，发病率较高，病情复杂危重。自透析疗法和肾移植术应用以来，其治疗虽有进展，但限于条件不能普遍开展。因此，寻找有效的中医药治疗方法成为迫在眉睫的一项有意义的工作。近年来，大量的临床实践证明，中药保留灌肠剂作为一种中药剂型对慢性肾衰竭（以下简称慢性肾衰）的治疗能够取得缓解病情、改善症状、延长生命的显著疗效。

（一）现状

近十多年来，用中药灌肠剂治疗慢性肾衰已见报道的有北京、上海、浙江、广东、辽宁、陕西、山西、河北、山东、江西、云南、内蒙古等地28家医疗单位。28家医疗单位报道共计治疗慢性肾衰605例，其中有效511例，有效率达84.5%。不少报道为了探讨中药灌肠剂疗效的可靠性还设有对照组，因此，其观察的结果基本上是可信的。用中药灌肠剂治疗慢性肾衰的临床疗效主要表现在缓解病情、改善各种症状、恢复肾功能、延长患者生命等方面，尤其是具有显著的降低血尿素氮和血肌酐作用。

28家医疗单位报道，共用药物33种，其中重复使用的药物有12种，按使用次数多少排列顺序：大黄、牡蛎、附子、芒硝、槐花、益母草、蒲公英、厚朴、黄芪、桃仁、草果、甘草。其中大黄是灌肠疗法治疗慢性肾衰的必选药物，有3家报道是单用大黄灌肠，这与大黄的通腑泻浊解毒作用是分不开的。灌肠剂治疗慢性肾衰的药物筛选基本上是以祛邪、扶正药为主。祛邪药物以大黄为主，尚有芒硝、蒲公英、益母草、厚朴等，它们具有泻下、解毒、利水、燥湿、消滞作用，能降低或消除湿浊、毒素等致病因素对机体的影响。扶正药物以附子为主，尚有黄芪、甘草、牡蛎等，它们具有温阳、益气、补脾、补阴作用，能显著改善肾脏功能，增强机体免疫能力。这种以祛邪扶正为主的用药原则与慢性肾衰的病因病机是相吻合的。

中药灌肠剂治疗慢性肾衰的机理目前尚未完全清楚，但与其能迅速降低血中氮质等有害物质，改善肾功能，增强免疫力是有关的。有研究表明大黄灌肠不仅能使粪氮排出量增加，而且能阻止氨基氮从肠道吸收，其泻下作用并不妨碍小肠对营养物质的吸收，因而具有祛邪不伤正的特点。有研究表明中药灌肠剂有降低慢性肾衰所致心钠素升高和调整慢性肾功能不全所引起性激素代谢紊乱的作用，同时动物实验还表明中药灌肠剂在改善尿毒症家兔氮

质血症的同时，能显著地增加血红蛋白含量、红细胞计数及血细胞比容，还有人认为大黄降低尿素氮的作用是通过以下三个方面的机理来实现的：①通过神经体液免疫系统的调节改善肾功能，促使体内毒物排出或减少其毒害作用。②大黄的解毒与其降解血内中分子含氮化合物的作用有关。③大黄中的活性成分乐丹宁具有促进蛋白合成作用，使血浆中白蛋白、铁传递蛋白、β-脂蛋白，γ-球蛋白显著增加。也有报道认为大黄治疗慢性肾衰是通过改善患者的氮代谢，对残存肾单位的保护作用，以及纠正钙、磷代谢异常等途径来完成的。

28家报道使用方法多是将药物煎汁，适当浓缩至100～300mL，待冷至接近体温时保留灌肠。但灌肠剂制法及用法存在一些问题：①临时制备，使用不方便，给患者或医护人员带来诸多麻烦。②缺乏统一的制作方法、具体规格及质量标准，使制备人员无章可循，质量难以保证。③由于制备的时间、方法、火候及人员素质均不一致，使每次制出的灌肠剂质量也不一致，影响临床疗效。④给药剂量太大，且极不一致，少的几十至100mL，多的300mL，甚至有的达400mL。灌肠剂量过大给患者增加不适感，而且难于在肠中保留，有效成分含量低，不易吸收。⑤给药部位不一致，灌肠导管有的插入10cm，大多插入10～20cm，也有插入25cm，这样灌肠剂就分别停留在直肠、结肠下段、结肠中段和结肠上段等不同部位。不同部位吸收药物的方式不同，一般来说，直肠段的药物吸收大部分不经过肝脏而直接进入体循环，而结肠部位的药物吸收必须经过肝脏，不同部位的药物吸收量也是不同的。

像目前这样参差不齐的制法和用法，作为正式剂型和新的给药方法很不完善，影响到它的推广应用。因此，按新剂型的严格要求来研制治疗慢性肾衰的中药灌肠剂为当务之急。

（二）小结与展望

慢性肾衰发病率较高，每年每100万人中有96～150人发病，临床治疗颇为棘手，肾透析和肾移植虽使慢性肾衰治疗有一定希望，但费用昂贵，是一般人无法接受的。因此，研制治疗慢性肾衰新药是药学工作者当前努力的方向。而中药灌肠剂作为一个古老而又新颖的剂型，具有许多剂型所不能比拟的特点，如可避免肝脏和胃肠消化液的破坏、吸收快、显效迅速等，是一个值得重视的研究发展方向。

今后有必要加强系统的基础研究和严格的药剂学研究。应在现有研究资料基础上筛选出一两个有代表性的方药，严格按现代药剂学的理论和新药审批规定要求，对中药灌肠剂进行制备工艺、质量标准、稳定性、药效学、药代动力学、毒理学等系统研究，按科学的临床研究方案进行临床观察，从而取得全面的科研数据，使之达到科学化、规范化、标准化，成为一个真正具有高效、长效、速效，能全面推广应用的治疗慢性肾衰的理想制剂。

（中国医药报，1994 年 11 月 24 日，第 7 版）

七、中药汤剂的煎服法

汤剂是中医常用的传统剂型之一，具有吸收快、药力大，能灵活加减化裁，充分发挥药物配伍作用，适应中医辨证施治的需要等特点，至今仍在临床广泛应用。要充分发挥汤剂的治疗作用，就必须科学煎煮、合理服用。本文重点介绍一下汤剂的煎煮和服用方法。

（一）汤剂的煎煮方法

明代李时珍曰："凡服汤药，虽品物专精，修治如法，而煎药者卤莽造次，水火不良，火候失度，则药亦无功。"可见汤剂的煎煮直接影响药物的治疗效果，必须予以重视。汤剂根据制备方法不同可分为以下几种：①煮剂，是用一般的温度和加热时间，将药物煎煮去渣所得的液体剂型。煮剂浓度适中，具有吸收快、奏效迅速、作用强的特点。②煎剂，是将经过煎煮去渣的药液，再经加热浓缩所得的液体剂型。煎剂加热时间长，药液浓度高，能消除药物的毒性，并使药物缓慢吸收，延长药效。③沸水泡药，是药物经过沸水浸泡去渣所得的液体剂型。沸水泡药加热时间短，温度低，药液味薄气清，擅于清泄上焦热邪。

下面谈谈影响汤剂质量的几个因素。

1.煎器的选择

中药汤剂的煎器对药液质量有直接的影响，历代医家都强调用陶器煎药。陶器具有导热均匀，化学性质稳定，不易与药物成分发生化学反应，并能保暖等特点。除陶器外，还有铜锅、铁锅、铝锅、镀锡锅、不锈钢锅、搪瓷杯、烧杯等。现代研究证明，铁器在煎煮过程中易与药材中所含鞣质、苷类等成分起反应，使药液颜色变黑或变绿，影响汤剂质量。铜锅、镀锡锅煎煮的药液有微量的铜及锡离子，铝锅煎煮药易被酸碱性成分所腐蚀、氧化。因此，铁锅、铜锅、镀锡锅和铝锅等均不宜作为煎器，煎药时应选用陶器、不锈钢锅、搪瓷杯和烧杯等。

2.溶媒的选用及用量

汤剂所用的溶媒主要是水，水的纯度关系到汤剂的质量。制备汤剂必须选用含矿物质及其他杂质少的清水为宜，一般用河水、井水、自来水和蒸馏水。煎药的用水量一般为药物重量的 5～8 倍，药物煎出的有效成分较完全，符合溶出要求。煎花、叶、全草及其他质地疏松的药物，其用水量应大于一般的用水量，煎矿物、贝壳及其他坚实的药物，其用水量应小于一般的用水量。传统的经验是将药物置煎器中，加水至超过药平面 3～5cm 为度，这是一种比较方便而又实用的方法。第二次煎药的用水量应适当减少，但仍需加水至超过药面为宜。用于小儿的汤剂，尽量减少药物的用水量，以降低小儿服药的难度。

3. 煎煮前的浸泡

中药煎煮之前应加水浸泡，使药材组织湿润，以利于有效成分的溶出。如不浸泡即受热，会使药材组织表面的蛋白凝固，妨碍有效成分的溶出。实验表明在热源和加水量相同的条件下，煎煮前经过浸泡的药物煎出物含量较高，比重也较大，质量较优。在浸泡时间方面，粗末药一般浸泡 10 分钟，饮片一般浸泡 30 分钟至 1 小时。

4. 加热方法

长期以来，中药汤剂的制备是采用直火加热，此法在民间习用已久，至今仍被广泛使用。除此之外尚有高压蒸制法、蒸汽煎煮法、沙浴炖法、温浸法等，一般认为高压蒸制法和蒸汽煎煮法的效果较好，直火加热法稍次，而沙浴炖法和温浸法效果较差。

煎药的火力一定要适中。火力太强，水分很快被蒸发，药物的有效成分不易煎出。火力太弱，煎煮的效率低，药物的有效成分亦不易煎出。一般在未沸之前，宜用比较强的火力使水很快沸腾，沸后宜用比较弱的火力保持微沸状态，使水分的蒸发减少，以利于煎出药物的有效成分。药液煎好后应立即滤出，不应久置煎药容器中，以防酸败。

煎药的时间根据药物气味质地的不同一般分下列三种情况：①解表药及质地轻、气味芳香的药物头煎 15～20 分钟（均按沸后计算时间），二煎 10～15 分钟。②一般药物头煎 20～30 分钟，二煎 15～25 分钟。③滋补剂及质地坚实的药物头煎 40～60 分钟，二煎 30～40 分钟。

汤剂一般每剂药煎煮两次，最好是将头煎和二煎药液合并后，分两次服用。现代研究表明：药物以常法煎煮两次，有效成分的丢失率可达 35% 以上，补益剂有效成分的丢失率更为严重，因此补益剂最好是煎三次，这样可使有效成分丢失率下降到 15% 以下。

5. 特殊处理

汤剂中某些药物根据其本身的特点或治疗要求需要进行特殊处理。特殊处理方法主要有以下几种。

（1）先煎：矿物药、贝壳、甲骨类及质地坚硬、不易煎出有效成分的药物先用武火煎 40 分钟，然后加入其他药物同煎，有毒药物内服时需先煎 1～2 小时以降低毒性。

（2）后下：有效成分为挥发性或受热时间稍长易被破坏的药物应在其他

药物煎毕之前 10 分钟加入共煎（或用沸水泡药）。

（3）包煎：能刺激咽喉引起咳嗽，质地轻、煎煮时易悬浮液面，质地坚硬、易沉降结块，煎煮后呈糊状不易过滤，有以上情况的药物宜装入布袋中与其他药共煎。

（4）另煎：贵重药物应单独煎煮取汁，兑入其他药液中服用，以防有效成分丢失在药物残渣中。

（5）冲服：贵重、量少，具挥发性、易溶性药物，宜先研成粉或磨汁，以药液分次冲服。

（6）烊化：胶体药物和可溶性药物，宜直接溶于温热的药液中服用。

（7）生汁兑服：鲜品药材可绞汁兑入其他药液中服用。

（8）煮水煎药：吸水量较大的药宜先煮水去渣，再取去渣的水煎煮其他药物。

（二）汤剂的服用方法

汤剂的服法是多种多样的，汤剂服法是否正确直接影响疗效，必须引起重视。

1.服药量及次数

汤剂的服用量和次数是视病情而定的，一般是一天一剂，两次煎服，危急重病每日一剂半或两剂，分三或四次煎服，慢性病两日一剂，每天煎服一次。咽喉疾患宜用多次频饮、缓缓咽下的服法，使药液能充分接触患处。呕吐患者应采用多次少量频饮的服法。峻烈药制成小剂量汤剂，宜顿服（一次服完），使药物在不伤正气的情况下，集中药力，发挥作用。

2.服药时间

《汤液本草》曰："药气与食气不欲相逢，食气消则服药，药气消则进食。"一般中药汤剂宜在两餐之间服，但用于治上焦疾患的药宜饭后服，治下焦疾患的药宜饭前服，补养药宜饭前服，对肠胃有刺激的药宜饭后服，泻下药和驱虫药宜空腹服，截疟药宜发作前服，安眠药宜在睡前服，急性疾患则不拘时间，应迅速给药。

3.药液的温度

汤剂一般以温服为宜，以免药液偏冷偏热对胃肠产生刺激而引起呕吐或不适。但止血剂、收涩剂、清热剂、解毒剂、祛暑剂等宜冷服。理气剂、活血祛瘀剂、祛寒剂、解表剂、补养剂等宜热服。真热假寒证宜用寒药热服，真寒假热证宜用热药冷服。此外药液的温度与季节亦有关，冬天宜偏温，夏天宜偏凉。

4.服药护理

服发汗剂后应卧床休息，进热食或加盖被褥帮助出汗，并观察出汗情况。

服催吐剂后宜引吐。服汤药易引起呕吐者,可先饮姜汁少许。服驱虫剂后应注意观察大便,服泻下剂大便通畅后,应注意大便性状。服毒剧药后要注意患者有无反应。神昏口噤者,应以通关散擦鼻,使患者开噤,便于将药液灌下,或采用鼻饲法。

5. 服用禁忌

服药时应少食豆类、肉类、生冷及其他不易消化的食物;热性疾病应禁食酒类、辣味、鱼肉等食物;服解表、透疹药时应少食生冷及酸味食物;服止泻药时应禁食瓜果;服温补药时应少饮茶、少食萝卜。

[实用护理杂志,1986,2(3):30]

八、医院中药制剂开发应注意的问题

医院中药制剂是在医疗实践过程中逐步发展起来的,曾在临床中发挥重要作用。但由于种种原因,目前医院中药制剂的生存与发展面临着严峻的挑战。为此,笔者对医院中药制剂开发中应注重的几个问题做如下探讨,以供参考。

(一)选题要有特色

一是从地方常见病、多发病入手。中药新药的选题都必须坚持科学性、创新性、可行性和效益性的原则,即着眼于解决医疗实践上的问题,注意中医药学科发展的需要,力争较大的社会效益和经济效益。这对医院中药制剂同样适用。以广州中医药大学附属中山中医院为例:根据广东炎热、潮湿多雨,很易引起"上火"疾患,医院充分利用广东土牛膝等地产清热解毒药研制出了复方土牛膝合剂,深受人民群众喜爱,而且临床用量很大。

二是从收集验方、秘方及民间用药经验入手。一种良好的医院中药制剂不是包治百病的,而是具有其自身的独特性与选择性,这就要求结合临床需求,开发有特色的中药制剂。研发者应从医院及其他来源的协定方、古方、名方、验方中收集疗效确切且副作用小的处方,按照方剂学君、臣、佐、使的原则审查,并对处方中每一味药的有效成分进行分析,对不合理的配伍、剂量以及对配伍工艺有很大影响的药材,与临床医生协商进行改进,且加工炮制应参照国家标准。

(二)处方要精准简练

中医临床很少用完整原方,总是要随证加减。但成药适应范围要广,必须具有规律性和普遍性。因此院内中药制剂处方必须遵从普遍适应性原则,药味应尽量少而精练,配伍应严谨。药味过多常常给制剂生产工艺和质量控制带来困难。药味多了也导致主药不突出,除在疗效上有可能发生拮抗作用、相互抑制外,在成分上还会发生化学反应,从而降低有效成分含量,降低疗效。

在处方药物确定后，剂量是药性和药效的基础，理想的剂量是要求达到最好的疗效和最小的不良反应。因此，确定中药复方中各药的用量是十分重要的。此外，还应确定日用量、有效剂量、安全剂量，明确用途与剂量的关系。

（三）据临床选择给药途径与剂型

剂型筛选是中药制剂研究的重要内容之一，因为剂型是影响中药制剂质量稳定性、给药途径、有效成分溶出和吸收以及药物量效快慢、强弱的主要因素，即它与制剂疗效直接相关。中药剂型的选择应以临床需要、药物性质、用药对象与剂量等为依据，应充分发挥各类剂型的特点，尽可能选用新剂型，以达到疗效好、剂量小、毒副作用小、储运、携带、使用方便的目的，其原则和依据如下。

1. 根据医疗防治的需要

由于病有缓急，证有表里，人有老幼，所以对于剂型的要求常各不相同。急性病用药宜速，常用汤剂、口服液、气雾剂等。慢性病用药宜和缓、持久，常用片剂、丸剂、胶囊剂、煎膏剂等。皮肤病病灶在表者，宜多用软膏、洗剂等外用。某些腔道疾病如痔疮、阴道炎等，可以用栓剂等，局部给药。

2. 根据药物及其有效成分的性质

中药制剂多是复方，每味中药成分众多，亦为一个复方，而各类成分性质各异，尤其是溶解性、化学稳定性及其吸收、代谢、分布、排泄又有直接的影响。所以不同处方、不同药物、不同有效成分应制成各自相宜的剂型，这是中医药学在长期实践中的总结。汤剂是中医临床使用最多的剂型，口服液是在汤剂基础上发展起来的，深受广大医务工作者和患者的青睐，但对很多含有特殊药物的复方制剂，仅采用一般的制备工艺是不宜做成口服液的。

3. 根据处方规定的口服剂量

目前中药复方水煎液除杂工艺效果欠佳，收膏率较高，一般水煎煮或乙醇回流提取的收膏率可达 20% ～ 25%，经高速离心或醇沉也在 15% 以上，经特殊处理可达 10% 以下。因此，要做胶囊或片剂，处方量一般不能超过 50g，而多数处方日服量都在 80g 左右，宜做成颗粒剂、丸剂、口服液等。少数处方日服量很大，有的达到 100g 以上，按一般工艺很难做成片剂、胶囊剂，即使制成口服液，当 1mL 相当于原生药 4g 时，其成品的稳定性和有效成分转移率也难以达到要求。

4. 根据制剂的技术水平

剂型不同，所采取工艺路线及条件、所用设备皆不相同。如颗粒剂的制备，须解决两个最关键的问题：一是提取、分离、浓缩的问题。现在的中药制剂室一般都配有多功能提取罐，但其油水分离部分结构不合理，只能提出一些芳香水（油水混合）。挥发油未充分收集，而大量的芳香水又无法合理加入固体制剂中。目前分离部分的设备多不配套，上工序用多功能提取罐，下工序用浓缩器，中间既无离心机，又无板框压滤机，仅用 80～100 目筛网滤过，所得浓缩液又多又黏，制备颗粒剂十分困难，有时要加大量的辅料，直接影响制剂质量。二是干燥问题。制备颗粒剂若无喷雾干燥器、一步制粒机或真空干燥器，仅用一般的烘房、烘箱，所得浸膏板结、带焦糊味，质量标准难以控制，严重影响疗效，所以制剂技术水平影响着剂型的选择。

（四）选择合理的工艺及辅料

合理的制备工艺是保证制剂质量的关键。制备工艺研究必须以处方中各药物的理化性质和药理作用为基础，采用正交试验法、均匀试验法或优选法，选择主要影响因素进行考察，确定最终制备工艺及技术条件，绘出工艺流程图。制备、定性测定、定量测定方面要重视新技术、新方法的应用。一些新的制药技术，如喷雾干燥、干法制粒、超滤、冷冻干燥、超微粉化及澄清剂技术正迅速用于制药研究和生产中，对优化制剂各工艺、提高制剂的质量起着关键性作用，应大力提倡，积极开展。

在定性方面，目前采用性状鉴别、薄层层析等方法；在定量方面，目前选择紫外、薄层扫描的方法进行。

辅料是构成药物制剂的必要辅助成分，对制剂生产、药品疗效有重要作用，与制剂的成型和稳定、成品的质量指标和药代动力学特性有着密切关系。以往医院中药制剂多采用淀粉、蔗糖、糊精等作为辅料。近年来，我国已开发出丙烯酸树脂材料、羟丙基甲基纤维素等新辅料。新辅料对提高固体制剂的释放度，改善崩解和溶出等质量问题有明显优势，可大大提高制剂质量和疗效。

（中国中医药报，2011 年 7 月 29 日，第 3 版）

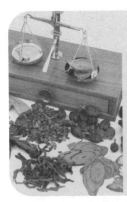

第七章
中医药名家介绍

　　中医药名家具有独到的学术思想、高超的医术水平、优良的医德医风和宝贵的临床经验，对中华文明的传承和中医药的发展具有重要作用，是我们国家的宝贵财富。梅全喜教授对东晋著名的医药学家葛洪、明代伟大的医药学家李时珍，以及近现代知名的医家王老吉（王泽邦）、黄华庭等都有较为深入的研究。他们博极医源，精勤不倦，对于今天的中医药工作者的专业素质培养和人格品质塑造都具有积极的影响。希望通过中医药名家介绍，有助于吸引广大人民群众对于中医药的兴趣，有利于中医药文化发扬光大，增强中华民族的文化自信。

第一节　明代伟大的医药学家——李时珍

一、李时珍生平介绍

　　李时珍，字东璧，号濒湖，明代蕲州人。李时珍生于明正德十三年（1518年），殁于万历二十一年（1593年），享年76岁。李时珍生前曾因高超医术，孝义仁德，受聘于楚王府奉祠兼管良医所事，后被楚王荐入朝，授太医院判。李时珍死后与其妻吴氏合葬于其父母墓侧，今蕲州镇竹林湖畔蟹子地。

　　李时珍出身世医之家，祖父善操医术，父言闻，为当时名医。李时珍为次子，自幼聪明颖悟，14岁在黄州就考中了秀才。从17岁起，李时珍连续三次在武昌参加乡试落第而归，便决心钻研医药学，并不时协助父亲诊治患者，采集、炮制药材。在父亲的言传身教下，李时珍的医学知识逐渐长进。在蕲州的一次重大水灾后，疫病流行，李时珍全力救治患者，夜以继日，活人无数，医名逐渐遍及大江南北。

李时珍不仅医术高超，而且医德医风为后世之楷模。他对贫苦百姓，"千里就药于门，立活不取值。"他也受到了当地群众、王侯和官僚的尊重。李时珍被楚王荐入朝廷，授太医院判之职。在楚王府和太医院里，浩瀚的藏书及"御药库"里大量的各地朝贡和国外进贡的药材使他扩大了眼界，丰富了知识，积累了资料，学术上得到了进一步提高。李时珍在长期的医疗实践中，深感旧本草"舛谬、差讹、遗漏不可胜枚数"，"伏念本草一书，关系颇重"，于是立下了"编摩之志"，决意重修本草。明嘉靖三十一年（1552 年），他开始搜集整理资料。上考三坟五典，下收诸子百家，跋山涉水，深入民间，虚心求教，实地探索。他先后到湖北、江西、江苏、安徽、河南、河北等地实地考察，采集药物标本，向农夫、渔翁、樵夫、猎户、车夫、婢仆、药农、铃医、士卒等虚心请教。他穷搜博采，芟繁补缺，辨疑订误，历经二十七年之艰辛，书考历代本草 41 种、历代医书 277 种、经史百家 440 种、历代本草所引用的 235 种典籍，纳涓涓之细流，汇成汪洋大海，冶经史医哲于一炉，述成一家之言。稿凡三易，在他儿子建中、建元、建方、建木，孙子树宗、树声、树勋、树本及弟子庞宪的协助下，终于在明万历六年（1578 年）完成了《本草纲目》这部科学巨著的编撰工作。后几经周折，《本草纲目》由南京书商胡承龙刊刻，三年后，其次子建元遵照父亲遗嘱把《本草纲目》献给朝廷。其后《本草纲目》辗转翻刻成风，近四百年来，国内翻刻五十余次（重印不算），日本翻刻十余次，平均每隔六七年就重刻一次。其出版之频繁、版式之多、发行之广是我国本草史和出版史上罕见的。

《本草纲目》集 16 世纪前药物学之大成，尤其冲破分类学著作《神农本草经》所创用的根据药性及作用分上、中、下三品分类法的老框框，而创用自然属性分类法。他把全部药物按其自然属性分水、火、土、金石、草、谷、菜、果、木、服器、虫、鳞、介、禽、兽、人十六部。这比西方植物分类学早一个半世纪，内容亦丰富得多。《本草纲目》对药物学的发展起到了承前启后、继往开来的作用。数百年来，医者无不奉《本草纲目》为用药之圭臬、临证之津梁。李时珍对世界医学、植物学、动物学、冶金、地质学、化学、物候学等的发展做出了积极的贡献。《本草纲目》自 1606 年流传至国外，先后译成拉丁、日、法、德、英、朝、俄七国文字，成为国际科学界的重要文献之一。19 世纪著名的生物学家达尔文曾称赞《本草纲目》为"中国古代的百科全书"。近代，英国科学史家李约瑟博士把李时珍与西方文艺复兴时的科学巨人伽利略、凡萨利乌斯并列。苏联的最高学府——莫斯科国立大学将李时珍画像镶嵌在廊壁上。李时珍和他的《本草纲目》像一颗璀璨的明星，在中国和世界科技史上永远闪耀着灿烂的光辉。

李时珍医学著作除《本草纲目》外，尚有《濒湖脉学》《奇经八脉考》《三焦客难》《命门考》《濒湖医案》《濒湖集简方》《白花蛇传》等，可惜仅部分存世……他对文学也有精深的造诣，著有《蕲所馆诗集》《诗话》《集唐律》等，惜已失传。

李时珍逝世后，人们一直纪念他。明天启甲子年，当地臣民把李时珍和他儿子李建中、李建木及孙子李树初祀于乡贤祠，并立"四贤坊表"，后因毁坏，清光绪年间又重立一块石碑。蕲州一带的中医药人员每年清明都到李时珍的墓地朝拜。

[大众中医药，1988（4）：39]

二、李时珍发现胡椒的副作用

胡椒为胡椒科植物胡椒的果实，具有温中散寒、消痰解毒作用。它不仅是日常生活中常用的调味佳品，也是中医临床常用药之一。但就是这个被誉为治病良药、调味佳品的胡椒，却偏偏是导致眼疾的罪魁祸首，你是否也知道呢？

胡椒能致目疾是李时珍最早发现的。李时珍自幼体弱多病，尤其好发眼病，每次发病短则十天半月，长则数月半年，常年如此。其父李言闻虽是名医，却也束手无策。据说李时珍三次乡试不中皆与眼病有关，故他对此深恶痛绝。从医后，经过他潜心研究，终于发现自己年年犯眼疾皆与胡椒有关，并将此写入了《本草纲目》。他说："珍自少嗜之（胡椒），岁岁病目，而不疑及此，后渐知其弊，遂痛绝之，目病即止。才食一二粒，即便昏涩，此乃昔人所未试者。"

李时珍这一发现得到了后人的证实。近年来，随着生活水平的提高，调味品的用量也在大幅度增加，而眼疾发生率也随之有所上升。在临床上常见到一些目疾患者反复发作，久治不愈，经查实皆有喜食酸辣的嗜好，无论是做汤或菜常佐以胡椒粉、重味香辣粉或各种含有胡椒的汤料等调味品，而停食这些调味品后，目疾往往也就稍治即愈或不治亦愈。

其实多食胡椒不仅致目疾，据《随息居饮食谱》记载："多食动火燥液，耗气伤阴，破血堕胎，发疮损目。"此外，它还可能诱发痔疮，导致齿痛，损肺伤胃等。西医学研究也认为，服少量胡椒有增进食欲的作用，而大量服则刺激胃黏膜并使之充血而引起胃痛，久而久之，将导致胃溃疡的发生。上述这些副作用主要是由于胡椒所含的胡椒辣碱、胡椒辣脂碱以及芳香性挥发油等刺激性物质所致。

由此可知，日常食用含胡椒的调味品应适度，不宜过多或长期食用。孕妇、阴虚火旺、血证（吐、衄、便）、痔疮、胃溃疡及有咽喉、口齿病证者不宜服之，而目疾患者或易患目疾者应禁食。

（民族医药报，1989 年 6 月 5 日，第 2 版）

三、祭拜李时珍

1. 祭拜过程

维公元 2018 年医中之圣李公时珍华诞，在蕲春成长、从蕲春走出去的蕲春籍李时珍《本草纲目》研究学者、湖北中医药大学李时珍研究所所长、湖北省中医药学会李时珍研究分会副主任委员王剑和广州中医药大学附属中山中医院博士研究生导师、中华中医药学会李时珍研究分会副主任委员梅全喜两位教授、主任中药师借返回故里过春节之际，按照蕲春当地在春节前拜祭祖先的习俗，于农历丁酉年腊月二十八日（公元 2018 年 2 月 13 日）前往李时珍墓地祭拜中药的祖师爷、我国明代伟大的医药学家李时珍。祭拜仪式由蕲春县文化局原副局长兼李时珍纪念馆馆长张月生先生主持，两位教授至诚至虔上香上祭品后肃立于李时珍陵殿前，由张月生代致祭文，文毕后行跪拜礼，恭祭医药圣祖李时珍诞辰 500 周年。

李时珍纪念馆副馆长何双文、办公室主任严晓红、工会主席张世华、园林部主任李卫中和园林技师刘少华等陪同祭拜活动。据悉，此次祭拜活动是纪念李时珍诞辰 500 周年的第一次民间的祭拜活动，随后将会有多场由社团、企业举办的祭拜活动，至 2018 年 5 月 26 日，李时珍诞辰 500 周年纪念日将举办官方的大型祭拜典礼暨李时珍纪念馆新馆开馆仪式，纪念李时珍诞辰 500 周年国际学术会议也将同期在湖北蕲春举行。

［岭南药学史，2018，5（1）：80-81］

2. 祭李时珍文

李公时珍，祖庭世医，幼即敦敏，聪悟过常。

长耽典籍，若啖蔗饴，读书十年，不出户堂。

子史经传，乐府诸家，音韵农圃，医卜星相。

立志业医，师从父技，博及群科，穷及四方。

心系黎民，济世施广，不恋朝贵，辞官归乡。

技绍华佗，学超扁鹊，妙手回春，救死留芳。

起沉疗疴，艾灸奇效，德风永拂，医名声响。

李公时珍，伏念本草，关系颇重，责大肩扛。

前贤医典，舛谬差讹，遗漏缺失，事关民康。

誓立宏愿，重修编摩，清源正本，不负众苍。

踏遍神州，涉水远征，攀岩入壑，遍寻野岗。

风餐露宿，深谷暑霜，搜罗百氏，掘新身伤。

辨疑释误，别伪存真，修讹补缺，遗漏不放。

口嚼苦菅，含尝别性，实察绘制，艰辛备尝。

岁历三十，书考八百，稿经三易，两千宝藏。

远宗岐黄，汇涵古今，析透脉经，铁砚磨光。

深明药理，究明药相，集简万方，圣手垂章。

博而不繁，详而有要，综核究竟，直窥海沧。

性理精微，格物通典，帝王秘箓，臣民锦囊。

享誉欧美，福荫东方，五洲长仰，恩惠万丈。

伟哉夫子！德昭日月，北斗永耀，泽被荣昌。

中医药界，策马扬鞭，传承而进，风光飙扬。

蕲山凝翠，雨湖流筋，幽环亭阁，萋萋芳香。

追思圣贤，陵前仰瞻，五百寿诞，四海共襄！

伏惟尚飨！为祷为祈！

（蕲阳后学：王剑、梅全喜）

2018 年是伟大的医药学家李时珍诞辰 500 周年，为纪念这位诞生于湖北的世界文化名人，继承和发扬我国优秀传统文化，湖北中医药大学李时珍研究所所长、湖北省中医药学会李时珍研究分会副主任委员王剑教授与广州中医药大学附属中山中医院博士研究生导师、中华中医药学会李时珍研究分会副主任委员梅全喜教授、主任中药师在春节回故里之际，按照蕲春当地春节前拜祭祖先的习俗，前往李时珍墓地祭拜。

（中国中医药报，2018 年 3 月 2 日，第 8 版）

第二节　晋代伟大的医药学家葛洪

在我国东晋时期出现了一位对中医药学发展做出重要贡献、被誉为炼丹史上承前启后的重要人物，他就是著名的医药学家、炼丹术家和道教理论家葛洪。

葛洪，字稚川，号抱朴子、丹阳句容（今江苏句容市）人，系三国方士葛玄侄孙。青年时代的葛洪曾任咨议、参军等职，并且带兵镇压过农民起义，为统治阶级立"功"，但未被"论功行赏"，所以心怀不满，厌恶官场，遂产生了崇尚神仙道家思想。葛洪在做了几年官后，于公元 330 年左右携家人来到广东罗浮山修炼，长期从事炼丹术研究，过着"神仙丹鼎"生活。

一、罗浮仙境话葛洪

罗浮山南傍东江支流，绵亘在惠州市博罗县西北境内。"南粤名山数二樵"，一为西樵山，另一个即是罗浮山（古称东樵山）。据《罗浮山志》记载：罗浮山广袤五百七十里，山高三千六百丈，大小山峦四百三十二，为岭十五，为溪七十二、瀑布九百八十……汉代史学家司马迁称罗浮山为"百粤群山之祖"。罗浮山是由罗山与浮山合抱而成。传说浮山原是蓬莱三仙岛之一，尧时，从东海浮来，傅于原有的罗山，合为一体，成罗浮山。秦始皇三十三年（前214年）于境内设置县治，据此传说取名为傅罗县，晋武帝太康元年（280年）改傅罗为博罗，至今罗浮山仍属博罗县辖范围。

古代的罗浮山充满了原始森林的雄浑旷美，古木参天，巨竹连岭，山水神奇，珍禽异兽繁衍昌盛，但当时罗浮山并不很出名。自东晋咸和初年葛洪辞官上山定居后，渐渐地有一些人上山追随葛洪学道，葛洪遂分别在罗浮山东方、西方和北方建了三个观，自己往来讲学，最早建起的南观称都虚观，也就是现在的冲虚古观。自此之后，罗浮山名传渐远，历代不断有人上山建寺修观，香火十分旺盛，遂形成了九观十八寺的宏大气势，使罗浮山成为古代道教的圣地。故在道教上，罗浮山被誉为"第七洞天""第三十四福地"，素有"神仙洞府"之称。

由于罗浮山是道教圣地，遗迹遍布山中，加之风景优美，犹如仙境，所以吸引了大批文人墨客。自晋以来，不少著名的文人墨客为访求罗浮仙境，追寻葛洪遗迹，不辞千辛万苦，跋山涉水，远道而来。他们往往如临仙境，流连忘返，于探景访胜之余，发为吟咏，或凿于崖，或题于壁，或散见于书……因此形成了罗浮山的又一景观——摩崖石刻。杜甫、李白、苏轼、李贺、刘禹锡、朱熹等历代著名文人均留有名词绝句，其中北宋著名诗人苏轼的《惠州一绝 食荔枝》更是脍炙人口："罗浮山下四时春，卢橘杨梅次第新。日啖荔枝三百颗，不辞长作岭南人。"清代戊戌变法运动领袖康有为、梁启超，民国时期要人蒋介石、陈济棠、蔡廷锴等均登罗浮山，醉赏仙境，留有遗迹。可见罗浮山的确是一个不可不游的胜地，现已成为我国十大名山之一。

罗浮山之所以成为道教圣地和旅游胜地，可以说是得益于当初葛洪发现并将其选为炼丹、布道、著述和隐居的地方。

罗浮山草木茂盛，药物资源丰富，葛洪对此进行了充分的研究并加以利用。他在罗浮山一带采药行医，多"采贱价草石"，"施于贫家野居"。他的主要医学著作《肘后备急方》就是通过广泛收集岭南民间医药方法，结合自己研究罗浮山药物的成果，并汲取前人的经验而撰成的。《肘后备急方》在医疗和用药方面都务求简便实用，全书列有七十篇，以各种传染病、寄生虫病、内科杂病、外科急症等内容最多，尤其是对传染病和寄生虫病的防治方面有许多独到之处。值得一提的是，该书对罗浮山一带流行的瘴疠、疟疾、脚气等岭南常见病都提出了一些合理的治疗方法，其医学成就是值得称颂的。

葛洪对罗浮山药物的研究也是富有成效的。《肘后备急方》中所用药物350种，其中植物药230种，动物药70种，矿物及其他药50种。这些药物大多来自罗浮山中，葛洪对开辟罗浮山药物资源做出了重要贡献。"罗浮山中多灵药"，后人遂在罗浮山葛洪修建的冲虚古观形成了"洞天药市"，就是历史上著名的广东四市之一。今天，罗浮山的中草药资源依然丰富，已成为我国重要的南药产地。罗浮山的博罗县建有博罗制药厂、罗浮山制药厂、白鹤制药厂等近10家中型制药企业，成为全国兴办药厂最多的县级单位之一。

葛洪开拓了岭南名山罗浮山，使其成为历代道教圣地和旅游胜地，而罗浮山孕育了一代圣贤葛洪，使葛洪在医药学、炼丹术、道教理论上取得巨大成就。岁月流逝，山河更替，但岭南人尊敬与怀念葛洪的意念是永远不会改变的，在葛洪逝世一千六百多年的今天，罗浮山上仍然保留了许多有关葛洪的古迹。

冲虚观：为葛洪在罗浮山上最早建成的四观之一，位于罗山之阳，麻姑峰下，坐北向南，主体是一套四合式庭院的木石建筑结构，包括山门、正殿和两廊，总建筑面积为4400平方米。《罗浮山志》载："冲虚观即都虚观故址，晋咸和中葛洪至此炼丹，众观者乃于此置四庵，山南曰都虚，又曰无虚，后又改名冲虚。"此观曾几经修建，现观是1985年香港圆玄学院等道教团体捐修的。冲虚观是由葛洪所创的道教圣地，已成为岭南所有道观的祖庭，历代香火鼎盛，朝拜及参观者络绎不绝，现已被国务院列为全国重点道教活动基地之一。

葛仙祠：位于冲虚观大殿左边，祠内供奉着葛洪的塑像，还保存着一块清代嘉庆皇帝御笔"惠民佑顺"的木牌匾及一副木刻楹联，联云："神仙忠孝有完人，抱朴存真，功侔两地参天，不尽飞裾成蝶化；道术儒修无二致，丸泥济世，泽衍药池丹灶，可徒遗履认凫踪。"祠内至今香火不断，多是岭南及港澳的香客和游人来此朝拜、参观。

衣冠冢：位于冲虚观左侧半山腰。墓四周全是石块、灰沙夯筑成的一道幕墙，墓占地280平方米。墓碑已断截。碑系用红石雕成。碑身郑重刻有"衣冠冢"字样，旁无年号及落款。对于葛洪的死与葬，《罗浮山志》记载："洪坐至日中，兀然若睡，年八十，视其颜如生体，柔软。举尸入棺甚轻如空衣，世以为尸解得仙云"。"衣冠冢，在观北，葛仙尸解，葬其衣冠。"实物与记载基本相符，但属何年代所设，有待进一步考证。

稚川丹灶：又称炼丹炉，位于冲虚观右侧。炉高 3.33 米，由炉座、炉身和炉鼎三部分组成。炉座是由 24 米青石砌成八角状，石上分别按方位雕刻有八卦图形及禽兽图案。炉身呈正方形，边角有 4 根八角形青石柱，每根柱上刻有青云龙浮雕。炉鼎呈葫芦状，用青麻石雕凿。炉门向西，正中镌有楷书"稚川丹灶"四个大字，右刻"乾隆二十四年六月既望"，左刻落款"皇帝督学使者仁和吴鸿书"。据《罗浮山志》载，原"稚川丹灶"四字为苏东坡所书，但原迹已佚。传说当年葛洪就是用这个自行设计建造的石炉进行炼丹的。

洗药池：位于冲虚观右侧，"稚川丹灶"旁边，为八角形状，由青砖砌成，面积 15 平方米，池畔矗一巨石，呈椭圆形。石正中刻有"洗药池"三个大字，左刻一首诗："仙人洗药池，时闻药香发。洗药仙人去不还，空池冷浸梅花月。"落款为"庚戌秋为冲虚观主题 丘逢甲"。相传葛洪在此池洗药，但据考证，此池非葛洪时期所建，系后人为纪念葛洪而修建的。

此外，还有葛洪炼丹时汲水的"长生井"及"遗履轩"等胜迹，处处引人缅怀。改革开放后的罗浮山，各处景观遗迹均修葺一新，作为道教圣地和旅游胜地的罗浮山正以一种全新的面貌迎接国内外游客的光临。

［中国医药报，1994 年 4 月 28 日，第六版；大众中医药，1995，9（3）：
53-55；家庭中医药，1995（5）：14］

二、葛洪与炼丹术

炼丹术最早出现在中国，在战国末期兴起，当时的炼丹术是为了炼制让人长生不死的仙丹，历经秦、汉、魏、晋、南北朝至隋、唐，炼丹术一直受到重视。到了明代，随着自然科学和唯物主义哲学的发展，炼丹术逐渐衰落。虽然炼丹术是封建社会的产物，但是炼丹家在长期的实践中认识了许多化学反应，积累了许多化学知识和操作技术，创造了不少化学实验器具和设备。因此，炼丹术是近代化学的先驱，为制药化学的发展奠定了基础。

葛洪研究炼丹术基本上是从方士求仙的思想出发，其基本理论认为一切物质都可以变化，在诚心的追求和适当的条件下就可以炼出仙丹和宝贵的黄金，只有服了"金丹"才能长生不死而成为神仙。为此他研究了许多文献资料，亲自做过不少实验。他继承了前人的炼丹理论，总结了当时的炼丹经验，写出了较为完整的炼丹著作《抱朴子内篇》。其中的化学知识较《周易参同契》更丰富，叙述也更详细、具体，记载了不少烧丹炼汞的实验以及一些炼丹设备和丹方，可以说是集汉魏以来炼丹术之大成，对于研究和传播炼丹术发挥了重要作用。

葛洪在炼丹实验中掌握了一些化合物的特性，如他在《抱朴子内篇》中载："丹砂烧之成水银，积变又还成丹砂。"就是说硫化汞加热能分解成汞，而汞与硫黄又能生成硫化汞。书中还叙述了铅的化学变化："铅性白也，而赤之以为丹。丹性赤也，而白之以为铅。"说明葛洪已掌握铅能变成红色的四氧化三铅，而四氧化三铅又能分解出铅的这一可逆性化学反应，这些是世界化学史上留传下来关于分解合成的最早文字记载。

葛洪还描述金属铁可以从铜盐中置换出铜的反应："以曾青（铜盐化合物）涂铁，铁赤色如铜。"他还在炼丹术中采用了一些升华、蒸馏等方法，如"取雌黄、雄黄烧之，其中铜铸以为器覆之。百日此器皆生赤乳，长数分"。这些赤乳即是雌黄（三硫化二砷）和雄黄（二硫化二砷），加热后升华得到的结晶体。可见葛洪在进行炼丹术研究过程中已掌握分解、化合、置换、升华等重要的化学反应原理。

硫化高锡的发现也是葛洪在炼丹术和化学研究上的一大成就。葛洪用硫黄、丹砂和锡等多种矿物质进行了复杂的炼制，制成了能形成美丽的金色的硫化高锡的片状结晶，这种硫化高锡悬浮液就是葛洪和炼丹术家们所寻求制造的"金液"。

葛洪在炼丹术的研究和传播方面发挥了重要作用，他在炼丹过程中所应用和发现的重要化学原理和方法，对于推动化学和制药化学的发展起到了积极作用，在我国以至世界化学史和制药史上都具有相当重要的地位。根据近代化学家的考据，在葛洪数世纪之后，他的炼丹理论和方法，有时甚至他的术语都被一些其他国家的炼丹家所采用。正如世界著名的科技史学家李约瑟博士在《中国科学技术史》一书中指出："公元4世纪早期，道家中产生了最伟大的博物学家和炼金术士抱朴子。"这是对葛洪的高度评价。

（中国医药报，1994年11月5日，第7版）

第三节　其他医家故事

一、王老吉凉茶的故事

凉茶铺最早是出现在广州的，广州王老吉凉茶就形成于清代嘉庆年间（1796～1820年），距今已有两百多年历史。传说是在清朝道光年间，广州发生疫病，蔓延迅速，广州人为逃避疫病，只好离乡背井。王老吉原名王泽邦（乳名阿吉，也就是王老吉称谓的由来），他带着妻子和三个孩子往山上躲避，途中在大树下休息，有一位道士给他一张药方，告诉他说用这十多味药煎服，可免除疫病。王老吉将妻儿留在山上，独自下山找到相熟的医生欧阳昌，欧阳昌认为有困难，因为若干药材必须要到广西才能找到。于是王老吉长途跋涉到广西找到药材，又经多日回到广州，找到欧阳昌医生。欧阳昌医生提议用大煲来煲药材，然后分发给患者。药材煲好后，他们先尝一碗，入口甘凉，饮后非常舒服，于是分发给患者。很多患者服药后病愈，一经传播，远近的人都来向王老吉求药，王老吉没有向人收钱，但不少人都封以红包。王老吉认为这些药材既可治病救人，又可营生，索性经常买药回来煲成凉茶售卖。渐渐地人们都知道王老吉之名，并把他发明的这种独特的中草药饮料称为王老吉凉茶。民间还有一个传说，当年林则徐在广东禁烟，十分辛苦，听说王老吉凉茶可以清火、解除疲劳，也慕名前往，喝了凉茶果然有效，欣然为王老吉凉茶题匾，以示嘉奖。

饮凉茶本是广东民众千百年来的一种习惯，而王老吉是岭南文化的一朵绚丽的奇葩。传说当年它伴随洪秀全金田起义，南征北战，后来又随千千万万的"老广"漂洋过海，流行于五大洲。梁启超于1898～1903年赴美考察，曾经在《新大陆游记》里面写道："西人有喜用化医者，故此业足以致富。有所谓王老吉凉茶，在广东贴铜钱两文，售珠诸西人或五元或十元美金不等云。"在经历了慈禧太后借助王老吉益智清神把持朝政，洪秀全广州赶考王老吉救命，英军兵败三元里饮王老吉还魂，太平军天京保卫战王老吉劳军等惊天动地的大事后，王老吉扎根于民间，如那朴实无华的山稔撒播在漫山遍野。今天的王老吉经过羊城药业公司（广药集团王老吉药业公司前身）的精心研制，已经不再是那种需要细火慢煲的大碗茶了，一种使用方便、适应时代的保健品应运而生，在广州甚至在国内都是满腔爱国热血青年的时尚饮品，饮用王老吉也成为一种新的消费潮流和理念，足见王老吉已经不只是一个防病的药业品牌，还是演绎广东文化的百年传奇。

［中药市场与信息，1995（11）：31］

二、黄华庭与"斑骨相思"

广东土牛膝为菊科植物华泽兰的根。其药用历史最早记载见于清代何克谏所著的岭南本草书籍《生草药性备要》。该书收载了一味专治跌打损伤的岭南中草药"斑骨相思"，并载其"味甘，性平，治跌打伤，壮筋骨，补足胫，煲水洗亦可。一名土牛膝，又名多须公，又名六月霜，马食者最良"。此药是菊科植物华泽兰，即今天的广东土牛膝。道光二十八年（1848年）刊行的另一部岭南本草著作《本草求原》亦记载了"斑骨相思"，"即六月霜、土牛膝、白须公、多须公。甘平，壮筋骨，健腰膝，理跌打，马食良"。延至民国时期，萧步丹著《岭南采药录》仍以"斑骨相思"之名收载该药。其功效基本是按《生草药性备要》所载，均未提及可治喉病。广东土牛膝自20世纪50年代被发现防治白喉有效以来，已为广东各地普遍应用于治疗咽喉疾病，取得了较好的效果。延至今天，广东土牛膝已成为广东地区治疗咽喉疾病的重要药物。其实广东土牛膝治疗咽喉疾病这一作用最早是广东新会老中医黄华庭发现的。

黄华庭，广东新会人，1898 年出生于中医世家，祖辈六代行医。他自 16 岁开始随父学医，20 岁即独自开设医务所行医，是新会名老中医。

20 世纪 40 年代初，广东地区白喉流行，采用当时常用药物效果并不理想。作为名老中医，黄华庭也感到很大的压力。因为他不仅治不好周围大量的白喉患者，甚至连自己的亲生女儿也因白喉而不治。他发誓一定要攻克这个难关。他知道要想改变这个局面就必须寻找新的有效药物。经过反复查找资料和进行试验，黄华庭终于找到了土牛膝治疗喉痹的一点蛛丝马迹。他看到郑梅涧先生《重楼玉钥》记载有土牛膝这种药物，同时查到《本草备要》记载土牛膝性微寒，能治喉痹，使他对土牛膝大感兴趣，于是购买市面上药店所售的牛膝试用。不料，试用后不但无效，反而有碍。此后，他得知本地也有土牛膝出产，便采得一些回来试验，结果发现根的功效显著。后来，广州中医药大学来平凡在总结这件事时认为："正是由于黄华庭不知《本草备要》治喉痹的杜牛膝（天名精）为何物，以为斑骨相思（又名土牛膝）就是《本草备要》的杜牛膝，使他发现在临床上以斑骨相思治喉痹有效。"

其实不然。清代汪昂所撰《本草备要》有两个版本，一个是商务印书馆出版的《本草备要》，是以汪昂原刻本为底本印行的，该版本以"土牛膝"为正名收载，记录为"土牛膝，一名天名精"；另一个是天津科技出版社出版的《本草备要》，是以清朝道光二十五年乙巳瓶花书屋校刊本为底本印行的，该版本以"杜牛膝"为正名收载，记载为"杜牛膝，一名天名精"。黄华庭见到的是前一个版本，而来平凡见到的是后一个版本，故来平凡才误以为黄华庭是"土杜不分"。黄华庭见到的《本草备要》版本记载的就是"土牛膝"而并不是"杜牛膝"，他找不到《本草备要》中记载的土牛膝（为菊科植物天名精），用市售的土牛膝试用不仅无效，反而有害，就用当地的土牛膝（又名斑骨相思，实为菊科植物华泽兰）代替试用，这样就发现了斑骨相思治疗喉痹的功效了。

黄华庭发现了广东土牛膝的新药效后并没有及时把它公布于世，而是保守地把它作为私人经验秘不外传。后来，他在一次会议上讲到自己的想法："我用土牛膝根治疗白喉已有很久。回忆过去，人人均有保守思想，我亦不例外，现在人人思想提高，医学推广交流研究日进一日，故我在 1955 年公开我的发现。"自公开土牛膝治疗白喉有效之后，广东佛山地区掀起了一股强大的应用土牛膝防治白喉的热潮。1958 年还召开了佛山专区土牛膝疗法治白喉经验交流会，专门推广他的经验。《广东中医》杂志 1958 年 7 月份还出版了一期"中药土牛膝综合疗法治白喉专辑",全面总结和介绍了土牛膝防治白喉的方法与疗效。通过526例白喉病例的临床观察结果分析,肯定了土牛膝治疗白喉的疗效。同时临床观察结果也确认了土牛膝对治疗扁桃体炎、咽峡炎、喉炎等咽喉部疾患有显著疗效。

黄华庭所用土牛膝系广东地产中草药,其根如丛须状,又名多须公;其茎枝对生互排如罗伞,与相类的紫金牛科朱砂根比为小,故又名小罗伞;其花类白色有茸毛,夏末随风飞舞散播种子,故又名六月雪;在广东多用于跌打驳骨,壮筋活络,故又名斑骨相思。当时有人错误地将其列为苋科植物,1959年广州市药品检验所确认该植物是菊科植物华泽兰的根部,并将其命名为广东土牛膝。从此广东土牛膝由原来的专治跌打损伤药变成了喉科要药。

此后,《广东中药志》《中华本草》《广东省中药材标准》等均以广东土牛膝为正名收载了该药,广东土牛膝在广东地区的应用也越来越广泛了。在珠三角地区最多时有50多家医院生产使用广东土牛膝自制制剂,从而使广东土牛膝成为广东地区家喻户晓的治疗咽喉疾病的要药。

[家庭中医药,2008,16(4):8-9]

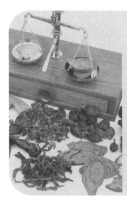

第八章

杂 议

梅全喜教授从事中药工作已经40年，40年来他在中药临床药学、医院药学管理、地道与地产药材研究开发以及药学史、本草学研究等方面做了大量的科学研究工作，也取得了显著成绩。同时为了提高这些学科的知名度，普及这方面的中药知识，他撰写发表了大量有关这些专业及学科的科普文章，其中也表达了个人的一些观点和建议，引起了社会和相关部门的重视和支持，取得了很好的效果。现汇总如下，以供学习参考。

第一节　中药杂议

一、重视广东地产药材的研发

广东地产药材是指在广东本地生产、在民间应用广泛、疗效确切的中药材，如三角草、三叉苦、蛇泡簕、蛇鳞草、火炭母等。地产药材的疗效肯定，特别是在治疗地方多发病、常见病方面有独特的疗效。近年来，一些高校和研究机构对其也进行了研究，但重视和研发的程度还不够。笔者根据广东地产药材研究与开发的现状，提出广东地产药材研究的有关思路及其开发前景。

（一）历史悠久且运用广泛

广东地产药材的充分开发利用对于吸收民间医学的丰富经验、不断扩大药源、增加新品种都具有重要意义。

关于广东地产药材的应用与开发，自古以来人们就非常重视，许多岭南本草类古籍都对广东地产药材有记载，近现代也有许多研究广东地产药材的著作问世，如《岭南采药录》（民国时期）、《广东药用植物手册》（1982 年）、《广东中药志第一卷》（1994 年）、《广东省中药材标准》（2004 年）。由笔者编著的《广东地产药材研究》共收载了 170 多种广东地产药材，有药材正名、别名、来源、性味、功能主治、用法用量、药用历史、化学成分、药理作用、临床应用等，并把药用历史、化学成分、药理作用、临床应用等列为重点，是一部研究广东地产药材的重要著作。

随着生活水平的不断提高，人们对健康也越来越重视，健康观念也在不断增强，回归自然的呼声也越来越高，广东地产药材以其独有的特性越来越受到人们的青睐，其作用得到认可。

以广东地产药材组方的"王老吉""黄振龙"等凉茶品牌正以深厚的历史积淀和新颖的营销思路将凉茶文化推向一个高潮。此外，广东地产药材还是许多医药企业的原料药，如三九胃泰所用的三丫苦和九里香，溪黄草冲剂用的溪黄草，喉特灵中的小叶榕，鼻炎清颗粒中的蛇泡簕，抗癌平丸中的肿节风和白花蛇舌草等。广东地产药材的充分开发利用对于吸收民间医学的丰富经验、不断扩大药源、增加新品种都具有重要意义。

当前，很多广东地产药材走进了广东省各地的中药店，成为广东省各医院中药房和中药店不同于其他地方的特色，如清热解毒的火炭母、退热的积雪草、治肝炎的三丫苦等。布渣叶、鸡骨草、五指毛桃、木棉花等也成为百姓煲汤、煲凉茶的常用材料。

市场对独具特色的广东地产药材的需求量也逐年递增，但是对地产药材资源的过度开发，导致地产药材供求矛盾日益突出。因此，合理地对广东地产药材进行研究与开发，可以发挥其特色和优势，加快其走向世界，对提升广东地产药材在防治鼻咽癌、泌尿系结石、痛风等地方常见病、多发病上的价值有独特意义。

（二）研究开发有喜有忧

目前，广东地产药材依托良好的中药研究平台，实现了向多层次产品方向开发。如广东地产药材之一的木豆，从未在历代本草中记载，然而广州中医药大学袁浩教授根据岭南民间用药习俗及自己多年的临床经验，采用现代生物医药技术提取木豆中的有效成分，制成治疗股骨头坏死的"生脉成骨胶囊"，并申请专利。三九医药集团以广东地产药材三丫苦、九里香为主药研制开发的三九胃泰颗粒剂也取得了巨大的社会效益和经济效益。笔者也一直重视广东地产药材研究，把广东地产药材研究列为研究方向，带领团队开展了三角草、三丫苦、广昆布、广东土牛膝、蛇鳞草、布渣叶等广东地产药材的研究，并取得了一系列研究成果，开发出了三角草跌打镇痛液、昆藻调脂胶囊、复方土牛膝口含片、三丫苦泡茶等多种医院制剂，临床应用获得显著效果，研究成果获得广东省科技进步二、三等奖及中山市科技进步一、二、三等奖多项。广东地产药材研究虽然已取得一定成绩，但也存在不少问题。

首先，缺乏比较完善的广东地产药材质量标准，其中《中国药典》收载的广东地产药材极少，《广东省中药材标准》也只收录了119种地产药材，而更多的广东地产药材没有被收录，导致对这部分药材的品种鉴定和质量分析没有统一的标准。其次，优良品种不断退化，许多地产药材种植还不够规范，还没有形成规模，重金属或农药残留量超标等。再次，对广东地产药材研究的深度和广度不够，过去由于实验条件落后及实验技术的限制，某些地产药材的功能主治、化学成分、药理作用等未得到充分挖掘。再者，对广东省常见地方性疾病的防治重视不够，没有充分发挥出地产药材对地方病治疗的特色和优势。

（三）临床疗效突出

应结合广东地域、气候环境、饮食习惯等因素，以中医基础理论为指导，着重开展应用广东地产药材治疗地方性多发病的研究。

众所周知，疾病的发生、发展和防治，人群健康状况的水平、变化和改善，无不与地理环境（包括自然地理和人文地理环境，即经济、社会、文化环境）相关。对广东地产药材研究，与一般的大宗品种药材的研究不同，应考虑广东地域、气候环境、饮食习惯等，以中医基础理论为指导，着重于地方性多发病的研究。广东地产药材研究的目标应该瞄准该区域的地方性常见病、多发病。例如，鼻咽癌为我国南方诸省高发恶性肿瘤，其病因与EB病毒感染、遗传及环境因素有关。目前，中药在抗EB病毒的研究方面也取得了显著成绩，已知有一些清热解毒类广东地产药材如蛇泡簕、青天葵、石上柏等对鼻咽癌有一定疗效。因此，开展广东地产药材研究与开发已经成为从事中医药防治肿瘤工作者特别是鼻咽癌高发区的中医药工作者的一项非常有意义的事情。泌尿系结石也是广东地区的常见多发病，这与广东地区的饮食习惯和生活方式有关，高肉类蛋白质和海产品含有较多的嘌呤成分，长期饮食或一次性过多地食用了含嘌呤丰富的食物，可导致或加速草酸钙结石的形成，长期饮用浓茶，尤其是红茶会增加草酸的吸收，易形成高草酸尿症，增大了结石形成的危险。有人对肾结石的中医药防治方法进行了总结，采用利水通淋药、化瘀散结药、益气补肾药等广东地产药材加以治疗，取得了明显疗效。

广东民间常采用广东土牛膝、岗梅根、火炭母、三丫苦等地产药材煲凉茶以祛火，效果显著且历史悠久。对于广东地区常见的热病，笔者认为应从广东地产药材的清热泻火药、清肝明目药、清热凉血药、清热解毒药、清热燥湿药、清虚热药中选择对证的药物加以治疗，目前笔者正带领团队开展广东地产清热解毒药的药效学研究，对多种地产清热解毒药进行解热、抗炎、镇痛、抗内毒素等方面的研究，以期寻找出疗效确切的清热解毒药。

近年来，党和国家对中药产业的发展给予了高度重视，同时也加大了扶持和管理力度，充分利用广东所拥有的较完备的中医药教育、科研、临床医疗体系及人才资源等有利条件，将高等院校、科研单位与企业进行强强联合，按现代企业模式对地产药材进行研究开发，可实现广东地产药材研究质的突破，为把广东建设成为中医药强省做出贡献。

（中国中医药报，2010 年 3 月 1 日，第 5 版）

二、地产药材研究应重视品种考证

我国地域辽阔，地理环境及气候条件相差甚远，各地得天独厚的地理及气候条件孕育出了许多质优效良的道地药材，同时也孕育出大量的当地主产、疗效确切、在民间已广泛应用的地产药材。

近年来，有关各地的地产药材研究已引起部分有识之士的关注和重视，但笔者发现有不少的地产药材研究对于品种考证工作不重视，很多的地产药材品种考证工作几乎仍处于空白，致使一些药理药化研究走弯路，甚至出现错误的结论。为更好地开展地产药材品种考证工作，笔者以广东地产药材研究为例，从品种考证对地产药材研究的意义及如何开展地产药材的品种考证工作等方面进行探讨，现阐述如下。

（一）品种考证对地产药材研究意义重大

1. 澄清地产药材的历史渊源和变迁

地产药材品种考证的目的是力求全面反映出药物发展的历史过程以及这些药物在不同历史时期存在的种种问题，包括产地演变、种类的变化、加工炮制的不同方法，以及临床应用的改变和发展。如广东地产药材土茯苓在明代以前多以"取以当谷食，不饥"记载，仅地方偶用敷疮毒而获殊效，药用价值似乎不大。

至明代弘治、正德年间，杨梅疮流行，起初都是用轻粉治之获效，但轻粉毕竟是有毒的，随着治疗周期的延长、治疗剂量的增加，出现汞中毒也就在所难免了。不知是谁首先用土茯苓来治疗此疾，结果竟然一炮打响，为当时备受汞毒煎熬的杨梅疮患者带来了福音。从此土茯苓成为治疗杨梅疮的要药，其药用价值也相继被发现和重视。

2. 研究古本草，发掘新药效

古人对药物的记载多简短精练，其"只言片语"往往使某些药物的某些药效被人忽略。通过研究广东古本草，对药物的记载进行重新查阅考证，可能会有新的发现。如笔者在考证广东土牛膝治疗咽喉疾病功效的发现与药用历史过程中发现，广东土牛膝在广东本草书籍《生草药性备要》以及稍后的《本草求原》《岭南采药录》等均被载为专治跌打损伤的岭南中草药，均未提及可治喉病。据笔者所知，是广东新会老中医黄华庭最早发现其可以治疗白喉的。

20世纪40年代，广东地区白喉流行，黄华庭眼看身边患白喉的患者和亲人离去，遍寻各药均无效而苦恼。黄华庭在某文献上看到有土牛膝一药而获灵感，在清代汪昂所撰《本草备要》中查得此药，言能治喉痹，便决心一试。他采来当地出产的土牛膝，经用叶、茎、根一一试过，最终发现了广东土牛膝根治疗白喉的功效显著。广东土牛膝治疗白喉的这一发现与黄华庭对古文献的记载用心细查有关，更与他积极探索之精神分不开。当他在1958年《广东中医》上公布这一发现及其经过后，广东土牛膝被广东各地普遍应用于治疗咽喉疾病，取得较好的效果，沿用至今。广东土牛膝已成为广东地区最为著名的喉科要药。

3. 澄清混乱品种，据实合理用药

澄清混乱品种，据实合理用药就是把因种种原因与正品混淆的品种的基原、性状、化学成分、药理作用和临床疗效搞清楚，与正品药物相区别，是什么药就按什么药用，杜绝混用或代用。如据考证，正品白薇为萝摩科植物白薇 *Cynanchun atratum* Bge. 或蔓生白薇 *Cynanchum versicolor* Bge. 的干燥根及根茎，而广东地区长期以来一直以广东白薇即菊科植物毛大丁草 *Gerbera piloselloides*（L.）Cass. 的干燥带根全草作为白薇入药。白薇与广东白薇科属不同，药用部分白薇为根及根茎，广东白薇为全草。其化学成分、性味、归经与效用均不同，白薇性寒，味苦、咸，归肝、胃、肾经，有清热凉血、利尿通淋、解毒疗疮的功效，广东白薇性凉，味苦、辛，归肺、肝经，有清热解毒、宣肺止咳、行气活血的功效。两药应区别使用，不能混淆。通过考证澄清混乱品种，明确正品，确保所开展的药理药化研究不要选错品种、走弯路、出现错误结论。

4. 确定品种基原，解决物与名不一致

同名异物与同物异名现象在广东地产药材中十分常见。如土牛膝，在广东大部分地区特别是珠三角地区是以菊科植物华泽兰 *Eupatorium chinensis* L. 的干燥根入药，而广东潮汕地区则以苋科植物倒扣草 *Achyranthes aspera* L. 的根作为"土牛膝"使用，二者作用不同，不能混用，应注意区别。

鸭脚艾为广东民间常用药之一，《岭南采药录》有载，关培生教授将其鉴定为菊科植物宽叶山蒿 *Artemisia stolonifera*（Maxim）Kom.，而《广东省中药材标准》将其确定为菊科植物白花蒿 *A. lactiflora Wall*.ex DC.。事实上宽叶山

蒿在广东并没有分布，不可能是广东民间所用的鸭脚艾。

如此多的品种混乱情况，若不在弄清品种基原的情况下贸然开展药理药化研究必将会出现错误的结论，临床使用时也会出现用错药的情况。因此，开展广东地产药材研究应重视品种考证工作。

5. 研究新品种，扩大新药源

广东独特的气候孕育了广东地产药材，也延续了广东人使用中药的传统。广东地区中药品种众多，有些药材品种也很混乱。混乱品种的形成常有历史变迁、条件限制和当地习惯用药等多种原因，品种考证工作可从这些方面进行。

在考证过程中，应对混乱品种进行研究，如能在混乱药物品种研究中发现新的化学成分、药理作用、临床效用，并用于疾病防治之中，对人民的健康事业也是很有意义的事情。

6. 考证品种，纠正历代本草著作中的错误

本草著作是历代医药学家在前人基础上继承发扬的产物，我们在学习和应用的过程中应理性对待，既不能全面肯定，也不能不加分析地全面否定。我们有必要对其合理性进行考证，分清古人著作中哪些是正确的，哪些是错误的，哪些是应该修正的，哪些是对当前工作有现实意义的，以真正做到"古为今用"。

如广东本草古籍《南方草木状》载有"乞力伽"，曰："药有乞力伽，术也，濒海所产。"而之后的《新修本草》《证类本草》《本草纲目》等均以此条目对本品抄录，未加考证辨明，认为"乞力伽"即为"白术"的异名。而据谢宗万考证认为，术是中国本土原产的药物，不应有"乞力伽"这一外国名称，并考证"乞力伽"应为希腊语"Teyaka"或拉丁语"Theriaca"的音译，是来自古代西方有名的万应药（万灵药）。历代本草对于"乞力伽"即为"术"的记载均为错误，应予以纠正。

同时，品种考证还能全面反映出广东地产药材发展的历史过程以及各历史时期存在的种种问题。考证出药材产地的演变、种类的变化、加工炮制的不同方法，以及临床应用的改变和发展，将为广东地产药材的现代科学研究提供丰富的学术资料。

（二）如何开展地产药材的品种考证工作

1. 收集整理史料，查考方志

广东本草尤其是那些广东地区特有的本草，无论过去或现在，在广东人民的医疗保健中都占有重要地位。与之有关的广东本草古籍是广东地区劳动人民千百年来与疾病作斗争的经验总结，是广东地区古代医家智慧的结晶。收集整理广东地区本草古籍史料对弘扬祖国传统文化、开发广东中医药资源有重要意义，也是广东地产药材品种考证工作顺利开展的重要保证。

遗憾的是，有关广东本草古籍并不多，曾经面世的一些岭南本草古籍也因时间久远，或毁坏于战火，或亡佚于意外。仅存的几本有《南方草木状》《生草药性备要》《本草求原》《岭南采药录》等，现代也整理编写一些地方性的本草书籍如《山草药指南》《岭南草药志》《广东中药》《广东中药志》《广州植物志》《广东地产药材研究》等。当然，专业的本草书籍的重要性尽人皆知，但如《肇庆志》《潮州志》等地方志及《临海异物志》《岭表录异》《广东新语》等带有地方性的杂记类书籍，甚至一些诗词、民间歌谣等都会有一些本草资料记载，如果在考证资料缺乏的情况下，这些旁证材料有时也会带来一些帮助。

2. 钻研文献，分析推证

地产药材的品种考证工作应该紧系历代本草对本品的记述，系统查阅，重视原文，广为摘录，且要对有关记载进行逐字逐句的核对。

古人对药物的记述往往比较简明扼要，常常一两句话就说到关键之处，能解决关键问题。如药材名称，总是富有一定含义的，适当推敲中药的命名，如正名、土名、别名等，对考证品种会有一定的帮助。书籍中对药材的植物形态、采收季节、药材特征、形色气味、产地分布、生态习性、药效等的简单描述都能透露出丰富的信息，给考证带来极大的帮助。

3. 结合区域特色，考证名称

各地区的语言体系也使得古文献对药物的记载融入了方言特色，弄清本地方言的含义，有时会给药名的考证带来帮助。如广东地区将有刺的植物以"勒"或"簕"为名的很多，如刺苋 *Amaranthus spinosus* L. 叫簕苋菜，菝葜 *Smilax china* L. 叫马加簕，粗叶悬钩子 *Rubus alceaefolisu* Poir 叫大叶蛇泡簕或虎掌簕等。

4. 实验研究，证实品种

采用现代科学方法，如性状、显微、化学成分鉴定、药理实验、临床应用情况调查等方法，对中药复杂品种进行甄别鉴定是最有效的一种品种研究方法，其中植物形态、药材性状、成分鉴别、药理实验等是确定品种的重要方法。

中药的有效成分是对人体起治疗作用的物质基础。凡是有效成分已经明确的中药，可以通过有效成分的定性测定来辨别药材的真伪。如果该中药有效成分还未明了，则可以适当选择能反映中药主要疗效的药理指标，通过动物实验来进行比较。

5. 走访民间医药人员，注重实物实地考证

品种考证首先必须在现实调查的基础上，以走访的第一手资料和实物观察为依据，这一点对于地产药材的考证工作十分重要。因为民间的医药人员是地产药材的采收使用者，只有他们对地产药材的生长习性、分布区域、形态性状、采收加工、功效应用才是最熟悉最了解的，对地产药材进行品种考证工作必须是走访民间医药人员、深入实地进行实物观察以获取第一手资料为基础，在此基础上，再以历代本草文献记载为印证，佐以药图考察，结合现代科学知识如植物分类学、生药学、动物学、矿物学、天然药物化学、药理学等，还要与自然地理、时代背景、用药历史、实际临床疗效等进行普遍联系，全面综合考虑，认真分析，找要点，抓关键，本着实事求是的精神，恰如其分地做出结论，也只有这样得出的品种考证结论才是可靠的。

品种考证对地产药材研究具有丰富的内涵和重要的现实意义。品种考证能够根据中医用药传统精神多快好省地帮助解决一些实际问题，特别是在解决当前的地产药材品种混乱、质量低劣及不稳定的现状等问题中能起到显著的作用。它不是为考证而考证，主要目的是"古为今用"，要在药材方面起到树立正品、确定正名及进一步发掘、开发利用地产药物资源的作用，在研究方面，避免走弯路、出现错误结论，在医疗方面，能起到有助于继承古人用药经验的作用，为进一步研究地产药材打下坚实的基础。

（中国中医药报，2010 年 12 月 6 日，第 3 版）

三、建议恢复使用静脉用鱼腥草注射液

2006 年 6 月，鱼腥草注射液因严重不良反应事件而被紧急停用。此后，原国家食品药品监督管理局陆续公布了修订后的鱼腥草注射液、鱼金注射液、复方蒲公英注射液说明书的样稿。在经历了一年多对鱼腥草注射液的安全评价及对有关企业申报资料、生产场地等严格审查后，肌注用鱼腥草注射液在2007 年 10 月正式宣告解禁，近 20 家企业恢复鱼腥草注射液、鱼金注射液、复方蒲公英注射液（2mL）肌内注射剂的生产和使用。

近年来，由于对鱼腥草注射液的安全性评价及规范临床使用等方面研究已取得较大进展，我国逐步解禁肌注用鱼腥草注射液，但由于其所占市场份额较小，许多生产企业、使用单位及患者都热切期盼能尽早解禁静脉用鱼腥草注射液，以满足市场对该品种的需求。为此，笔者从以下几方面探讨恢复使用静脉用鱼腥草注射液的可行性，为尽快全面开放鱼腥草注射液的生产和使用提供参考。

（一）不良反应根源基本消除

"鱼腥草注射液紧急停用事件"发生后，许多专家学者把安全性问题归咎于鱼腥草注射液本身，认为生产鱼腥草注射液的原料质量差异、生产工艺不完善、质量标准偏低是发生不良反应的主要原因。为进一步提高鱼腥草注射

液本身质量，国家有关部门及药品生产企业都做了许多有益的工作。在近年恢复的申请中，相关管理部门尤其强调了"生产鱼腥草注射液使用的原料药材是鲜鱼腥草"的要求，从源头上已控制鱼腥草注射液的质量。在生产工艺方面，为确保有效成分活性不在规模生产过程中受损害，有关企业已充分考虑药物有效成分的物理和化学特性，制定了有针对性的提取技术，保障产品疗效和安全性。

在明确中药注射剂中的有效成分时，应用新技术对其有效成分进行提取、精制、分离，减少无效成分和杂质，以提高中药注射剂的安全性。对于增溶剂等辅料的使用，生产企业已非常慎重，有研究认为引起鱼腥草临床不良反应的主要原因就是生产过程中添加的助溶剂吐温80，为此有关企业已改用其他助溶剂生产鱼腥草注射液，以减少由于该类物质的加入而引发不良反应的风险。同时有关生产企业根据GMP的要求进行生产，严格执行工艺规程，减少外来异物污染制剂的机会。在质量标准方面，有关企业已制定中药注射剂指纹图谱标准管理规范，以控制各批成品质量的稳定性和均一性，以保证临床疗效稳定和使用安全。

（二）临床医疗需要恢复使用

静脉用鱼腥草注射液确有显著疗效。自从20世纪70年代问世以来，该药就在临床中广泛使用，现已成为临床常用抗菌药物，具有不产生耐药性、价格低廉等优点，临床常用于肺脓疡、尿路感染、痈疖等。正因为它在临床使用数十年以来的安全有效性，才在后来又开发了复方蒲公英注射液、鱼金注射液、新鱼腥草素钠注射液等6种系列相关产品。在2003年的"非典"期间及以后的禽流感流行期间，鱼腥草注射液被有关部门推荐为少数几个疗效好的中药之一，有中药"抗生素"的美誉，也因此成为基层医疗机构为数不多的价廉物美的好药。

2006年"鱼腥草注射液紧急停用事件"发生后，不仅重创了与鱼腥草研究、生产、经营、种植等有关的企业，还震动和危及了整个中药产业发展。据中国中药协会统计数据显示，当时全国鱼腥草注射液生产厂家有195家，产业工人约4万人，年制剂产量6亿支，其中小容量注射剂4亿支（以10mL计），大容量注射剂2亿瓶（以100mL计），制剂年产值约85亿元；鱼腥草种植农户约10万人，年收入约1.2亿元；全国每年使用鱼腥草注射液产品的患者已达2.8亿人次，从鱼腥草的种植、加工、提取、成药等整个产业链价值近百亿元。

目前我国虽然对部分鱼腥草注射液（肌注）已解禁，但其所占市场份额只有5%，95%仍为静脉用鱼腥草注射液，因此仅仅恢复肌注品种是远远不够的，对整个产业链的经济恢复影响也不大。为真正恢复从鱼腥草的种植、加工、提取、成药等整个近百亿元产业链价值，在目前静脉用鱼腥草注射液生产和使用条件已成熟的情况下，建议恢复静脉用鱼腥草注射液的使用，可大大减少鱼腥草产业链的损失。

（中国中医药报，2011年6月24日，第7版）

四、冬虫夏草临床疗效确切——有感于对冬虫夏草成分与疗效的质疑

近日看到一篇网上的奇文"冬虫夏草成为了本世纪最大的谎言"，文中指出："近日，国际知名科学杂志《细胞》子刊《化学生物学》发表了一篇爆炸性报告，把冬虫夏草的成分好好测了测，结果发现，冬虫夏草中不含有抗癌成分虫草菌素和喷司他丁……如今，这个价值数百亿元的虫草产业，却成了本世纪最大的谎言。"该文还假借中医大夫的名义说虫草在临床上"基本没有效果"，甚至提出因某些虫草中含有重金属砷，"不但不抗癌，服用过量还致癌"。作为一个从事中药工作30多年的中医药人，我是不敢苟同这样的观点。

（一）虫草的文献研究与临床疗效

冬虫夏草为麦角菌科真菌冬虫夏草菌寄生在蝙蝠蛾科昆虫幼虫上的子座和幼虫尸体的干燥复合体，是中医临床常用药之一。藏医最早发现与应用虫草，最早记载见于藏医《月王药诊》，后来《藏本草》中也记载了冬虫夏草"补肾，润肺"的功能。虫草的大范围应用大概在明代，明代龚廷贤《寿世保元》就载有"冬虫夏草，味甘性温，虚劳咯血，阳痿遗精"，中药专书的最早记载见于清代汪昂的《本草备要》，载其"保肺益肾，止血化痰，止劳咳"。而《本草纲目拾遗》记载"冬虫夏草，羌俗采为上药。功与人参同，能治诸虚百损"。历版《中国药典》对冬虫夏草也有记载，《中国药典》2015年版记载："甘，平。归肺、肾经。补肾益肺，止血化痰。用于肾虚精亏，阳痿遗精，腰膝酸痛，久咳虚喘，劳嗽咯血"。

几百年来临床应用均表明冬虫夏草的疗效是确切的，现代大量临床研究也进一步证明了虫草在肺肾疾病方面的显著疗效。冬虫夏草对弥漫性肺泡炎和肺泡结构紊乱导致肺间质纤维化具有很好的辅助治疗及稳定效果。通过冬虫夏草提取物与甲泼尼龙联合治疗特发性肺纤维化研究证明，其疗效理想，值得临床上推广应用。并且，在临床上其他肺部疾病多以冬虫夏草复方进行给药治疗。亦有研究观察了冬虫夏草软胶囊对支气管哮喘患者气道炎症的改善作用，发现冬虫夏草软胶囊能减轻气道炎症，缓解哮喘症状，而且可能具有一定的改善气道重构作用。

冬虫夏草在治疗急、慢性肾衰竭方面也具有较好临床疗效，有人应用冬虫夏草治疗20例慢性肾功能不全患者，发现其血肌酐、尿素氮、胆固醇、甘

油三酯均有明显的下降，疗效显著。将冬虫夏草应用于急性肾衰竭的治疗，发现冬虫夏草对急性肾衰竭患者的肾小管上皮细胞有良好的修复作用。冬虫夏草可以修复肾功能损害，给 21 例采用顺铂化疗方案的肿瘤患者口服冬虫夏草，发现冬虫夏草对顺铂引起的肾损伤有明显的保护作用。上述临床研究均验证了古籍文献中所记载的冬虫夏草具有"保肺""益肾"的效果。

（二）虫草的现代药理研究

现代进行的更多的药理实验研究表明，虫草不仅在肺、肾及心血管疾病方面有较好的治疗作用，还确有显著的抗肿瘤作用。

中国医学科学院药用植物研究所以及多家科研机构共同研究表明，冬虫夏草的醇提物能剂量依赖性地抑制多种肿瘤细胞的生长，如肺癌细胞、淋巴癌细胞、肝癌细胞、宫颈癌细胞、结直肠癌细胞、黑色素癌细胞等，其中对黑色素癌细胞的抑制作用最强。有人研究发现冬虫夏草乙醇提取物对多种肿瘤细胞的生长和繁殖具有抑制作用，体内实验发现其对小白鼠接种的 B16 黑色素瘤的生长有显著抑制作用；冬虫夏草醇提取物能够抑制动物肺部肿瘤的生长和转移，进而抑制肿瘤导致的肺部增重。冬虫夏草子实体的甲醇提取物对人肺癌细胞（Calu-1 细胞）的生长和增殖有抑制作用。国外学者 Koteswara 等也报道了冬虫夏草甲醇提取物中氯仿和正丁醇馏分对人肝癌 HepG2 细胞的生长和增殖均具有抑制作用。国内外多项研究表明冬虫夏草水提物对乳腺癌肺转移有抑制作用，对 B16 黑色素瘤细胞具有显著的抑制作用，可明显抑制肺癌细胞的原发灶生长和自发肺部转移，对肺癌 Lewis 细胞的生长与肝转移有显著抑制作用，可显著抑制雌性小白鼠腹水型肝癌皮下移植瘤的生长等。还有人发现通过水提－醇沉的方式得到的冬虫夏草提取物能够抑制肺癌 NCI-H460 细胞的增殖，并诱导肺癌细胞凋亡。有研究发现冬虫夏草多糖对 B16 黑色素瘤荷瘤小白鼠体内的肿瘤具有显著的抑制作用；冬虫夏草多糖能够显著抑制 H22 肿瘤在小白鼠体内的生长。冬虫夏草多糖类成分能促进免疫细胞的增殖、分泌，增强免疫细胞的功能，通过宿主介导而发挥抗肿瘤作用。冬虫夏草子实体的甲醇提取物对人慢性髓原白血病 K562 细胞、急性 T 细胞白血病 Jurkat 细胞的抑制作用显著。亦有研究证明冬虫夏草乙醇提取物对人白血病 HL-60 细胞增殖有显著的抑制作用。

（三）虫草抗肿瘤作用确切

无论是中医的传统应用历史，还是现代的临床和实验研究，均表明冬虫夏草的临床疗效是确切的。虽然冬虫夏草中不含有所谓的抗癌成分虫草菌素和喷司他丁，但现代进行的众多的药理实验均证明其抗肿瘤作用是十分明确的。

至于说虫草所含重金属砷超标的问题，这不是虫草本身的问题，因为并不是所有的虫草都有含砷的问题。虫草的含砷问题主要有两个方面：一是野生虫草的生长地土质有问题，二是在销售过程中人为造成的（如为了增重而为虫草涂铅粉、铁粉）。食用了受到污染的虫草当然会对人体产生不利影响，就像三七的农药残留超标、远志的黄曲霉毒素超标一样，这些只能说明这一批药材是不合格的，我们不能因为这个批次不合格而认为所有的都是不能用的。

近年来，冬虫夏草人工种植的难关已被攻克。经过多方面的研究证明，人工种植的冬虫夏草与野生的品种（菌种及虫体）在外观形态、成分及含量、药理作用与临床疗效上都是一致的，而且人工种植的是不含有重金属砷的，可以放心使用。相信随着人工种植的扩大、虫草来源的增加，虫草的价格也将会越来越低，未来普通的老百姓也能用得起冬虫夏草这种名贵中药材了。

（中国中医药报，2018 年 4 月 11 日，第 4 版）

五、"大方"小议

"大方"的意义有五：药味多；药力雄猛；药量多；药量多而一次服完；能治下焦重病。此议"大方"乃指药味多的方剂。《素问·至真要大论》有"君一臣二，制之小也，君一臣三佐五，制之中也，君一臣三佐九，制之大也"之说，以此推之，超过"中方"（九味药）的方剂即属"大方"。

"大方"并不是自古就有的，追溯历史，最初的方剂都是比较简单的，《黄帝内经》载方 13 首，最大的处方由四味药组成。医圣张仲景所著《伤寒论》和《金匮要略》中共有 271 方，味数最少的 1 味，最多的 23 味，大部分在 7 味药以内，其中 4 味药组成的方剂最多，有 50 余方。明代著名医药学家李时珍著《本草纲目》，载方 11000 多首，绝大部分是 5 味药以内，极少见到多于 9 味药的"大方"。可见古方药味普遍不多，只是后世方和现代方才出现"韩信用兵，多多益善"的状况。据统计，《中国药典》1977 年版载方 270首，其中"大方"有 109 首，占 40.4%。近期随意抽查我院中药处方 2716 张统计，其中"大方"就有 2096 张，占 77.2%，可见今天"大方"的应用已极为普遍。

"大方"是中医学发展到一定阶段的产物，不可否认它对某些兼证较多、病情复杂的疾病有独特的治疗作用，但也有其不利的一面：其一是药味过多，照顾面广，使药力不能集中，甚至会相互牵制。加上有些医生缺乏中医基础理论和临床经验，组方简单凑合，用药机械相加，主辅不明，不能突出主药的作用。不仅起不到应有的治疗作用，而且不可避免地增加了药物的不良反应。其二是组方药味过多影响汤剂的煎出率。药物在煎煮时各种药渣之间相互蓄留药液（吸附有效成分）是影响汤剂煎出率的主要因素，其方剂组成的药味数与药液的蓄留量成正比关系，即方剂组成的药味数越多，被蓄留的药液越多，有效成分丢失在残渣中的也就越多。其三是使用极不方便，从医生处方到药剂人员调配，以至患者煎服都十分复杂，有时一个"大方"中先煎、后下、包煎、另煎等多种特殊煎法都有，有时一个"大方"众多的药物一时难以配齐，往往耽误病情等。"大方"给医务人员和患者带来的麻烦是显而易见的。

并非所有"大方"的构成都是严谨合理的。笔者曾见一出师不久的青年中医治疗一"小儿黄疸"（初期），先予由茵陈蒿、龙胆草、栀子、青蒿、车前子、桃仁、红花、黄芩、泽泻、茯苓、青皮、麦冬、玄参、生地黄、枸杞子、麦芽、山楂、甘草18味药组成的方剂，连服三剂，效果不佳，便请教从医四十余年的老师。老师看过处方后便指出该方庞杂，无法突出主药清热利湿退黄的作用，并建议退虚热之青蒿和善清上焦肺热之黄芩可不用，黄疸初期桃仁、红花亦不必用，麦冬、玄参、生地黄、枸杞子滋润类药勿用，方中利湿药较多，可适当减少一二味，如泽泻。按此建议将原方减去上述9味药，给患儿连服两剂，病见好转，再服三剂，热退黄消，调养数日，痊愈出院。再如苏合香丸，原方由15味药组成，经研究精简为6味药，组成冠心苏合丸，后经进一步深入研究发现，真正起主要作用的是苏合香和冰片，逐减为两味药制成苏冰滴丸，用于治疗冠心病亦获得较好效果。

有鉴于此，笔者认为应大力提倡使用"精方"，尤其是初学者，用药不可仓促堆积，提起笔来须反复斟酌，用一药虽尽一药之利，当防一药之害。组方应做到针对性强，组织严谨，重点突出，以达到"少而精"的要求，使方中的药物能相得益彰，力戒"胡乱牵扯，思欲以多制胜，既犯强宾压主之条，复患挂一漏万之弊（一位中医方剂学专家对大处方的点评）"。

［陕西中医，1987，8（6）：47］

六、推进艾产业高质量发展正当时

艾叶是一种常用中药，也是一种民俗用品，是中医药文化的代表之一。远古时艾叶被用于取火及保存火种，后来艾叶成为端午节的民俗用品，发展出熏艾烟、洗艾澡、饮艾酒、食艾糕等应用形式，并逐步广泛应用于养生保健和治病等方面。至今，艾产业已经发展成为年产值数百亿的健康大产业。

（一）艾叶的药用历史

艾是我国劳动人民认识和使用较早的植物，《诗经》中就有记载，诗人屈原的诗中也提到艾，说明艾在公元前就普遍应用了，这种应用当然是以医药用途为主。

艾叶真正用于治病的记载见于成书不晚于战国时期的《五十二病方》。张仲景《伤寒论》《金匮要略》附方中有两个用艾的处方。

梁代陶弘景《名医别录》一书对艾叶的药性理论做了较全面的论述。唐代孟诜《食疗本草》最早介绍了艾叶的食疗方法及作用。宋代苏颂《图经本草》是最早对艾叶生药学内容有较全面记载的专著。

明代李言闻、李时珍父子对艾叶研究颇为深入。李时珍在《本草纲目》中对艾叶的植物形态有详细描述,对前人论述艾叶性寒和艾叶有毒的观点进行了讨论和指正,并附用艾叶治病的单、验方 52 个,是收载艾叶附方最多的本草专著之一,为推动和指导艾叶的应用做出了积极贡献。

清代对艾叶的研究及应用也十分重视,《本草备要》《本草从新》《本草述钩元》《本草求真》《植物名实图考》等本草著作均收载艾叶。

艾用于灸法的历史也很早,《五十二病方》中记载艾的两个应用方中就有一个用于灸法。《灵枢经》中灸法也是用艾叶作为材料,《灵枢·经水》有"其治以针艾"的记载,可见这时已将"艾"作为"灸"的代名词。

(二)艾叶的现代研究

近代,业界对艾叶的研究和应用更加全面而深入。在艾叶的品种、成分、药理、制剂、临床应用研究,以及艾叶综合开发利用和产业发展等方面均取得了许多新进展。

在品种方面,以正品艾叶为主要使用品种外,还有不少地区将艾蒿、野艾蒿、魁蒿作为艾叶使用。此外,还有少数地区将菊科蒿属多种植物如宽叶山蒿、天山艾、蒙古蒿、辽东蒿、秦岭蒿、矮蒿等混作艾叶使用。艾蒿、野艾蒿、魁蒿因历史原因,在一些地区作为艾叶的代用品。

在艾叶品质方面,大量研究证明,艾叶以挥发油、黄酮、醇溶性浸出物及微量元素含量及燃烧放热量等作为指标判断,湖北、河南、河北、山东、湖南等地的艾叶质量较好。艾叶采收期研究显示,以艾叶的挥发油和醇浸出物含量以及艾叶中所含化学成分的多少为指标,艾叶的采收期以端午节前后(5~6月)最为适宜。

在艾叶化学成分研究方面,发现艾叶除了含有主要成分挥发油外,还含有黄酮、甾醇、多糖、微量元素及其他有机成分等。其中艾叶油为艾叶中的主要活性成分,有平喘、镇咳、抗菌、镇静等多种药理活性。鲜艾叶与陈艾叶的化学成分有所不同,其药性也有区别。

在药理作用研究方面,众多的药理实验已证明艾叶有抗菌、抗病毒、抗支原体及衣原体、抗炎、平喘、镇咳、祛痰等作用,从而使艾叶的应用范围在传统基础上有较大扩展,并为艾叶的扩展应用提供了理论根据。

在艾叶制剂方面,传统剂型有汤剂、丸剂、散剂、酒剂、熏洗剂、香囊剂、灸剂等,现已发展出胶囊剂、气雾剂、片剂、合剂、洗剂、茶剂及油剂等新剂型，从而提高艾叶疗效，降低副作用，方便使用。

在现代临床应用方面，艾叶已被广泛应用于治疗妇科疾病、消化道系统疾病、风湿痹痛类疾病等，均取得了较好疗效。

灸法是艾叶应用的主要方面，实验证明艾灸具有增强免疫、护肝、防治脑血管疾病等作用，还具有抗溃疡、促消化、镇痛、解热等作用。

国内在艾叶资源综合开发利用及艾产业发展方面也取得了较快的发展，曾开发出蕲艾蚊香、艾叶牙膏、艾叶浴剂、艾叶油香精、艾蒿枕、无烟艾条等系列产品。近几年，艾阴洁皮肤黏膜抗菌洗剂、艾叶健肤沐浴露、艾叶除菌香皂、艾叶健肤花露水、艾叶抑菌洗手液等产品也陆续面世。初步统计，以艾叶为原料研制生产的艾叶产品有艾灸养生、洗浴保健、熏蒸消毒、清洁喷雾、外敷保健、日用保健品、中间体提取、艾疗器械、保健食品、饮料添加剂以及动物饲料等 18 大类 800 多种产品，年产值达数百亿元。

近年来，随着人们对健康的重视和艾文化的普及，除了过去知名的艾叶道地产地湖北蕲春（蕲艾）、河南南阳（宛艾）、河南汤阴（北艾）等在积极发展艾产业外，一些新的地区如河北馆陶（彭艾）、湖南安仁（神农艾）、山东潍坊（潍艾）等也积极加入艾产业发展队伍中来。这些地区的政府和民间都对发展艾产业有极高热情，投入大量的人力、物力和财力推动艾叶种植、生产加工、研发与推广应用，也都取得了显著的社会效益和经济效益。

（三）对艾产业发展的建议

艾草、艾灸在防病治病、保健美容等方面的作用得到了社会广泛认同，以艾为原料开发出的系列产品与健康养老业、旅游业、文化产业、日用品工业等产业关联度高，市场潜力大，越来越多的政府和企业介入艾产业的发展中来，这是一件好事。但一窝蜂上马项目可能会导致一些乱象，笔者作为一位研究艾叶 40 余年的研究者，对目前艾产业的发展现状提出以下建议。

1. 要有全局整体观念

从目前各地的艾产业发展来看，基本上都缺乏一个全局整体观念，一些地方过热，如蕲春，可以说是人人都在从事艾产业，重视艾产品的生产加工销售，忽视艾叶种植栽培，而本地的艾叶资源就那么多，这样势必造成以次充好、以非道地艾叶冒充道地艾叶的情况。还有一些地方则不够重视，如汤阴，历史上是著名的北艾道地产地，但现在产业推动力度不够。

2. 注重地域品质差异

现在全国多地都在发展艾产业，但有些积极发展艾产业的地区并不主产艾叶，还有些地方发展的艾叶甚至不是正品艾叶，在这种情况下要想把当地的艾产业做大做强是不可能的。艾叶主产地主要在中部地区，无论是古代还是当今，艾叶的优质产地也是在这些地区，在这些地区发展艾产业有资源和品种优势。西北地区所用的艾叶主要是魁蒿，岭南地区所用的艾叶主要是五月艾，这些品种与正品艾叶在化学成分、药理作用和临床应用上具有较大差别，因此用这些品种来发展艾产业不太合适。

3. 做好品牌宣传工作

要扩大艾叶的宣传、销售，提高艾叶的知名度。湖北省蕲春县十分重视蕲艾产业的发展，把发展蕲艾产业作为县域经济的重要突破口，蕲艾产值逐年上升，蕲艾的质量和知名度都已稳坐全国前列。近年来各地都十分重视做好艾产业的品牌宣传工作，如河南南阳的"宛艾"、河北馆陶的"彭艾"、山东潍坊的"潍艾"等，这些地方的品牌宣传工作做得较好。

4. 着力扶持龙头企业

发展艾产业还要培育龙头企业和名牌产品。龙头企业是产业发展的火车头，目前艾产业缺乏龙头企业和名牌产品。建议各地选择几家产品开发能力强、管理规范、产品有一定竞争优势的企业重点扶持，在政策、资金、土地等方面给予倾斜，面向全国、全世界招商，引进先进技术，引进战略合作者，在更大范围优化资源配置，使企业形成核心竞争力，向产业链高端迈进，成就知名品牌。

5. 重视科技创新

发展艾产业也要重视科技创新。目前的艾产品虽然有一定市场，但产品同质化现象十分明显，缺乏科技创新，缺乏技术含量，这样的产品价值不高，生命力不强。因此，艾产业要做强做大，艾叶企业就要重视科技创新工作，积极投入科技产品的研发中，提高企业创新能力，不断开发技术含量高的新产品，研发新工艺，使艾产品既具有科学性、先进性、实用性、独特性和有效性，也能更好地体现绿色、有机、自然、低碳等特点，使艾产业具备长远发展的动力。

6. 加强品质监管工作

从目前的艾产品市场现状看，各地艾加工生产企业较多，生产能力和技术水平参差不齐，生产经营中存在着不规范的情况，更有甚者，少数不法企业及个体作坊片面追求利润，这会损害艾产业的整体形象。应加强监管工作，防微杜渐，确保艾产业规范发展。

7. 重视艾文化宣传

艾叶既是一味临床常用中药，也是一种常用的民俗用品，应用历史悠久，具有丰富的文化内涵，发展艾产业一定不能忽视文化。文化与产业同频共振是艾产业发展的最高境界，做艾产业首先就要宣传艾文化，让全世界都来了解艾文化，接受艾文化，到最后都喜欢艾文化。达到这样的效果，艾产业就会自然而然强大起来。

（中国中医药报，2021年2月4日，第5版）

七、浅谈中成药的引申应用

中成药品种繁多，每一品种都有其特定的功效和主治范围。如果超出其常用主治范围使用，并取得较理想的疗效，就称之为中成药的引申应用。引申应用不同于"一药多用"。一药多用是指其适应证的广泛性，但这些病证都是在该中成药原定主治范围之内的。

中成药的引申应用不是盲目乱试，而是有一定的理论根据和应用规律的，总结如下。

其一是遵循中医的"异病同治"原则。某些不同的疾病在其发生发展过程中会出现相同的证候，或有相同的病因病机，此时就可以用同一中成药治疗。如大活络丸原主治中风之口眼㖞斜、半身不遂、语言謇涩等，其针对病机是风痰瘀阻经络，有人用其治疗一例经多种中西药治疗年余而效果不显的阳痿患者，服药一周而愈。用药的根据是患者病机与中风相同，辨证为"风痰阻经络型阳痿"。

其二是依据主药的主治范围而引申应用。例如，龙虎丸具有泻痰火、安心神的作用，原为主治痰热搅乱心神引起神志失常、不省人事、癫痫发狂等，有人根据龙虎丸中巴豆霜具有降逆泄浊作用，引申应用于治疗单纯性肠梗阻，获得较好疗效。

其三是参考中成药的药理研究结果而引申应用。随着科学的飞速发展，中成药药理研究也日趋深入。有些药理实验结果证实了中成药的传统功用和适应证，有些研究又发现了一些新的药理作用和用途。例如，乌鸡白凤丸为著名的妇科良药，近年的药理研究证明其有促皮质激素样作用，对切除肾上腺的幼鼠有保护作用，能促进肝糖原合成，降低因四氯化碳损伤肝脏引起的血清谷丙转氨酶升高。据此，有人将该药引申应用于治疗慢性肝炎，取得了较好的效果。

此外，有些引申应用既无规律可循，又无理论可依。如云南白药治疗呕吐等属偶然发现，对其研究探讨还有待深入。要掌握好中成药的引申应用，必须做到知常达变。先知常，即知"病"和"药"两方面之常，既要掌握疾病病因、诊断标准，又要掌握中成药的组成和性能，在此基础上再探索思考，灵活应用。

中成药引申应用古代就有，今天更为普遍，相关报道已见于全国各种医药杂志。《中成药的引申应用》等专著已经问世，引申应用工作愈来愈受到医药工作者的重视，成为当今中成药临床研究的一个重要课题。

（健康报，1992年3月14日，第2版）

八、布渣叶的药理作用探讨

布渣叶为椴树科植物破布树的干燥叶，是广东地产药材之一，其记载最早见于清代何克谏所著的岭南本草书籍《生草药性备要》，名为"破布叶"，并载其"味酸，性平，无毒，解一切蛊胀，清黄气，消热毒。作茶饮，去食积。又名布渣"。公元1848年刊行的另一部岭南本草专著《本草求原》中才以"布渣叶"为正名收载，曰"即破布叶，酸甘，平。解一切蛊胀药毒，清热，消食积，黄疸。作茶饮佳"。其后，多个文献对其均有介绍，且被收录入《中国药典》。

布渣叶在我国岭南地区的民间广泛应用，也是"广东凉茶""甘和茶""六和茶""十味溪黄草颗粒""王老吉凉茶"和"仙草爽凉茶"等的主要组成药物之一。随着广东凉茶市场的不断发展与完善，布渣叶的用量也在不断上升。目前，对于布渣叶的有关研究只是进行了一些初步工作。近年来，广州中医药大学附属中山中医院中药药理实验室承担了广东省中山市的科技计划项目"布渣叶的化学成分与药理作用研究"，对布渣叶进行了系统的药效学研究，基本探明了布渣叶的药理作用，为将来进一步开发应用布渣叶提供了科学的实验依据。

（一）解热

布渣叶作为广东地产的凉茶原料之一，其清热解毒的功效已早为广大民众所认知，但其解热的有关药效实验一直未见报道，课题组为此开展了相关工作。课题组采用干酵母致大白鼠发热模型观察布渣叶水提物解热作用，结果发现皮下注射20%酵母混悬液8mL/kg体重的剂量7小时后，大白鼠体温升到最大值，而此时布渣叶水提物高、中剂量组（16.8g/kg、8.4g/kg）与空白组比较，有显著性差异，且温度接近正常体温。实验结果提示布渣叶水提物有较好的解热作用，并能使干酵母致大白鼠体温波段变化维持在接近正常水平。

（二）促消化

以布渣叶水提物给大白鼠灌胃，通过大白鼠胃液分泌影响实验观察布渣叶水提物高、中、低剂量组对大白鼠胃液量、pH和胃蛋白酶活性的影响情况。结果表明布渣叶水提液各剂量组均对大白鼠胃液量无显著影响；高、中剂量组提高了大白鼠小肠推进率，但也无显著性差异；低剂量组能显著提高胃蛋白酶活性；高、中剂量组能显著降低胃液pH值。实验结果提示布渣叶水提物有一定的促进小肠蠕动及显著的促消化作用。

进一步的实验结果显示，布渣叶可通过降低胃排空率、促进小肠推进、增加胃液分泌量、降低胃液酸度及提高胃蛋白酶活性达到促消化作用。

（三）退黄

采用 α-萘异硫氰酸酯中毒诱导小白鼠实验性黄疸模型观察布渣叶水提物退黄作用，结果表明布渣叶各剂量组均能显著降低 α-萘异硫氰酸萘酯所致黄疸模型小白鼠血清中血清总胆红素与直接胆红素的含量，降低程度基本接近空白组值，并能显著抑制碱性磷酸酶、门冬氨酸转氨酶和谷丙转氨酶的酶活性，提示布渣叶水提物具有良好的退黄与改善肝功能的作用。

为进一步确定布渣叶的活性部位，为降酶退黄活性组分的筛选提供线索和依据，课题组进一步研究证明，布渣叶水提物、正丁醇部位及各有机溶剂萃取后的剩余水层部位具有明显的降酶退黄作用，而其他部位如石油醚部位、乙酸乙酯部位则无降酶退黄作用。其药效部位主要存在于正丁醇部位和剩余水层部位。

（四）镇痛

采用热板法和冰醋酸致小白鼠扭体反应，观察布渣叶水提物高、中、低剂量组（23.4g/kg、11.7g/kg、5.85g/kg）对疼痛的抑制作用，并设对照组比较。结果表明，布渣叶水提物各剂量组均能抑制小白鼠因热刺激所引起的疼痛反应，而高、低剂量组能抑制小白鼠因化学刺激所引起的疼痛反应，与对照组比较有显著性差异，提示布渣叶水提物具有较好的镇痛作用。

（五）抗炎

通过二甲苯致小白鼠耳郭肿胀实验及腹腔注射醋酸致小白鼠腹腔毛细血管通透性增高实验，观察布渣叶水提物高、中、低剂量组（23.4g/kg、11.7g/kg、5.85g/kg）对炎症反应的影响。实验结果表明，布渣叶水提物高、中剂量组对二甲苯引起的小白鼠耳郭肿胀有明显抑制作用，说明其具有显著的抗急性炎症作用。

总之，课题组研究为临床合理应用布渣叶提供了科学依据，为布渣叶在凉茶保健品方面的进一步开发打下了良好基础。课题组根据布渣叶的"清热消滞，利湿退黄"功能进行了解热、镇痛、促消化、退黄等方面系统的药效学研究，取得了较好效果，但还存在开展布渣叶药理作用研究单位较少，一些研究还仅停留在药效学方面等问题。因此，笔者建议加强对布渣叶的药效部位物质基础及作用机制的研究，同时进一步挖掘布渣叶新的药理作用，使其得到更广泛的应用，为推广应用中药防治疾病发挥积极作用。

（中国中医药报，2010 年 10 月 18 日，第 4 版）

九、广东土牛膝化学成分与药理作用研究进展

广东土牛膝为菊科植物华泽兰 *Eupatorium chinensis* L. 的根，是广东地产药材，其药用历史最早记载见于清代何克谏所著的岭南本草著作《生草药性

备要》，原名"斑骨相思"，只载有"治跌打伤，壮筋骨"的作用。1955年广东新会老中医黄华庭首次公布了他试用广东土牛膝治疗白喉的方法及效果，在珠三角地区兴起了用其治疗喉科疾病的热潮，自此，广东土牛膝成为广东地区著名的喉科要药。现将其化学成分与药理作用研究进展情况综述如下。

（一）化学成分研究

20世纪50年代末，有人曾对广东土牛膝的成分进行预实验，结果表明含有生物碱、胆固醇等成分。20世纪90年代，有人对广东土牛膝的化学成分进行了研究，经系统定性预实验，发现其含有黄酮苷、氨基酸、有机酸、酚类、挥发油及生物碱成分，并可能含有香豆精等成分，其中生物碱为首次发现，并对总黄酮含量进行了测定。亦有文献记载本品还含有苯并呋喃化合物（euparin）。

广东土牛膝的地上部分含三萜类成分，主要有 α - 香树脂醇（α –amyrin）、无羁萜（friedelin）、3β – 无羁萜醇（friedelin–3β –ol）、β – 谷甾醇（β –sitosterol）等及香豆精（coumarin）、棕榈酸（palmitic acid），还含有挥发油，油中主要成分为丁香烯氧化物（caryophyllene oxide）和反式丁香烯（caryophllene）等。

（二）药理作用研究

1.单味药理作用研究

（1）抗菌作用：广东土牛膝单味煎剂、酊剂等对白喉杆菌、溶血性链球菌、金黄色葡萄球菌均有抑制作用。酊剂抑菌作用强于煎剂。

（2）抗炎作用：广东土牛膝乙醇提取液对蛋清致大白鼠足跖肿胀、二甲苯致小白鼠耳郭炎症都有明显的抑制作用，抑制强度比阿司匹林好。对醋酸所致小白鼠腹腔毛细血管通透性增高影响的实验表明广东土牛膝有明显的抑制作用。对大白鼠棉球肉芽肿增生影响实验表明其有非常显著的抑制作用，抑制作用较阿司匹林强。不同剂量土牛膝口服液对巴豆油致小白鼠耳郭肿胀、鸡蛋清致大白鼠足跖肿胀及醋酸致小白鼠毛细血管通透性增加均有明显抑制作用，表明广东土牛膝具有明显的抗炎作用。

（3）镇痛作用：对热板法小白鼠痛阈影响实验结果表明，广东土牛膝有显著的镇痛作用，其镇痛效果与阿司匹林相似。对醋酸致小白鼠扭体反应影响实验结果表明，广东土牛膝对醋酸致小白鼠扭体反应有非常显著的抑制作用，抑制强度与阿司匹林相似。

（4）急性毒性试验：小白鼠试验用改进寇氏法计算，结果LD_{50}为208.75，LD_{50}的95%平均可信度为183.36～234.14。

2.复方制剂药理作用研究

以广东土牛膝为主药的医院自制制剂在珠三角地区各医院使用得较多，有合剂、糖浆剂、颗粒剂和口服液。虽然各种复方土牛膝制剂的药物配伍、制备工艺不同，但功效主治没有多大差别，都是以治疗咽喉疾病为主的，其主要药理作用如下。

（1）抗炎作用：复方土牛膝糖浆剂可明显降低大白鼠足跖肿胀度，明显抑制棉球肉芽肿增生。各剂量组均可明显抑制醋酸所致的小白鼠腹内炎性物质的渗出，降低毛细血管的通透性，且高剂量组作用明显优于阿司匹林组，而低剂量组和中剂量组与阿司匹林组作用相近。表明复方土牛膝糖浆剂具有显著的抗炎作用。

（2）镇痛作用：通过醋酸扭体法、热板法研究复方土牛膝糖浆剂的镇痛作用，结果各剂量组均有显著的镇痛作用，作用强度与阿司匹林接近，且持续时间更长。复方土牛膝合剂（广东土牛膝、板蓝根、岗梅根）有一定镇痛作用，高剂量作用更明显。

（3）解热作用：有人发现复方土牛膝糖浆剂在给药60分钟时有较强的解热作用，在给药2～4小时，中、高剂量组解热作用强于阿司匹林，低剂量组解热作用与阿司匹林相似。也有人发现复方土牛膝合剂高、中、低剂量对2,4二硝基苯酚致家兔发热均有明显的抑制作用，表明复方土牛膝合剂有明显解热作用。

（4）抗病毒作用：复方土牛膝糖浆在体外对柯萨奇病毒B组4型、呼吸道合胞病毒的致细胞病变效应有明显抑制作用，对单纯疱疹病毒、副流感病毒Ⅰ型的致细胞病变效应有一定的抑制作用，表明复方土牛膝糖浆剂无论在体内还是体外均有较明显的抗病毒作用。亦有实验表明复方土牛膝合剂对腺病毒有明显的抑制作用。

（5）抗菌作用：体外试管法研究表明，复方土牛膝合剂对金黄色葡萄球菌、乙型溶血性链球菌、甲型溶血性链球菌、肺炎链球菌、白喉杆菌、大肠杆菌、绿脓杆菌和白色念珠菌均有抑制作用，其中对金黄色葡萄球菌、乙型溶血性链球菌和肺炎球菌作用较强。

广东土牛膝作为治疗咽喉疾病的要药在广东尤其是珠三角地区受到广泛重视，除了在民间广泛应用外，各级医院使用更多，而且多数医院均有以广东土牛膝为主药的医院自制制剂，虽经几次医院制剂整顿，现在还有近20家医院继续在生产使用复方土牛膝合剂、糖浆剂和颗粒剂，也有制成口服液的。虽然各种复方土牛膝制剂的药物配伍、制备工艺不同，但在功效主治上没有多大差别，都是以治疗咽喉疾病为主的。从上述的药理作用可以看出，广东土牛膝有抗炎、镇痛、解热、抗病毒、抗菌等作用，这些药理作用正是其治疗咽喉疾病的药效学基础，而广东土牛膝治疗咽喉疾病的有效成分及机理还有待于进一步深入研究。

（中国中医药报，2007年8月31日，第7版）

十、中医药治疗脂肪肝方药分析

近年来，由于生活水平的提高及饮食结构的变化，我国脂肪肝发病率有逐渐上升的趋势，更有部分病例由此演变成肝纤维化甚至肝硬化。因此，防治脂肪肝的发生和发展具有重大的意义。目前，对于脂肪肝的治疗，中医药工作者做了许多有益的探索，显示了中医药具有较好的疗效，但也存在许多不规范的问题。因此，如何通过中医药治疗脂肪肝的药理及临床研究，为脂肪肝治疗寻求安全有效的中医药方法已成为迫在眉睫的工作。笔者收集了近年来 40 篇有关脂肪肝治疗的文献报道，综合分析如下。

（一）疗效分析

40 篇报道中，共计治疗脂肪肝 2331 例，其中有效 2116 例，有效率达 90.78%。40 篇报道中病例最多的 164 例，最少的 30 例，有效率最高的达 98.52%，最低的为 68.75%。有 21 篇报道（占总数 52.5%）的观察设立了对照组进行对比观察，观察结果表明中药对脂肪肝的治疗是确有疗效的，主要表现在缓解和改善临床症状、肝 B 超肝脏形态及回声衰减减轻或恢复正常，血脂明显降低或恢复正常。但目前对治疗脂肪肝中药的疗效观察在某些方面也存在问题，主要表现为观察病例数太少，未设立对照组，或虽设对照组但对照病例太少，对照药物选择不恰当等问题。

（二）药物分析

40 篇报道中，共用药物 94 种，重复使用的药物有 44 种，其中使用频率较高的药物为山楂（34/40）、丹参（33/40）、泽泻（31/40）、柴胡（22/40）、决明子（18/40）、郁金（17/40）、何首乌（15/40）、虎杖（13/40）、大黄（11/40）、陈皮（10/40）、海藻、半夏（均为 9/40）等。

从以上统计结果可以看出，有 50% 以上的处方都选用了山楂、丹参、泽泻、柴胡。山楂为健胃消食药，现代药理研究证明其有显著的降血脂作用，丹参有显著的活血化瘀作用，泽泻有较强的利水渗湿作用，柴胡有疏肝解郁理气作用，丹参和泽泻亦有明显的降血脂作用。可见，目前临床上在脂肪肝的治疗药物选用上基本上是以疏肝解郁、活血化瘀、利水渗湿等类药物为主，且重用具有降血脂作用的中药，这与脂肪肝的病因病机是相吻合的。但笔者认为，脂肪肝的病因病机与痰湿因素最为密切，且其发展有出现肝纤维化、肝硬化的趋势，故在选择治疗脂肪肝的药物时，不妨重用海藻、昆布之类具有清热化痰、软坚散结、利水作用的中药。

（三）给药方法分析

从 40 篇报道的给药方法来看，大多是选用汤剂，达 35 方，颗粒剂和合剂各占 2 方，胶囊剂 1 方。脂肪肝是一种慢性病，用药周期较长，选用汤剂有两方面问题：一是需临时制备，使用不方便，给患者带来诸多麻烦，而且由于缺乏统一的制作方法及具体的规格、质量标准，使制作人员（包括患者）无章可循，随意制备，质量难以保证；二是制备时间、方法、火候及人员的素质不一致，使每次制备出的药剂质量不一致，影响临床疗效。脂肪肝与过食肥甘有关系，因此治疗脂肪肝的药物剂型选择方面，应避免选用含糖多的剂型如蜜丸、糖浆剂、口服液及含糖颗粒剂。综合以上情况，笔者认为治疗脂肪肝的药物制剂选用无糖颗粒剂和胶囊剂较为合适。

（四）疗程分析

从40篇报道中可以看出，其所选用的疗程极不一致。最长的达6个月，最短的仅20天，相差达9倍之多，平均疗程为72天。疗程的选择对药物疗效的观察是十分重要的，疗程太短，无法观察到药物的真正疗效，而疗程太长，不仅造成药物的浪费，而且会因长期过量服药而产生不良反应。鉴于脂肪肝的疗程特点，笔者认为治疗脂肪肝的药物疗效观察疗程以不少于两个月时间为宜。

从以上分析可以看出，对于脂肪肝的病因病机认识尚不一致，治疗上杂乱无章且仅限于各家的临床经验，辨证分型不规范，涉及方药繁杂，给药方法不合理，缺乏较严格的观察设计和对照，疗程长短不一，疗效判定标准不统一等。因此，规范中医药治疗脂肪肝的临床研究，同时，在现有研究资料基础上，筛选出1～2个有代表性的方药，确定合理剂型，严格按现代药剂学的理论和新药审批规定要求，对其进行制备工艺、质量标准、稳定性、药效学、药代动力学、毒理学等系列研究，按规范的临床研究方案进行临床疗效观察，从而取得全面的科研数据，力争获得新药批准文号，以上是中医药工作者当前应该努力的方向。

（中国医药报，2004年8月5日，第7版）

十一、昆藻调脂胶囊抗脂肪肝作用显著

脂肪肝发病率逐年升高，发病年龄也日趋年轻化，其发病率已跃居肝脏类疾病的第一位，成为危害我国人民身心健康的常见多发病。广州中医药大学附属中山中医院主任中医师孔祥廉和主任中药师梅全喜领导的脂肪肝研究课题组打破传统中医治疗脂肪肝重疏肝、活血、健脾、益肾、利湿等治则，强调从痰论治，注重祛痰软坚，选用广东沿海特产药材广昆布、海藻等清热化痰、软坚散结药为主研制出昆藻调脂胶囊，药效学实验及初步临床研究均表明治疗脂肪肝有显著疗效。

他们采用高脂饲料加30%酒精建立大白鼠脂肪肝模型，除了正常对照组给予常规饲料和蒸馏水外，模型对照组、阳性药（东宝肝泰）对照组、昆藻

调脂胶囊高、中、低剂量组均给予高脂饲料，灌服 30% 酒精，给药组则在灌服酒精前 2 小时灌服药品，连续 8 周，于第 8 周末取血及肝脏做生化分析及病理切片，血清用全自动生化分析仪检测总胆固醇（TC）、甘油三酯（TG）、高密度脂蛋白（HDL）、低密度脂蛋白（LDL）、谷丙转氨酶（ALT）、谷草转氨酶（AST）等。结果表明，昆藻调脂胶囊高、中、低剂量组均能显著降低大白鼠血清 TC、TG、LDL 含量，升高 HDL 含量；显著降低脂肪大白鼠的 ALT 及 AST。大白鼠肝脏切片镜下所见，模型组大白鼠肝细胞中度水肿，大部分肝细胞内见大小不等、数量不一的脂滴空泡；而昆藻调脂胶囊高、中、低剂量组肝细胞内脂滴减少，部分区域基本消失，但有肝细胞轻度水肿。与模型组比较，各剂量治疗组和阳性药对照组的大白鼠肝脂肪变性均有不同程度的改善，高剂量组的改善最为明显。以上表明昆藻调脂胶囊有显著的降脂、降酶、保肝和改善肝脏组织病理学损害的作用，有较好的抗脂肪肝作用。

　　课题组是在详细研究脂肪肝的病因病机和国内外治疗脂肪肝中医药的基础上，结合专家多年的临床经验，提出这个组方。他们基于脂肪肝的病因病机与痰的关系最为密切，而且部分病例有演变成肝纤维化甚至肝硬化的可能，所以选用具有清热祛痰、软坚散结作用的昆布、海藻为主药研制而成。这种以清热祛痰来消除脂肪肝的病因"痰"的因素，以软坚散结来阻止脂肪肝向肝纤维化、肝硬化发展的双向治疗原则，得到了国内有关专家的认可和肯定。

　　检索国内外的医药文献发现，报道治疗脂肪肝的中药很多，但是从痰论治脂肪肝并以清热祛痰、软坚散结的昆布、海藻为主药组方的则未见。为此，课题组已将昆藻调脂胶囊申报国家发明专利。

（中国中医药报，2006 年 4 月 17 日，第 4 版）

十二、季德胜蛇药片的临床应用新进展

　　季德胜蛇药系我国著名的蛇医专家季德胜先生祖传六世秘方，结合数十年实践经验研制而成，适用于毒蛇、毒虫咬伤。笔者从最近召开的"季德胜蛇药临床应用研讨会"上获悉，季德胜蛇药片在临床上已广泛应用于多种疾病的治疗，现将此次会议资料综述如下。

　　江苏无锡安镇人民医院侯光明等用季德胜蛇药片治疗复发性口疮 7 例，均用过青霉素、复方新诺明、甲硝唑等抗菌药，并用过 3% 硼酸漱口液、六神丸及锡类散吹药局部治疗等效果不显，用蛇药口服半个月，溃疡处用蛇药碾粉兑水涂搽，每天 2～4 次，直至溃疡面愈合为止。结果随访 3～8 年，治疗半年不复发者 3 例，治疗 2 年不复发者 2 例，治疗 2 年偶发口腔溃疡对症处理自愈者 1 例，治疗 3 年至今未复发者 1 例，总有效率 100%，未见任何毒副作用。四川省达县磷肥厂医院唐堪春用本品内服，每次 5 片，每日 4 次，

治疗急性球结膜炎 76 例，其中轻症 53 例，服药 1 天半左右即愈，重症 23 例，21 例服药 2～3 天痊愈，另 2 例因伴全身症状，治疗 4 天痊愈，治愈率达 100%，未见任何毒副作用。

徐州市儿童医院陈绍志等用本品每次 2～5 片，每日 3 次，连服 2 个月，并配合强的松每日每公斤 2mg 治疗肾病综合征 15 例，以单用强的松内服治疗 15 例作为对照，结果表明在肾病综合征的治疗中加用季德胜蛇药片，其临床症状减轻程度、病变缓解时间及近期疗效均较对照组显著。作者认为在肾病综合征中加用本品有以下优点：①临床症状消失及血生化指标恢复正常时间比对照组显著缩短。②反复发作的次数明显减少。③长期应用无毒副作用。

河南驻马店地区中医院郭亚平等用蛇药内服，每次 10 片，每日 3 次，同时还将本品以水化开慢慢吞咽，连服 2～3 日，治疗急性化脓性扁桃体炎 31 例，另用西药对症治疗 32 例作对照，结果两组均治愈，但平均退热和痊愈时间蛇药组为 1.86 天和 6.07 天，西药组为 3.05 天和 10.42 天。

上海嘉定区嘉西卫生院杜忠乐采用本品内服、穴位贴敷治疗癌性疼痛 36 例，其中肺癌 12 例，胃癌、原发性肝癌各 6 例，胰腺癌 4 例，直肠癌、卵巢癌各 3 例，骨癌 2 例。结果 I 级疼痛 20 例，缓解率达 100%，II 级疼痛 12 例，缓解率 83%，III 级疼痛 4 例，缓解率为 50%，总缓解率为 89%，患者全身情况随疼痛缓解而改善，提示蛇药内服、穴位贴敷对治疗癌性疼痛有一定临床价值。

安徽蚌埠医学院附属医院胡桂轩等用蛇药内服，每次 10 片，每日 3 次，共服药 13 周，治疗乙肝血清 HBeAg 阳性患者 50 例，并用灭澳灵片，每日 3 次，每次 4 片，服药 13 周对照治疗 50 例。结果治疗组 HBeAg 转阴率 92%，抗 HBe 转阳率 88%，对照组 HBeAg 转阴率 14%，抗 HBe 转阳率 14%，两组比较有显著性差异（$P < 0.01$），提示本品对 HBeAg 有抑制或灭活作用，对降低乙肝的强传染性有一定意义。

江苏南通市神经精神病医院陈自安用蛇药内服，每次 10 片，每日 3 次，2 周后剂量减半，30 天后停药，治疗散发性脑炎 30 例，并用皮质激素治疗 30 例做对照。结果蛇药组痊愈 24 例，显效 5 例，有效 1 例，痊愈率 80%，总有效率 100%；激素组痊愈 14 例，显效 10 例，有效 2 例，无效 1 例，死亡 3 例，痊愈率 46.66%，总有效率 86.67%，两组治愈率及治愈时间均有显著差异，说明用季德胜蛇药治疗散发性脑炎具有效果好、见效快等特点。

云南省小龙潭煤矿医院杨正坤用本品内服、外敷治疗乳蛾（扁桃体炎）、风疹（荨麻疹）、胆囊炎等 31 例，2～5 天显效 27 例，占 87.1%，中断治疗无效 4 例，占 12.9%。

浙江省永康市中医院王亦专等用本品治疗重症流行性腮腺炎 78 例，其中腮腺双侧肿大伴发热 60 例，单侧肿大 13 例，不典型腮腺肿大 5 例，10 岁以下 74 例，50 岁以上 4 例，一般病例单用蛇药，小儿每公斤体重 0.2～0.3g/d，成人 4.8g/d，研粉分三次内服，并用蛇药研粉调醋外涂，每隔 2 小时一次，高热（40℃以上）加用青霉素及清开灵针静滴，结果有 63 例在 3 天内热退，6 天内腮肿消退痊愈，13 例伴有高热及肺炎并发症者平均 10 天内腮肿消退痊愈，总有效率 100%。江苏南通制药厂保健站韦承先亦用本品外敷治疗流行性腮腺炎 32 例，结果均获痊愈。

江苏如皋市城南卫生院崔亚群等用本品内服，每次 10 片，每日 3～4 次，治疗急性细菌性痢疾 31 例，用药 1～3 天内痊愈 23 例，占 74.2%，4～5 天痊愈 6 例，占 19.4%，6～7 天痊愈 2 例，占 6.5%，平均治愈时间为 2.74 天，总有效率达 100%。

江苏东台纺机厂卫生所孙仲云用本品碾粉加醋调糊涂搽，治疗带状疱疹 65 例，结果痊愈 12 例，有效 19 例，无效 4 例，总有效率 92.3%。

此外，季德胜蛇药还被应用于疖疮、隐翅虫皮炎、过敏性阴茎包皮水肿、蚕豆黄（即红细胞葡萄糖 –6– 磷酸脱氢酶缺乏症）等多种病证。相信随着临床应用研究的广泛开展，季德胜蛇药将具有更广泛的应用范围。

（中医药信息报，1992 年 12 月 12 日，第 3 版）

十三、中药小魔术三则

（一）茶水变墨水

道具：皂矾 5g，溶于 25mL 水中；两只透明玻璃杯；一壶茶水。

演出：表演者首先让观众看看两只玻璃杯，当观众确认没有异常现象之后，把茶水倒入一只玻璃杯中，自饮一口，再请观众饮一口，以使观众确信是普通的茶水。为了增加神秘感，可向另一只玻璃杯吹一口气，或用手抓一把空气投入玻杯中，接着把茶水倒入这只杯中，茶水立刻变成了黑色的"墨水"。

秘密：表演者事先用棉花团蘸取皂矾溶液涂在一只玻璃杯的内壁上，干燥后杯壁并不呈现什么颜色，杯内壁上的皂矾溶液暴露在空气中，一部分二价的亚铁被空气中的氧气氧化成三价铁。茶叶里含有一定的鞣酸，鞣酸遇到三价铁马上发生化学反应，生成黑色的鞣酸铁，于是，茶水就变成了"墨水"。

意义：中药"忌铁器"一说在中药学中占有重要地位，长期以来一直指导着中药的炮制、制剂与临床。从上述小魔术中可以悟出许多具有收敛固涩、止血、杀菌作用的中药，其有效成分是鞣质，若用铁器制备，必然会生成黑色沉淀而丢失药效，因此，煎煮中药时不宜用铁器。

（二）"妖鬼显灵"

道具：姜黄少许，加酒适量，浸泡 24 小时后过滤，得淡黄色澄清的酒液；氢氧化钠 5g，溶于 50mL 水中；白色滤纸（或普通白纸）。

演出：表演者自称会法术，能驱邪除鬼，请一个观众上台，表演者看看观众的脸色，假装大吃一惊的样子，"你的气色不正，似有妖邪附身"，说着，便拿出一张白纸，先请台下观众确认是一张白纸，然后交给台上的观众，为了增加神秘感，可让台上观众向白纸吹一口气，然后双手将纸摊开举起，表演者取出淡黄色的酒，并声称此酒能检验出观众中的是什么邪，能让妖鬼现出原形。表演者含上一口酒，喷在白纸上，整张纸被染成淡黄色，唯独中央出现一个血红的"鬼"字，十分醒目。

秘密：表演者事先用毛笔蘸碱液在白纸上写一个"鬼"字，晾干后是看不出痕迹的。中药姜黄中含有一种淡黄色色素（姜黄素），易溶于酒中，姜黄素与碱起反应会变成血红色，故当姜黄酒喷在白纸上，姜黄素即与白纸上的碱发生化学反应而呈现出血红的"鬼"字，十分醒目。

意义：当今农村仍有迷信活动迷惑着不少人，上述小魔术就是巫婆常用的一种伎俩，一些不知此理的人见此情景，便深信有妖鬼附体，要不为什么一张普通的白纸上会出现一个可怕的血红色"鬼"字呢？读过这则小魔术的同志，假如你遇到这样的巫婆在欺骗人时，应揭穿她的鬼把戏。

（三）"白纸变红龙"

道具：姜黄少许，加酒适量，浸泡 24 小时后过滤，得淡黄色澄清的酒液；氢氧化钠 5g，溶于 50mL 水中；白色滤纸（或普通白纸）。

演出：表演者请一个观众上台（也可事先安排一个知情者在台下，以防无人主动上台），拿出一张白纸，请台下观众确认是一张普通的白纸后交给在台上的观众，为了增加神秘感，可让台上观众向白纸吹一口气，然后双手将纸摊开举起。表演者取出淡黄色的酒，含上一口喷上白纸，整块纸被染成淡黄色，唯独中央出现一条红色龙。表演者：祝观众龙年万事如意！

秘密：表演者事先用毛笔蘸碱液在白纸上画一条龙，晾干后是看不见痕迹的。中药姜黄中含有一种淡黄色色素（姜黄素），易溶于酒中。姜黄素喷上白纸后，与白纸上的碱发生化学反应而呈现出血红色的龙，十分醒目。

意义：龙年伊始，龙腾虎跃，此魔术向观众恭贺新禧，适合俱乐部、文化宫春节晚会之用。

（中国医药报，1987 年 8 月 20 日，第 4 版）

第二节 中药学科建设与药学管理杂议

一、中药临床药学工作亟待加强

自 20 世纪 90 年代开始，我国有少数医院开展了中药临床药学工作，至今，绝大多数三甲中医院都开展了中药临床药学工作，取得了一些成绩。新医改方案的颁布实施给临床药学的发展带来了机遇，但中药临床药学工作与西药临床药学工作相比，仍处于停滞不前的状态，中药不合理应用问题较多，尤其是在中药注射剂安全性问题频出的状况下，中药临床药学工作的开展亟待加强。

（一）中药临床药学现状

1. 中药临床药学人才培养不足

近年来，国家中医药管理局在一些中医药大学成立了"临床中药学"重点学科，并遴选了一批学科带头人，但（临床中药学与中药临床药学完全是两个不同的学科方向）我国的中药临床药学人才培养工作刚刚起步，没有中药临床药学学科和专业方向，没有相关课程可选修，没有像西药那样的临床药师培训基地，缺乏临床实践能力培养，培养的学生难以胜任临床药师工作等问题。

2. 中药药代动力学研究尚需深入

我国自 1963 年开始有中草药有效成分的代谢研究报告，1979 年发表了首批中药药代动力学实验研究报告。20 世纪 80 年代以来，有关中药代谢及药代动力学研究的广度和深度有了较大幅度提高。近年来，专一性强、灵敏度高的新检测方法、新技术被广泛应用，随着中药药代动力学研究的兴起，特别是近年来血清药理学、毒性中药的药理与毒理研究的深入开展，进一步促进了中药临床药学的开展，为指导临床合理用药，探讨中医药理论、归经学说的本质，中药制剂的剂型改进及新药研制提供了重要的科学依据。但当前中药药代动力学研究大多是为了新药的开发而开展的，且大多在动物体内进行，对人体的临床药代动力学研究及真正为临床开展用药监测的研究目前还很少。

3. 对中药、中成药不良反应监测不够

目前，我国对中药、中成药尤其是中药注射剂的不良反应监测不够，主要原因是对中成药及中药的安全性认识不足。

4. 对中药、中成药的不合理使用

合理用药是临床药学的核心。中医治病的基本原则是辨证论治，即个体化给药，这本身就意味着合理用药。目前，全国各地医院正如火如荼地开展处方点评工作，但开展中成药的处方点评工作却不太多。很多西药在审方时就能指出应用不合理的方面，而中药、中成药在这方面做得很不够，主要是对中药与中成药的合理应用难以把握。中药、中成药不合理使用主要表现在药不对证、配伍不当、剂量使用不当等方面。在"中药安全无毒"的错误思想影响下，中药及中成药超剂量、超长时间使用的现象也时有发生。笔者亲身参与鉴定的医疗事故"云南白药超剂量致人死亡事件"，就是一个体虚患者一天超剂量服用云南白药达12g而中毒身亡（本品常规用量为每次0.25～0.5g，每天3～4次），而且是由（三甲医院）医生开具处方、药房调配发药、护士指导服用的，可见中药临床药学还存在严重问题。

5. 中药临床药学服务与药学信息服务不足

有些医院的中药师为患者开展了临床药学服务工作，也取得了显著成绩，但总体而言，开展此项工作的医院还不多，特别是对于中药安全性方面的信息传递不够，导致许多不该发生的不良反应发生了，这也是中药临床药学工作未引起重视的一个主要原因。

（二）中药临床药学发展策略与思考

1. 发挥中医药特点

由于中医药有其独特的理论体系和特点，因此，中药临床药学工作的开展不能完全套用西药临床药学模式，而必须依据中医药理论，发挥中医药的特点，促进中药临床药学的发展。中药无论单味还是复方使用均是多种组分，能够进行血药浓度监测的药物数量极少，故笔者认为，中医院的临床药学工作应围绕处方合理、对证下药、依方炮制、中药剂量与煎服法、中西药复方制剂与中西药配伍、临床用药咨询、不良反应监测及中药安全性宣传等方面进行，并应以临床用药咨询、处方用药点评及调查分析为切入点，配合临床医生做到合理用药，以推动中药临床药学的发展。

2. "以患者为中心"的人性化服务

在过去，医院的中药师大部分时间是在中药房从事中药调配工作，整天忙于按方抓药的"以药物为中心"的工作。如今，医院的经营模式已转变为"以患者为中心"的人性化服务，医院药剂工作也应做出相应改变，从观念上把各项工作转变到以患者为中心、以开展合理用药为核心的临床药学工作的主题上来。中药不同于西药，它有自己的特点和使用的复杂性，中药师要充分利用现有资源，利用中药调配这个岗位，积极开展中药技术服务，提高药疗效果，减少不良反应。

3. 积极探索中药临床药学的开展模式

中药临床药学是以独特的中医药理论为指导，这就决定了中药临床药学的实践模式不同于西药，积极探索科学合理的中药临床药学开展模式是中药临床药学人员的任务。由于中药临床药学比西药临床药学更复杂，更需紧密联系临床，其工作必须由多部门共同协作，因此有人提出中药临床药学室下设方剂及剂型研究室、中药质控室、中药药理研究室、疗效观察室，各室按职能围绕临床药学开展工作的综合模式。还有人提出要设立药物动力学实验室、生物药剂学实验室、临床药理和药效学实验室等，然后才能开展中药临床药学工作。笔者认为，中药临床药学工作的开展模式不应局限于某种形式，应灵活多样，比如安排中药师到临床参加会诊与查房，收集、整理、上报、反馈药物安全信息，提供药物咨询服务，开展处方点评等，做好这些基本的工作才符合《医疗机构药事管理暂行规定》中提出的"建立以病人为中心的管理工作模式，开展以合理用药为核心的临床药学工作"的基本要求，不一定都要开展药代动力学、血清药理学等难度较大的研究项目。同时，也提倡与临床药理学紧密结合，研究药物在人体内作用规律和人体与药物间相互作用过程。

4. 加大中药临床药学人才的培养

首先，中医药院校要开设中药临床药学专业。其次，在课程设置上可以采取"前期趋同，后期分流"的方式，在药学本科的前两年重点学习药学专业的基础课，后两年相应削减现有的化学课程，加强临床药物治疗学、中医学等学科知识的学习。第三，在学制上，中药临床药学专业人员的培养可适当延长至6～7年。第四，医院决策也要高度重视中药临床药学工作，定编定岗。第五，要加强毕业后医学教育和继续医学教育工作，从各个层面加大中药师临床培训力度。建议参考目前西药临床药学人员培养模式，把一些中药临床药学工作开展较好的三甲中医院设为中药临床药师培训基地，选拔一些基层医院的中药临床药学人员进行为期一年的培训，发给中药临床药师证书，以便为中药临床药学培养更多的技术人才，推动医院中药临床药学工作的发展。

5. 提供信息服务

中药师临床应积极收集药学信息，参与建立情报资料室，不仅收集本院或本地区中药用药资料，还收集国内外各种药学专业书刊、杂志及临床用药与药物评价、国内外有关药品信息的网站特别是国家药物不良反应中心网站等方面的资料，以供医护人员查询，重点收集中药在临床应用中引起的不良反应以及有关中药安全性方面的信息，要及时反馈给医护人员，既可丰富我们药学人员自身的专业知识，提高认识中药安全性的水平，又可为临床、为患者正确使用中药提供咨询服务。

（中国中医药报，2009 年 6 月 3 日，第 3 版）

二、尽快启动中药临床药学人才培养

近年来，由于不合理用药导致的中药不良反应事件逐年递增，在已发布的年度国家药品不良反应监测年度报告中，中药的不良反应报告病例占总报告病例的比例从 2009 年的 13.3% 上升至 2013 年的 17.8%，中药不良反应病例报告数一直是仅次于抗感染药物不良反应病例报告数而位居第二位。从这些数据来看，我国药品安全风险中中药占据较大的比重，如何合理地使用中药，避免中药药害事件及减少中药不良反应的发生已迫在眉睫。而紧密结合中医临床开展中药临床药学，促进中药的合理应用，是减少中药不良反应的重要手段。

目前全国各地各级中医院都十分重视中药临床药学工作的开展，但从我们近期开展的中药临床药学工作调查的结果来看，开展中药临床药学工作存在的最大问题是中药临床药学人才奇缺，至今没有一个合格（持证）的中药临床药师。为此，呼吁必须尽快开展中药临床药学人才的培养工作，为医疗单位进行中药临床药学工作输送合格的专业人才。

（一）建议全国各地中医药大学开设中药临床药学课程

中药临床药学的发展有赖于人才的培养。没有人才，就不可能开展中药临床药学服务。临床药学在西方发达国家已普遍设立临床药师高等教育，相比之下，我国落后了近 20 年。20 世纪 80 年代初开始，原华西医科大学、上海医科大学、北京医科大学、南京药学院等先后开设临床药学班；1989 年华西医科大学药学院开设了第一个 5 年制临床药学本科专业。目前，国内已正式出版临床药学系列教材，有许多高等医药院校也逐渐开设了临床药学专业，但未见出版过中药临床药学系列教材，亦未见有相关高等院校设置中药临床药学专业（部分高校开设了临床中药学专业，但与中药临床药学专业是不同的专业方向）。

为加快中药临床药学专业人才的培养，建议由国内中医药大学药学院与大型三甲中医院药学部联合成立"中药临床药学系列教材编辑委员会"，开展中药临床药学系列教材的编写工作。建议国内中医药大学开设中药临床药学专业，科学设置中药临床药学课程。同时也建议各大医院尤其是各中医药大学的附属医院药学部的兼职硕士研究生导师在"中药学"学科之下招收以"中药临床药学"为研究方向的研究生。

（二）建议国家中医药管理局设立中药临床药学培训基地

为适应医疗机构改革发展对临床药学人才的需要，推动临床药师培养工作的落实，原卫生部于 2006 年启动了开展临床药师培训试点工作，在全国遴选开展临床药学工作较好的大型综合性医院作为培训基地，接受各级医疗机构选送的药师进行为期一年的临床药学培训，期满考试合格后由原卫生部颁发临床药师证，作为从事临床药学工作的资格证书。目前西药临床药师培养工作正在如火如荼地在全国各地开展，截至 2013 年底，已有 134 家医院成为培训基地，3000 多名药师获得临床药师的资格证书，尚有 400 多名药师正在培训，而中药临床药师的培训工作目前尚未启动。

建议国家中医药管理局参考目前西药临床药学人员培养模式，把一些中药临床药学工作开展较好的三甲中医院设为中药临床药师培训基地，选拔一些基层医院的中药临床药学人员进行为期一年的培训，发给中药临床药师证书，以便为中药临床药学培养更多的技术人才。这也是我们中药临床药学人才培养的当务之急。

（中国中医药报，2014 年 8 月 20 日，第 3 版）

三、值得重视的中药临床药学

中药临床药学工作的核心就是安全合理用药。中药临床药师和临床中医师一道，结合患者的病情，选择合适的治疗方案，达到用药安全、有效、合理的目的。因此，推动中药临床药学工作是避免中药药害事件、减少中药不良反应的最有效措施之一，也是保障临床安全用药的有效手段。

（一）中药临床药学的诞生

20 世纪 50 年代，美国首先提出了临床药学这一新兴学科，把过去传统的药学工作重点从药转向人。1975 年，美国出版了第一部临床药学教科书。我国的临床药学工作在 20 世纪 60 年代开始萌芽，至今已在全国所有的医疗机构里广泛开展，为西药的合理应用、避免和减少药物不良反应的发生发挥了重要作用。

在我国传统中医药的发展过程中，医药是不分家的，这使中药的安全合理使用得到保证。但到了近代，随着社会的发展和行业分工的细化，医药逐渐分离，中医师只管辨证开方，中药师只管调配发药，医不懂药，药不知医，这种中药和中医脱节的状况使中药在应用过程中出现较多的不合理使用问题，造成了许多不必要的毒副作用和不良反应发生，由此催生了中药临床药学。

20 世纪 80 年代，中药临床药学的概念在我国就被提出，但直到 2010 年为止，中药临床药学仍处于停滞不前的状态。

中药临床药学是指在中医药理论指导下，以患者为对象，研究中药及其制剂与人体相互作用和合理、有效、安全用药及应用规律的一门综合性学科。其研究内容包括中药的配伍研究、中药处方点评、中药不良反应监测与应对、中药临床药物治疗、中药用药评价、中药药学服务、中药临床药代动力学与治疗药物监测、中药调剂、煎服方法和临方炮制等。就其属性来说，既是中药学的分支学科，又是临床药学的分支学科，其研究重点是中药临床安全合理用药的问题。

（二）中药临床药学的发展

2006年，鱼腥草注射剂不良反应事件引起了医院药学工作者对中药安全合理应用的关注，中药临床药学工作的开展受到一些中药工作者的重视。曹俊岭、梅全喜、姚毅、孙洪胜等多位医院中药专家在中医药报纸及学术期刊上发表了有关呼吁重视和推动中药临床药学工作的文章。同时，一批有志于中药临床药学工作的专家学者带领学术团队积极开展中药包括中药注射剂安全合理使用的研究与探讨、中药临床药学工作的开展、中药临床药学理论体系的建立探索等工作，取得了显著成绩。其中最为重要的是2013年12月6日至8日在广东省中山市召开的由中华中医药学会主办、由中华中医药学会医院药学分会和广州中医药大学附属中山中医院承办的"全国首届中药临床药学学术研讨会"暨国家级继续教育项目"全国中药临床药学学术研讨班"，来自国家中医药管理局、中华中医药学会的领导嘉宾及来自全国23个省市的大中型医院药剂科主任及药学技术人员300多人出席本次大会。会上有14位来自全国各地的中药专家分别从中药临床药学的各个方面内容进行了精彩讲解与广泛而深入的交流。在大会开幕式上举行了由梅全喜和曹俊岭教授联合主编、全国16家大型三甲中医院药学部主任及药师共同编写、人民卫生出版社出版的《中药临床药学》首发式。该书是我国第一部中药临床药学专著，它的出版为我国中药临床药学的发展提供了完整的理论体系支撑和系统的开展方法参考。这次会议的召开和首部专著的面世对于推动中药临床药学的发展具有重要意义。

随后，中药临床药学的工作开展及人才培养都有突破性的进展。2015年，全国中医药高校的教师和大型三甲中医院药学部的中药临床药学骨干联合成立"全国高等学校中药临床药学专业教材建设指导委员会"，并启动编撰首套全国高等学校中药临床药学专业创新教材。这套教材可供普通中医药高校内有志于从事中药临床药学工作的中药学专业本科生、研究生作为选修教材使用，为中药临床药学人才培养打下了基础。2016年11月，中华中医药学会从全国遴选出10家中药临床药学工作开展较好的三甲中医院，成立了首批中药临床药师培训基地。

2016年11月25～27日，第二届"全国中药临床药学学术研讨会"暨国家级继续教育项目"全国中药临床药学学术培训班"在广东省中山市隆重举行。来自全国10所高等中医药大学和26个省市的大型中医院药剂科主任和中药师500多人参加了会议。会议还举行了首批10家中药临床药师培训基地的授牌仪式以及首套全国高等学校中药临床药学系列创新教材的首发仪式。

至今，全国已有47家中药临床药师培训基地，累计培养了1000多名中药临床药师，为中药临床药学工作的开展提供了人才支持。

中药临床药学从2013年开始发力，2016年全面铺开，短短的几年来在促进中药的安全合理使用、减少中药不良反应方面取得了突出的成绩。从国家药物不良反应中心每年公布的全国药物不良反应报告中可以看到，从2009年到2015年，中药不良反应从13.3%上升到17.3%，而西药的不良反应从86.7%下降到82.7%，特别是抗生素的不良反应从55.2%下降到44.9%，成绩相当显著，这得益于西药临床药学工作的广泛开展，西药临床药师在抗生素的合理应用管理中发挥了重要作用。而从2016年开始，中药不良反应已出现逐年下降的趋势，从2015年的17.3%下降到2019年的12.7%，这也是中药临床药学工作全面开展、中药临床药师辛勤劳动所取得的显著成绩。

（三）开展中药临床药学工作面临的问题

中药临床药学工作虽有所进展，但与西药相比，问题依旧很多，归纳起来主要有以下几个方面。

1. 对中药临床药学工作认识不足，重视不够

现阶段无论是医院领导和医院的中药专业人员，对于开展中药临床药学工作的重要性均没有足够的认识，致使这项工作没有得到应有的重视。

2. 开展中药临床药学工作缺乏规范、指南及可供参考的模式

中药专业人员想开展中药临床药学工作不知从何处下手，只能摸索着进行。

3. 中药临床药学教育严重滞后，中药临床药学人才缺乏

目前，我国中医药高校还没有设立中药临床药学专业，虽然全国已有47家中药临床药师培训基地，共计培养中药临床药师1000多名，但与西药临床药师在数量上仍有巨大差距。因此，中药临床药学人才缺乏是严重阻碍中药临床药学开展的一个重要因素。

4. 中药临床药学工作的开展缺乏政策上的肯定与支持

这项工作至今仍然没有得到官方的正式肯定，中医院的各种检查、评比以及等级评审中均没有任何体现，这就导致中药临床药学工作的推动不力，没有得到足够的重视，这是导致中药临床药学发展动力不足的主要原因。

（四）对中药临床药学未来发展的建议

目前，随着"健康中国"国家战略和"中医药健康服务发展规划"的出台，以及公众对中医药健康服务需求的不断增长，中药临床药学必须获得快速发展，特提出建议如下。

1. 转变观念，促进"以病人为中心"的人性化药疗服务

医院中药师大部分时间是在中药房从事中药调配工作，整天忙于按方抓药，工作是"以药物为中心"。如今医院的药学工作模式已转变为"以病人为中心"的个性化服务，医院中药师的观念也应做出相应改变，以适应新时期的医院药学工作需要，为患者提供全程的中药药学服务。

2. 发挥中医药特色，促进中药临床药学学科发展

因为中医药有其独特的理论体系和特点，所以中药临床药学工作的开展不能完全套用西药临床药学模式，而必须依据中医药理论，发挥中医药的特点。因此，中医院的临床药学工作应围绕辨证用药、依方炮制、中药剂量与煎服法、中西药复方制剂与中西药配伍、临床用药咨询、不良反应监测及中药安全性宣传等方面进行，以促进学科的全面发展。

3. 加快中药临床药学人才的培养

首先，中医药院校要开设中药临床药学专业，以培养这方面的人才。其次，要继续推动中药临床药师培训基地的建设和发展，建立更多的培训基地，为医院直接培养人才。第三，高等中医药学校多开设一些中药临床药学的选修课，让更多的中药学专业学生选修这方面的课程。第四，医院决策者要高度重视中药临床药学工作，重视中药临床药师的培训工作，同时为中药临床药师定编定岗，让更多的普通中药师转向中药临床药师。

4. 积极探索多元化、差异化的中药临床药学的工作模式

以独特的中医药理论为指导的中药临床药学，其开展模式必然有别于西药临床药学模式，积极探索科学合理的中药临床药学开展模式是摆在中药临床药学人员面前的一项重要任务。中药临床药学工作的开展模式应灵活多样，不应局限于某种具体形式，应立足本医疗机构的实际情况，围绕中药临床药学的范畴开展力所能及的工作，不同级别的医疗机构根据自身业务工作的范围和中药师素质，可以建立不同的工作模式。

5. 推动中药临床药学工作走向世界

当前，在新冠肺炎疫情全球蔓延的严峻形势下，我国的中医药抗疫成效明显，引起了国际社会的广泛关注，进一步推动了中医药在海内外的广泛应用。目前国内中药临床药学工作已广泛开展，但在境外（包括港澳台地区），中药临床药学工作仍然是零。因此，我们正在联合香港、澳门、台湾及大陆两岸四地的中医药专家编写《中药临床药学总论》（繁体字版）一书，分别在香港、澳门和台湾出版，并在此基础上开展港澳台地区的中药临床药师培训工作，计划在此基础上编辑出版日文版、英文版中药临床药学专著和教材，向海外推广中药临床药学，以便其他使用中药的国家和地区也能参考该书开展中药临床药学工作，为促进中药安全合理应用发挥积极作用。

（宝安日报，2020 年 9 月 29 日，第 6 版）

四、雷公藤片中毒事件提示中药临床药学不能缺位

近日，某大学第二附属医院医生给一位湿疹患者误开了 10 倍剂量的雷公藤多苷片，药师照方发药，医嘱"每日服用三次，每次 20 片，饭后服"，患者服后发生严重的药物中毒反应，导致患者进了重症监护室抢救。经抢救，患者终于从鬼门关回来，却被告知丧失了性功能，且生活不能自理。此事被媒体曝出后，引起了广泛关注。

（一）中药临床药学工作不能缺位

雷公藤多苷片是一种中成药，其批准文号为"国药准字 Z33……"以字母"Z"开头的是中成药，其说明书记载的功能主治也是中医药的描述，"祛风解毒、除湿消肿、舒筋通络。用于风湿热瘀、毒邪阻滞所致的类风湿关节炎、肾病综合征、白塞氏三联症等"。剂型规格为每片 10mg，用法用量为口服。按体重每公斤每日 1～1.5mg，分 3 次饭后服用（例如：按 60kg 体重的成年人计算，1 次 2～3 片，1 日 3 次，饭后服用）。使用注意中明确：本品在医生指导下严格按照说明书规定剂量用药，不可超量使用。

说明书写得如此清楚明了的中成药却用出医疗事故，应当引起临床药师的重视。

从 2013 年开始，业界一直在积极推动中药临床药学工作，编辑出版了我国第一本中药临床药学专著《中药临床药学》和第一本中药临床药学教材《中药临床药学导论》，全国已设立 43 家中药临床药师培训基地。

中药临床药学专著和中药临床药学教材以及中药临床药师的培训中都十分强调要重视中药处方审核，要重视毒性药物的安全使用，要关注中成药是否辨证使用、药证相符。假如经手雷公藤多苷片这张处方的审方药师、调剂药师和复核发药的药师中有一位能掌握中药临床药学知识，这起医疗事故本是可以避免的。

首先，雷公藤及其制剂是有毒性的，雷公藤不是一味常用药，在《中华本草》《中药大辞典》中均有收载，均注明"有大毒"。只要学过中药临床药学的药师就知道雷公藤及其制剂有毒性，不可以超量和长期服用。

其次，这张处方完全没有按辨证用药的原则来处方用药。雷公藤多苷片的功能是祛风解毒、除湿消肿、舒筋通络，用于风湿热瘀、毒邪阻滞所致的类风湿关节炎、肾病综合征等，所列疾病皆为一些难治性的疑难杂症。而湿疹中医辨证常分三型：湿热浸淫证、脾虚湿蕴证和血虚风燥证，多治以清热利湿、健脾利湿和养血润肤、祛风止痒。从中医学病因病机来看，用雷公藤制剂来治疗湿疹是没有依据的，不符合中医的辨证施治要求，而从现代医药学讲，该药的说明书上也没有列有湿疹的病名，所以这张处方是超说明书用

药，也是不合理的。但在药学服务中的三位药师都没发现这个问题。

以上两个问题充分说明药师缺乏基本的中药临床药学知识，医院需要开展必要的中药临床药学工作，这起事故或许是中药临床药学严重缺位所造成的。

（二）中药临床药学工作需要支持

我国中药临床药学从 2013 年开始发力，至 2016 年全面铺开，短短几年来在促进中药的安全合理使用、减少中药不良反应方面取得了突出的成绩。

从国家药物不良反应中心每年公布的全国药物不良反应报告中可以看到，从 2009 年到 2015 年，中药不良反应从 13.3% 上升到 17.3%，而西药的不良反应从 86.7% 下降到 82.7%，特别是抗生素的不良反应从 55.2% 下降到 44.9%，成绩相当显著，这得益于西药临床药学工作的广泛开展，西药临床药师在抗生素的合理应用管理中发挥了重要作用。而从 2016 年开始，中药不良反应已出现逐年下降的趋势，从 2015 年的 17.3% 下降到 2019 年的 12.7%，这也是中药临床药学工作全面开展、中药临床药师辛勤劳动所取得的显著成绩。

但是近年来，笔者感觉到中药临床药学前进的步伐似乎放慢了。存在着对中药临床药学工作认识不足、重视不够，中药临床药学工作开展缺乏规范、指南及可供参考的模式，中药临床药学教育严重滞后，中药临床药学人才缺乏等问题，其中最重要的是中药临床药学工作的开展缺乏政策上的肯定与支持。

如何突破这个发展瓶颈？笔者认为中药临床药学发展需要中医药管理部门的政策支持，笔者建议中医药管理部门以文件的形式来肯定和推动中药临床药学工作，同时将中药临床药学的各项考核指标列入各级中医医院的各种检查、评比以及等级评审中。这将是促进中药临床药学工作开展的一个最有力措施。

出现一例医疗事故并不可怕，可怕的是从这起事故中看到了它的根本原因是中药临床药学工作缺位造成的，而这种缺位或许不只存在于一家医院。这个问题不解决，中药临床药学工作不及时补位，未来将会有更多的中药医疗事故发生。因此，重视和加强中药临床药学工作，对于促进中药的安全合理应用、减少和避免中药不良反应的发生、推动中医药的发展将具有积极而重要的作用。

（中国中医药报，2020 年 10 月 15 日，第 5 版）

五、对"医院药房托管"的思考

医院药房的托管经营是最近几年出现的一种全新的管理模式，即医院在保持药房法人地位、产权、人事关系三不变的前提下，将药房委托给经营能力较强、实力雄厚的药品企业进行经营，托管企业负责全部药品的采购、配送和日常管理，并按合同规定给医院上缴利润，医院不再负责药房的日常管理工作，只对其进行监督。近年来各地均有医院试行药房托管，如广西柳州市中医医院药房托管给三九医药集团等，其中有成功的经验，但也不乏失败的教训。2006 年，南京市决定在全市 13 个区、近 200 家二级和一级医院全面推广药房托管，广受媒体和专家学者关注，一时成为近年医疗卫生改革的热点之一。2007 年 1 月 7 日，中央电视台财经频道《对话》栏目做了题为《没有药房的医院》的对话和互动节目，将该热点推向高潮。笔者总结他们大力推广"医院药房托管"的理由主要有 4 个：一是药房托管可使医院领导从繁杂的药事事务中解脱出来，主要精力放在医疗业务拓展和管理上，从而提高了医院的诊疗水平，也给医院的发展带来更多的机会；二是托管后，新的经营管理模式使药品流通中间环节减少，有利于降低药价；三是医药企业可以利用自身的优势将近效期的药品调剂到药品周转更快的其他医疗机构使用，有利于保证药品质量；四是托管后，医药企业考虑自身利益，所有药品均按需供应，从源头上杜绝了开单提成、开"大处方"和药品"回扣"等问题，切实维护了群众利益。总之，认为医院药房托管后，可降低药品成本，减少患者医药费用支出，更好地让利于民，并使医院药房的药品无论在数量还是质量上更有保证，并进一步规范药房管理，提高服务质量，又有利于医院和医药企业发展，同时更能让老百姓得到实惠，乃"多赢"之举。还有学者认为医院药房托管是"医药分家"的过渡。姑且不论"医药分家"的对错，笔者认为医院药房托管并非"多赢"之举，仍然难解药价"虚高"之疾，有以下主要原因。

1. 药房托管可能导致医院药品经营新垄断出现

从目前试点的情况来看，对医院药房进行托管的医药公司都是规模相对较大、经营能力较强、实力比较雄厚的医药公司。由于目前我国医药流通市场的不完善，如果某一地区任凭少数几家大公司操纵药品市场，就可能会形成"价格同盟"，抵制政府降低药价的政策，而相对垄断的医院药品市场也为"价格同盟"制造机会。而且实力雄厚的医药公司正是因为看中了相对垄断的医院药品市场，才会不遗余力地托管医院药房，哪怕是给出医院高达 50% 的利润上缴，甚至是暂时的亏损。江苏省一家医药公司的经理告诉《第一财经日报》记者："其设想是托管后，等于一家医药公司负责几个医院的销售，这对于多如牛毛的商业公司而言，无疑是抢占市场份额的大好机会"；《扬子晚报》2006 年 12 月 2 日也曾报道：南京国盛药业副总经理谈谨承认，目前国盛药业已经与南京 14 家医疗机构签订了合作协议，他们之所以积极参与"药房托管"，其目的就是在日益激烈的药品市场竞争中抢占更多的市场份额。可以看出，医药公司在现阶段大多微利甚至亏损情况下还热衷于托管医院药房，正是看中相对垄断的医院药品市场。一旦出现这种医院药品经营新垄断情况，损害的肯定依然是广大患者的利益。

2. 药房托管从价格链上并未对药价"虚高"构成威胁

在医院药房未实施托管之前，药品流通过程为生产商→中间商→医院→医生→患者。药房托管之后，医院全部药品的采购由一家受托企业负责，受托企业直接从药厂进货，药品流通过程变为生产商→中间商→受托企业→医生→患者，并未减少药品流通的中间环节，对药品价格"虚高"并不构成威胁。分析其中的原因：一方面，虽然受托企业具体采购药品的品种，但很多品种并不能直接从厂家进货，而只能从厂家的中间商那里进货。而且由于医院要保证其医疗活动和利润不受影响，必定会根据各科医生提出的用药申请制定用药目录，个别品种甚至会指定厂家。据了解，南京某医院招标药企托管药房，并非把全部的药都交给药企，而是医院还要指定用药目录的50%，另外50%才真正交给药企。因此，医院和医生仍不能排除在医药流通之外。另一方面，商业企业经营药品的平均纯利润很低，一般在8%左右，对药品价格影响有限，也刚好抵消托管之后的受托企业利润。因此，药房托管从价格链上并未对药价"虚高"构成威胁。

3. 药房托管可能导致"新型医药代表"的产生

药房托管之后，期望通过医药企业考虑自身利益，所有药品均按需供应，从源头上杜绝开单提成、开"大处方"和药品"回扣"等问题，切实维护群众利益。但是，由于药品的消费具有极强的专业性，因此患者根本无法脱离对医生的依赖，药品的处方权依然在医生手里。托管企业为了利润最大化，必定通过多种途径引导医生开"大处方"及利润高的药品。不妨假想，如果受托企业不给某些医生"回扣"，医生肯定不会开他们的药，宁愿让患者拿着处方到药店买药。这样一次两次下来，药企吃够了某些医生给的"苦头"，能不重新给医生"回扣"吗？这样，托管公司就可能成为"新型医药代表"。由于托管公司和医院在一起，送"回扣"、请吃饭反而比医药代表更方便、更直接，更有利于暗箱操作。

4. 药房托管可能更利于医生开"大处方"

医院为事业单位，虽然当前政府对医院的投入不足，医院为了自己的发展必须营利，但这并不能改变其必须承担的社会责任。为了缓解人民群众"看病难、看病贵"的问题，可以通过上级卫生行政部门控制医院的"药比"（药品费用占总医疗费用比例），医院控制医生的药比和门诊处方的费用等行政手段，控制医生开"大处方"和乱用药、不合理用药。例如，我院近4年来就是通过以上的行政手段，使我院的"药比"从 2002 年底的约 46% 逐步降到现在的约 30%，门诊处方平均费用从 120 多元逐步降到现在的约 93 元，取得了很好的社会效益和经济效益，使我院门诊和住院人数连续几年都有 20% 以上的增幅，现在病房使用率已达 163%。托管之后，医院药房成为企业经营，无须承担社会责任，上述的行政手段也对其无效，医生也不受到"药比"和门诊平均费用的约束，无疑更便于医生开"大处方"，同时也更为方便托管公司和医药代表的促销活动。

5. 药房托管可能导致医院药学服务质量降低

托管公司为了医院药房这块相对垄断的市场，竞争相当激烈，拿南京某医院招标托管公司为例，招标书一下，就有十几家医药公司前来投标，所以托管公司不惜以高比例利润给医院来谋求中标，同时为了保证自己的利润，势必进行增收节支。增收必然扩大销售额，势必通过多种途径促进医生开"大处方"及利润高的药品，必然损害患者的利益。节支则为降低营运成本，这其中可能包括缩减药学技术人员或降低药学人员福利待遇、不提供临床必备而不常用的药品、不提供没有利润空间的药品、实行"零库存"造成药品供货不及时等，这些都可导致医院药学服务质量降低，最终损害患者的利益。

6. 药房托管可能导致医院药品质量下降

当前，我国药品生产企业达到几千家，药品重复生产现象严重，不同生产厂家之间药品生产工艺不同，质量相差很大，当然价格相差也很大。例如，同样是阿莫西林，国外、国内大厂和小厂之间的价格就相差很大，从几毛到几十元不等。药房托管前，医院为了保证临床的治疗效果，减少药品的不良反应，减少不必要的医疗纠纷，肯定在药品采购方面宁可价格贵点也要确保质量和疗效。实行药房托管后，医院药品的采购权交给了托管公司，托管公司可以根据自己的渠道选择哪家企业的哪个品种药品。托管公司为了追求利润的最大化，肯定愿意采购一些质量低下而比较便宜的药品，如此利润空间就会大大拓展，而药价也不会高到哪里去。这样从表面上看，同一种药品药价和以前相比是有所下降，但若患者因服用质量低下的药品而延误了疾病的治疗，甚至因药品的质量问题而导致医疗事故，最终吃亏的还是患者和医院。

7. 药房托管不可能使医院从繁杂的药事事务中解脱出来，反而易导致监管难度加大

因为医院药房的法人依然是医院，医院依然对药房的经营活动负责，对药品的质量负责，这是有关的法律法规所规定的，不因为实行托管而转移。例如：药品的质量、药品的采购、药品的供应、药品的调配（包括审方、调剂和核对等四查十对）、医药关系和药患关系等，无论是从法律法规，还是从医院本身的医疗活动出发，医院都不能完全推卸责任，都必须去管理和协调。

药房托管后，托管公司作为以营利为目的的商业公司，难免因单纯追求利润，而出现忽视药品质量、药品供应与临床脱轨（如药品供应品种不全、供药不及时）、缩减药学人员、仅提供药品买卖（如"照单抓药"、推销药品等）等现象，从而影响医院的医疗质量和医院的整体经营活动，并且托管后药房药学人员由托管公司管理，医院失去了管理权，必然导致监管难度加大。

8. 药房托管容易形成新"利益共同体"

当前药房托管的主要模式是托管医药公司按照药品的收入"返利"给医院，大多在35%左右，这样医院和托管公司形成利益共同体，共享利益、风险。药品销售额越大，医院的返利就越高，导致双方共同商议用药目录，采用利润大的药品，以便双方都有利，容易造成医院和托管公司之间"暗箱"操作。

9. 药房托管并不一定"惠民"

尽管南京有关领导和卫生行政部门一再强调"医院药房托管"的初衷和目的就是要降低药品价格，就是要"惠民"，但是高达35%的返利，加上药房技术人员工资、奖金、福利以及管理、运营费用，托管方纯利润必须超过40%才能盈利。根据全国医药商业的统计情况来分析，40%以上的纯利润是一个高得惊人的数字，医药商业协会的统计数据显示，2004年医药商业的行业毛利润率为8.2%，行业利润率仅为0.57%。而国家允许药品在医院的差价率为15%左右，40%的纯利润率显然已高出1倍还多。"这怎么能起到降低药价的目的呢？"南京医科大学公共事业管理学教授陈家应向《第一财经日报》记者表达了这样的疑问。而在《对话》节目现场，浙江的陈海啸明确表示目前浙江的医院里尼群地平零售价格比南京药房托管后价格还要低一些。而事实上，目前南京市实行药房托管的医院与未实行药房托管的医院相比，相同品种和规格的药品价格相差并不大。原因在于，托管药房的医药公司本身以营利为目的，只要政策允许，不会主动降低药价。因此，药房托管并不一定"惠民"。

总之，在目前这种医疗技术和劳务收入不能体现其实际价值，以及药品供求之间的信息不对称的情况下，医院药房托管不可能使医院从繁杂的药事事务中解脱出来，也不一定能降低药品成本、减少患者医药费用支出、更好地让利于民，反而可能导致医院药品经营新垄断出现、"新型医药代表"的产生，更会方便医生开"大处方"，以及引起医院药学服务质量和药品质量下降。笔者认为，只有增加政府对医疗卫生的投入，使医疗卫生技术人员技术和劳务收入相称，加强医疗卫生技术人员法律法规意识和思想道德教育，净化医药市场，建立一种能充分体现供求平衡和对称的药品价格体系，才能真正降低药品"虚高"的价格，让利于民。

（中国中医药报，2006年10月9日，第3版）

六、对 21 世纪医院中药管理学的思考

医院中药管理学是研究现代各级综合医院、中医院的中药药事管理活动的基本规律和一般方法的科学。从宏观上讲，医院中药管理包括医院中药生产管理、供应工作管理、中药质量的监督管理及医院中药发展工作的管理。从微观上讲，医院中药管理就是对医院中药人员、中药经济、中药设备、中药物资、中药质量、中药技术、中药法规及政治思想等一系列工作的管理。医院中药管理学是一门边缘学科。它既以中医药学等自然科学为基础，又与经济学、哲学、行为科学等社会科学相联系。

几千年来，中药管理多是传统管理的经验总结，近代及现代的医院中药管理亦是传统管理的经验总结。传统的管理经验虽有许多可取之处，但缺乏科学性、系统性及合理性。21 世纪风云变幻，带给中医药事业的既有发展的机遇，又有竞争的压力。建立医院中药管理学科，提高医院中药管理水平，已成为广大医院中药管理工作者迫在眉睫的任务。要想从容应对来自未来的挑战，就必须积极主动地采取相应的策略和行动。

（一）大力宣传医院中药管理学

医院是中药消费的一个重要终端。加强医院中药管理工作，提高医院中药管理水平，对于提高医疗质量、保障人民身体健康具有重要意义。新中国成立以来，我国的医院中药管理工作者将传统的管理经验进行总结，并与现代管理相结合，逐步形成了不少较为成熟的管理理论和管理办法，各级管理部门也为此制定了很多具体的参考指标和政策规定。这些都为创建医院中药管理学科打下了坚实的基础。但是目前，作为一门新的学科，医院管理学正处在形成与建立的时期，尚未能得到足够的重视和发展。因此，一定要大力宣传医院中药管理学，争取社会各界尤其是医药卫生界的支持，争取得到药学界及医药教育界的认同，大家共同关心和支持医院中药管理学科的发展。只有这样，医院中药管理学才能真正健康地发展起来。

（二）加速人才培养

医院中药管理工作要求管理者（药剂科主任）既要具备较强的中药专业水平，又要有较强的管理能力和较高的管理水平。以前，我国只有少数中专的中药专业开设了医院中药房管理课程，而在大学的中药等专业则未见有这方面课程，致使中药专业大中专毕业生的医院中药管理知识欠缺。因此，有必要在医药院校中的药学专业开设医院中药管理课程，加快医院中药管理人才培养。目前，国内只有上海第二军医大学药学院成立了药事管理教研室，并开设了相关课程。因此，需要加快医学院校学科建设，培养学士甚至硕士、博士等高层次的医院中药管理人才，才能满足医院中药管理工作的需要。

（三）加强理论研究及应用研究

医院中药管理学是一门学科，它有自己的理论体系和研究方法。这些理论和方法是在传统管理经验和现代科学管理理论相结合的基础上，结合现代医院中药管理实践总结出来的。有必要加强对这些理论和方法的系统深入研究，在研究取得全面成果的基础上编撰、修订《医院中药管理学》教材，为确立医院中药管理学的学科地位和推动学科继续发展打下坚实基础。同时，医院中药管理学也是一门应用科学，通过各种管理方法的应用研究，达到提高医院中药管理水平、提高医院中医医疗质量的目的。

（四）注重成果的推广应用

医院中药管理学的研究成果对于指导医院中药管理工作的开展和提高医院中药管理水平具有重要的作用。但目前，不仅医院中药管理学研究成果少，而且没有得到应有的重视和推广应用。因此，积极推广应用医院中药管理学研究成果是医院中药管理学发展的一个重要方面。值得提出的是，医院中药管理工作与药品管理的法规、条例等有密切关系，医院中药管理应得到卫生行政管理部门及药品监督管理部门的认同和支持。若能使之成为一种规范或制度，则这样的管理成果才能得到全面推广应用，才能真正发挥作用。

（五）加强学术交流

目前存在的问题是，医院中药管理工作者只重视专业学术交流，而忽视管理的学术交流。有人统计了某地24所大医院药剂科48名主任在5年中发表的论文63篇，其中中药学专业论文60篇，管理方面的论文只有3篇。我国虽然在1993年成立了中华中医药学会医院中药管理专业委员会，并且每年都召开一次委员会会议，但都是座谈会性质，开展医院中药管理方面的学术交流不多，亦没有出一本正式或内部的论文集。国内公开发行的有关杂志也极少见到有医院中药管理方面的文章。作为一门学科来说，这样的学术交流和学术气氛是远远不够的。因此，加强医院中药管理学科的学术交流是推动医院中药管理学发展的一项重要工作。

医院中药管理学科的形成是社会发展的必然产物。它的形成与建立将为推动我国医院中药管理工作的开展，提高医院中药管理水平，进而提高医院中药质量和医疗质量，为中医药事业的发展发挥积极的作用。我们要随着现代技术的发展、进步，努力寻找客观、科学、先进的技术和方法，使中药管理这门古老的学科焕发出新的活力。

（中国医药报，2002年7月30日，第16版）

后记：

梅花香自苦寒来

——记我国著名的医院中药学家梅全喜教授

在当今的中药临床药学界和艾产业界，提起梅全喜教授，大家没有不知道的，因为他为推动中药临床药学学科建设与发展、中药临床药学人才的培养和推动中药临床药学走向海外，以及推动艾产业的发展和艾文化的推广等作出了积极的贡献。事实上，他在中医药界的影响远不止这两个专业方向，在药学史本草研究、李时珍《本草纲目》和葛洪《肘后备急方》研究、道地药材与地产药材研究、中药鲜药应用研究、医院中药制剂与中药炮制研究等方面都做了大量的工作，取得显著成绩。他已成为我国医院中药学方面知名的专家，今天在这里对梅全喜教授作详细介绍如下。

本草药圣有传人

梅全喜教授 1962 年 5 月出生于中医药世家，其家乡位于湖北省蕲春县，与我国明代著名医药学家——李时珍是同乡。爷爷梅友三（1879—1944）为清末进士，被举为族长，家境富裕，自学中医，是一名中医外科医师。父亲梅锡圭（1914—1991）师从当地中医蔡醒山先生，潜心医道，十年寒窗，望闻问切，救死扶伤，手到病除，终成地方名医，声名远扬。在中医妇科、内科肝病、儿科等方面造诣颇深，救治患者不计其数，晚年被推选为县人大代表。他随父亲在医院长大，受家庭及环境的熏陶，培养了他对中医药的至诚热爱。因自幼跟随父亲在乡里行医，不仅习得了最初的中草药知识，而且在他幼小心里打下了将来一定要"行医济世、救死扶伤"的深深烙印。

当时，在乡里，由于医药卫生条件简陋，时常有人生病，到医院求治不便，一些患者甚至被医院判了"死刑"。然而，在梅全喜父亲的诊治下，看似平凡的草药发挥了大作用，不但药到病除，平息了当时的流行性脑膜炎等疾病，而且多次从死亡线上拉回了病人。正是源于此，让梅全喜对父亲和父亲从事的事业有了极为深刻的认识，矢志走上从医路。为此，他自幼刻苦学习，勤于钻研，在恢复高考以后，以全校第一名的优异成绩考取了湖北中医学院（现湖北中医药大学），希望子承父业。不料，学校在录取时考虑到他的化学成绩特别突出，将他遴选到了中药系学习中药，虽然没有当上医生，但梅全喜从此开始了他对中草药的研究。

大学时代的梅全喜凭借着对中医药的热爱，将全副精力都投入专业课的学习当中，大学4年，他各门功课都取得优异的成绩。扎实的专业知识基础，使梅全喜在毕业专题实习中初露锋芒，在指导老师的帮助下，他顺利地完成了"复方蛇床子阴道栓的试制与临床疗效观察"的研究，并写出了两篇颇有见地的学术论文，均发表在国家级的专业刊物《中国医院药学杂志》上，这在当时是十分不容易的。

1982年8月，毕业后的梅全喜被分配到湖北蕲春县李时珍医院从事中药制剂及炮制工作。至今他还清楚地记得，到医院报到的第一天就专程到李时珍陵园拜谒这位伟大的药圣，在心中默默地许下愿望：作为李时珍的同乡和同行，一定要以他为榜样，在继承和发扬祖国传统医药方面有所建树，不辜负老师、同学和父老乡亲对自己的期望。

对传统中医药的挚爱和探索贯穿了梅全喜的整个中青年时代，他自觉肩负起了传承传统医药学的伟大使命，甘愿与草药相伴。在家乡工作期间梅全喜利用所学的中药知识积极开展中药新制剂研发及中药炮制工作，改进完善医院自制中药注射剂的生产工艺，研制生产一批中药复方验方的口服安瓿剂、中药灌肠剂以及紫甘软膏、蕲艾精、李时珍中药保健腰带等新产品，特别是李时珍中药保健腰带临床治疗寒湿型腰痛有效率超过98%，通过湖北省卫生厅组织的成果鉴定，达国内先进水平，获得国家专利，并获得蕲春县科技进步一等奖。该成果转让给湖北钟祥市中药保健品厂批量生产，获得显著的经济效益。

同时，他把本职工作之外的业余时间全部用在了开展科学研究和学术探讨上，为深入探讨祖国医药科学的奥秘，他不惜汗水，付出良多。多年来坚持笔耕不辍，研究探讨药学史本草学相关学术问题，自1991年编著出版第一部专著《中成药的引申应用》起，迄今为止的四十年间，梅全喜共独立著作或主编完成了《蕲州药志》《本草纲目补正》《艾叶》《药海撷菁——梅全喜主任中药师从药二十年学术论文集》《广东地产药材研究》《艾叶的研究与应用》《香药——沉香》《鲜龙葵果抗肿瘤作用的研究与应用》等中医药专著，共计3000多万字，还参与编写《中国道地药材原色图说》《中西医临床用药正误大全》《现代中药材商品手册》《中国常用中草药》《中国民族药食大全》等中医药专著，发表各种学术论文500多篇。其中，有不少的论文和著作是研究药学史与本草学的，尤其是对我国古代的医药学家李时珍和葛洪重点研究，取得显著成绩，今天已成为这方面著名的专家。其主编出版的《本草纲目补正》和《李时珍〈本草纲目〉500周年大事记》（与王剑教授合著）专著，作为1993年纪念李时珍逝世400周年学术活动及2018年纪念李时珍诞辰500周年的献礼，获得了国内有关专家高度评价，认为它填补了李时珍《本草纲目》研究的空白。

来到广东工作后，他带领团队积极开展葛洪《肘后备急方》研究，挖掘研发新产品2项、主持召开全国葛洪医药学术研讨会2次，发表相关研究论文40多篇，主编出版《葛洪〈肘后备急方〉研究》《肘后备急方校注》《抱朴子内篇·肘后备急方今译》等专著，研究成果通过广东省中医药学会主持的成果鉴定，达国内领先水平，该成果获得中国民族医药协会科技进步一等奖。

矢志不渝求索路

在四十多载的医药学生涯中，梅全喜教授曾5次调动工作。但无论身在何处，处于什么样的岗位上，他从未放松过对自身的要求，以只争朝夕的精神投身自己所热爱的工作中，并取得了丰硕成果。

从湖北到广东，梅全喜将家乡中医先贤李时珍的精神也带到了广东。他多年以来细心搜集各种文献记载，始终把地产药材的研究列为自己的主要研究方向。自己一个人的力量有限，就带领团队协同合作，不仅对其生物特性、道地优质性进行研究，在实验室里化验分析、药理实验验证，而且还结合临床，制成制剂，在应用之中进行验证。

沉香曾经是中山著名的地产道地药材，但中山近代的沉香资源并不丰富，了解沉香的人也不多，梅全喜决定对其开展研究，邀请中山民俗专家李汉超先生联名在《中山日报》上发表了《搜寻香山之'香'恢复传统南药——关于建设沉香种植基地的构想》重要文章，以推动中山沉香热潮。期间牵头开展了中山沉香的药用历史、产地考证及资源普查工作，并先后发表《南药中山沉香的产地考证与发展构想》《中山沉香资源调查与开发利用建议》等多篇论文，率先论证了中山是沉香的主产地和道地产地，这些文章为中山成功申报"中国沉香之乡"提供了翔实资料。此后，中山沉香热潮逐步兴起，沉香的种植由当初的几万株到今天的400万株，专门从事沉香种植、结香、加工、研发、应用推广、销售、贸易及收藏的专业公司由当初的一家发展到今天近百家。梅全喜带领他的研究团队与多个沉香公司合作开展研究工作，并申报广东省中医药局科技基金资助项目和中山市科技计划资助项目"沉香叶的药理作用与综合开发利用研究"，积极开展沉香叶与沉香药材的研究工作，发现沉香叶有抗炎、镇痛、镇静、降糖、平喘、促进肠蠕动等广泛的作用，为沉香叶的开发利用打下了基础。先后发表了与沉香相关学术论文 20 多篇，组织了他的研究团队在总结自己研究成果的基础上编写出版了《香药——沉香》专著。其沉香研究成果的总体水平达国内先进，并获得中山市科技进步一等奖。也多次应邀在沉香论坛上做有关沉香药用历史及研究应用的讲座，为推动沉香产业发展、普及沉香医药知识作出了积极贡献，还被授予"沉香药用研发专家奖"。

21 世纪初，梅全喜研究广东地产清热解毒药时发现广东民间有用龙葵治疗鼻咽癌的应用，从此，他关注到这个药物。在他主编出版的《广东地产药材研究》和《广东地产清热解毒药物大全》这两本专著中均详细收载了龙葵，该药在广东地区的应用是以鲜用为主的，而鲜药的应用正是岭南地区的医药特色。为了更好地推动鲜龙葵果的研究与应用，从 2010 年开始，梅全喜与吉林四平创岐科技发展有限公司合作开展鲜龙葵果抗肿瘤作用的研究与推广应用工作，梅全喜教授团队对国内外有关龙葵和鲜龙葵果的化学成分、药理作用研究和临床应用情况进行系统总结，并对龙葵果开展了全面研究工作，对龙葵不同采收期及不同药用部位的有效成分、对独有的专利技术鲜龙葵果的保鲜技术、对不同产地龙葵果的 HPLC 指纹图谱、不同产区的不同基原及其近缘种龙葵样品进行 ITS2 分子鉴定方法等研究，先后撰写发表龙葵果研究论文 20 多篇，其研究结果充分证明了北方地区黑土地上所产的龙葵果实中龙葵碱含量最高的观点。为了推广应用，梅全喜带领技术人员进行了鲜龙葵果质量标准的起草研究工作，经过广东省食品药品检验所的审核、复核，形成了"鲜龙葵果"的质量标准和标准起草说明，并经广东省食品药品监督管理局审核批准，鲜龙葵果正式收载入《广东省中药材标准》。由梅全喜教授主编的《鲜龙葵果抗肿瘤作用研究与应用》也已由中国中医药出版社正式出版，国医大师、著名的中药专家金世元教授和国医大师、著名的中医肿瘤专家周岱翰教授分别为该书的出版题词"鲜药应用，大有可为"和"鲜药应用是中医药传统用药经验的精华之一，应当继承、发扬，加以提高"，充分肯定了梅全喜教授在鲜药研究上的成就。

近年来，他与东阳光药物研究院中药研究所合作积极开展鲜冬虫夏草的研究，发表论文 10 多篇，编撰出版《鲜冬虫夏草的研究与应用》专著，并多次应邀赴全国各地做鲜虫草的研究应用学术报告，为推动鲜药的研究与应用发挥积极作用，他本人也被聘请为中国癌症基金会鲜药专业委员会副主任委员。

为了积极推动名贵道地药材的研究、应用与产业发展，从 2020 年开始梅全喜教授带领团队与有关单位及团队合作，启动编写出版"名贵道地中药材研究与应用系列丛书"工作，这套丛书初定 50 种，选择的都是国内外著名的名贵道地药材品种，每种药材独立成书，全面系统介绍该名贵道地药材相关研究与应用成果。首批 6 本为《蕲艾的研究与应用》《沉香的研究与应用》《新会陈皮的研究与应用》《鲜冬虫夏草的研究与应用》《鲜龙葵果的研究与应用》和《重楼的研究与应用》，都是在自己团队研究成果的基础上收集该药材的古今应用及现代研究资料编写而成。国医大师金世元教授题词，中国工程院院士、中国中医科学院院长黄璐琦教授写序，都充分肯定了这套丛书出版的意义。这也是梅全喜教授在中药研究探索道路上的一个重要的总结。

谱写地产药材研发新篇章

梅全喜思维活跃，勇于创新。早些年他通过实验研究提出的以艾叶燃烧放热量判定艾绒质量、槟榔炮制宜少泡多润、桑叶不宜经霜后采收、必须重视中药灌肠剂、加强治疗急症的中药制剂开发等学术新观点，使人耳目一新。调动到广东工作后，岭南地区温暖湿润的气候、丰富的药材种类成就了梅全喜教授的探索进取之心，将广东地产药材列为研究的重点方向。他率先在公开发表的文章中对广东地产药材定义，即是指广东本地生产，民间应用广泛、疗效确切的中药材。尽管在过去的岁月里医家对广东地产药材研究较少，但广东地产药材的疗效却是不容小觑的，特别是不少地产药材在治疗地方多发病、常见病方面有其独特的疗效。直到今天，在广东的许多地区，地产药材仍是普通人家煲汤和熬制凉茶的常用材料，一些甚至已成为医药工业产品或医院制剂的重要原料药，在养生保健与防治疾病中发挥着日益重要的作用。而这些，正是促使梅全喜以此为目标不断前进的动力源泉。

在广东地产药材研究上他肯下功夫、敢于创新，取得显著成绩。以三角草为例，三角草又名小花吊兰、疏花吊兰、山韭菜、土麦冬，为百合科吊兰属植物三角草 *Chlorophytum laxum* R.Br 的干燥全草。主要分布于广东省南部、中南部地区及广西等地，主产于广东中山、江门地区，民间应用于治疗毒蛇咬伤。但是国内外对三角草的化学成分及药理作用等全面的研究则未见有文字报道。在梅全喜之前，国内关于三角草的基础研究是空白的，三角草包含的主要成分及其具备的主要药理作用皆不清晰。

研究开发利用三角草资源具有广阔的市场前景及显著的社会和经济效益。自梅全喜 2001 年开展"三角草的基础研究"科研项目首次立项以来，先后获得广东省中医药局科技基金资助项目、中山市科技局科技计划资助项目、中山市卫生局科技兴医"十五"规划重点科研项目资助。他带领团队成员展开了数载脚踏实地、夜以继日的研究工作。

他们的主要工作成果包括：①首次从三角草中提纯分离鉴定出 7 个化合物，分别是 Chlorophytoside A、Syzalterin、海可皂苷元等。其中 Chlorophytoside A（三角草苷 A）是梅全喜团队首次发现、首次报道并由他们自主命名的一种新化合物，有关该化合物的首次报道论文 *Chlorophytoside A，a New Labdane Diterpene Glycoside from Chlorophytum Laxum Chem.Bull* 以全英文刊载于 *Chinese Chemical Letters* 英文版杂志，并被 SCI 收载。②首次对三角草的抗炎、镇痛、耳微循环、抗蛇毒作用及毒性进行全面研究，结果表明三角草有显著的抗炎、镇痛、改善微循环及抗蛇毒作用，为三角草的制剂开发研究及临床应用提供科学可靠的依据。研究结果分别发表在《中国药学杂志》《中药材》《中成药》《时珍国医国药》等国家级核心期刊上。③首次对三角草的形态组织、理化鉴别等进行了研究，制订了三角草的药材质量标准，获得省药监局的批准，为三角草的正确使用提供了判别真伪的质量标准。④以三角草为主药研制开发了跌打镇痛液、复方三角草片等新制剂，临床应用于治疗关节及软组织损伤、毒蛇咬伤等有显著疗效。其中跌打镇痛液为国内首创，已获国家知识产权局授予发明专利。跌打镇痛液和复方三角草片已获广东省药品监督管理局正式的制剂生产批文，为临床提供了确切有效的药物新制剂。梅全喜主持的这项课题通过成果鉴定，被认为具有较强的创新性与开拓性，填补了国内外同类研究的空白。

梅全喜将一腔心血扑在了广东地产药材的研究、开发和应用上，他带领团队还开展了有关广东土牛膝、三丫苦、蛇鳞草、蛇泡簕、黑面神、布渣叶、山芝麻、新会陈皮等 20 多种广东地产药材的深入研究，并以广东地产药材为主药成功地研制出了 10 多种医药新产品，如"跌打镇痛喷雾剂""复方土牛膝含片""昆藻调脂胶囊"等一批独具特色的科研新产品，共获得国家发明专利 6 项，同时获广东省科技进步二、三等奖各一项，中山市科技进步一、二、三等奖 10 多项。其中，由梅全喜主持的广东地产药材研究项目"三角草的基础研究"获广东省科技进步二等奖、"昆藻调脂制剂治疗脂肪肝的机理与临床研究"获广东省科技进步三等奖、"复方土牛膝制剂治疗咽喉疾病的实验与临床研究"获中山市科技进步一等奖。

2011 年 5 月，梅全喜在自己团队多年研究成果的基础上主编出版了《广东地产药材研究》，本书系统介绍了 170 余种广东地产常用中草药的别名、来源、性味、功能主治、用法用量、药用历史、化学成分、药理作用、临床应用及附注等项内容，其中药用历史、化学成分、药理作用以及临床应用的介绍尤为详尽，不少内容是梅全喜所带领科研团队的研究成果。这本书的出版标志着广东地产药材研究的持续深入进行，对于加快广东地产药材走向世界，提高广东中医药地域文化的学术水平，推动地方经济发展，加快广东的中医药强省建设均具有积极意义。国医大师、广州中医药大学终身教授邓铁涛题写书名，中国工程院院士、中国医学科学院药用植物研究所名誉所长肖培根教授题词，时任中国中医科学院中药研究所黄璐琦所长和中国医学科学院药用植物研究所陈士林所长同时写序，规格如此之高是广东地方医药书籍中少见的，该书获得了 2010 年度国家出版基金资助，也获得 2015 年度中华中医药学会学术著作奖三等奖。

梅全喜教授把广东地产药材的研究开发工作列为自己的重要研究方向，带领他的技术团队以中药药理实验室为研究平台，以"广东地产清热解毒药"为研究方向，先后带教博士、硕士研究生 20 多名，其中 10 届研究生戴卫波获南粤优秀研究生称号；11 届研究生范文昌在读期间发表论文 10 多篇，主编出版 100 多万字的《广东地产清热解毒药物大全》专著，获大学优秀毕业生称号；13 届李红念、15 届陈小露、17 届董鹏鹏、18 届唐志芳、19 届郑依玲、21 届李皓翔等在读期间均发表论文 10 余篇，参编专著多部，均获得国家奖学金。同时，梅全喜教授带领的团队也都取得了显著成绩，其中中山市中医院药学部在广东省药学会每年的全省医院药师科研立项、专著和发表学术论文统计排名中，从 2006 年至 2018 年连续 13 年都获得排名前六名，2013 年度还获得全省排名第一的好成绩。2019 年初他应邀来到深圳市宝安纯中医治疗医院领衔创建药学部，同样也取得突出成绩，2020 年和 2021 年宝安纯中医治疗医院药学部分别获得全省排名第八（深圳市排名第二）和全省排名第七（深圳市排名第一）的好成绩。中山市中医院是一个地级市中医院，而宝安纯中医治疗医院药学部更是一个成立不足 3 年、只有 21 人的区级小医院药学部，就是这样两个普通的药学部在梅全喜教授的带领下，能在全省众多的省级大型三甲中西医院参与的竞争中获得如此突出的成绩，的确是难能可贵的，这也印证了梅全喜教授的一位挚友对他的评价"强将手下无弱兵""是金子在哪里都会发光"！

中药临床药学的推动人

2016 年 11 月 26 日，由全国高等学校中药临床药学专业教材建设指导委员会倾力打造、全国 50 余家高等院校和医疗机构的专家学者共同参与、人民卫生出版社隆重出版的国内首套全国中药临床药学专业创新教材在广东省中山市举行首发仪式，来自全国 26 个省市中医药专家共 500 多人共同见证了我国中医药界的这一盛事。说起中药临床药学专业创新教材的起源，就不得不提起梅全喜教授。

自 21 世纪初以来，梅全喜就带领其团队开始关注中药安全性合理使用问题，他撰写相关论文在国内多家专业学术期刊发表，并在各地培训班、学习班及学术会议上就"中药安全性问题"和中药临床药学开展等讲题做过 100 多场讲座或报告，以此推动中药临床药学工作的开展、促进中药的安全合理应用。他的讲座受到普遍欢迎，中华中医药学会为表彰他在普及中药安全性方面所做的贡献授予他"金话筒奖"。

为加强中药注射剂安全、合理使用，梅全喜团队自从 2002 年发表首篇有关中药注射剂不良反应文献分析研究文章以来，20 多年来一直潜心开展中药注射剂不良反应文献分析研究，共撰写了 40 余篇有关中药注射剂不良反应的总结性论文发表在各级杂志上，主持编写出版了《中药注射剂的不良反应与应对》《中药注射剂不良反应速查》和《中药注射剂安全应用案例分析》三本中药注射剂专著，举办"全国中药注射剂安全性学术研讨会"。与此同时，他们还开展了"常用中药注射剂不良反应文献分析与防治措施规范化研究"的课题，该科研课题于 2012 年还分别获得广东省中山市科技进步二等奖和广东省药学会医院药学科技二等奖。

自在《中国药房》发表《中药临床药学的现状与发展思考》首篇有关中药临床药学文章以来，梅全喜一直关注中药临床药学的研究进展，从中药临床药学定义、开展模式、人才培养等多方面进行探讨分析，共撰写了 10 多篇有关中药临床药学探讨的文章发表在各级杂志上。针对西药临床药学参考书籍众多，而无一本中药临床药学参考书籍的状况，梅全喜于 2012 年底牵头主编并组织全国 16 家大型三甲中医院药剂科从事中药临床药学的专业技术人员编写出版了我国第一本《中药临床药学》专著。梅全喜团队还于 2013 年和 2016 年两次发起承办了由中华中医药学会主办的"全国中药临床药学学术研讨会"暨国家级继续教育项目"全国中药临床药学培训班"，来自全国各地近千名药师参加了学习与培训。这些工作都为推动中药临床药学工作的开展发挥了积极作用。中国药学会为表彰他在医院药学方面所做出的成就，授予他"2014 年度优秀药师奖"。

为了推动中药临床药学人才的培养，梅全喜决定启动中药临床药学系列教材的编写工作，先后找到全国中医药高等教育学会中药教育研究会彭代银理事长、中华中医药学会医院药学分会曹俊岭主任委员及人民卫生出版社药学中心曹锦花主任汇报他的想法，得到了他们的大力支持。彭代银理事长邀请梅全喜参加"2014 年全国中医药高等教育学会中药教育研究会十一次年会"，并请他在大会做"中药临床药学的现状、存在问题及人才培养和教材建设的探讨"学术报告，提出的编撰中药临床药学系列教材的设想，得到了与会者（全国中医药院校的校长和中药学院的院长）们的一致肯定和支持。2015 年 3 月 24 日，"全国高等学校中药临床药学专业教材建设指导委员会成立会议暨全国高等学校中药临床药学专业创新教材主编人会议"在北京人卫饭店召开，在会上正式宣布成立教材建设指导委员会，并颁发聘书，梅全喜和彭代银、彭成、曹俊岭共同担任主任委员，全国各中医药院校的教授和三甲中医院药学部主任担任副主任委员、委员，并同时宣布《中药临床药学导论》等16本教材的主编、副主编人选，正式启动这套教材的编写工作。梅全喜教授与彭代银校长联合担纲主编这套教材中的第一本《中药临床药学导论》，他的团队还参加了其他6本教材的编写。经过近3年编写，人民卫生出版社已在2016年底至2019年全部出版发行了这套教材。

这套教材的问世可以说是倾注了梅全喜教授的大量心血，他是处在位置不高、平台不大的基层医疗单位，以他的位置要推动一件事就要比其他人付出得更多，正是由于他的执着、坚持和不懈努力，才有了这套教材的出版。这套教材的问世，在中医药教育发展史上具有里程碑的意义，它填补了我国中药临床药学专业教材的空白，开启了中药临床药学专业人才培养的新篇章，为国内中医药高等院校设置中药临床药学专业、开展中药临床药学课程教学打下良好的基础，对加快中药临床药学专业人才的培养起到积极、深远的影响。

近年来梅全喜积极推动中药临床药学走向海外，他认为中药在海外出现的苗条丸（马兜铃酸）致肾衰以及小柴胡颗粒致间质性肺炎的严重不良反应事件都是因为不合理使用造成的，这些事件对中医药的影响是巨大的，所以中医药要走向海外就必须有中药临床药学的保驾护航，并提出了"有中药应用的地方就应该开展中药临床药学工作"的观点。为了推动中药临床药学工作走向海外，梅全喜牵头组织粤港澳台两岸四地高校、学会、医疗机构的中药专家共同编写了一本繁体字版《中药临床药学总论》并已分别在香港、澳门和台湾三地同时出版，作为高校中医药专业的教材和中药师学习的资料。

这本书的出版得到了港澳台地区医药界的肯定和中药师的欢迎，香港中西医结合学会荣誉会长、太平绅士黄谭智媛教授，澳门科技大学荣誉校长、中国工程院院士刘良教授，台湾中医师联合公会理事长柯富扬教授分别为该书写序推荐，充分肯定这本书的意义和价值。梅全喜还利用这本书作为教材举办"粤港澳大湾区中药临床药学培训班"，受到两岸四地中药师们的欢迎，其中港澳台地区参加听课人数超过2万人，为推动中药临床药学走向海外迈出了坚实的一步。下一步，梅全喜计划将《中药临床药学总论》一书翻译成英文版、日文版和韩文版出版，以真正推动中药临床药学走向世界。

大爱社会　从艾出发

梅全喜的家乡盛产艾叶，素有"蕲艾"之美称。他小时候认识的第一味中药就是艾叶，耳闻目睹了很多关于艾叶防病治病的故事。大学毕业后，他即着手开展对艾叶的系统研究，经过40多年的潜心钻研，终于取得了可喜成果：他发表了40多篇艾叶科研论文，最早论证了蕲艾作为艾叶的道地品种及质量的优质性和道地性。1999 年还出版了一本近 25 万字的专著《艾叶》。该书对艾叶的生长环境、采收时节，以及灸疗功用做了系统科学的阐述与总结，令人叹为观止。《艾叶》的问世，使艾叶产品的研发工作进一步深入，也为后来蕲春县大力发展艾产业打下了坚实的基础。近年来，梅全喜又再次开展了对艾叶产地质量及 DNA 分子鉴别研究，发表了《不同产地艾叶总黄酮、重金属和硒元素的含量比较研究》《12 个不同产地艾叶挥发油的 GC–MS 分析》《复方蕲艾卫生巾方镇痛抗炎作用的实验研究》《DNA Barcode for Identifying Folium Artemisiae Argyi from Counterfeits（艾叶的 DNA 条形码鉴定研究）》等重要论文，还编写出版了《艾叶的研究与应用》《蕲艾的研究与应用》以及艾叶实用百科系列丛书：《艾叶实用百方》《艾蒿食疗百味》《蕲艾灸治百病》等多部艾叶专著，其中梅全喜主编的三本艾叶实用百科系列丛书还被人民卫生出版社翻译成三本英文书《Mugwort Leaf: Over 100 Practical Formulas》《Qi Mugwort Moxibustion to Treat 100 Diseases》《Diet Therapy with Mugwort in 101 Recipes》向海外发行，为推动中医药文化特别是艾文化走向世界、将中医药知识普及到一带一路国家发挥了积极作用。

在艾叶产品研发方面，梅全喜教授还先后研制出"蕲艾精""艾地合剂""李时珍中药保健腰带""蕲艾条""艾叶烟""艾灸贴（女士专用）""艾叶浴剂""蕲艾卫生巾""蕲艾防瘟九味香囊"等新产品，上市后深受消费者的欢迎。他担任国内 10 多家艾叶生产企业技术顾问，指导开展艾叶系列产品研发工作，其中已有多家艾叶企业年产值超过亿元，取得了显著经济和社会效益。特别是他的家乡湖北蕲春，在梅全喜的积极推动下，从 21 世纪初艾叶产值几乎为零发展到今天艾叶产值已超过 50 亿元，为推动艾叶研发与推广应用以及推广艾叶文化发挥了积极作用。家乡的人民将艾叶专家梅全喜教授与国学大师黄侃、文坛巨匠胡风、风投教父汪潮涌誉为蕲春当代四大名人（载于《汽车之旅》杂志 2016 年 5 月刊. 蕲艾文化节专刊 54–57 页）。他工作单位所在地深圳市宝安区的党报《宝安日报》（2020 年 07 月 16 日 A08 版）也在一篇报道他的文章中这样写道：（梅全喜）家乡盛产艾叶，素有"蕲艾"之美称，因在艾叶研究上成果丰硕，被业界称为"艾叶之父"。可见，梅全喜在艾叶研究、艾产业发展及艾文化推广方面做出的贡献已得到社会的认可。

同时，梅全喜也是一位有爱心的专业人士，2017 年初，他将自己多年来获得的科技成果奖励、稿费以及讲课费共计 100 万元和他担任 10 多家艾叶研发生产企业科技顾问的顾问费 200 多万元全部捐献出来成立了李时珍中医药教育基金会，用于资助蕲春籍每年考取中医药大学中医药专业的贫困学子和每年奖励湖北中医药大学、广州中医药大学优秀博士、硕士研究生，基金会成立 5 年来已连续举行 12 次资助和奖励活动，共资助和奖励贫困学子及优秀研究生 80 多人，为推动中医药教育事业发挥了积极作用。

梅花香自苦寒来

业内众多专家都说"梅全喜是个不可多得的人才"，然而，他却一直乐于"屈居"基层。了解他的人都知道，他的"基层情结"源自一颗圣洁的心。他觉得基层更需要人才，而有作为的人才在基层更能发挥非凡的作用。他感到很幸运，自己所在的基层单位非常器重自己，为自己提供了很好的工作和科研条件，使自己能做出较大成绩，做出较多贡献。

"宝剑锋从磨砺出，梅花香自苦寒来。"经过"磨砺""苦寒"之后的梅全喜，逐步迎来了丰收的季节。1992 年他被破格晋升为副主任中药师，1998 年晋升为主任中药师，2003 年成为广州中医药大学教授、硕士生导师，2017 年成为广州中医药大学的博士生导师，2017 年拜国医大师金世元教授为师，学习传承金老的中药炮制及中成药合理使用的学术经验，2019 年 3 月应聘到全国首家纯中医院——深圳市宝安纯中医治疗医院药学部担任中药学科带头人，并全职负责国医大师金世元中药炮制传承工作室和中药炮制研究室工作，牵头开展金老中药炮制经验传承及传统中成药的应用，以及中药品种与理论的挖掘、整理、考证、总结等工作。现为深圳市第五批名中医药专家学术经验继承指导老师和 2019 年深圳市名中医药专家梅全喜学术经验传承工作室负责人。2021 年他带领的中药团队引进首席岐黄学者、中国科学院上海药物研究所果德安教授团队联合共建中药质量研究与安全合理用药研究团队，获得深圳市'医疗卫生三名工程'项目（项目编号 SZZYSM202106004）立项资助。

他还先后带教博士后、博士及硕士研究生 20 多名，带教学术传承人（含师带徒）6 人，研制出医药新产品 20 多项，获国家发明专利 6 项，广东省科技进步二等奖、三等奖各 1 项，吉林省科技进步三等奖 1 项，中国民族医药协会科技进步一等奖 2 项，市厅级科技进步一、二、三等奖 10 多项，中华中医药学会学术著作三等奖 2 项。以负责人和主要编写人员的身份起草编写中药方面的国际及国家级标准、规范、指南和共识 20 多部，主编出版中药学术专著 70 多部，参编并担任副主编、编委的专著 30 多部，以第一作者或通讯作者在国内外医药杂志上公开发表中药研究论文 500 多篇（其中 SCI 论文 10 多篇），应邀赴日本、加拿大等国家以及国内各省市、台湾、香港地区举办的学术会议及培训班上做学术报告及讲座达 300 多次。

由于他所取得的学术成就和贡献，被邀请担任众多学术职务，如全国高等学校中药临床药学创新教材建设指导委员会主任委员，中华中医药学会李时珍学术研究会第四、五、六届副主任委员，中国药学会药学史专业委员会第六、七届副主任委员，中国中医药信息研究会李时珍研究分会会长及葛洪研究分会副会长，中国药师协会理事兼中药临床药师分会副主任委员，中国民族医药学会信息与大数据分会副会长，中国民间中医药研究开发协会李时珍健康产业分会副会长，国家中药产业技术创新战略联盟艾产业化联盟及鲜龙葵果联盟副理事长，中国医疗保健国际交流促进会理事兼医院药学专业委员会副主任委员，中国癌症基金会鲜药学术委员会副主任委员，世界中医药学会联合会李时珍应用研究专委会和临床用药安全研究专委会常务委员，中华中医药学会医院药学分会、中药炮制分会、中成药分会和科普分会等4个分会的常务委员，中国药学会第一届战略发展委员会委员及药物流行病学专委会、循证药学专委会委员，中国药理学会药源性疾病专委会委员，中华中医药学会科技奖评审专家、科普专家及中药药物警戒与合理用药科学传播专家，中华中医药学会中医药研发合作中心全国院内制剂名方、验方开发应用专家委员会评审专家，国家食品药品监督管理局执业药师资格认证中心国家执业药师工作专家，李时珍中医药教育基金会理事长，广东省药师协会副会长，广东省药学会常务理事兼药学史分会第一、二届主任委员及第三届名誉主任委员，中药与天然药物专委会和岭南中草药资源专委会副主任委员，广东省中医药学会理事兼中药炮制专业委员会主任委员，中药专委会和医院药学专委会副主任委员，广东省药理学会中药药理专委会副主任委员，广东省中药协会理事兼人用经验与医疗机构制剂转化专业委员会副主任委员，广东省健康产业促进会理事兼医学专家委员会副主任委员，广东省第四次中药资源普查试点工作技术专家委员会委员，广东省医药行业职业技能鉴定专家组成员，广东省医学会医疗事故鉴定委员会专家，广东省中药药事质量控制中心委员，深圳市中药药事质量控制中心副主任，深圳市药物治疗与药事管理专委会副主任委员，深圳市药学会常务理事兼药学史专委会主任委员，深圳市中医药学会常务理事，深圳市宝安区中医药协会第一届副会长，深圳市宝安区中医药发展基金会理事，中山市药学会第三、四、五、六、七届理事会副理事长及第八届理事会名誉理事长等学术职务，还兼任国家中医药管理局中药破壁饮片重点研究室（第一、第二届）学术委员会委员（主任委员周宏灏院士）、粤澳东阳光冬虫夏草联合研究中心学术委员会委员（主任委员钟南山院士）。

同时兼任《时珍国医国药》杂志编委会主任，《亚太传统医药》杂志编委会副主任，《中国药房》《中国药师》和《中国医院用药评价与分析》杂志副主编，《岭南药学史》（内刊）主编，《中国药业》常务编委，《中药材》《中国合理用药探索》《今日药学》《抗感染药学》《北京中医药》《中医文献杂志》《亚洲社会药学》等10多家医药期刊编委。

梅全喜教授个人的先进事迹先后被《中国卫生人才》《健康报》《现代健康报》《中国药业》《家庭药师》《亚太传统医药》《中国科技成果杂志》《科技

文摘报》《中山日报》《南方日报》《宝安日报》等报纸杂志专题介绍，2003 年中医古籍出版社出版的《中华当代名医》系列丛书，梅全喜作为入选的 100 位当代名医之一，单独成册，该书收载了梅全喜 20 多年来在科研和学术研究方面的重要成果。2017 年 6 月《科学中国人》杂志社在北京钓鱼台国宾馆举行盛大隆重的表彰会议，表彰我国科技战线的优秀精英，梅全喜作为基础医学和药学领域的优秀专家名列其中，当选为 2016 年度《科学中国人》年度人物。2018 年在湖北中医药大学庆祝建校 60 周年时被评为"杰出校友"。2019 年被评为深圳市中医药先进工作者。

今天的梅全喜教授已是"功成名就"，然而对于他来说，奉献之路是没有终点的。他仍然继续带领他的研究团队正在国医大师金世元教授和首席岐黄学者果德安教授的指导下积极开展中药炮制、中药制剂和中药质量研究与安全合理用药研究工作，仍以满腔的热忱和执着投入到我国的中医药事业当中，坚持学习，不断进取，为继承和发扬传统医药文化精粹、推动中药事业的发展积极奉献。

（本文曾刊载于"国医网""健康头条"栏目及《亚太传统医药》杂志上，本次发表时有修改）